Das große Faszienbuch in Theorie und Praxis

Faszien in Bewegung

Allgemeine Hinweise

Aus Gründen der besseren Lesbarkeit haben wir uns trotz der aktuell üblichen Genderschreibweise dazu entschlossen, durchgängig die maskuline (neutrale) Anredeform zu verwenden, die selbstverständlich die weibliche und diverse mit einschließt.

Im vorliegenden Buch werden einige englische (Fach-)Begriffe verwendet, da sie sich durch den Sport im deutschen Sprachgebrauch etabliert haben.

Für dieses Buch hat die Autorin sorgfältig recherchiert und die theoretischen sowie praktischen Inhalte aufbereitet. Dennoch erfolgen alle Angaben ohne Gewähr. Weder die Autorin noch der Verlag können für eventuelle Nachteile oder Schäden, die aus den im Buch vorgestellten Inhalten resultieren, Haftung übernehmen.

Sollte diese Publikation Links auf Webseiten Dritter enthalten, so übernehmen wir für deren Inhalte keine Haftung, da wir uns diese nicht zu eigen machen, sondern lediglich auf deren Stand zum Zeitpunkt der Erstveröffentlichung verweisen.

DAS GROSSE FASZIENBUCH

in Theorie und Praxis

MIT EXPERTENBEITRÄGEN UND VIDEOS ZUM DOWNLOAD

Anatomisches und physiologisches Basiswissen

Fünf Säulen des Faszientrainings

Für Alltag, Sport und Therapie

MEYER & MEYER VERLAG

GUNDA SLOMKA EDUCATION

Das große Faszienbuch in Theorie und Praxis

Bibliografische Information der Deutschen Nationalbibliothek
Die Deutsche Nationalbibliothek verzeichnet diese Publikation in der Deutschen Nationalbibliografie; detaillierte bibliografische Details sind im Internet über <www.dnb.de> abrufbar.

Meyer & Meyer Fachverlag & Buchhandel GmbH
Von-Coels-Straße 390, 52080 Aachen
www.dersportverlag.de

Member of the World Sport Publishers' Association (WSPA)

Gesamtherstellung (Druck): Print Consult GmbH, München, www.printconsult.de

FSC www.fsc.org MIX Papier | Fördert gute Waldnutzung FSC® C106855

ISBN: 978-3-8403-7892-8

Bei Fragen zur Sicherheit unserer Produkte wenden Sie sich bitte an: kontakt@m-m-sports.com.

Inhalt

Die Autorin

Dr. Gunda Slomka ist promovierte Sportwissenschaftlerin, Biologin und Sporttherapeutin. Ihr trainingswissenschaftlicher Schwerpunkt ist die Arbeit mit dem faszialen System. Als Mitglied der Fascia Research Group begleitet sie aktuelle Studien und integriert die wissenschaftlichen Ergebnisse in ihre Trainingssysteme. Mit der GS education, einer Akademie für Trainer und Therapeuten **(www.gunda-slomka.de)**, lehrt sie u. a. ihre Trainingskonzepte:

- **Faszien in Bewegung:** fünf Module zum Faszientrainer
- **Das Salutogenese-Konzept:** die Gesundheit in der eigenen Hand
- **Bewegter Rücken:** ein dynamisches Rückenkonzept zur Steigerung der Belastungsfähigkeit und ein Weg in die Schmerzfreiheit

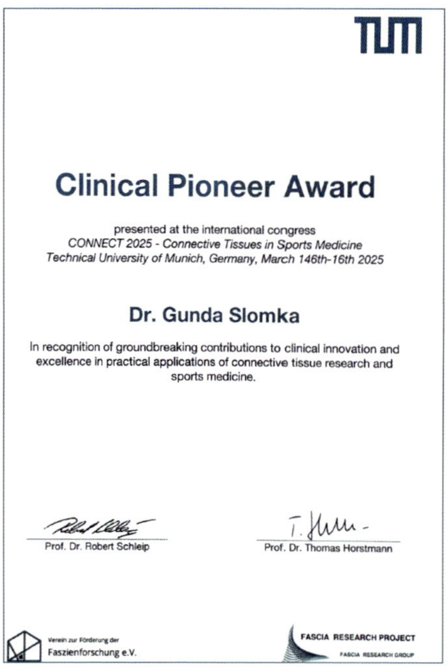

TUM

Clinical Pioneer Award

presented at the international congress
CONNECT 2025 - Connective Tissues in Sports Medicine
Technical University of Munich, Germany, March 146th-16th 2025

Dr. Gunda Slomka

In recognition of groundbreaking contributions to clinical innovation and excellence in practical applications of connective tissue research and sports medicine.

Prof. Dr. Robert Schleip — Prof. Dr. Thomas Horstmann

Verein zur Förderung der Faszienforschung e.V. — FASCIA RESEARCH PROJECT, FASCIA RESEARCH GROUP

Fachbücher, Musik, Videos, Kurse und Webinare im On-Demand-System vervollständigen ihre Arbeit.

Ihre trainingswissenschaftliche und therapeutische Expertise führt sie beim sporttherapeutischen Personaltraining und Trainer-Coaching im 1:1-System zusammen.

Kontakt: gundaslomka@gmx.de

Für herausragende sportwissenschaftliche Arbeit im Bereich der Faszienforschung wurde Dr. Gunda Slomka 2025 mit dem Clinical Pioneer Award ausgezeichnet.

Vorwort der Autorin

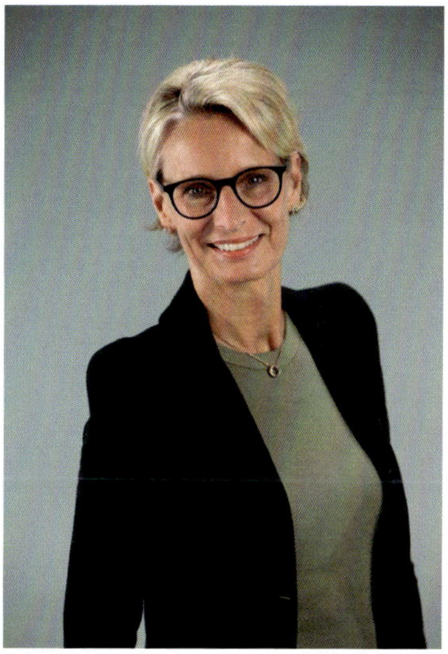

Faszien in Bewegung – Bewegung für die Faszien – Ein Programm der Salutogenese

Die Salutogenese beschreibt nach dem israelisch-amerikanischen Medizinsoziologen Aaron Antonowski (1923–1994) die Entwicklung von Gesundheit. Für mich hört sich das wunderbar an. Gesundheit ist nichts Gegebenes, nichts, was lediglich erhalten werden muss. Sie ist veränderbar! Jeder hat die Gesundheit in der eigenen Hand und kann Entwickler der eigenen Gesundheit sein. Auch wenn Verletzungen oder Krankheiten unsere innere Ordnung stören, so haben wir es zu großen Teilen selbst in der Hand, wie lange der Genesungsprozess dauert und welches Niveau der Wiederherstellung erreicht wird. Und schlussendlich noch viel wichtiger ist es, die Kenntnis darüber zu besitzen, wie wir Krankheiten vermeiden können, selbst wenn die Genetik dem ein oder anderen kleine Steine in den Weg zu legen versucht. Ein noch recht junges Forschungsfeld ist die Epigenetik. Aktuell lehrt uns die medizinische Forschung, wie unser Verhalten sogar unsere genetische Information beeinflusst. Unsere Gesundheit sollte als aktiver Prozess verstanden werden. Unser Verhalten steuert und trainiert den Fitnesszustand unserer Körperzellen; es aktiviert oder deaktiviert Codes in unserem genetischen Programm.

Ernährung – Bewegung – Entspannung

Das ist die Trilogie, die unseren Körper ins Gleichgewicht führt.

Wir sollten uns nährstoffreich ernähren, Zucker, Alkohol und Giftstoffe meiden. Wir sollten Sport treiben und für ausreichend Pausen im meist hektischen Alltag sorgen.

Nun dürfen wir tiefer schauen, und zwar in die Zelle, beispielsweise die Muskelzelle oder eben die Faszienzelle. Die kleinsten Einheiten in unserem Körper, die Motoren im System. Eine gesunde Zelle ist:

- gut ernährt,
- empfänglich für Bewegung,
- selbst mobil und
- hat die Fähigkeit, sich zu entspannen.

Ernährung - Bewegung - Entspannung

... eine wirksame Trilogie für den Körper - und die Zelle!

Seit 2007 gilt mein Interesse als Sportwissenschaftlerin mit biowissenschaftlichem Hintergrund dem faszialen System. 2014 erschien mein erstes Buch zum Verständnis dieser Struktur und vor allem zum Verständnis der Wirkung von Bewegung auf das fasziale System (Faszien in Bewegung). Nun sind mehr als zehn Jahre verstrichen. Jahre, in denen das Forschungsinteresse an dieser Struktur groß war und wir für die Medizin, die Therapie und die Sportwissenschaft viel lernen durften. Auch ich konnte in dieser Zeit ein großes Forschungsvorhaben durchführen und werde die Ergebnisse meiner Arbeit, und natürlich auch der von vielen großartigen Kollegen, hier einfließen lassen. Dieses Buch lehrt ein Verständnis für die fasziale Struktur, vermittelt ein tiefes Verständnis von Gesundheit und Krankheit und nimmt jeden einzelnen Leser mit, „Entwickler seiner eigenen Gesundheit" zu sein. Mein Ansatz ist, über die Bewegung auf die Gesundheit Einfluss zu nehmen; das ist nur ein Rädchen im System, aber dieses Rädchen wollen wir mit den richtigen Werkzeugen und viel Leidenschaft drehen.

Viel Spaß mit „Das große Faszienbuch in Theorie und Praxis"!

Ihre Dr. Gunda Slomka

Vorwort von Prof. Dr. Robert Schleip

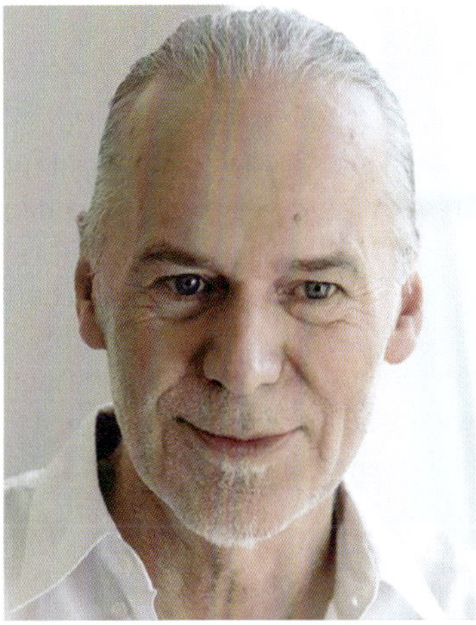

Willkommen in der faszinierenden Welt der Faszien

Bis vor wenigen Jahren galten sie noch als Aschenputtel-Gewebe in der Medizin. In den praktischen Anatomiekursen der angehenden Ärzte schälte man sie erst einmal möglichst gründlich weg, „damit man etwas sehen kann". Die Rede ist vom muskulären Bindegewebe, den sogenannten Faszien. Während man sie früher als passives Verpackungs- und Füllmaterial betrachtete, vergleichbar mit der Umhüllung eines Weihnachtsgeschenkes, haben neuere Forschungen gezeigt, dass unser Fasziennetz eine ungeahnt wichtige Rolle spielt bei der muskulären Kraftübertragung, bei der eigenen Körperwahrnehmung, bei vielen Arten von Weichteilschmerzen sowie auch in der Sportmedizin in den Bereichen Beweglichkeit, Schnellkraft und Energieeffizienz.

Als ein den ganzen Körper umgebender Bodysuit umhüllt dieses faserige kollagene Bindegewebe uns von Kopf bis Fuß, mit einer je nach lokaler Belastung schwankenden Dicke von ca. 0,3 bis 3 mm. Am deutlichsten ausgeprägt ist die fasziale Struktur daher an der Außenseite des Oberschenkels (sog. „Iliotibiales Band", TIT) und an der Fußohle (Plantarfaszie). Anstatt uns nur zu umhüllen, geht dieser Anzug jedoch nahtlos über in zahlreiche Beutel und Septen im Inneren jedes Muskels, in die tubenartigen Umhüllungen der Nervenbündel und Gefäße sowie der inneren Organe. Die moderne Forschung betrachtet daher das Fasziennetzwerk als ein den ganzen Körper umhüllendes, durchdringendes und miteinander verbindendes Zugspannungsnetzwerk, bei dem sich die Ausrichtung der kollagenen Fasern sowie auch die Konsistenz der die Fasern umgebenden Grundsubstanz je nach lokaler Belastungsgeschichte spezialisiert.

Osteopathen, Rolfer und einige kundige Yoga- und Kampfkunst-Lehrer und Naturheilkunde-Experten kannten die Bedeutung der Faszien schon seit Langem und entwickelten – meist im Alleingang – auch zahlreiche wirksame Methoden, um auf dieses Gewebe gezielt einzuwirken. Was jedoch fehlte, war eine wissenschaftlich akzeptable Quantifizierbarkeit. Zur exakten Messung der Knochen hatte man schon seit Jahrzenten die Röntgendiagnose, zur Messung der Muskeln dann die sogenannte Elektromyographie (EMG); aber zur Erkundung der Faszien musste man sich auf die subjektiven „Dehnungsempfindungen" des Anwendenden oder den Tastbefund des Behandlers verlassen. Dank neuerer Messmethoden hat sich dieser bedauerliche Zustand jedoch in den vergangenen Jahren deutlich geändert. Mit hochempfindlichem Ultraschall können wir heute die Dicke und Beweglichkeit einer Faszie bis auf Zehntelmillimter erfassen; wir können deren Festigkeit, Elastizität und Wassergehalt mit portablen Geräten vor und nach einer sportlichen oder therapeutischen Stimulation erfassen und wir können an klitzekleinen Gewebeproben aus den Faszien deren biochemische Bestandteile unter die Lupe nehmen und mit den – mehr oder weniger esoterischen – Glaubenskonzepten von Osteopathen, Rolfer, Heilpraktiker, Yogis und östlichen Kampfkünstlern vergleichen. Für faszieninspirierte Therapeuten und Wissenschaftler wie mich sind das aufregende Zeiten. Derzeit vergeht kaum ein Monat, in dem die über Nacht enstandene Szene der international vernetzten Faszienforscher nicht mit einer neuen aufsehenerregenden Entdeckung über die Faszien für wissenschaftliche Schlagzeilen sorgt. Kein Wunder, dass nun auch im fitness- und bewegungstherapeutischen Bereich das ehemalige Aschenputtel-Organ *Faszien* zunehmend ins Rampenlicht gerückt wird.

Gunda Slomka hat die Bedeutung der neuen Faszien-Erkenntnisse frühzeitig erkannt und sich als eine der ersten Experten der deutschen Fitnessszene mit Herz, Hirn und Engagement in die aktuellen internationalen Erkenntnisse eingearbeitet. Zusammen mit unserer Fascia Research Group (Universität Ulm und Technische Universität München) sowie mit mehreren internationalen Experten hat sie bestehende Rückentrainings-, Gymnastik-, Tanz- und Yogaübungen in eine fasziengerechte Form überführt, um sie mit diesem Buch einer breiten Öffentlichkeit zugänglich zu machen. Ihr Hintergrund als Sportwissenschaftlerin, ihr Ruf als eine der erfolgreichsten und bekanntesten Pionierinnen der deutschen Fitnessszene, ihre enge Zusammenarbeit mit dem deutschen ‚Stretching-Papst' Prof. Jürgen Freiwald sowie nicht zuletzt ihre gewinnende menschliche Art haben uns überzeugt, sie als eine geeignete Protagonistin und Expertin des Faszientrainings bei der Konzeption dieses Buches nach Kräften zu unterstützen.

Für das erste Faszientrainingsbuch „Faszien in Bewegung" von Gunda Slomka im Jahr 2014 schrieb ich in meinem damaligen Vorwort: „Das vorliegende Buch ist eine der ersten ernstzunehmenden Publikationen in diesem neuen Bereich. Mit Sicherheit werden in den kommenden Monaten und Jahren noch dutzende von Nachahmer-Produkten den Markt überschwemmen; vermutlich nicht immer mit derselben Fundiertheit und fachlichen Qualität wie dieses." Für dieses Statement bedurfte es damals keiner großen hellseherischen Fähigkeiten. In den nachfolgenden Jahren – nicht zuletzt durch den Beitrag jenes exzellenten Buches – hat sich die Anzahl von Faszientrainingsangeboten in allen Varianten sprungartig erhöht, sei es in Form von Büchern, Lehrfilmen, Kursangeboten oder einer Vielzahl von kommerziellen Produkten von Faszien-Rollen bis zu Faszien-Pistolen. Zahlreiche Medien haben diese Aufbruchstimmung in der Fitnessszene sogar als „Faszien-Hype" beschrieben.

Dass eine solche Dynamik teilweise zu bedauerlichen Übertreibungen, Vereinfachungen und einem Mangel an wissenschaftlich-seriöser Ernsthaftigkeit geführt hat, sollte nicht verwundern. Gott sei Dank ist die Fitnessszene jedoch so stark von dem Hunger nach etwas „Neuem" angetrieben, dass sich das mediale Hauptinteresse dort inzwischen neuen Themen zugewandt hat und das Thema Faszientraining entspannter und reifer diskutiert werden kann. Das hat aber auch dazu geführt, dass das Thema selbstverständlicher geworden ist und von den meisten führenden Experten im Sport- und Gesundheitsbereich als eine wichtige Beitragskomponente anerkannt wird.

Da trifft sich gut, dass die Autorin dieses Buches, Gunda Slomka, diese zehn Jahre selbst intensiv nutzte, um ihren Hintergrund als Sportwissenschaftlerin und Biologin umfangreich zu vertiefen. Ihre zwischenzeitlich erworbene Promotion an der Stiftung Universität Hildesheim - mit einer exzellenten klinischen Studie zum Thema Faszientraining, welche sie anschließend in einem angesehenen internationalen Fachjournal publizierte - hat dazu beigetragen, dass die sprühenden Funken der Erstauflage des Buches sowie der damaligen internationelen Faszien-Szene sich zwischenzeitlich auf beeindruckende Weise weiter entwickelt haben. Zahlreiche Vermutungen der damaligen Zeit konnten seitdem detailliert bestätigt werden, andere wurden revidiert und - noch spannender - es konnten weitere Entdeckungen und neue Erkenntnisse hinzugefügt werden, welche unser Verständnis der dynamischen Anpassungsfähigkeit der menschlichen Faszien auf bewegungstherapeutische Reize signifkant bereichern. Da ist es nur allzu verständlich, dass die jetzige Neuerscheinung diese spannenden Weiterentwicklungen detailliert aufgegriffen hat und sich so nochmals deutlich von dem 2014 erschienenen Buch „Faszien in Bewegung" unterscheidet.

Dem Leser möchte ich daher herzlich gratulieren zur Wahl dieses Buches. Und ihn mit einer wohlmeinenden und wissenschaftlich begründeten Empfehlung versehen: bitte gehen Sie das Training der Faszien - auch bei allem auftretenden Enthusiasmus - langsam und geduldig an. Kollagen erneuert sich langsamer - dafür umso nachhaltiger - in Reaktion auf sportliche Belastungen als die Muskulatur oder die kardiovaskuläre Fitness. Betreiben Sie das Faszientraining wie die Verfolgung eines schwäbischen Bausparvertrages: Viele kleine Einzahlungen über einen längeren Zeitraum werden es Ihnen erlauben, Ihr körperliches Zuhause über einen Zeitraum von 6 bis 36 Monaten von einem spröden Fasergerüst in ein elastisch-federndes Spannungsnetzwerk zu verwandeln. Mit einem gut trainierten Fasziennetz können Sie dann erwarten, nicht nur größeren ‚Sturmbelastungen' in Zukunft mit einer erhöhten Resilienz und Verletzungsfreiheit zu begegnen oder ihren Körper beim Tanzen und Laufen mit einer vermehrt lustvolleren Sinnlichkeit zu spüren, sondern auch viele tägliche Bewegungsherausforderungen mit einer jugendlichen Leichtigkeit zu absolvieren. Wer's nicht glaubt: Einfach eines von Dr. Gunda Slomkas Videos zum Faszientraining anschauen ... und sich von ihrer kraftvoll-geschmeidigen Eleganz ähnlich inspirieren lassen, wie es mir beim Anschauen erging.

Prof. Dr. Robert Schleip

Direktor Fascia Research Group. Technische Universität München & Universität Ulm.

Forschungsdirektor der European Rolfing Association und Founding Director der internationalen Fascia Research Society.

Vorwort von Prof. Dr. Jürgen Freiwald

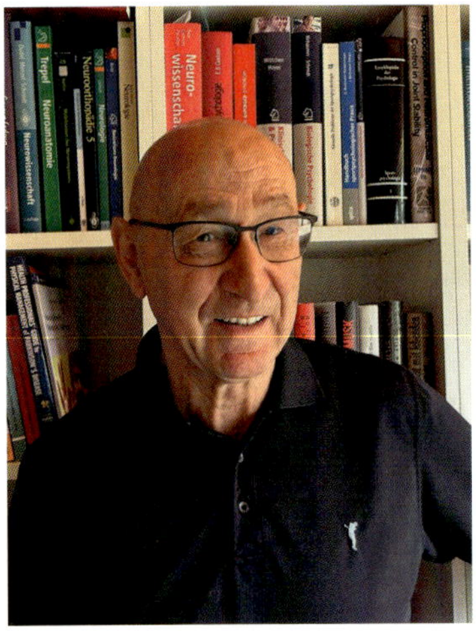

Es ist mir eine Freude, für dieses Buch sowie für die Autorin, eine langjährige Wegbegleiterin, ein Vorwort zu schreiben.

Dr. Gunda Slomka und mich verbinden viele Jahre der gemeinsamen Lehre, Forschung und vor allem die Neugierde, die biologischen Systeme im Körper zu durchdringen, um Training sinnvoll und effektiv zu gestalten. Bereits 1996, die Autorin war Teilnehmerin im Rahmen meiner Ausbildungsarbeit, wurde deutlich, wie sie bisherige Lehrmeinungen kritisch hinterfragte und offen für neuere wissenschaftliche Erkenntnisse war. Sie forderte empirische Beweise und war mit Behauptungen nicht zufrieden. Eine Eigenschaft, die ich bis zum heutigen Tag an Gunda sehr schätze.

Das vertiefte Interesse der Autorin an den Faszien dokumentierte sich bereits 2014 in ihrem Buch „Faszien in Bewegung". Im Vordergrund dieses Buches stand die Umsetzung der – damaligen – wissenschaftlichen Erkenntnisse zu den Faszien-(Bindegewebs-)Forschungen in die Trainingspraxis.

Im Jahre 2021 promovierte die Autorin an der Universität Hildesheim mit dem Thema „Der Einfluss von Mobilitätstraining auf die myofaszialen Strukturen des Rückens und der Extremitäten". Ich hatte die Ehre, bei der Übergabe der Urkunde anwesend zu sein. Die Erstellung der Promotion führte bei der Autorin zu einem weiter vertieften Einblick in die aktuelle Faszienforschung, was sich nunmehr in diesem Buch widerspiegelt.

Das wissenschaftliche Interesse von Gunda hat nach Abschluss ihrer Promotion nicht nachgelassen. Bis zum heutigen Tag haben wir eine gute Zusammenarbeit in der Fascia Research Group. Sie hat einige – teilweise gemeinsame – Artikel in hochrangigen Journals publiziert und dabei die Umsetzung der Befunde in die Sportpraxis nie aus den Augen verloren.

Ich möchte Ihnen an dieser Stelle zum Kauf dieses Buches gratulieren und wünsche meiner Schülerin, Kollegin und Freundin Dr. Gunda Slomka, dass ihr Forschungsinteresse und die Begeisterung für die Bewegung noch lange erhalten bleiben.

Prof. Dr. Jürgen Freiwald

Guideline

2014 erschien mein erstes Buch zum Verständnis des faszialen Systems im Trainingsprozess – „Faszien in Bewegung". Damals als Pionierarbeit, als mutiger Versuch, das noch „junge" Faszien-Wissen in die Bewegung zu überführen und Trainern und Therapeuten die Grundlagen des Fasziensystems näherzubringen, schoss es in die Bestsellerlisten. Heute, zehn Jahre und vier Auflagen später, ist es Zeit für ein neues Buch zum Thema Faszien, denn genau diese zehn Jahre waren die Jahre intensiver Faszienforschung.

Während das Trainingssystem „Faszien in Bewegung" mit seinen fünf Trainingssäulen in der Grundkonzeption bestehen bleibt, ist es jetzt eine dringende Notwendigkeit, das Buch „Faszien in Bewegung. Bedeutung der Faszien in Training und Alltag" durch das vorliegende Buch „Das große Faszienbuch in Theorie und Praxis" fortzuführen. Auf den aktuellen Grundlagen der sportwissenschaftlichen und faszialen Forschung habe ich das neue Buch geschrieben. Vor Ihnen liegt ein umfassendes Grundlagenwerk zum Verständnis für das fasziale System und vor allem zur Eingliederung des Gelernten in das Alltagsverhalten, die Therapie und den Sport.

In allen Kapiteln finden Sie hervorgehobene Kästen, die für Sie von besonderer Bedeutung sind:

In aller Kürze

Ein Merkkasten, der jeweils wichtige Aussagen wiederholt und hervorhebt sowie ein Schnelllesesystem für die Leser unter Ihnen, die zügig zu den praktischen Tipps gelangen möchten und dennoch die Kernaussagen des anatomischen und physiologischen Basiswissens nicht verpassen wollen.

Aufgepasst!

Hier lauern Mausefallen, in die Sie nicht tappen sollten. Es werden Mythen von Fakten getrennt.

Expertenwissen

Diese Kapitel dürfen Sie entspannt überspringen. Es geht Ihnen nichts für das Verständnis des Trainingssystems verloren. Sie sind aber ebenso herzlich eingeladen, mit mir tiefer in die Welt der faszialen Wissenschaft einzusteigen.

Schon gewusst?

Zeit für einen kleinen Exkurs – Spannendes am Rande des Geschehens.

Bewegung für die Faszien

Das freut die Beweger. In diesem Kasten finden Sie in den ersten zwei Buchteilen Ihre trainingsrelevanten Hinweise. Der Buchteil III gehört ganz der Praxis.

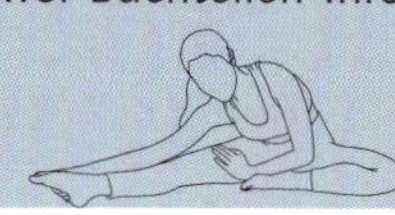

„Das große Faszienbuch" versteht sich als sportwissenschaftliches Fachbuch für Übungsleiter, Trainer und Therapeuten. Aber auch interessierte Trainierende oder sogar Nicht-Trainierende erfahren spannende Zusammenhänge der großen Systeme des Körpers, lernen Stellschrauben kennen, die die Gesundheit unterstützen, erweitern ihr Bewegungsrepertoire oder finden über das Verständnis der Wirkung von Bewegung auf die Körpersysteme zu mehr oder zielgerichteter Bewegung.

Das fasziale System ist vielfältig und komplex. Ebenso gestaltet sich das Faszientraining.

Das Bewegungskonzept „Faszien in Bewegung" steht auf fünf Säulen:

- Fascial Flow
- Fascial Stretch
- Fascial Elasticity
- Fascial Power
- Fascial Sense

Die Inhalte einer oder auch aller fünf Trainingssäulen dürfen eine ganze (Faszien-)Trainingseinheit füllen. Viel wichtiger erscheint mir allerdings, dass wir lernen, das System in seiner Physiologie zu verstehen, damit das Faszientraining als leistungssteigerndes, kompensatorisches oder regeneratives Training in bestehende Trainingskonzepte vom Gesundheits- zum Leistungssport oder aber in die Therapie integriert werden kann. Um dies flexibel, individuell und zielgerichtet tun zu können, ist es unerlässlich, die Biologie das Fasziensystems zu verstehen.

Teil I: Faszien in Bewegung – Foundation

➠ legt die Basis für alle Anpassungsprozesse, die wir über die Bewegung initiieren.

Es ist ein Kapitel, das alle sportwissenschaftlich, medizinisch oder biologisch interessierten Menschen begeistern wird. Genauso kann es ein Grauen werden für die Personen, die den Sport, aber nicht so sehr die Theorie lieben. Für diese Personengruppe habe ich ein Schnellleseverfahren entwickelt: Hervorgehoben sind die jeweiligen Zusammenfassungen der Kapitel „In aller Kürze". Springen Sie beim Lesen von Zusammenfassung zu Zusammenfassung und stoppen Sie zwischenzeitig bei „Schon gewusst?" und „Aufgepasst!". Diese werden Ihr Verständnis für das System erweitern und Sie neugierig machen. Als besonderes Schmankerl für die Faszien-Enthusiasten sind die kleinen Exkurse gedacht, die in die Tiefe des Systems blicken, das „Expertenwissen". An vielen Stellen nehme ich Bezug zu großartigen Wissenschaftlern und füge die Quellennachweise ein, damit die wissenschaftlich Interessierten unter Ihnen leicht den Weg zu noch mehr Wissen finden. Ganz bewusst nehme ich Sie in die Sprache der Sportwissenschaft mit. Sie ist präzise und international nahezu identisch. Allerdings sorge ich dafür, dass dieses Fachchinesisch auch immer eine Übersetzung erfährt.

Teil II: Faszien in Bewegung – Applied Science

➠ führt das Wissen aus der Foundation in die Praxis. Auf der Grundlage der Anatomie und Physiologie werden Trainingssysteme entwickelt.

Die Wirkung von Bewegung auf das fasziale System besser zu verstehen, war der Motor, der mich zu meinem eigenen Forschungsthema trieb: „Die Wirkung von Mobilitätstraining auf die faszialen Strukturen des Rückens und der Extremitäten". In dieser Interventionsstudie, die ich mit dem SEK Niedersachsen, einer Kohorte des Landeskriminalamtes, durchführte, untersuchte ich die Veränderung von Gewebesteifigkeit, Beweglichkeit und Schmerzempfinden, die ein regelmäßig durchgeführtes Mobilitätstraining hervorruft. Auf der Grundlage dieser und vieler anderer Studien sind die sechs Basistechniken für die Bewegung und die fünf Trainingssäulen für das Trainingssystem „Faszien in Bewegung" entstanden.

Teil III: Faszien in Bewegung – Das Training

Jetzt geht es in die Praxis. Zu jeder Trainingssäule werden Übungen und Trainingsabläufe vorgestellt.

Bringen wir unsere Faszien in Bewegung!

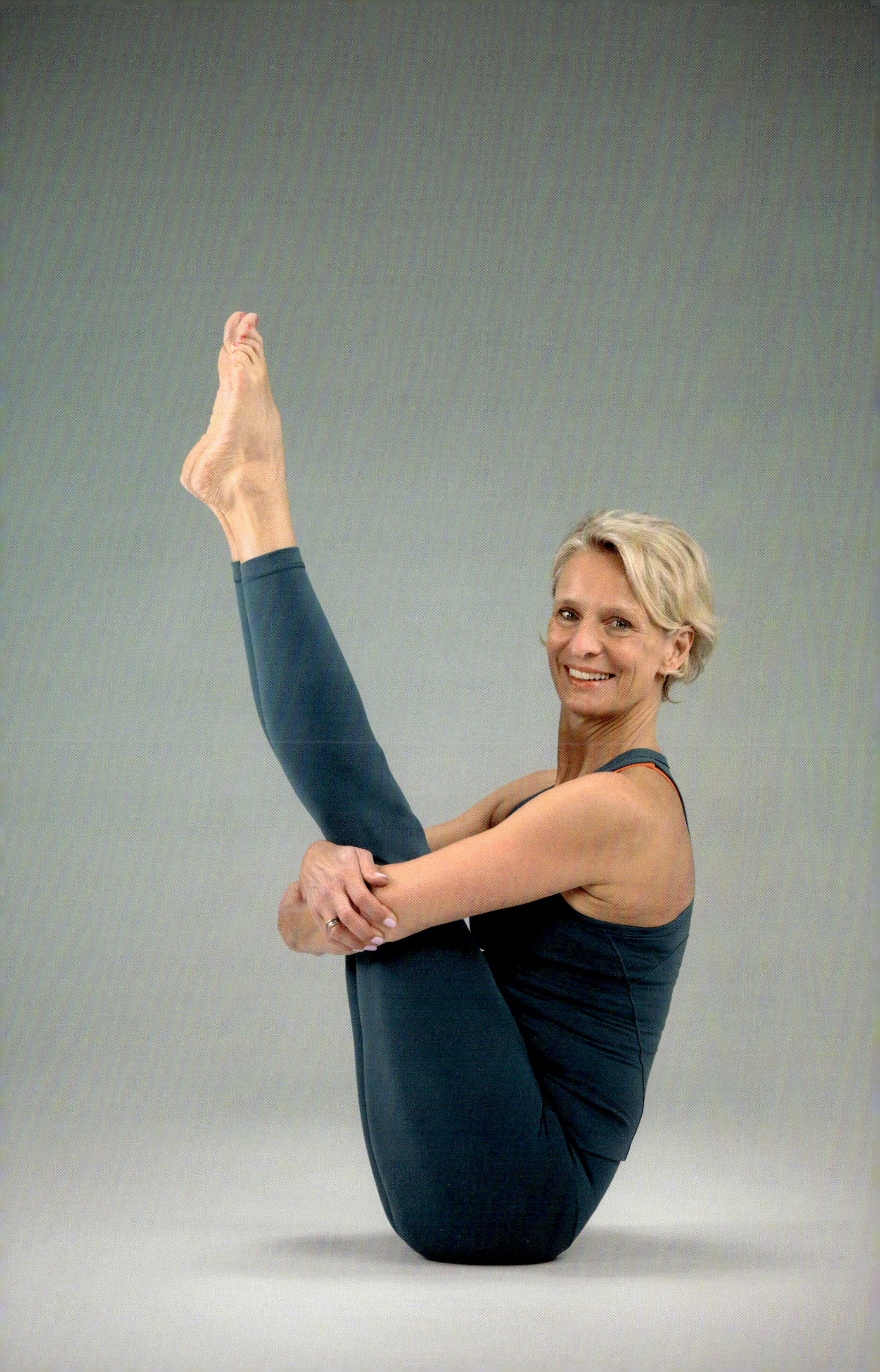

Teil I

Faszien in Bewegung

Foundation

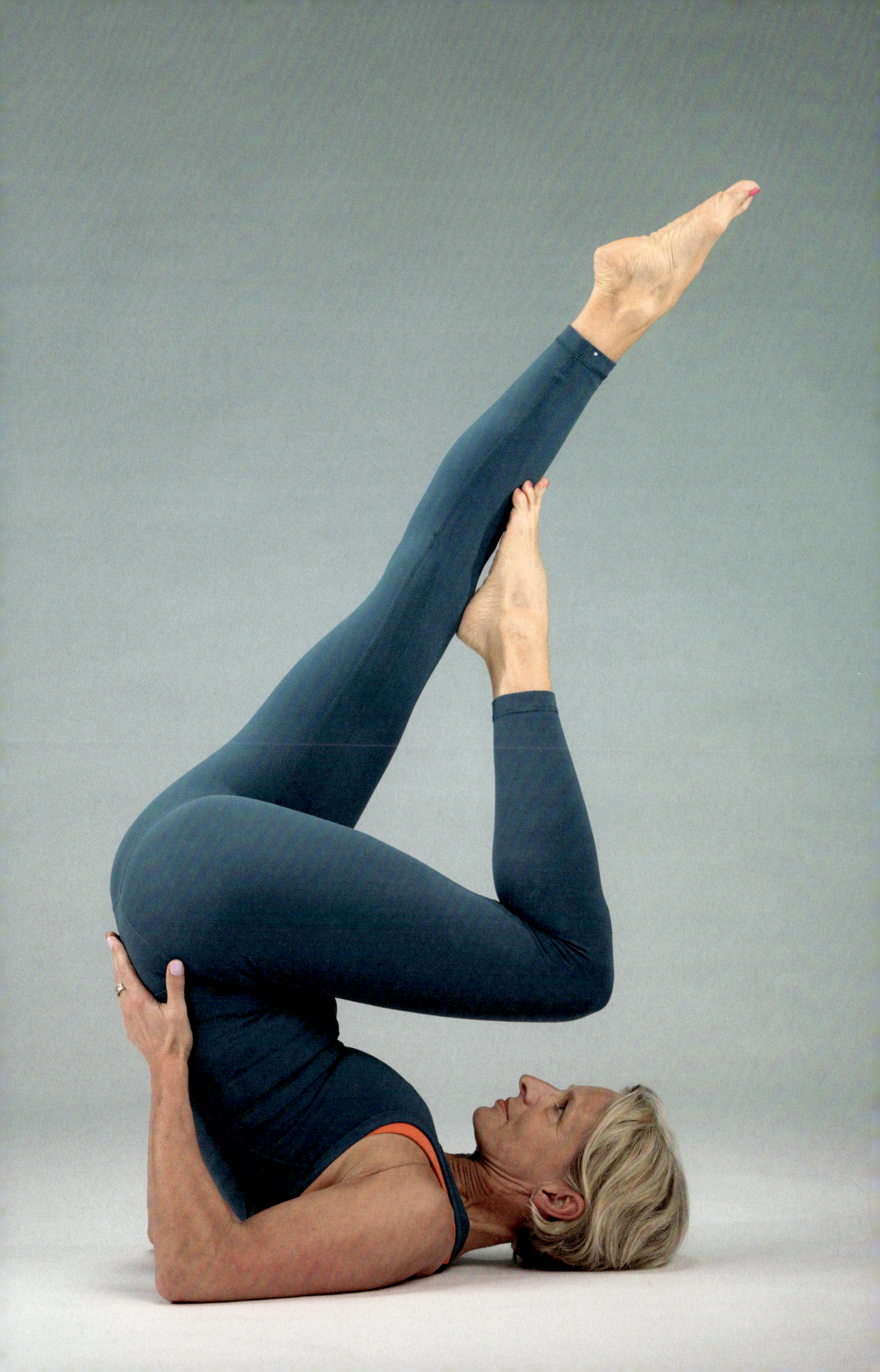

Einleitung
Eine fasziale Reise beginnt

Willkommen in der bewegenden Welt der Faszien!

Es liegt noch nicht lange zurück als der Begriff Faszien lediglich als ein medizinischer Fachterminus bekannt war. Heute sind Faszien omnipräsent. Der Gigant Faszie findet sich im Leistungssport, im Fitnessbereich und in vielen Kursformaten des Groupfitness-Trainings wieder. Ob Rückentraining, Yoga, Pilates oder funktionelles Athletiktraining – die Faszien sind Stundeninhalt, geben Ideen für neue (oder auch alte, wiederbelebte) Übungen. Therapeuten verlegen ihren Schwerpunkt vermehrt auf Techniken, die das Arbeiten mit der faszialen Struktur in den Vordergrund stellen.

Warum ist das Interesse an dieser faserigen, Flüssigkeit bindenden Struktur heute so groß?

Anlass gab 2007 ein sporttherapeutischer Kongress mit einigen Referaten zum Bindegewebe (Connective Tissue) in Boston/USA. Seit dieser Zeit ist das Interesse an den Faszien neu-, oder besser gesagt, wiederentdeckt, denn bereits aus der Zeit der Jahrhundertwende finden wir Literatur über das fasziale System. Die sportwissenschaftlich orientierte fasziale Forschung heute untersucht das System auf seine Trainierbarkeit hin. Welche Reize bewirken welche Anpassungen? Können wir unsere Faszien modellieren und der Architekt des eigenen Körpers sein?

In den vergangenen zehn bis fünfzehn Jahren wurde ein gutes fasziales Grundwissen aufgebaut, welches Trainer und Therapeuten zur Entwicklung von faszialen Bewegungsprogrammen und Therapiekonzepten motivierte.

Mit Nachdruck möchte ich an dieser Stelle darauf hinweisen, dass wir mit dem Wissen um unser fasziales System noch lange nicht am Ende sind. Vieles von dem, was heute in der Bewegung unter Faszientraining angeboten wird, basiert auf Vermutungen und innigen Wünschen. Der Weg der Forschung geht weiter und wir werden immer besser mit dem, was wir tun.

Andrew Taylor Still (1828–1917, Begründer der Osteopathie) postulierte bereits während seiner Lehrzeit: „Beim Studium der Faszien werden sich mehr reichhaltige und goldene Einsichten auftun als bei irgendeinem anderen Aspekt des Körpers."

Andrew Taylor Still gilt als der erste Wissenschaftler/Praktiker, der den Blick des Detailwissens der Anatomie weitete und sich dem Körper als Ganzes näherte.

Doch selbst vor ihm war es John D. Godman (1794–1830, ein Anatomist und Naturist), der erkannte, dass die Sichtweise auf den Körper inklusive seiner Faszien eine Revolution sein würde.

Die faszialen Strukturen sind faszinierend, vielschichtig und besitzen eine unfassbare Aufgabenkomplexität.

In den vergangenen 50 bis 60 Jahren, den Jahren der Existenz und Weiterentwicklung der Sportwissenschaft, lernten wir etwas über das Skelettsystem, die Gelenke, die Knochen und die Bandstrukturen. Wir erfuhren viel über die Funktion und Trainierbarkeit des Herz-Kreislauf-Systems. Wir kennen den Verlauf unserer Muskeln und können spezifische Trainingsreize setzen, um z. B. Kraftausdauer oder Kraftaufbau zu trainieren. Wir lernten, diverse Sensoren des Körpers zu stimulieren, um zu entspannen, Toleranzen gegenüber Dehnungen aufzubauen oder Muskeln zu aktivieren.

Das fasziale System, die alles umspannende, durchdringende, formgebende, mit Flüssigkeit durchtränkte, sowohl elastische wie auch Festigkeit gebende Struktur, fand in bisherigen Trainingskonzepten keine Beachtung.

Nun gilt es, diese Herausforderung anzunehmen und das bekannte, für gut befundene Training, inklusive der gesamten Trainingssteuerung, in den Kontext der Faszien zu stellen.

Während wir bisher das Herz-Kreislauf-System, die Muskeln und die neuronalen Systeme anatomisch und physiologisch analysiert haben, um das Training für den Leistungs- und Gesundheitssport oder die Therapie zielgerichtet zu planen, müssen wir heute, nach über zehn Jahren intensiver Faszienforschung, beginnen, das fasziale System in die physiologische Basis zu integrieren.

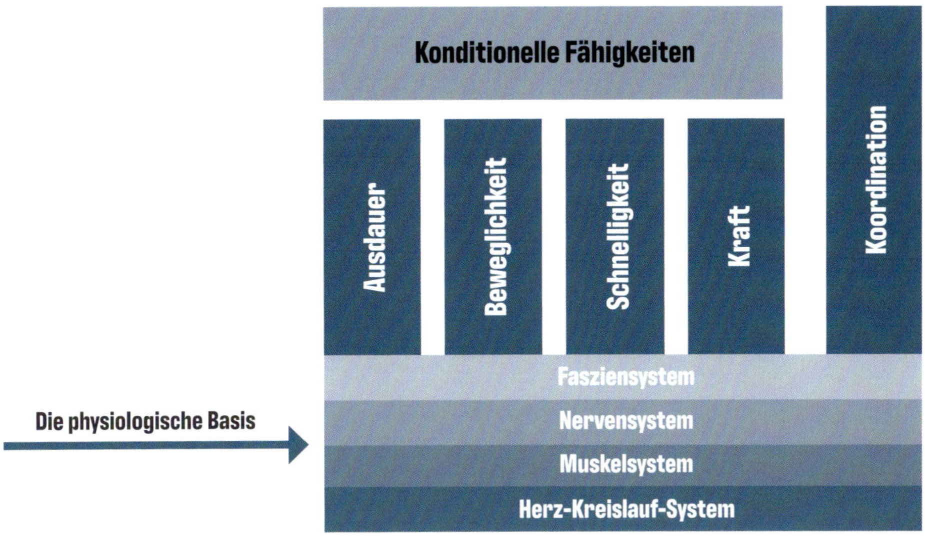

Abb. 1: Die physiologische Basis
Das Fasziensystem, das Muskelsystem, das Nervensystem und das Herz-Kreislauf-System bilden die physiologische Basis für ein effektives Training der konditionellen und koordinativen Fähigkeiten.

Ein Herz-Kreislauf-Training ist nicht möglich, ohne die Muskeln zu bewegen. Kein Muskel kann sich kontrahieren, ohne dass das Nervensystem für die elektrische Impulsübertragung sorgt. So erfährt bei jeder Bewegung unser fasziales System einen adaptiven Reiz. Alles ist mit allem verbunden. Wir wissen aufgrund der Kenntnisse über die Anatomie und Physiologie des Herzens, der Gefäße, der Muskeln und der Neurone, wie wir spezifische Reize für das eine oder andere System setzen können. Für ein kardiovaskuläres Ausdauertraining bewegen wir uns anders als bei einem muskulären Hypertrophie-Training oder bei einem sensomotorischen Stabilisationstraining. Auch wenn uns bekannt ist, dass das fasziale System nicht losgelöst von den anderen Systemen trainiert werden kann, wissen wir heute zum einen, dass es grundsätzlich trainiert werden kann und zum anderen, wie spezifische Reize für dieses oft als passiv angesehenes, lang unterschätztes Gewebe aussehen könnten. Bevor wir in die Anatomie, die Biologie und Physiologie des Fasziensystems einsteigen, um die später erläuterten Trainingssäulen besser zu verstehen, wollen wir zunächst erst einmal bestimmen, wovon wir bei dieser besonderen Form des Bindegewebes eigentlich reden.

In aller Kürze

Das fasziale System ist eines von vier Körpersystemen. Es bildet gemeinsam mit dem Herz-Kreislauf-System, dem neuronalen System und dem Muskelsystem die physiologische Basis zur Entwicklung der koordinativen und konditionellen Fähigkeiten.

Das fasziale System
Die Definition

Faszien gehören in der Anatomie zu den straffen, geflechtartigen, kollagenen Bindegeweben. Ältere Literatur (de Marées, 1981) begrenzt den Begriff „Faszie" auf die Bindegewebsanteile der Muskulatur. Die Muskelhüllen der Muskelfasern, der Muskelfaserbündel und des gesamten Muskelbauchs gelten als fasziale Struktur. Diesen Ansatz verfolgen auch jüngere Wissenschaftler und bestätigen aufgrund der großen Unterschiede im Bau, im Vorkommen und in der Funktion diese Definition. Dr. Siegfried Mense, Senior Professor für Neuroanatomie der Universität Heidelberg, reduziert den Begriff Faszie sogar weiter, und zwar ausschließlich auf „die äußerste Hülle um die Muskeln – die außen auf dem Epimysium liegt" (Mense, 2021), die Fascia profunda oder Deep fascia. Wir kennen aber auch Namen wie die Plantarfaszie (Faszie des Fußes), Palmarfaszie (Faszie der Hand) oder die Thorakolumbalfaszie (Lendenfaszie). Nicht nur die ggf. irreführende Terminologie, sondern auch der gemeinsame Ursprung der Bindegewebe (embryonale Entwicklung aus dem dritten Keimblatt (Mesoderm)) veranlasst mich, für das Trainingskonzept „Faszien in Bewegung" den Definitionsansätzen der Wissenschaftler der Fascia Research Society zu folgen. Faszien sind demnach von Flüssigkeit durchflutetes, faseriges Gewebe, das dem Körper in seiner Gesamtheit, aber auch jedem Organ und jedem Muskel die Form gibt. Sie trennen Strukturen voneinander, dienen als Verschiebe- oder Gleitschicht, sorgen für Ver- und Entsorgung, Spannkraft, Elastizität oder entscheiden über die Bewegungsfreudigkeit unseres Körpers.

Expertenwissen

Chronologie der Definitionen

1981 – Horst Marée – Grundlagenwerk der Sportphysiologie
Der Begriff Faszie wird lediglich auf die Bindegewebsanteile der Muskulatur begrenzt und beschreibt als Außenhülle und Führungsrohr des Muskels mit Binde- und Stützfunktion.

2011 – Federative International Program on Anatomical Terminologies (FIPAT)
Die Faszie ist eine Hülle, ein Blatt oder eine andere zerlegbare Ansammlung von Bindegewebe, die sich unter der Haut bildet, um Muskeln und andere innere Organe zu befestigen, zu umschließen und zu trennen.

Expertenwissen

2014 – Fascia Nomenclature Committee – Fascia Research Society
Das Fasziensystem besteht aus dem dreidimensionalen Kontinuum weichen, kollagenhaltigen, lockeren und dichten faserigen Bindegewebes, das den Körper durchdringt. Es umfasst Elemente wie Fettgewebe, Adventitia und neurovaskuläre Hüllen, Aponeurosen, tiefe und oberflächliche Faszien, Epineurium, Gelenkkapseln, Bänder, Membranen, Hirnhäute, myofasziale Ausdehnungen, Periost, Retinacula, Septen, Sehnen, viszerale Faszien und alle intramuskulären und intermuskulären Bindegewebe einschließlich Endo-/Peri-/Epimysium. Das Fasziensystem durchdringt und umgibt alle Organe, Muskeln, Knochen und Nervenfasern, verleiht dem Körper eine funktionelle Struktur und bietet eine Umgebung, die es allen Körpersystemen ermöglicht, auf integrierte Weise zu funktionieren. Ein Konzept eines Kontinuums der Kollagen- und Bindegewebsstruktur, die zelluläre Vielfalt, aus der die Faszien bestehen, hervorhebt. Es ist dieses Kontinuum selbst, das die Gesundheit des Körpers sicherstellt. Zu den Faszien gehört alles, was das Vorhandensein von Kollagen/Bindegewebe voraussetzt oder von dem es abgeleitet ist. Alle Gewebe, die als „spezialisiertes Bindegewebe" mesodermaler Abstammung gelten, sind in das Fasziensystem eingebunden. Dazu gehören Blut, Knochen, Knorpel, Fettgewebe, hämatopoetisches Gewebe und lymphatisches Gewebe. Das Fasziensystem weist keine Diskontinuität in seinem Verlauf auf, wobei sich Schichten mit unterschiedlichen Merkmalen und Eigenschaften überlagern.

2015 – 4. Internationaler Faszienforschungskongress (Washington, DC)
Auf diesem Kongress wurden zwei Ansätze vorgestellt:

➡ morphologisch-anatomischer Ansatz
Eine Faszie ist eine Hülle, ein Blatt oder eine andere zerlegbare Ansammlung von Bindegewebe, die sich unter der Haut bildet, um Muskeln und andere innere Organe zu befestigen, zu umschließen und zu trennen.

➡ funktioneller Ansatz
Das Fasziensystem besteht aus einem dreidimensionalen Kontinuum aus weichem, kollagenhaltigem, lockerem und dichtem faserigem Bindegewebe, das den Körper durchdringt und eine Umgebung schafft, die es allen Körpersystemen ermöglicht, auf integrierte Weise zu funktionieren.

2021 – FORCE – Foundation of Osteopathic Research and Clinical Endorsement
Die Faszie ist jedes Gewebe, das Merkmale enthält, die in der Lage sind, auf mechanische Reize zu reagieren. Das Faszienkontinuum ist das Ergebnis der Entwicklung einer perfekten Synergie zwischen verschiedenen Geweben, Flüssigkeiten und Festkörpern, die in der Lage sind, alle Bereiche des Körpers zu stützen, zu unterteilen, zu durchdringen, zu ernähren und zu verbinden: Epidermis, Dermis, Fett, Blut, Lymphe, Blut- und Lymphgefäße, Gewebe, das die Nervenfasern bedeckt (Endoneurium, Perineurium, Epineurium), quer-

Expertenwissen

gestreifte Muskelfasern und das sie bedeckende und durchdringende Gewebe (Epimysium, Perimysium, Endomysium), Bänder, Sehnen, Aponeurosen, Knorpel, Knochen, Hirnhäute, autonome quergestreifte und glatte Muskulatur (alle vom Mesoderm abgeleiteten Eingeweide), viszerale Bänder, Epiploon (klein und groß), Peritoneum und Zunge. Das Kontinuum sendet und empfängt ständig mechano-metabolische Informationen, die die Form und Funktion des gesamten Körpers beeinflussen können.

Die Chronologie der Definitionsansätze sind einer Veröffentlichung von Bordoni el al. (Bordoni, Escher, Tobbi, Ducoux & Paoletti, 2021; Bordoni, Escher, Tobbi, Pranzitelli & Pianese, 2021) als Fascial Nomenclature Update entnommen.

Der für dieses Buch verwendete übergeordnete Begriff ist das „fasziale System" oder „Fasziensystem". Es schließt alle Muskelfaszien, aber auch die Fasziengewebe der Unterhaut, der Sehnen, Bänder, Aponeurosen, Septen, Gelenkkapseln und die viszeralen Faszien mit ein. Die Aufgabenvielfalt des Fasziensystems ist enorm. Übergreifend ist das fasziale System eine komplexe, lebenswichtige Struktur, die stützt, bedeckt, verbindet, durchdringt, interagiert und auf verschiedene Arten von Reizen reagiert. Sowohl die Faszienzellen als auch die extrazelluläre Matrix reagieren auf jede Form von mechanischen oder chemischen Reizen. Es ist ein strukturelles Kontinuum, das jedem Organ Form und Funktion verleiht und die Knochen, Muskeln, Nerven und Gefäße des Blutkreislaufs umhüllt. Es bildet eine mechano-metabolische Struktur.

Aufgepasst!

Auch wenn wir von regional begrenzten Faszien-Abschnitten sprechen, beispielsweise die Fascia lata, die Fascia cruris, die Fascia thorakolumbalis, die Fascia plantaris oder Faszien-Strecken benennen wie die oberflächliche Rückenlinie, dann dürfen wir eines nicht vergessen: „... in Wirklichkeit handelt es sich um eine durchgehende Faszien-Struktur (Fascia generalis), welche den gesamten Bewegungsapparat umhüllt" (de Morree, 2013) und alles mit allem in Verbindung stellt.

In aller Kürze

Für dieses Buch wird der Begriff das „fasziale System" oder „Fasziensystem" verwendet. Das Fasziensystem ist ein strukturelles und metabolisches Kontinuum, das jedem Organ Form und Funktion verleiht und die Knochen, Muskeln, Nerven und die Gefäße des Blutkreislaufs umhüllt.

Anatomie & Physiologie

Die Biologie unseres Fasziensystems

So unterschiedlich sich die faszialen Systeme im Körper auch zeigen – eine Sehne sieht ganz anders aus als eine Muskelhülle oder ein Blatt der thorakolumbalen Faszie –, so gleichen sie einander im grundsätzlichen Aufbau. Fasziale Strukturen sind anpassungsfreudig. Sie sind ein Spiegel unseres Bewegungsalltags und sogar des psychischen Befindens. Hürdenläufer entwickeln feste und elastische Faszien in den Beinen, die den Absprung und die Geschwindigkeit energievoll unterstützen. Menschen mit überwiegend sitzenden Tätigkeiten entwickeln ein unelastisches, dichtes Fasermaschenwerk und Muskelhüllen, deren innewohnendes Muskelgewebe teils zusätzlich mit Muskelersatzgewebe durchzogen ist. Auf diese Weise wird die Inaktivität dieser Personen ökonomisch unterstützt, da sowohl der faszial eingeschränkte Bewegungsumfang als auch die geminderte Muskelmasse zu einem geringen Energieumsatz führen. Energiegeladene Personen haben meist ein aufrechtes, spannungsvolles, faszial unterstütztes Erscheinungsbild, während Verstimmtheit, Trübnis und Inaktivität uns spannungslos und gebeugt erscheinen lassen.

Wandel und Umbau im System erfolgen ein Leben lang. Manche Umbauprozesse, beispielsweise in der Grundsubstanz, der flüssigen Faszie, erfolgen sogar innerhalb von Tagen, teils Stunden, wohingegen die Anpassung im kollagenen Fasernetzwerk sich über Monate und Jahre erstreckt. Aber greifen wir nicht vor und schauen uns zunächst die Bestandteile des Fasziensystems aus mikroskopischer Sicht etwas genauer an.

Mikroskopisch besteht jede fasziale Struktur des Fasziensystems aus:

- Zellen,
- Fasern und
- Grundsubstanz (Flüssigkeit).

Die Zellen übernehmen dabei die Steuerfunktion für die Synthese der Baustoffe der extrazellulären Matrix (EZM). Die EZM besteht aus der Grundsubstanz und den Fasern. Sowohl eine Über- oder Unterproduktion der Fasern, deren unphysiologische architektonische Ausrichtung als auch eine Veränderung der synthetisierten Makromoleküle der Grundsubstanz und die damit einhergehende Veränderung der Zähigkeit (Viskosität) dieser Flüssigkeit kann bewegungseinschränkend wirken; die Stoffwechselaktivität wird gravierend gestört und Schmerz oder Krankheit können dadurch ausgelöst werden.

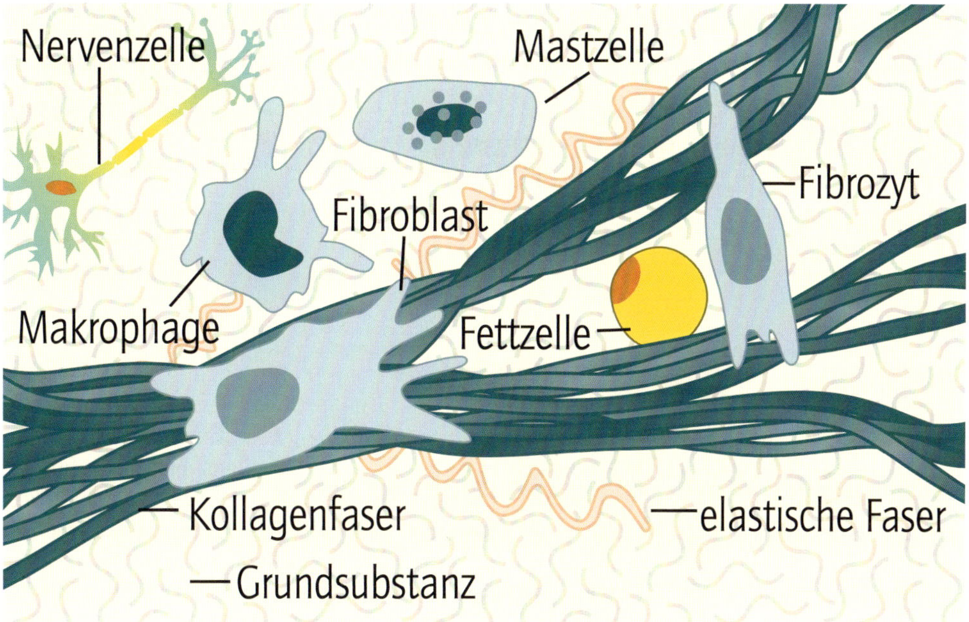

Abb. 2: Die Bestandteile des Fasziensystems: Zellen und ihre extrazelluläre Matrix

Zellen: Fibroblasten und Fibrozyten als Stellvertreter für eine Vielzahl von Matrix-bildenden Faszienzellen. Makrophagen und Mastzellen als Stellvertreter für die Gruppe der immunaktiven Zellen in der Grundsubstanz. Nervenzelle als Stellvertreter für eine Vielzahl von Rezeptoren in der extrazellulären Matrix. Fettzellen siedeln sich in der extrazellulären Matrix an. Fasern: Kollagenfasern und die mit ihnen vergesellschafteten elastischen Fasern. Die Grundsubstanz: viskose Flüssigkeit.

In aller Kürze

So unterschiedlich fasziale Systeme auch im Erscheinungsbild sein können, ihr grundsätzlicher Bauplan ist gleich. Ihre Bestandteile sind: Zellen und ihre extrazelluläre Matrix (EZM) – die Fasern und die Grundsubstanz.

Zellen – Motoren des Systems

Zunächst sind die syntheseaktiven Faszienzellen zu nennen:

Fibroblasten, **Myofibroblasten**, **Fasciazyten**, **Telozyten** und einige mehr, von denen wir aktuell weder eindeutige Namen noch Funktionen kennen. Aktuell beschäftigen wir uns mit den genannten Zelltypen. Es sind teils ortsansässige, teils mobile Bindegewebszellen, die durch das Gewebe migrieren (wandern) können.

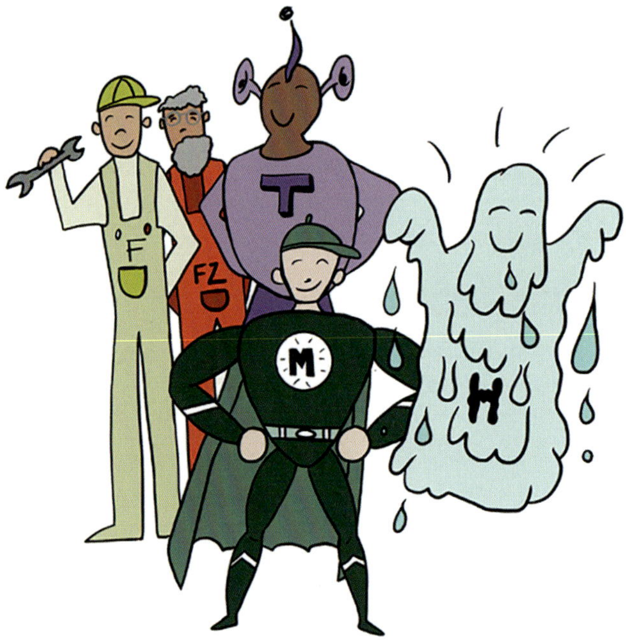

Abb. 3: Zellen des faszialen Systems

(F) Fibroblast, junge Zelle, als Handwerker im System. (FZ) Fibrozyt, Fibroblast im Erwachsenenstadium, vergleichbare Aufgaben, nur langsamer. (M) Myofibroblast als Variante des Fibroblasten mit muskelähnlichen kontraktilen Filamenten in der Zelle. (H) Fasciazyt mit der Fähigkeit, große Mengen an Wasser zu binden. (T) Telozyt, dem sensorische Aufgaben zugesprochen werden. (Grafik mit freundlicher Zurverfügungstellung von Dr. Katja Bartsch)

Fibroblasten (F) sind die jungen, aktiven Bindegewebszellen mit hoher Synthesefähigkeit. Sie produzieren u. a. die Bausteine der extrazellulären Matrix. Je nach Belastungsart produzieren sie mehr Kollagen oder Makromoleküle der Grundsubstanz.

Wirken überwiegend Zugbelastungen auf die Zelle, wird der Fibroblast zur Kollagensynthese angeregt. Bei wiederkehrenden Druckbelastungen werden entsprechend mehr Flüssigkeit bindende Makromoleküle in die EZM abgegeben.

Als **Fibrozyt (FZ)** wird das „Erwachsenenstadium" der Fibroblasten bezeichnet. Fibrozyten sind im Vergleich zu den Fibroblasten kleiner und bei gleicher Funktion weniger aktiv.

Als **Myofibroblasten (M)** werden Fibroblasten bezeichnet, die ein den Glattmuskelzellen ähnliches Aktinmolekül randständig ausdifferenziert haben. Durch dieses Eiweißfilament besitzen sie kontraktile Eigenschaften. Allerdings unterliegt die Ansteuerung der kontraktilen Elemente dem autonomen Nervensystem, womit keine willkürliche Kontraktion dieser Moleküle möglich ist. Sie reagieren auf Veränderungen des chemischen Milieus der Grundsubstanz mit Kontraktion. So kann ein intensives Training zur Kontraktion der Myofibroblasten führen. Aber auch schlechte Ernährungsgewohnheiten, die den Körper übersäuern, wie beispielsweise zu viel Alkohol, führen zu einem ähnlichen Effekt. Auch pathologische Störungen wie die Kontrakturkrankheit Morbus Dupuytren führen zu starken Kontraktionen der Myofibroblasten.

Expertenwissen

In einer Übersichtsarbeit untersuchte Prof. Dr. Robert Schleip gemeinsam mit einem Kollegen der Fascia Research Group, Prof. Dr. Werner Klingler, die Kontraktilität der Myofibroblasten zum besseren Verständnis der Regulierbarkeit von Fasziensteifigkeit. Das Ergebnis der Arbeit stellte heraus, dass Myofibroblasten fasziale Systeme durchaus in die Lage versetzen, ihre Steifigkeit zu verändern. Allerdings „reicht die Kraft solcher Gewebekontraktionen nicht aus, um eine signifikante Wirkung auf die mechanische Gelenkstabilität auszuüben" (Schleip & Klingler, 2019). Dennoch postulieren die beiden Wissenschaftler, dass die Gliederung in aktive und passive Gewebe - das Fasziengewebe wird als passives Gewebe bezeichnet - durchaus zu überdenken sei.

Eine gesteigerte Menge von aktiven Myofibroblasten versteift das Gewebe. Gerade für Sportler, die große Muskelkraft entwickeln müssen, kann das von Vorteil sein. Die Faszien stellen eine Art Widerlager für die Muskelzelle dar, ähnlich einem Gewichthebergürtel oder Kompressionsstrümpfen bei Läufern.

Wenn nach intensiven Trainingseinheiten die Myofibroblasten kontrahieren, verlieren sie nach zwei bis drei Tagen ihre Anspannung wieder. Bei wiederkehrender hoher körperlicher Belastung (ohne ausreichende Pause) oder einem aus anderen Gründen gesunkenen pH-Wert wird aus einer temporären Anspannung eine Dauerspannung, die zu Verspannungen oder Schmerzen führen kann. Wichtig ist es also, Maßnahmen und Techniken zu erlernen, die die Aktinfilamente in den Myofibroblasten sowohl an- wie auch entspannen können (s. Teil III: Praxis, Kap. Fascial Power und Fascial Sense).

Ein von einer Forschergruppe in Norditalien entdeckter Zelltyp ist der **Fasciazyt (H)** (Stecco et al., 2018). Eine Zelle mit Stammzellencharakter, im vormitotischen, also teilungsfähigen Zustand. Dieser Zelltyp ist überall dort in erhöhter Anzahl zu finden, wo viel „Schmiermittel" in Form von Grundsubstanz von Bedeutung ist, denn Fasciazyten produzieren in erster Linie Hyaluronan. Hyaluronan gehört zu den Makromolekülen der Grundsubstanz und ist bekannt dafür, große Mengen Wasser zu binden (s. Teil I: Foundation, Kap. Grundsubstanz).

Expertenwissen

Die Universität Padua in Norditalien gehört wohl zu den renommiertesten europäischen Faszienforschungszentren. Eine ihrer Wissenschaftlerinnen, Caterina Fede, untersuchte den Anteil von Hyaluronan (HA) als ein Makromolekül der faszialen Grundsubstanz in verschiedenen Gewebsregionen (Fede et al., 2018). Sie verglich Gewebe der Oberschenkelfaszie ((1) Fascia lata) mit dem Fasziengewebe des geraden Bauchmuskels ((2) Linea alba rectus abdominis), der Muskelfaszie der Schulter- und Nackenmuskeln ((3) Epimysium M. deltoideus und M. trapezius pars descendens) und einem das Handgelenk umschließenden Band ((4) Retinakulum extensorum). Der Anteil von HA im Retinakulum lag bei dieser Studie um ein Zehnfaches höher im Vergleich zu den epimysialen Anteilen der Schultermuskeln. Auch die Werte aus dem Oberschenkel und der Rectusscheide lagen deutlich unter dem des Bandes an der Hand. HA wirkt aufgrund der Fähigkeit, unfassbare Mengen Körperwasser zu binden, als Schmiermittel im System. Es mindert den Reibungswiderstand und ermöglicht ein freies Gleiten der Strukturen gegeneinander. Fasciazyten produzieren in erster Linie HA. Im Vergleich zu den Fibrozyten haben die Fasciazyten eine rundliche Form, sind dadurch mobil und können verhältnismäßig schnell an den Ort des Gebrauchs migrieren. Die Schlussfolgerung aus der Arbeit von Fede ist, dass in Regionen, in denen eine hohe Verschieblichkeit der Strukturen gegeneinander gefordert ist, der HA-Anteil entsprechend hoch ist. Das Fazit, das wir Sportler, Trainer oder Therapeuten daraus ziehen können, ist, dass wir bewusst Scherungen, dosierte Reibung und Gleitverhalten der Strukturen gegeneinander provozieren müssen, um den HA-Anteil zu steigern, aber dazu später mehr, wenn es um die Anwendung und Umsetzung der grundlegenden Theorie in die Praxis geht (s. Teil II: Applied Science).

Die **Telozyten (T)**, in der Abbildung 3 mit großen Ohren gezeichnet, werden als Flügelzellen bezeichnet. Sie sind eine an das Fasergewebe angepasste Sonderform der Fibrozyten mit dreieckigem Zellkörper und langen Zellausläufern, die an Flügel erinnern. Die Zellausläufer überspannen mehrere kollagene Fasern, was die Telozyten zu einem Kommunikationsorgan werden lässt. Die Telozyten sorgen für interzelluläre Signalübertragung und sind damit eher funktionell orientiert, im Vergleich zu Fibroblasten, die mehr strukturelle Aufgaben verfolgen. In einer jüngeren Arbeit von Caterina Fede (s. o.) zu den molekularen Komponenten der tiefen Körper- und Muskelfaszien weist die Gruppe den Telozyten noch weitreichendere Aufgaben wie Zellreparatur, Regeneration, Umbau, Immunkontrolle und eine wichtige Aufgabe in der Schmerzregulation und bei Faszienerkrankungen zu (Fede et al., 2021).

In der Abbildung 2 sehen wir noch weitere Zellen, wie die immunaktiven Zellen beispielsweise **Makrophagen**, **Phagozyten**, **Mastzellen**. Sie gehören nicht zu der Gruppe der Faszienzellen, haben jedoch ihren Aufenthaltsort und ihre Wirkstätte in der EZM. Als wesentliche Bestandteile des Immunsystems sind sie für das „Ausschleusen" von Schadstoffen, Giftstoffen, Zelltrümmern und Stoffwechselendprodukten zuständig. Sie greifen einfach alles im Gewebe an, was keine Funktion mehr hat. Dazu gehören tote Zellen, zerstörtes Gewebe, aber auch

Bakterien, Viren, Pilze, Parasiten oder kranke Zellen wie Tumorzellen. Immunaktive Zellen sind mobil. Sie migrieren zu dem Ort ihres Gebrauchs. Ihr Verkehrsweg ist die EZM. Ihr Aktivitätslevel steht damit in direkter Abhängigkeit von der Qualität der Grundsubstanz (niedrige Viskosität) (s. Teil I: Foundation, Kap. Grundsubstanz) und der Architektur des Fasernetzwerks (s. Teil I: Foundation, Kap. Fasern). Mit diesem Wissen kommen wir dem Salutogenese-Wert des faszialen Systems schon ein wenig näher. Aktive und in den Verkehrswegen freie Immunzellen sind der Schlüssel zum Gesunderhalt des Körpers.

Die nächste Zellgruppe bilden die **Fettzellen**. Auch sie siedeln sich in unterschiedlicher Menge in der Grundsubstanz des Fasziensystems an. Fettzellen übernehmen wichtige mechanische, anabole und katabole Aufgaben. Sie haben die Fähigkeit, kompressionsdämpfend zu wirken. Sie liegen als Schutz- und Versorgungssystem unter der Haut, um Organe herum und in der Nähe von Gefäßen. Über diese Funktionen hinaus ist Fett ein sehr effektiver Thermoisolator und übernimmt Aufgaben im endokrinen System zur hormonellen Steuerung. Erst ein Zuviel an Fettzellen entwickelt sich zu einem Problem. Fettzellen wirken proinflammatorisch. Sie feuern Entzündungen im Körper an. Entzündungen sind die Basis vieler Krankheiten. Zudem verdrängen Fettzellen die Grundsubstanz der EZM, behindern den Stoffwechsel und bewirken eine Viskositätszunahme der Grundsubstanz.

Schlussendlich ergänzen wir die Gruppe der Zellen mit den **Nervenzellen**. Nervenzellen sind Bestandteil des neuronalen Systems. Wir erinnern uns an die Grafik zur physiologischen Basis (Abb. 1) - ein eigenes System. Dennoch sollen sie an dieser Stelle kurz und später im Teil II: Applied Science, Kap. Fascial Sense ausführlicher besprochen werden. Nerven bzw. ihre Nervenendigungen übernehmen wichtige steuernde Funktionen für die Aktivität der Zellen. Eine große Anzahl ihrer Rezeptoren ist in den faszialen Strukturen verortet. Über 250 Millionen Nervenzellen werden geschätzt (Schleip et al., 2016).

Eine besondere Sensorendichte liegt in den subkutanen Schichten direkt unter der Haut. Etwa zehn verschiedene Rezeptortypen sind bekannt, die Druck- und Verformungskräfte registrieren, schmerz- oder temperatursensitiv sind oder auf Geschwindigkeitsveränderungen reagieren.

Für das Trainingssystem „Faszien in Bewegung" schauen wir uns einige Mechanorezeptoren (Bewegungs- und Stellungssinn) und die Nozizeptoren (Schmerzrezeptoren) genauer an.

Die Mechanorezeptoren sind die Sinneszellen, die mechanische Kräfte in neuronale Erregung umwandeln. Bekannt sind sie als:

Golgi-Rezeptoren

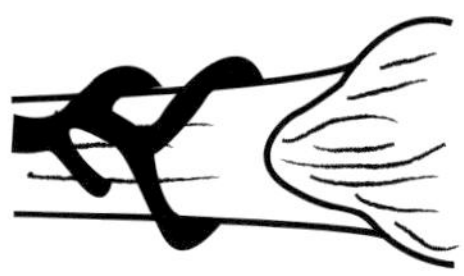

Golgi
Typ I b

Abb. 4: Golgi-Rezeptor (modifiziert nach Schleip (2004), Deutsche Zeitschrift für Osteopathie)

Das sind Dehnungsrezeptoren, die zu einer großen Anzahl im Muskel-Sehnenübergang zu finden sind und dort Dehnreize an das zentrale Nervensystem weiterleiten. Bei schnellen, unerwarteten und intensiven Dehnreizen reagieren sie reflektorisch und schützen das System so vor Überdehnung und Verletzung.

Pacini-Körperchen

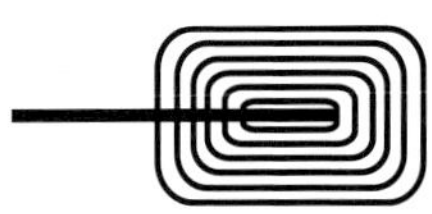

Pacini und Paciniform
Typ II FA

Abb. 5: Pacini-Rezeptor (modifiziert nach Schleip (2004), Deutsche Zeitschrift für Osteopathie)

Die Pacini-Körperchen, oder genauer gesagt Vater-Pacini-Körperchen, sind Sensoren mit einer lamellenförmigen Hülle. Sie liegen ein wenig tiefer in die subkutanen Schichten eingebettet, in den Gelenkkapseln, in Bändern und auch in Muskelhüllen. Ihr Lamellenkörper fungiert wie ein Stoßdämpfer. Erst intensivere Impulse gelangen an den innenliegenden Rezeptor. Schnelle Druckwechsel, Vibration, Schaukelbewegungen oder ruckhafte Impulse lösen ihr Aktionspotenzial aus. Beispielsweise werden sie bei Vibrationen von 1000 Hertz (Hz) erregt (Grunwald, 2017). Um diese Zahl einordnen zu können - 10 Hz würde bedeuten, dass ein zehnmaliger Wechsel der Druckkräfte in einer Sekunde erfolgt. An der Handfläche und der Fußsohle scheinen sie empfindlicher zu sein und reagieren bereits bei Frequenzen von 40 bis 300 Hz. Pacini-Rezeptoren lieben die Variation und steigern mit ihren elektrischen Impulsen die Sympathikus-Aktivität, sorgen für eine gesteigerte Rekrutierung von Muskelzellen und spielen beim Bewegungslernen eine große Rolle.

Ruffini-Rezeptoren

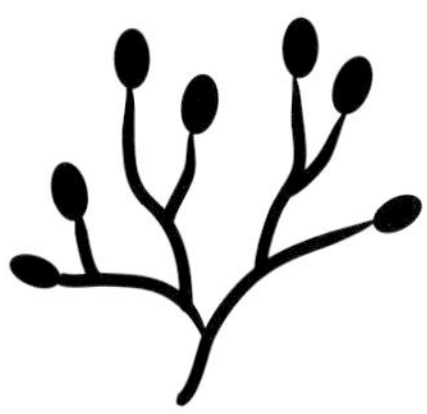

Abb. 6: Ruffini-Rezeptor (modifiziert nach Schleip (2004), Deutsche Zeitschrift für Osteopathie)

Die Ruffini-Rezeptoren sind für die Verformungsanalyse im Körper zuständig. Sie liegen im Unterhautgewebe (Fascia superficialis) dichter unter der Haut als die Pacini-Rezeptoren. So können Reize von niedriger Intensität wahrgenommen werden. Die Ruffini-Rezeptoren liegen in gleicher Ebene wie die Merkel'schen Tastscheiben und Meißner'schen Tastkörperchen (weitere Rezeptoren ähnlicher Funktion), die allesamt Parasympathikus-aktivierend, entspannend, wirken. Ruffini-Rezeptoren finden wir auch in Aponeurosen, Bändern, Gelenkkapseln, nahezu allen faszialen Geweben. Aktiv werden sie bei langanhaltendem Druck, diagonal wirkenden Scherungen, Schaukeln oder Vibration. Sie lieben es, wenn es langsam zugeht.

Eine besondere Rezeptoren-Gruppe ist die der freien Nervenendigungen

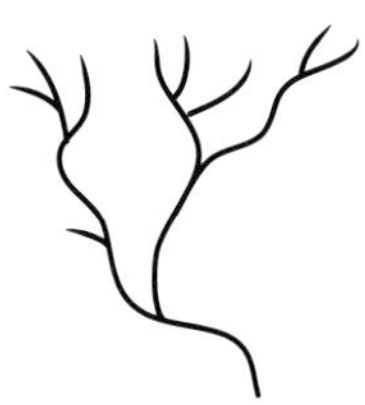

Abb. 7: Freie Nervenendigungen (modifiziert nach Schleip (2004), Deutsche Zeitschrift für Osteopathie)

Freie Nervenendigungen findet man nahezu überall im faszialen System. Es sind freie, meist unmyelinisierte (nackte) Neurone, die immer in großer Anzahl gemeinsam arbeiten. Sie besitzen komplexe Verrechnungs- und Modulationssysteme und können auf diese Weise multimodal reagieren. So können sie mechanische Reize wahrnehmen und diese an das Hinterhorn des Rückenmarks weiterleiten, aber auch Schmerzen rückkoppeln, also nozizeptiv aktiv sein. Welcher Reiz dann tatsächlich bewusst vom zentralen Nervensystem (ZNS) wahrgenommen wird, ob Schmerz oder Bewegung, das entscheiden die Frequenz und die Anzahl der Erregungsimpulse. Sogar der Querschnitt, also wie dick ein Nerv ist, nimmt Einfluss. Im Teil II des Buches: Applied Science, Kap. Fascial Sense, werden wir die Möglichkeit der Eigensteuerung bei der Schmerzwahrnehmung noch ein wenig genauer besprechen.

Expertenwissen

Als weiterführende Arbeit von Grunwald (Grunwald, 2017), der uns in seinem Buch „Der Homohaptikus" die unsagbare Vielfalt des Nervensystems lehrt und die Anzahl der Sensoren auf 100.000 Millionen schätzte, berechnete die Gruppe um Carla Stecco in Zusammenarbeit mit Martin Grunwald diese Zahl neu. Mittels „in vitro"-Studien, (Quantifizierung der Sensoren anhand einer dreidimensionalen (cm^3) Gewebeprobe mit entsprechender Hochrechnung) kam die Gruppe auf 250.000 Millionen Nervenzellen, die im Körper ein geschätztes Gewicht von 12,5 Kilogramm ausmachen. Schleip und Kollegen publizierten dieses Ergebnis 2020 in einem Abstract „Innervation of Fascia" (Lesondak, 2020). Diese große Anzahl von Sensoren macht das Fasziensystem zum größten sensorischen Gewebe im Körper. Caterina Fede, Faszienforscherin der Forschungsgruppe aus Padua – Norditalien, wünscht sich für die Zukunft eine noch bessere Kenntnis über die Innervation des Fasziengewebes, um die Reize, die besonders über die Oberfläche der Haut gesetzt werden, besser zu verstehen und die Behandlungstechniken zielgerichteter einsetzen zu können (Fede et al., 2022).

In aller Kürze

Im faszialen System leben eine Vielzahl von Zellen. Zu den Faszienzellen gehören:

Fibroblasten	sind Arbeiter im System für Kollagensynthese und Produktion der der Makromoleküle der Grundsubstanz.
Fibrozyten	nennt man Fibroblasten im Erwachsenenstadium; sie sind weniger syntheseaktiv als die Fibroblasten.
Myofibroblasten	sind Fibroblasten mit kontraktilen Eigenschaften.
Fasciazyten	sind mobile Faszienzellen; sie produzieren wasserbindende Makromoleküle wie das Hyaluronan.
Telozyten	sind Zellen mit Kommunikationsaufgaben.

Weitere Zellen nennen das fasziale System ihr Wohnzimmer, ohne dass sie zur Gruppe der Faszienzellen gehören:

Immunzellen	bspw. Makrophagen, Phagozyten, Mastzellen
Fettzellen	als Dämpfungs- und Versorgungssystem und zur hormonellen Regulation
Nervenzellen	mit vielfältigen sensorischen Aufgaben von Syntheseaktivität und Versorgung bis hin zur Schmerzwahrnehmung

Extrazelluläre Matrix – Alles außerhalb der Zellen

Die extrazelluläre Matrix (EZM): der Raum außerhalb der Zellen – „extra-zellulär".

Die Bestandteile der EZM sind die Fasern (Kollagen und Elastin) sowie die Grundsubstanz (die flüssige Faszie). Die EZM ist das Wohnzimmer und die Wirkstätte der Zellen.

Schon gewusst?

Im Gegensatz zur EZM besitzen wir auch eine intrazelluläre Matrix (IZM). Es ist der Raum innerhalb der Zelle. Beide Räume sind abgegrenzt durch eine semipermeable Zellwand, durch die sie selektiv im Austausch stehen. In der Zelle liegen der Zellkern (DNA mit Steuerfunktion) und seine syntheseaktiven Zellorganellen (endoplasmatisches Reticulum (ER), Mitochondrien, Golgi-Vesikel etc.). Alle Zellorganellen und auch der Zellkern selbst liegen in einem Bett aus semiliquider Matrix, ähnlich der EZM. Zeigt die IZM ein gesundes Milieu, können alle deskriptiven und translatorischen Aufgaben des Zellkerns optimal stattfinden. Das ER produziert gesundes Kollagen, welches über die Golgi-Vesikel in die EZM ausgeschleust werden kann. Die Mitochondrien sind als Kraftwerke der Zelle aktiv. Die Aufgabe der Mitochondrien geht aber weit über die Energiebereitstellung hinaus. Sie steuern u. a. die Apoptose, den programmierten Zelltod. Dieser ist wichtig, damit kranke und alte Zellen zeitnah ausgeschleust werden und keinen Schaden anrichten, wie es beispielsweise eine Eigenschaft von Tumorzellen ist. Gesunde und aktive Mitochondrien sind der beste Schutz vor Krebserkrankungen.

Übrigens: Mitochondrien können sich vermehren und das tun sie bei körperlicher Belastung an der Belastungsgrenze.

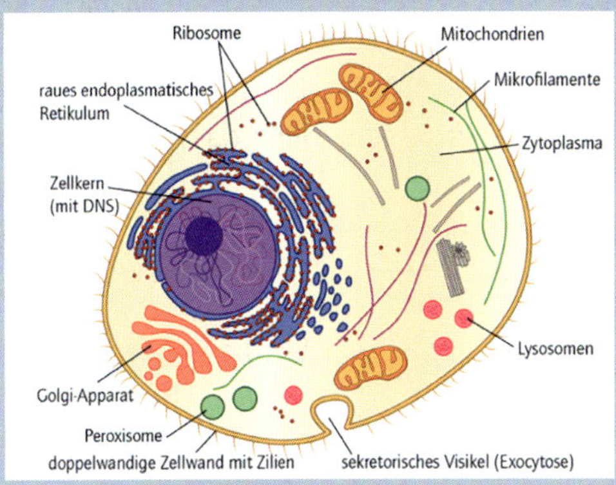

Abb. 8: Zelle mit Zellorganellen
Zelle mit doppelwandiger Zellmembran, Zellkern und ihren Zellorganellen, raues endoplasmatisches Retikulum (u. a. für Kollagensynthese zuständig), Ribosomen (Proteinbiosynthese, wichtig bei der DNA-Transkription), Mitochondrien (Kraftwerke der Zelle mit eigenen Zellkernen und eigenem Stoffwechsel), Golgi-Apparat (gestapelte, membranumhüllte Struktur, für die Modifikation, Sortierung und Verpackung von Proteinen und Lipiden verantwortlich), Zytoplasma (intrazelluläre Grundsubstanz), Lysosomen (Abbau von Fremdkörpern und Zellbestandteilen), Peroxisome (Abbau von Fettsäuren und Zellgiften), Exozytose (Proteine, Lipide oder andere Moleküle , die von der Zelle produziert oder aufgenommen wurden, werden mittels sekretorischer Vesikel durch die Zellwand transportiert).

Die Fasern – stabil wie Stahl

Die Fasern sind Makromoleküle aus Eiweiß- und Zuckerkomponenten. Sie lassen sich in zwei Gruppen aufteilen: das Kollagen und das Elastin. Das **Kollagen** ist das qualitativ und quantitativ bedeutendste Strukturglykoprotein. 28 verschiedene Kollagentypen sind bekannt, die ungefähr ein Drittel der Gesamtproteinmasse im Körper ausmachen. Somit ist das Kollagen nach der Grundsubstanz die zweitgrößte Komponente des Fasziensystems.

Schon gewusst?

Kollagen kommt von dem griechischen Wort „Kolla" und bedeutet Klebstoff. „Gen" ist die Kurzform von Genesis/Schöpfer. Kollagen könnte mit „der Schöpfer des Klebstoffs" übersetzt werden. In der Antike wurden die Haut und die Sehnen von Tieren ausgekocht, um Gelatine herzustellen und damit eine Art Klebstoff zu gewinnen.

Schon gewusst?

Kollagen hat eine unfassbare Zugfestigkeit. Mit 500 bis 1.000 kg/m^2 Zugfestigkeit übertrifft Kollagen die Zugfestigkeit von Stahl (Schleip et al., 2014). Die Festigkeit des Kollagens kann für den Körper von großem Nutzen sein oder aber zu einem Problem werden. Faszien teilen den Körper in Kompartimente. Kompartimente bilden Einheiten synergistischer Funktion. Sie sind vergleichbar mit Zimmern in einem Haus, die nur betreten oder verlassen werden können, wenn man die kleinen Türen und Fenster benutzt. Die Türen sind kleine Kanäle, durch die Nerven und Gefäße hindurchtreten. Bei Verletzung oder Überlastung strömt teils mehr Flüssigkeit in ein Kompartiment als es fassen kann. Der Druck steigt. Mitunter ist der Druck so hoch, dass die Nerven komprimiert werden und es zu einem Kompartmentsyndrom und einer Versorgungsnotlage kommt. In diesen Fall muss die Faszie des Kompartiments chirurgisch geöffnet und der Druck genommen werden.

Die für uns Beweger relevanten Kollagene sind Typ I–III.

Typ I kommt überwiegend in mit Zug belasteten Geweben vor (Muskeln, Sehnen ...),

Typ II kommt in Geweben vor, die hohen Drücken standhalten müssen (Knorpelgewebe) und

Typ III ist das erste Kollagen, das bei Wundheilung hergestellt wird, das Narbenkollagen.

Dem Kollagen Typ II widmen wir in diesem Buch nicht viel Aufmerksamkeit. Knorpelgewebe hat Halbwertzeiten[1] von mehr als 40 Jahren. Wir können entsprechend durch Training nur bedingt Einfluss nehmen.

Kollagen wird intrazellulär (von den Fibroblasten, Fibrozyten, Myofibroblasten) in den Ribosomen des rauen ER hergestellt und als Prokollagenmolekül von den Golgi-Vesikeln in den extrazellulären Raum ausgeschleust. Ihre Fasern werden aus tripelhelialen Kollagenfibrillen gebildet. Mehrere tripelheliale Fibrillen bilden ein Bündel und mehrere Bündel letztendlich die Kollagenfaser.

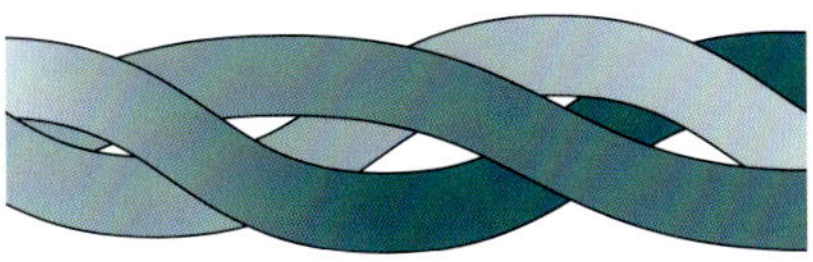

Abb. 9: Tripelhelix aus Kollagenfibrillen

Die Struktur des Kollagens besteht aus drei proteinhaltigen Ketten, die miteinander verflochten sind und von Wasserstoffbrücken zwischen den einzelnen Strängen stabilisiert werden.

Expertenwissen

Die Bildung eines tripelhelialen Kollagenmoleküls einschließlich seiner Ausschleusung beträgt 30–240 Minuten. Die Halbwertzeit von Kollagenfasern ist lang. Für die Patellasehne ist bspw. eine Halbwertzeit von sieben Monaten bekannt (Miller et al., 2005).

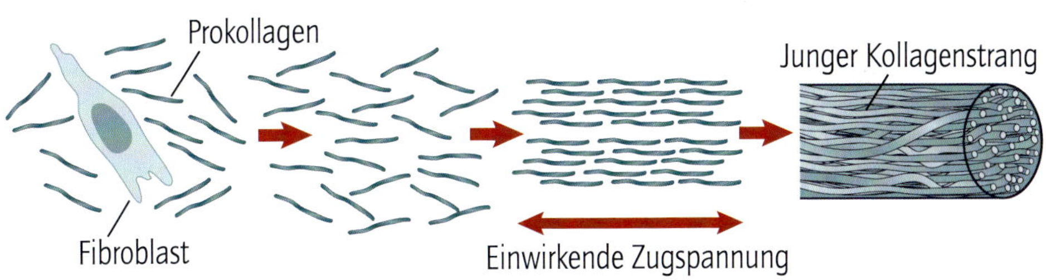

Abb. 10: Kollagensynthese und Ausrichtung der Fasern

Prokollagene (junge, frisch synthetisierte Kollagenmoleküle) werden in den extrazellulären Raum ausgeschleust. Die auf sie einwirkende Zugspannung weist ihnen, einem Magnetfeld gleich, die Ausrichtung zu. In einer Zeitspanne von 30–240 Minuten finden die Kollagenfibrillen zueinander und bilden die Kollagenfaser.

---

[1] *Die Halbwertzeit ist die Zeit, die benötigt wird, um die Hälfte der Zellen eines Zellverbandes, hier Faserkollagen Typ I, abzubauen und durch neue zu ersetzen.*

Nachdem die jungen Kollagenmoleküle (Prokollagen) in der EZM angekommen sind, richten sie sich entlang der auf sie einwirkenden Zugspannung aus.

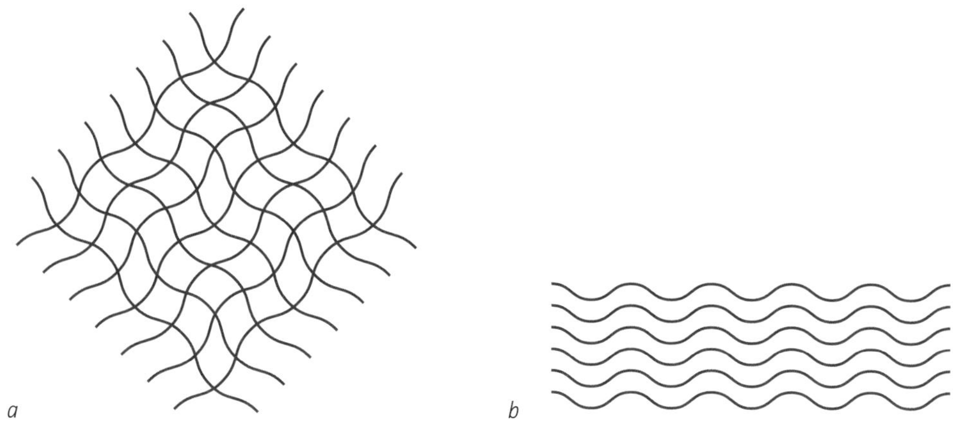

Abb. 11: (a) multidirektional ausgerichtetes Fasergitternetzwerk (b) parallelfaserig ausgerichtete Kollagenfasern
Kollagene Fasern richten sich entsprechend der auf sie einwirkenden Zugspannungen aus. Es entstehen multidirektionale Netzwerke (Muskelfaszien, Aponeurosen etc.) oder parallele Faserverläufe (Sehnen oder Bänder).

Es entstehen multidirektionale Verläufe, die oft wie eine Art Gitternetzwerk erscheinen oder einen parallelen Faserverlauf zeigen. Jegliche Architektur des Fasernetzwerkes ist vorstellbar. Unsere Anatomie und unser Bewegungsverhalten bestimmen unsere innere Architektur. Auf Sehnen und Bänder wirken anatomisch vorgegebene gleichgerichtete Spannungsreize, sodass Sehnen und Bänder einen strukturierten parallelen Faserverlauf entwickeln. Auf Gewebearten wie die Muskelfaszien oder sogar Aponeurosen wie die thorakolumbale Faszie, die Fußfaszie o. Ä. können wir mit unserem Bewegungsverhalten größeren architektonischen Einfluss nehmen und ein multidirektionales Fasernetzwerk erschaffen.

Kollagenfasern besitzen eine hohe Zugfestigkeit und sind kaum dehnbar. Man sagt ihnen stahlähnliche Eigenschaften nach.

Die Kollagenfibrillen werden von einem Netz aus Molekülen der Grundsubstanz umspannt, die den Fasern das Gleiten gegeneinander ermöglichen. Kovalente Wasserstoffbrücken (Crosslinks) halten sie auf Abstand und in Position. In diesem Netz aus Glykoproteinen lagern sich auch die **elastischen Fasern** ein.

Die elastischen Fasern liegen überwiegend im lockeren Bindegewebe, in der Haut, in den Gefäßen, aber auch in den Sehnen und Bändern. Während der Anteil an elastischen Fasern in den Gefäßen ca. 50 % beträgt, liegt er in den Sehnen nur bei 2 % (Van den Berg, 2011). Elastische Fasern sind sehr verzweigt und besitzen viele Verbindungen (Crosslinks) untereinander. Sie können sich um 100–150 % verlängern. Erst bei Dehnbelastungen von über 150 % fangen sie an, sich zu verformen und dann auch zu reißen. Elastische Fasern haben die Aufgabe,

Dehnbelastungen abzufangen, Kollagenfasern nach Belastung in ihre Ausgangposition zurückzuführen, die einwirkenden Kräfte gleichmäßig auf andere Zellverbände zu übertragen und so Schädigungen vorzubeugen.

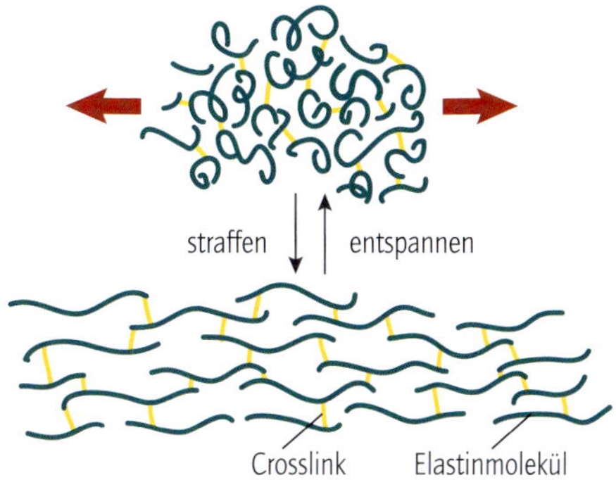

Abb. 12: Elastische Fasern
Elastische Fasern besitzen selbst eine hohe Elastizität und Verformbarkeit und kommen in Geweben vor, die genau das erfordern – Haut, Blutgefäße, Lunge.

Schon gewusst?

Die Halbwertzeit von Elastin beträgt ca. die Hälfte der Lebensspanne eines jeden Individuums. Im Alter ist der Elastin-Gehalt im Körper deutlich gemindert. Das führt vor allem zu weniger elastischen Gefäßen. Da Elastin auch die Aufgabe übernimmt, einwirkende Dehnbelastungen auf benachbarte Strukturen zu verteilen, um so Überlastung und Schädigung vorzubeugen, nimmt die Verletzungsgefahr kongruent zum Alter zu. Auf die funktionelle Elastizität wie springen oder hüpfen nimmt der Elastin-Anteil allerdings keinen relevanten Einfluss. In Sehnen bspw. wäre der Elastin-Anteil dafür viel zu gering. Er liegt bei nur 2 %. Für eine gesteigerte Sprungkraft, elastisches Federn oder eben den Verlust dergleichen sind andere Faktoren verantwortlich. Dazu mehr im Teil II: Applied Science, Kap. Fascial Elasticity.

In aller Kürze

Es gibt 28 unterschiedliche Kollagen-Fasertypen. Die für uns als Sportler relevanten Fasertypen sind das Kollagen I, II und III. Kollagen wird von den Faszienzellen produziert und in die EZM ausgeschleust. Die jungen Kollagenmoleküle sind als Tripelhelix angelegt. Viele tripelheliale Kollagenmoleküle bilden im Zusammenschluss eine Kollagenfaser. Kollagenfasern richten sich entlang der auf das Gewebe einwirkenden Zugspannung aus. Es entsteht ein multidirektional ausgerichtetes Fasergitternetzwerk, wie wir es bei Muskelfaszien oder Aponeurosen finden, oder ein paralleler Faserverlauf wie bei Sehnen oder Bändern. Elastische Fasern sind eng mit den Kollagenfasern vergesellschaftet. Sie liegen in einem die Kollagenfasern umspannenden Netz von Strukturproteinen der Grundsubstanz. Elastin fängt Dehnbelastungen ab, führt nach Verformung der Kollagenfasern diese wieder in die Ursprungslänge zurück, verteilt Dehnbelastung auf benachbarte Regionen und beugt so Schädigung durch Überlastung vor.

Grundsubstanz

Die zweite Komponente der extrazellulären Matrix ist die Grundsubstanz. Die Grundsubstanz wird auch als das Gewebswasser bezeichnet. So wird die Flüssigkeit genannt, die die Zellen umgibt und sie nährt. Bei einem Körpergewicht von 75 kg sind das ca. 17–21 Liter Wasser. Die Grundsubstanz ist flüssig (gering viskös) bis zähflüssig (viskös). Sie ist der Ort der Stoffwechselaktivität. Anabole (aufbauende) sowie katabole (zerlegende) Prozesse finden in ihr statt. Die Grundsubstanz fließt im interzellulären Raum (zwischen den Zellen) im gesamten Körper. Sie stellt alles mit allem in Verbindung und reagiert stets als Einheit.

Die Grundsubstanz ist:
- das Körperwasser,
- die interstitielle Flüssigkeit und
- die flüssige Faszie.

Alfred Pischinger (1899–1982, Mediziner und Histologe) schrieb bereits in der ersten Auflage seines Buches zum System der Grundregulation über die Bedeutung der Grundsubstanz für den Gesunderhalt des Körpers (Pischinger, 2010; 12. unveränderte Auflage/Erstauflage 1975). Gemeinsam mit seinem Schüler Hartmut Heine schlug er vor, den Begriff „Bindegewebe" durch den Begriff „Grundgewebe" zu ersetzen, da das Wort „Bindegewebe" irreführend und unvollständig sei (Heine, 2015). Die Grundsubstanz ist das Kapillarbett, die Transitstrecke zwischen dem arteriellen und dem venös-lymphatischen System.

So ergeben sich drei Flüssigkeitssysteme im Körper:
- Das arteriell-venöse Gefäßsystem,
- das Lymphgefäßsystem und
- die Grundsubstanz.

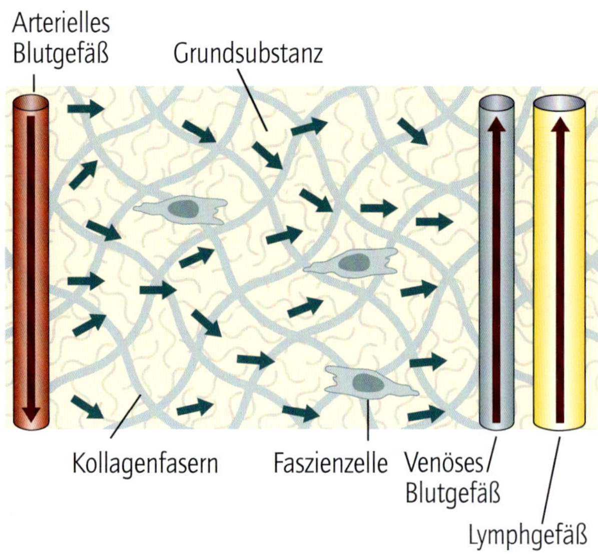

Abb. 13: Flüssigkeitssysteme des Körpers

Schematische Darstellung eines arteriell-venösen, lymphatischen Gefäßsystems und der extrazellulären Matrix als fluidale Transitstrecke.

Bei näherer Betrachtung ist allerdings eine Einteilung in drei Systeme ungünstig. Sie vermittelt ein Bild von eigenständigen und voneinander unabhängigen Funktionskreisläufen. Betrachten wir das arteriell-venöse System, so tritt das nährstoff- und sauerstoffangereicherte Blut über das Kapillarsystem in den interstitiellen Raum (Zwischenzellraum) aus, wird gefiltert und das sauerstoffarme und stoffwechselendproduktangereicherte Blut wird über das venöse System abtransportiert. Wir haben gelernt, dass das Interstitium gleich dem Raum ist, in dem die Grundsubstanz fließt. Die Grundsubstanz agiert entsprechend wie ein Filtersystem zwischen den Gefäßen. Auch die Lymphe, als Flüssigkeit der Lymphgefäße, ist schlussendlich ein Filtrat der Grundsubstanz. Immunaktive Zellen sorgen dafür, dass Zelltrümmer, Schad- und Giftstoffe den größeren Lymphgefäßen zugetragen und abtransportiert werden. Alle Flüssigkeiten des Körpers, ob Blut, Lymphe oder Grundsubstanz, gehören zu einem großen Flüssigkeitssystem. Alle Flüssigkeiten stehen miteinander in Verbindung. Sie liegen uns lediglich in unterschiedlicher Zusammensetzung, in unterschiedlichen Filtraten, vor.

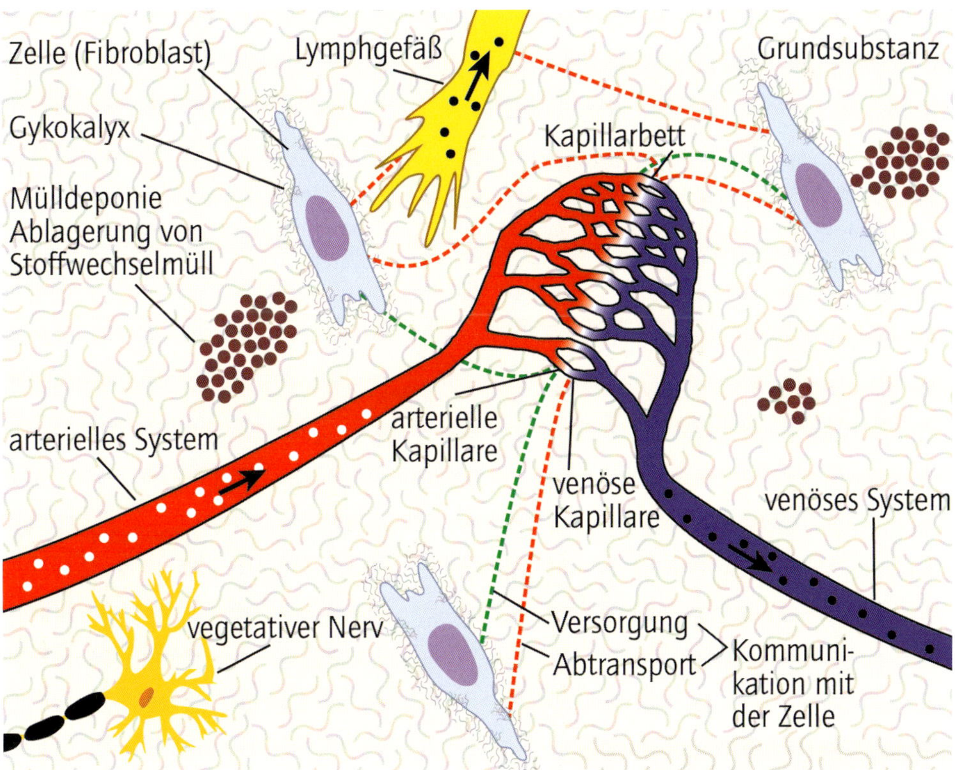

Abb. 14: Flüssigkeitssysteme des Körpers im Austausch

Über das arterielle System wird nährstoff- und sauerstoffreiche Flüssigkeit (Blut) transportiert und über die Kapillare in die extrazelluläre Matrix (EZM) abgegeben (erstes Filtrat). Über die Makromoleküle der Grundsubstanz finden weitere Filterprozesse statt (zweites Filtrat). Die Grundsubstanz steht im direkten Austausch mit der intrazellulären Flüssigkeit (drittes Filtrat) und steuert die Zellvorgänge. Abfallprodukte, Zelltrümmer und Giftstoffe werden dem venösen (viertes Filtrat) oder dem lymphatischen System (fünftes Filtrat) zugeführt und über sie abtransportiert.

Die Grundsubstanz wird von einem Makromolekülverbund gebildet. Es sind Proteoglykan (PG)-Aggregate und Glykosaminoglykane (GAG), die wie ein großes Molekularsieb agieren. Sie binden Nähr- und Wirkstoffe und geben Schadstoffe zum Abtransport frei. Diese Makromoleküle bilden den Hauptanteil der EZM.

Proteoglykan (PG)-Aggregate

Sie bestehen aus einem zentralen Glykosaminoglykan-Molekül (GAG) (bspw. Hyaluronan), Eiweißseitenketten (Proteoglykane - PGs) und an diese seitlich gebundene kleinere GAGs. Die bürstenartig erscheinenden und sulfatierten Seitenketten sind negativ geladen und haben eine hohe Bindungsaffinität für Wasser, Mikronährstoffe und Elektrolyte wie Natrium, Kalium, Chlorid ... Die Bindungsaffinität ist für die Bildung großer Hydrathüllen um das Grundmolekül (GAG oder PG) verantwortlich. Oft schließen sich die Makromoleküle zu großen PG-Aggregaten zusammen.

Schon gewusst?

Die Negativladung der Seitenketten sind über die piezo-elektrischen Eigenschaften für die Elastizität des Gewebes mitverantwortlich (Balazs et al., 1959). Dazu mehr im Teil II: Applied Science, Kap. Fascial Elasticity.

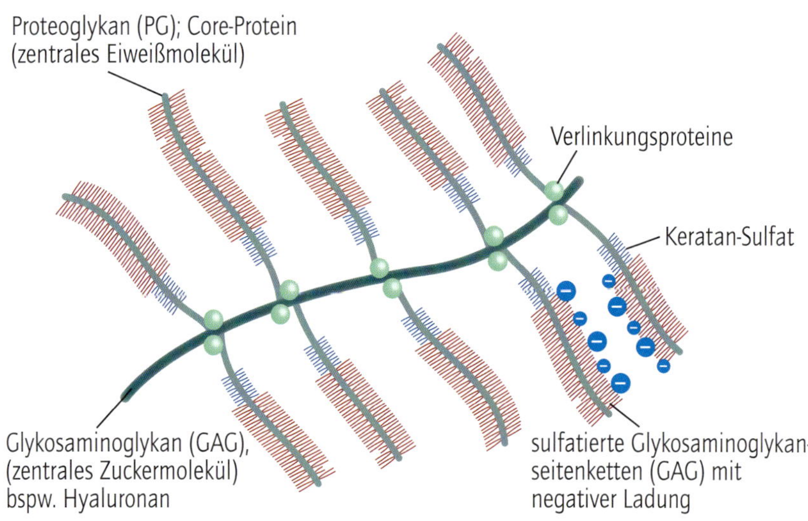

Abb. 15: Makromolekül der Grundsubstanz

Proteoglykan-Aggregat - mehrere Proteoglykane (PG) sind über Verlinkungsproteine (bspw. Fibrin) an ein zentrales Glykosaminoglykan (GAG) (bspw. Hyaluronan) gebunden. Die PG-Seitenarme tragen sulfatierte, negativ geladene GAG-Seitenarme. Die sulfatierten GAGs sind bindungsaffin für Elektrolyte, Nähr- und Wirkstoffe sowie Wasser. An ihnen entstehen große Hydrathüllen, die das Basismolekül umgeben.

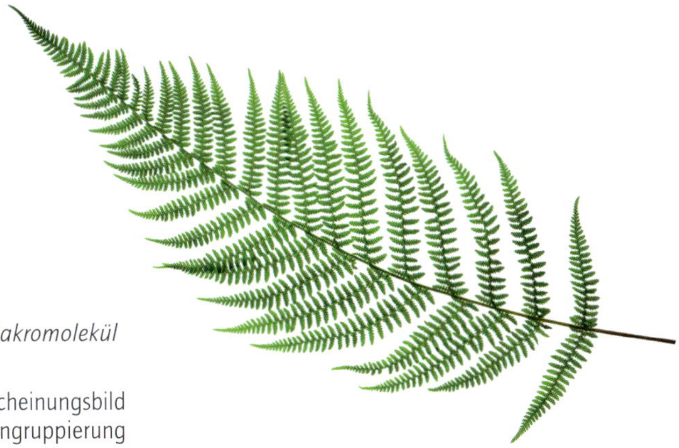

Abb. 16: Farn als Schaublid für ein Makromolekül der Grundsubstanz

Die Makromoleküle haben ein Erscheinungsbild vergleichbar mit einem Farn. Die Farngruppierung verdeutlicht den Molekularsiebcharakter der Makromoleküle der Grundsubstanz.

Glykosaminoglykane (GAG)

Eine Sonderstellung unter den Makromolekülen nehmen die körpereigenen Vielfachzucker (Polysaccharide/Glykosaminoglykane (GAGs)), Hyaluronan (HA) und Heparin ein. Sie sind oft in der EZM als freie, sehr mobile GAGs zu finden. Ihre Lebensdauer ist sehr kurz (Halbwertzeit 24 Stunden bis vier Tage). Bei Bedarf ist deswegen eine Heparin-Gabe täglich notwendig. Heparin und Hyaluronan binden, ebenso wie die anderen GAGs, große Hydrathüllen. Allerdings fehlen ihnen die PG-Seitenarme, was die Molekülanordnung kleiner macht und die Moleküle schneller. Diese beiden Eigenschaften – Mobilität und Bindungsaffinität für Wasser – sorgen für zwei besondere Fähigkeiten:

- Sie agieren als gutes Schmier- und Gleitmittelmittel und
- bauen durch ihre gute Eigenbewegung (Mobilität) eine Art Verkehrsweg für Faszien- oder Immunzellen (Mikrokanäle/Fluidchannels/Conduits) (Weigelin et al., 2012).

Expertenwissen

Insgesamt gibt es fünf sulfatierte GAGs: Chondroitinsulfat, Keratansulfat, Dermatansulfat, Heparansulfat und Heparin. Hyaluronan (HA) ist nicht sulfatiert. Heparin und Hyaluronan bilden gemeinsam eine weitere Sondergruppe. Sie sind nicht zwingend mit einem PG gekoppelt, was diese beiden Moleküle als freie GAGs im Vergleich zu den anderen Molekülen dieser Gruppe sehr viel mobiler sein lässt.

Expertenwissen

Im vorangegangenen Kapitel zu den Bestandteilen des faszialen Systems, speziell den Faszienzellen, lernten wir bereits den Fasciazyt kennen. Diese Faszienzelle, die sich schon allein morphologisch von den Fibrozyten unterscheidet (sie ist runder als ein Fibroblast), scheint in erster Linie für die Hyaluronan (HA)-Synthese zuständig zu sein. Fasciazyten sind sehr mobil. Sie können recht schnell zum Ort des Gebrauchs migrieren und produzieren im Bedarfsfall große Mengen an HA (Stecco et al., 2018).

Die Grundsubstanz, das Gewebswasser, hat visko-elastische Eigenschaften. Es ist zähflüssig – viskös. Die Viskosität ist allerdings variabel und kann sich von gering viskös (Sol-Zustand) bis hin zu stark viskös (Gel-Zustand) verändern. Durch die Fähigkeit der Makromoleküle, Hydrathüllen zu binden, kann ein PG-Molekül eine bis zu 10.000-fache Raumbeanspruchung haben. Man spricht davon, dass 1 g HA mehrere Liter Wasser binden kann.

Eine gute Metapher für die Veränderung der Viskosität der Grundsubstanz ist Honig.

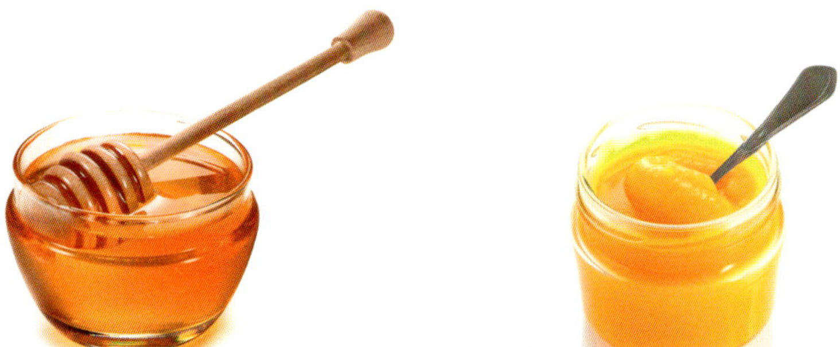

a *b*

Abb. 17: Variable Viskositäts-Zustände der Grundsubstanz

(a) Honig mit recht gering visköser Konsistenz und guten fluidalen Eigenschaften. (b) Honig als zähe Masse mit hoher Viskosität und geringer Fluidität.

Die Viskositätsunterschiede nehmen Einfluss auf die Stoffwechselaktivität. Je geringer die Viskosität, desto besser ist die Fließeigenschaft und mit ihr steigt die Stoffwechselaktivität. Nährstoffe können in größerer Menge aufgenommen und der Stoffwechselmüll schneller abtransportiert werden. Steigt die Viskosität, sinkt die Stoffwechselaktivität. Verbleiben Schadstoffe, Umweltgifte, Viren, Bakterien, Stoffwechselendprodukte länger im Gewebe, können sie pathologisch informativ (krankheitsfördernd) wirken. Wir haben diverse Möglichkeiten, auf die Viskosität der Grundsubstanz Einfluss zu nehmen. Als Salutogenese-Faktor zum Gesunderhalt, zur Entwicklung von Gesundheit oder auch für den Heilungsprozess ist die Kenntnis darüber von großer Bedeutung. Über welche Techniken und Maßnahmen wir Einfluss nehmen können, besprechen wir ausführlich im Teil II: Applied Science, Kap. Fascial Flow.

Schon gewusst?

Bereits 1767 hat Bordeu die Ernährungs- und Regenerationsaufgaben der Grundsubstanz beschrieben. In der TCM (Traditionellen Chinesischen Medizin) beschreibt die „Säftelehre" die Funktion der Grundsubstanz (Heine, 2015).

Die Viskositätsunterschiede nehmen nicht nur Einfluss auf die Stoffwechselvorgänge, sondern bestimmen auch durch die Steigerung der Gleiteigenschaften die Verschieblichkeit der Strukturen gegeneinander. Bei jeder Bewegung sollten bspw. die Muskelfasern, die Muskelfaserbündel oder auch die Muskeln selbst gegeneinander gut verschieblich sein. Genauso sollten die einzelnen Blätter (Lamina) der thorakolumbalen Faszie eine störungsfreie Scher-Gleitbewegung vorweisen. Wenn Sehnen über knöcherne Vorsprünge ziehen, dann sollten sie dieses reibungsgemindert tun können. Ist diese Verschieblichkeit gestört, kommt es zu Beweglichkeitseinschränkungen, Kraftverlust, höheren Reibungswiderständen und Entzündungen, die weitere Adhäsionen (Anheftungen) und Schmerzen nach sich ziehen.

Schon gewusst?

Gesunde Gelenke besitzen einen sehr geringen Reibungskoeffizienten, der zwischen 0,002 und 0,02 liegt. Wenn Ski auf Schnee gleiten, liegt der Reibungskoeffizient bei 0,18.

Die Grundsubstanz übernimmt also wichtige Aufgaben im Metabolismus (Stoffwechsel), wirkt als eine Art Schmier- oder Gleitmittel und kann als Stoßdämpfer im System Körper vor zu hohen Druckbelastungen und Quetschungen schützen. Verantwortlich dafür sind die an die Makromoleküle gebundenen Hydrathüllen. Das gebundene Wasser wird bei Belastung nicht ausgepresst, lediglich komprimiert. Der Druck führt zu einer neuen Molekülanordnung, die stoßdämpfende Wirkung hat.

Expertenwissen

Eine Arbeitsgruppe des Max-Planck-Instituts visualisierte durch Computersimulation das Verhalten von Hyaluronan und verglich das Molekül mit einer Perlenkette, die aus geknäuelten und gestreckten Abschnitten besteht (Wengenmayr, 2002). Bei Druck werden die Knäule größer und die gestreckten Abschnitte nehmen ab. Es entstehen kompakte (verklumpte) Gebilde: ein unendliches dreidimensionales Netzwerk mit vielen Verknotungen und Verschlingungen (engl. entanglements), das die Viskosität steigen lässt (vgl. Teil II: Applied Science, Kap. Basistechniken für ein Mobilitätstraining).

Wird ein Gewebe mittels Drucks komprimiert, verdichten sich die Moleküle. Die negativ geladenen Seitenarme (GAG) kommen sich dabei näher. Diese Ladungsverdichtung lässt die molekularen Abstoßungskräfte und damit den elastischen Widerstand steigen (piezo-elektrische Eigenschaften[2]). Einwirkenden Kräften kann auf diese Weise spannungsvoll und elastisch begegnet werden. Kommt es zu einer dauerhaften oder wiederkehrenden Kompression, reagieren die Moleküle der Grundsubstanz mit einer Art Knäuel-Bildung. Die Moleküle verdichten sich, damit einem von außen wirkenden Druck besser begegnet werden kann. Allerdings verändert sich damit auch die Konsistenz der Grundsubstanz. Sie wird zäher, nimmt an Viskosität zu.

Dieses Prinzip zu verstehen ist für die Techniken des Bewegungsprinzips Fascial Flow von großer Bedeutung. Makromoleküle können also ihre molekulare Anordnung verändern. Sind die Moleküle geknäuelt, steigt die Dämpfungseigenschaft und mit ihr die Viskosität. Strecken sich die Moleküle, ist dies der Fluidität zuträglich.

Ein weiterer Aspekt ist die Größe der jeweiligen Makromoleküle und damit die variierende Möglichkeit Wasser zu binden. Ein hoher Wasseranteil mit geringviskösen Eigenschaften verbessert die Stoffwechselaktivität und die bindegewebige Verschieblichkeit. Die Gewebespannung steigt, die elastischen Eigenschaften werden besser und die Dämpfungseigenschaften funktionieren gut. Da die Bausteine der PGs und GAGs von den Faszienzellen hergestellt werden, ist es von großer Bedeutung, dass die Zellen in einem gesunden Milieu der Grundsubstanz leben. Auf eine kleine Veränderung im Milieu der Grundsubstanz, wie der Abfall des pH-Wertes oder die Ansammlung von Giftstoffen (wie Nikotin), reagiert die Zelle, sodass es zu großen funktionellen und strukturellen Veränderungen der Makromoleküle in oft großem zeitlichem Abstand kommt. Schadstoffe aus der Umwelt, fehlende Nährstoffe, Vitamine und Spurenelemente oder die Ansammlung von trainingsbedingten Stoffwechselendprodukten können so für den Organismus pathologisch informativ (krankheitsfördernd) sein.

Schon gewusst?

Kleine Ursache – große Wirkung!

Wie im Beispiel der inneren Vergiftung mit Nikotin muss uns das Ursache-Wirkungs-Prinzip immer wieder deutlich vor Augen geführt werden. Oft sind es kleine Ursachen, zunächst als unbedeutend erscheinende Verhaltensweisen, vielleicht das tägliche Glas Wein am Abend, die bedeutende Veränderungen in großem zeitlichen Abstand nach sich ziehen.

[2] *Piezoeffekt – benannt nach Pierre Curie (1858–1906). Der Piezoeffekt beschreibt die Fähigkeit fester Körper, über mechanische Verformung elektrische Spannung zu erzeugen.*

Schon gewusst?

„Der Körper verliert im Alter Wasser", so heißt es. Die Spannkraft der Haut lässt nach, Falten entstehen, man regeneriert langsamer und verletzt sich schneller. Ein Faktor ist die verringerte Molekülgröße der PGs und GAGs. Je kleiner das Molekül, desto geringer ist die Fähigkeit, „Wasser" zu binden. Die Größe der Moleküle ist von dem Gesundheits- und dem „Fitness"-Zustand der Zelle (Fibroblast, Myofibroblast, Fasciazyt) abhängig. Je besser die Qualität der Grundsubstanz, desto gesünder ist die Zelle und größer ihr Syntheseprodukt - die Makromoleküle. Im Gegensatz dazu macht ein schlechtes Milieu des Gewebswassers die Zelle träge und krank. Auch das Vorkommen von Oxidantien (freien Radikalen) in der Grundsubstanz beschleunigt den Abbau von HA und reduziert die Größe der PG-Moleküle.

In aller Kürze

Zusammenfassend kann man sagen, dass so ziemlich alle Lebensprozesse von den flüssigen Systemen unseres Körpers gesteuert werden. Die flüssige Faszie ist das Grundgewebe, der Ort des Stoffwechsels. Nährstoffe werden über sie zu den Zellen transportiert und Abfallstoffe über sie abtransportiert. Das Milieu der Grundsubstanz entscheidet über die Synthesefunktion, Gesundheit und Fitness der Zellen. Die Makromoleküle der Grundsubstanz werden aus großen Eiweiß- und Polysaccharid-Molekülen aufgebaut (Proteoglykan (PG)-Aggregate, Glykosaminoglykane (GAGs)). Sie haben die Fähigkeit, große Hydrathüllen an sich zu binden und damit zum einen die Versorgung sicherzustellen, zum anderen aber auch als Schmier- und Gleitmittel zu agieren. Schlussendlich dienen sie als Dämpfungs- und Schutzsystem. Die Größe der Moleküle und ihre molekulare Anordnung bestimmen die Zähigkeit (Viskosität) der Flüssigkeit. Man spricht bei der Grundsubstanz auch von der interstitiellen Flüssigkeit, die im Raum zwischen den Zellen (auch Pischinger Raum) fließt.
Ihre Qualität ist die Basis der Salutogenese.

Fibronektin - Klebstoff im System

In einem vielzelligen Organismus müssen die einzelnen Zellen, um ihre Aufgaben erfüllen zu können, zur richtigen Zeit am richtigen Ort sein. Die Vernetetzungsproteine (Fibronektin) übernehmen dabei wichtige Aufgaben. Sie verankern die Zellen in der Grundsubstanz, ermöglichen gegenseitige Zellhaftung und helfen Zellen dabei, ihren Weg zu finden.

Bestandteile des Fasziensystems – Alles im Blick

Die folgende Tabelle dient als Nachschlagewerk. Die Informationen aus den vorangegangenen Kapiteln sind hier kurz und prägnant zusammengefasst. Spalte 1 benennt die Struktur, Spalte 2 die Funktion und in Spalte 3 finden Sie die relevanten Eigenschaften für das Training oder die Behandlung.

Tab. 1: Bestandteile des Fasziensystems

Zellen		
Bindegewebszellen		
	Funktion	**Relevanz**
Fibroblast	syntheseaktive, junge Bindegewebszelle; Produktion der Bestandteile der EZM	hohe Syntheserate im aktiven gesunden Gewebe mit guten Migrationseigenschaften und geringer Fibronektinproduktion (hoher Turnover); bei Inaktivität, Übertraining oder Verletzung gesteigerte Kollagen- und Fibronektin-Synthese, Zellen haften an, werden weniger mobil (geringer Turnover)
Fibrozyt	adulte Bindegewebszelle; geringe Syntheseaktivität	aktives Gewebe: kurze Verweildauer im Gewebe (hoher Turnover); passives Gewebe: lange Verweildauer im Gewebe (geringer Turnover[3]) – verlangsamen die Stoffwechselaktivität
Myofibroblast	kontraktile Bindegewebszelle (ausdifferenzierte Aktinfilamente) mit reparativer Funktion; mitverantwortlich u. a. für Gewebespannung (Tonus)	hohe Aktivität (Überproduktion) aufgrund von Verletzung und Inflammation führt zur Fibrose; hohe Anzahl steigert die Gewebespannung und Kraftentwicklungsmöglichkeit der Muskeln, hohes Vorkommen bspw. in der thorakolumbalen Faszie oder Fascia cruris
Fasciazyt	stammzellenähnliche Bindegewebszelle mit ähnlichen Merkmalen wie die Fibroblasten; teilungsfähig (randständig), Hyaluronan-Synthese	mobile, prämitotische Zellen, vergleichbar mit Satellitenzellen mit Zellteilungsfähigkeit; Fasciazyten produzieren bei Stimulation verstärkt Hyaluronan

3 *Turnover eines Gewebes hier verstanden als die Halbwertzeit. Die Zeit Zeit, die ein Gewegeverbund benötigt, um die Hälfte seiner Zellen zu erneuern.*

Zellen		
Telozyt	funktionell orientierte Aufgaben in der Faszien-Zell-Kommunikation	Zellreparatur; Regeneration; Umbau; Immunkontrolle; wichtige Rolle bei der Regulierung von myofaszialen Schmerzen und Faszienerkrankungen
Immunaktive Zellen		
	Funktion	**Relevanz**
Makrophagen Phagozyten Mastzellen	immunkompetente Zellen, wirken resorbierend, anti-inflammatorisch, gefäßerweiternd oder hormonell regulierend	bei Entzündungen generell, so auch bei inflammatorischen Prozessen der Myofaszie, kommt es zur verstärkten Infiltration der Immunzellen in die EZM
Nervenzellen		
	Funktion	**Relevanz**
freie Nervenendigungen	stellen über 80 % aller Rezeptoren dar; multimodal, oft unmyelinisiert, chemo-, mechano-, thermorezeptorisch oder nozizeptiv aktiv	als WDR (Wide Dynamic Range)-Neurone können sie sowohl mechano- als auch nozizeptiv aktiv sein – nur nicht zeitgleich; Bewegung kann Schmerzkreisläufe „überschreiben"/ durchbrechen
Vater-Pacini-Körperchen	aktivierender Mechanorezeptor (Sympathikus stimulierend)	Fight-or-Flight-Modus, steigert Cortisol-Ausschüttung; schnelle, ruckhafte, variantenreiche Bewegungen wirken aktivierend
Ruffini-Rezeptoren Meißner'sche Tastkörperchen Merkel'sche Tastscheiben	Spannung senkende Mechanorezeptoren (Parasympathikus stimulierend)	langsame Atmung, Atemlenkung, Übungen mit Achtsamkeit, langsame Dehnungen wirken entspannend, detonisierend
Golgi-Rezeptoren	Dehnungsrezeptor	signalisiert Dehnung an das ZNS, verantwortlich für reziproke Hemmung
Fettzellen		
	Funktion	**Relevanz**
Adipozyten	hormonell regulierend, Thermoregulation; Stoßdämpferfunktion, Synthese von TGF ß-1	im Mangel: ist die hormonelle Regulation gestört, können Wachstumshormone nicht gebildet werden im Überfluss: der Stoffwechsel in der Grundsubstanz ist gestört, pro-inflammatorische Information, Bildung von Muskelersatzgewebe bei inaktiven Muskeln

▼

Extrazelluläre Matrix		
Raum außerhalb bzw. zwischen den Zellen		
Fasern		
	Funktion	**Relevanz**
Kollagen	Strukturglykoprotein, Tripelhelix; 28 Kollagenarten sind bekannt; Typ I und III sind trainingsrelevant; zugstabile Eigenschaften, Mechanotransduktion	richten sich entlang der auf sie einwirkenden Zugspannung aus; bilden funktionelle Crosslinks zur Kraftübertragung; Pathologie: überproportionale Bildung von Crosslinks bei Inaktivität, Überlastung und Verletzung, Fibrose, Halbwertzeit Kollagen Typ I ca. 150–500 Tage
Elastin	liegt überwiegend im lockeren Bindegewebe, in der Haut, in den Gefäßen, geringfügig in anderen Fasziensystemen; der Anteil der elastischen Fasern in den Gefäßen liegt bei 50 %, während er beispielsweise in Sehnen bei nur 2 % liegt (Van den Berg, 2011); sind über 150 % der Eigenlänge der Moleküle dehnbar; haben kräfteverteilende Funktion und schützen vor Überdehnung	der Turnover liegt bei der Hälfte des Lebens eines Individuums; Funktion lässt entsprechend im Alter nach
Adhäsionsproteine		
	Funktion	**Relevanz**
Fibronektin	verankert Zellen in der Grundsubstanz; ermöglicht gegenseitige Zellhaftung; Zellorientierung	physiologische und unphysiologische Vernetzung von Kollagenfasern (Crosslinking)
Grundsubstanz		
	Funktion	**Relevanz**
Proteoglykan (PG)	Makromolekül, Verbund aus einem zentralen Eiweißmolekül und Glykosaminoglykan-Seitenketten; großer Molekülverbund mit hoher Bindungsaffinität von Wasser und Mikronährstoffen; verantwortlich für: Gewebeelastizität mit Stoßdämpferfunktion; visko-elastische Eigenschaften; elektrische Felder halten die Kollagenfasern nahezu ortstabil und weisen den Zellen ihren Platz zu	piezoelektrische Eigenschaften – die Wandlung von chemischer in mechanische Energie hat Sport- und Alltagsrelevanz; Migrationsort von Immunzellen, Fibroblasten, Fasciazyten, Satellitenzellen Pathologie: Bindung von Schadstoffen und Umweltgiften führt zum Abbau der Makromoleküle; die Folge ist eine Densifikation

▶

Extrazelluläre Matrix		
Raum außerhalb bzw. zwischen den Zellen		
Glykosaminoglykane (GAG)	Makromolekül; Glykosaminoglykan ohne Proteinbindung (bspw. Hyaluronan (HA) und Heparin); mobil mit hoher Bindungsaffinität von Wasser und Mikronährstoffen, fluiditätsverantwortlich, reguliert Wachstum und Differenzierung über Rezeptorbindung, Zytokin[4]-Bindung	verantwortlich für die bindegewebige Verschieblichkeit; Gewebeturgor Pathologie: Densifikation; HA fungiert als Fänger freier Radikale, z. B. von ROS (reaktive Sauerstoffspezies); die Folge ist eine Molekülverkürzung

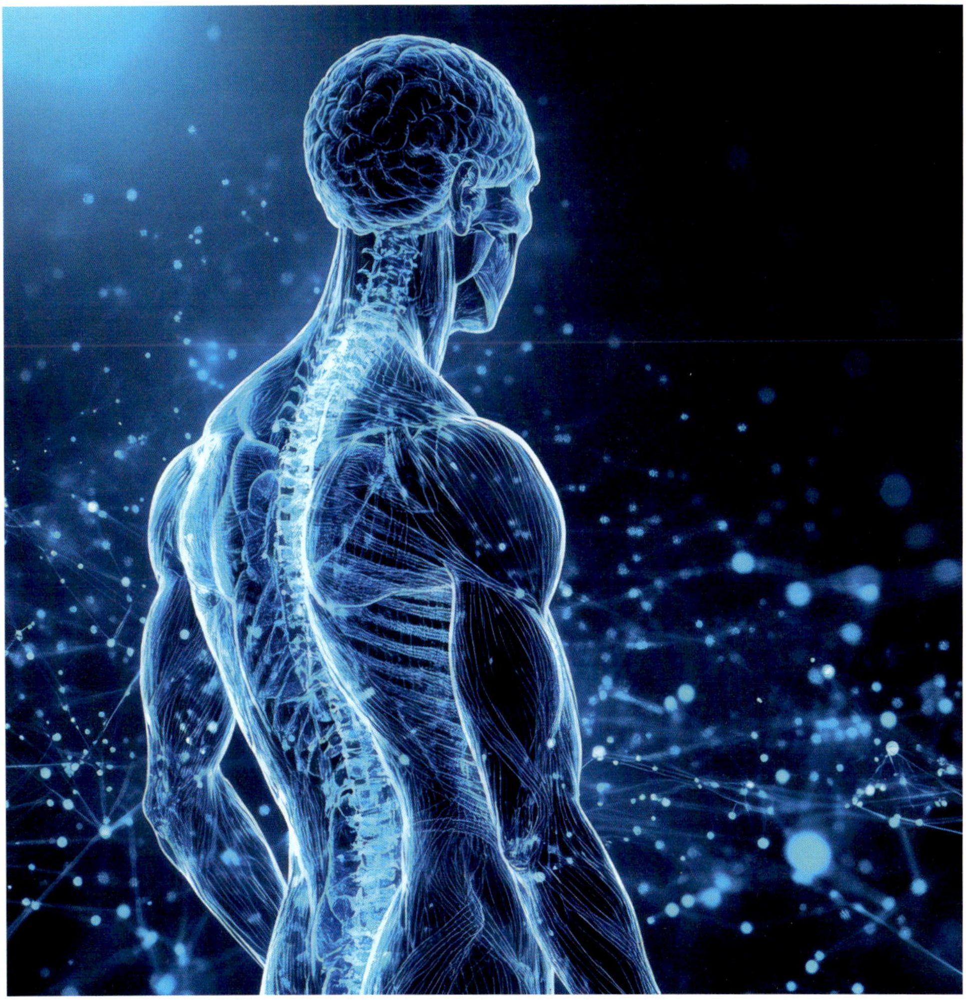

Abb. 18: Das fasziale Universum

4 *Zytokine sind Botenstoffe mit Signalübertragungsfunktion zwischen Zellen. Sie dienen der Profileration und Differenzierung.*

Faszien mit vielen Gesichtern

Erscheinungsformen des Fasziensystems

Wie eingangs erwähnt, ist der grundsätzliche Bauplan in allen faszialen Geweben ähnlich. Die verschiedenen „Gesichter" der faszialen Strukturen unterscheiden sich vorrangig durch die Verschiebung der EZM-Bestandteile. Ein Schaubild schafft ein Verständnis für die unterschiedlichen Erscheinungsformen und die daraus resultierenden mechanischen oder metabolischen Eigenschaften.

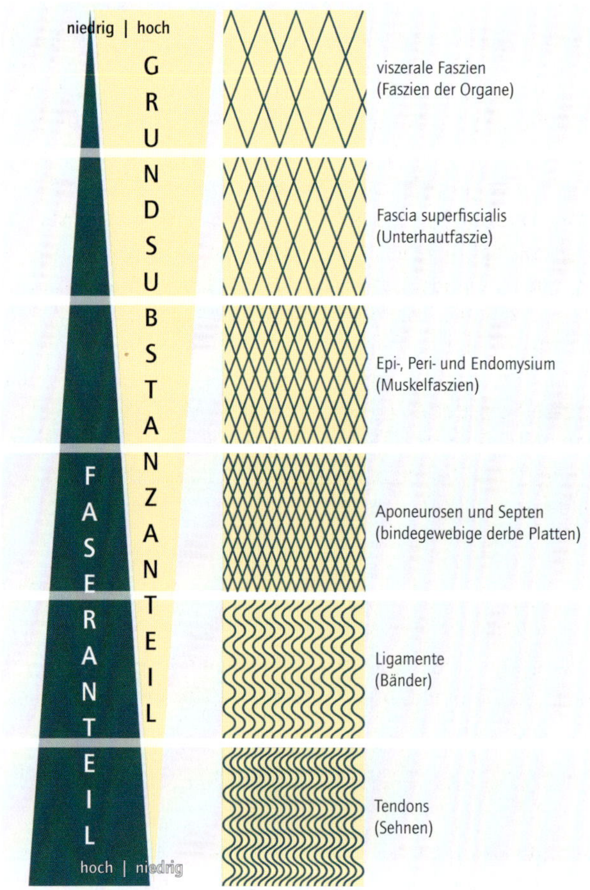

Abb. 19: Die extrazelluläre Matrix als sich gegenseitig beeinflussendes System

Fasziale Strukturen wie die Bänder und Sehnen besitzen einen hohen Faseranteil (Kollagen) und einen reduzierten Flüssigkeitsanteil (Grundsubstanz). Auch in den Aponeurosen ist der Faseranteil höher als der Anteil der Grundsubstanz. Ein ausgewogenes Verhältnis beider Anteile ist in der Muskelfaszie anzustreben. In der Haut und den Faszien des viszeralen Systems überwiegt die versorgende Komponente der Grundsubstanz und der Faseranteil ist reduziert.

Sehnen und Bänder

Sehnen (Tendon) oder auch **Bänder** (Ligament) unterscheiden sich in erster Linie durch ihre parallele Faseranordnung von anderen Gewebetypen. Darüber hinaus ist ihr Faseranteil sehr hoch, womit sie erstens hohen Spannungen gut standhalten und zweitens Spannungen gerichtet weiterleiten können. Ihr Grundsubstanzanteil ist reduziert. Die Vorstellung ist, dass ein Bestandteil im Übermaß den zweiten Bestandteil verdrängt. Gerade im Falle einer Sehne ist dies gut darstellbar. Die Sehne selbst verläuft in einem faszialen Köcher, der Sehnenscheide (Peritendon). Die Sehnenscheide lässt nur ein gewisses Sehnenvolumen zu. So ist es möglich, dass ein hoher Kollagenanteil die Sehnenflüssigkeit verdrängt. Der Reibungskoeffizient des Sehnenmaterials (Kollagen) in der Sehnenscheide steigt. Diese gesteigerte Reibung führt in vielen Fällen zu einer Entzündungsreaktion. Da die flüssige Faszie (Grundsubstanz) nicht nur als Schmiermittel fungiert, sondern auch für die Stoffwechselaktivität sorgt, chronifizieren sich die Entzündungen in der Sehne häufig. Darüber hinaus verschlechtert ein geringer Flüssigkeitsanteil die Regeneration und Heilung.

Aponeurosen und Septen

Aponeurosen (derbe Bindegewebsplatten) und auch **Septen** (Scheidewände) haben im Vergleich zu den Sehnen und Bändern eine andere Faserarchitektur. Sie erscheinen in einer Gitterstruktur. Die Kräfte, die auf Aponeurosen oder Septen wirken, werden flächiger, multidirektionaler weitergeleitet, entsprechend organisiert sich das System. Oft liegen mehrere Lagen faszialer Schichten direkt übereinander und jede Schicht weist eine andere Faserausrichtung auf. Ein gutes Beispiel für diese architektonische Variante ist die thorakolumbale Faszie. Die tiefen Anteile verlaufen gemeinsam mit der Faserverlaufsrichtung des M. erector spinae (langer Rückenstrecker) vertikal, während die zweite Schicht eine transversale (horizontale) Ausrichtung zeigt und die dritte, oberflächliche Schicht überwiegend diagonale Kollagenfasern ausbildet, entsprechend ihrer Funktion der Kräfteübertragung zwischen dem M. latissimus dorsi (breiter Rückenmuskel) auf der einen Seite und dem M. gluteus maximus (großer Gesäßmuskel) auf der anderen Seite. Aber auch Septen, bspw. die des M. rectus abdominis (gerader Bauchmuskel), haben eher eine flächige, Kräfte-weiterleitende Funktion und richten ihre Fasern multidirektional aus.

Expertenwissen

Hervorragend und wahnsinnig umfangreich bildlich dargestellt sind alle Arten paralleler oder multidirektionaler Faserausrichtung in dem Atlas zur funktionellen Anatomie des Fasziensystems von Carla Stecco (Stecco, 2016).

Die Hauptaufgabe der Aponeurosen und Septen ist das Weiterleiten von in den Muskeln aufgebauten Kräften. Aponeurosen wie auch Septen benötigen dafür einen hohen Faseranteil.

Ebenso zu den Aponeurosen zählen die Plantarfaszie (Faszie der Fußsohle), die Palmarfaszie (Handfaszie) und einige mehr.

Als Beispiel für Septen im Körper können wir die faszialen Einheiten des M. rectus abdominis (gerader Bauchmuskel) nennen oder aber den Tractus iliotibialis (Tensor fascia lata) an der Beinaußenseite als faserreiche Anpassung der Fascia lata (Faszie des Oberschenkels) an das aufrechte Stehen und Gehen.

Muskelfaszien

Im Muskel ist die Aufgabenvielfalt wesentlich komplexer. Die **Muskelfaszien** nehmen die in den Muskelfaszikeln entwickelten Kräfte auf, leiten sie weiter und bilden sogar ein recht effektives spannungsvolles Widerlager, welches die Muskelzelle wiederum zur höherer Kraftentwicklung nutzt. Allerdings verändert der Muskel, je nach Arbeitsleistung, seine Form und breitet sich radial (konzentrische Arbeitsleistung) oder longitudinal (exzentrische Arbeitsleistung/Dehnung) aus.

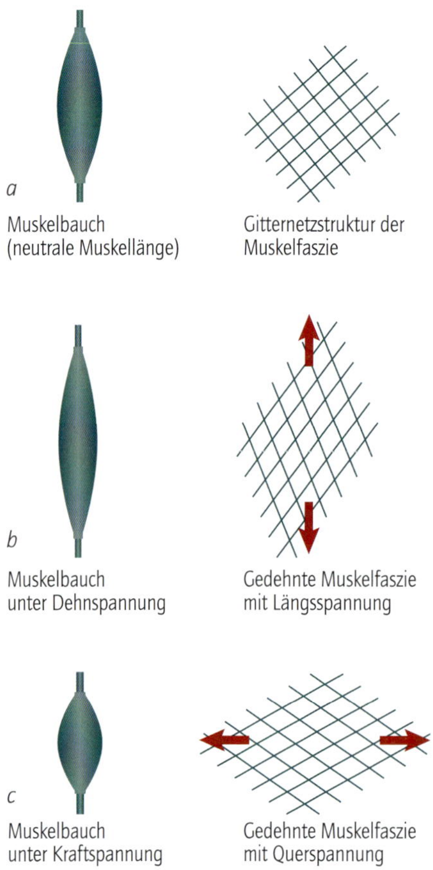

Abb. 20: Ausdehnung der Muskelfaszie in Abhängigkeit der Arbeitsleistung

Die Scherengitterstruktur der Muskelfaszien verändert sich gemeinsam mit der Muskelarbeitsleitung.

(a) Muskel in Ruhe

(b) Dehnung oder exzentrische Arbeitsleistung, das Gitternetz längt sich

(c) Konzentrische Arbeitsleistung des Muskels, das Fasernetzwerk dehnt sich radial aus

Zusätzlich zu ihren spannungsaufnehmenden und -weiterleitenden Funktionen benötigen die Muskelhüllen eine gute Flexibilität, um auf alle Muskelzellveränderungen störungsfrei reagieren zu können. Im optimalen Fall haben Muskelfaszien ein gut organisiertes Fasermaschenwerk, welches von ausreichend Flüssigkeit umspült wird. So kann die Muskelfaszie spannungsvoll auf jede Form von Muskelarbeitsleistung reagieren und die Kräfte multidirektional verteilen. Alle Strukturen sind gut versorgt und können nahezu reibungsfrei aneinander vorbeigleiten. Eine Anpassung an intensives Krafttraining ist die Zunahme von spannungsübertragenden Kollagenfasern. Zunächst führt dies zu einer Kraftzunahme der Muskeln. Allerdings verdrängt dieses Mehr an Fasern die sie umgebende Grundsubstanz. Auf lange Sicht ist das System somit schlechter versorgt, die intramuskuläre Reibung steigt und mit ihr die Verletzungsanfälligkeit.

Die Muskelfaszien werden aus drei Faszien-„Köcher"-Systemen gebildet.

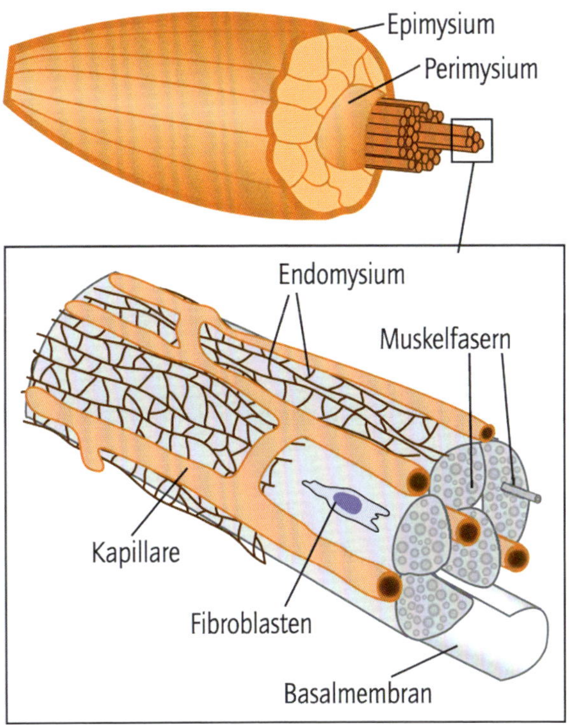

Abb. 21: Muskelfaszien – Epi-, Peri- und Endomysium

Jede Muskeleinheit ist von einer bindegewebigen Hülle ummantelt. Die Muskelzelle vom Endomysium, das Muskelfaserbündel vom Perimysium und der Muskel selbst vom Epimysium.

Das **Endomysium** ist die tiefste und kleinste Einheit des muskulären Fasziengewebes. Das Endomysium ummantelt jede einzelne Muskelfaser (Myozyt).

Schon gewusst?

Allgemein herrscht die Vorstellung, dass die Muskelfaser sich von einem Muskel-Sehnen-Übergang zum nächsten zieht. Das ist jedoch nicht der Fall. Die Muskelfasern, inklusive ihrer inliegenden Fibrillen mit den kontraktilen Sarkomer-Einheiten, sind sehr unterschiedlich breit und lang. Teilweise bilden sich sogar in einem Muskel einige Muskelfasern gänzlich zurück und ihr faszialer Köcher wird mit Muskelersatzgewebe aufgefüllt. Dieses Muskelersatzgewebe zeigt sich in Form von Fettgewebe oder fibrösem Fasergewebe.

Viele Muskelfasern schließen sich zu einem Muskelfaserbündel zusammen.

Das **Perimysium** ummantelt als Faszienköcher die Muskelfaserbündel. Das Perimysium zieht von einem myotendinösen (Muskel-Sehnen-)Übergang zum nächsten.

Viele Muskelfaserbündel bilden den Muskel.

Als **Epimysium** wird die fasziale Muskelhülle bezeichnet.

Das Unterhautbindegewebe

Im **Unterhautbindegewebe** betrachten wir zwei fasziale Strukturen etwas genauer. Die Fascia superficialis (Faszienschicht direkt unter der Dermis) und die Fascia profunda (Deep fascia/tiefe Körperfaszie). Die Haut ist das größte und vielseitigste Organ unseres Körpers. Sie setzt sich aus der Epidermis, Dermis und der Facia superficialis zusammen. Es gibt Autoren, die die Fascia superficialis der Haut als nicht zugehörig beschreiben. Ich ordne mich der Gruppe derer zu, die sie als Teil der Unterhaut beschreiben. In der Fascia superficialis finden wir eine Vielzahl von Rezeptoren. Besonders die Mechanorezeptoren werden in vielen Fällen über die Haut innerviert. Über die Fascia superficialis stehen wir mit der Außenwelt in Verbindung. Die Fascia superficialis trägt wenig kollagene Fasern. Die Rezeptoren/Sensoren reagieren auf Milieuverschiebungen in der Grundsubstanz. Das Vorhandensein der flüssigen Faszie ist hier also von größerer Bedeutung als ein straffes kollagenes Fasernetzwerk. Die Fascia superficialis, direkt unter der Dermis liegend, umhüllt den gesamten Körper, einem Taucheranzug gleich.

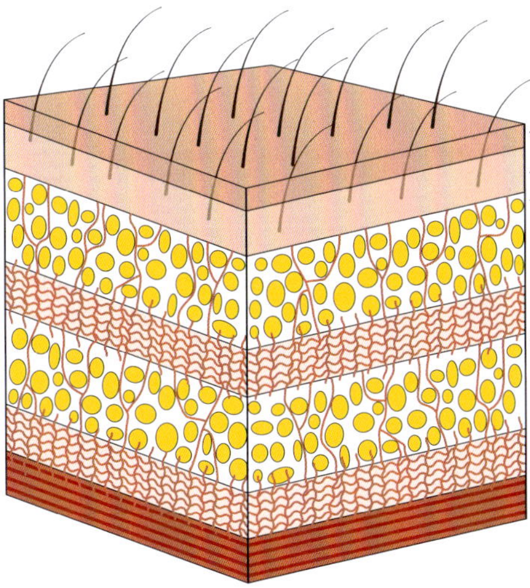

Abb. 22: Faszie der Unterhaut (Fascia superficialis) und die tiefe Körperfaszie (Fascia profunda)
Die Fascia superficialis ist das Unterhautbindegewebe. In ihr sind eine Vielzahl von Rezeptoren verortet – ein sensorisches System. Unter der Fascia superficialis liegt die tiefe Körperfaszie, die Fascia profunda. Sie trennt die Haut von den darunterliegenden Strukturen wie den Muskeln und gilt als erste große Verschiebeschicht.

Die Fascia profunda liegt unter der Fascia superficialis, zwischen Haut und (meist) Muskel, umspannt den gesamten Körper, dient als erste große Verschiebeschicht und trennt die Haut vom Bewegungsapparat. Die Fascia profunda, oft auch als Deep fascia (tiefe Faszie) bezeichnet, besitzt eine derbe, faserreiche Grundplatte (bei anatomischen Sektionsarbeiten ist es die erste richtig zähe Struktur, die durchtrennt werden muss, um an die darunterliegenden Muskeln zu gelangen), die die darüberliegende Fascia superficialis inklusive dem darin liegenden Fettgewebe stützt. In der Fascia profunda werden große Mengen Flüssigkeit gebunden, die dem Äußeren ein pralles und straffes Aussehen verleihen, solange eine gute Wasserbindungsfähigkeit gegeben ist.

Schon gewusst?

Im Körper gibt es zwei anatomische Ausnahmen – die Plantarfaszie (Fuß) und die Palmarfaszie (Hand). Hier fehlt die Fascia profunda. Legen wir einmal zwei Finger auf den Unterarm und dann auf die Innenseite der Hand und schieben die Haut vor und zurück, so spüren wir den Unterschied sehr deutlich. Während die Haut am Arm sich mit Leichtigkeit verschieben lässt, ist die Haut auf der Handinnenseite fest und unbeweglich. Für die Feinmotorik der Hand ist das unerlässlich. Auch in der Fußsohle ermöglicht uns das Fehlen der Verschiebeschicht einen trittfesten Gang. Ein Nachteil ist allerdings die damit verbundene schlechtere Versorgungssituation, die zu frühzeitigen Problemen und krankhaften Veränderungen führen kann.

Bewegung für die Faszien

Aufgrund der reduzierten Versorgungsituation in Händen und Füßen sollten wir ein Training für die Hydration (s. Teil II: Applied Science, Kap. Fascial Flow) in nahezu jede Trainingseinheit integrieren.

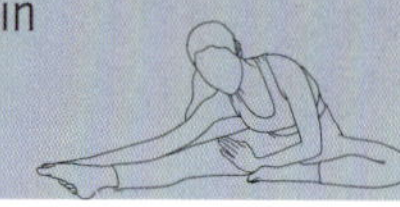

Viszerale Faszien

Die viszeralen Faszien umhüllen jedes einzelne Organ, organisieren die Organe in funktionelle Gruppen, heften sie zur Einschränkung ihrer freien Mobilität an und hängen sie aus Gründen der Motilität (Eigenschwingung) mit faserreichen Bändern auf. Das viszerale Fasziensystem wird auch als lockeres Bindegewebe (Meso) bezeichnet. Der Faseranteil ist gering, gerade so groß, dass die Organe eine gewisse Platzstabilität bekommen. Die Hauptaufgabe der viszeralen Faszie ist die Versorgung, entsprechend ist der Flüssigkeitsanteil groß.

Schon gewusst?

Auch die Gelenkkapsel fügt sich als kollagenreiches Gewebe in das Kontinuum des Fasziensystems ein und bildet eine Einheit mit den Muskelsehnen, Bandstrukturen und der Knochenhaut. Die Gelenkkapsel und die Knochenhaut haben eine hohe Sensoren-Dichte. Besonders Mechanorezeptoren und Schmerzfasern sind in großer Anzahl zu finden.

In aller Kürze

Der Bauplan aller faszialen Systeme im Körper ähnelt sich. Die Unterschiede der Erscheinung zeichnen sich durch die unterschiedlichen Faser- und Flüssigkeitsanteile sowie durch die Architektur des Fasernetzwerks aus. Bänder und Sehnen bspw. sind parallelfaserig angeordnet, faserreich und flüssigkeitsarm. Die Faserarchitektur von Aponeurosen und Septen ist gitterförmig. Auch in diesen Geweben überwiegt der Faseranteil gegenüber dem Flüssigkeitsanteil. In den Muskelfaszien ist es von Vorteil, wenn der Anteil der Fasern gleich dem der Flüssigkeit ist und die Fasern eine multidirektionale Ausrichtung erfahren haben. Das Unterhautbindegewebe trägt wenige Fasern und ist flüssigkeitsreich, ähnlich dem viszeralen Raum, wobei hier der Flüssigkeitsanteil steigt und der Faseranteil auf ein Minimum reduziert ist. Die Verteilung der Bestandteile bestimmt die Funktion. Faserreiche Gewebe sind hoch belastbar und zugstabil, während bei Flüssigkeit-durchflutenden Geweben die Versorgung im Vordergrund steht.

Tensegrale Systeme
und myofasziale Bahnen

Der Blick auf die verschiedenen Erscheinungsformen des Fasziensystems birgt die Gefahr, das Große und Ganze aus den Augen zu verlieren. Immer wieder sollten wir uns verdeutlichen: Alles ist mit allem verbunden.

Ein schönes Bild dafür ist das Tensegrity-Modell.

„Tensegrity" ist ein Kofferwort, das aus den folgenden beiden Elementen gebildet wurde:
Tension - Spannung und
Integrity - Integrität/Ganzheit/Zusammenhalt

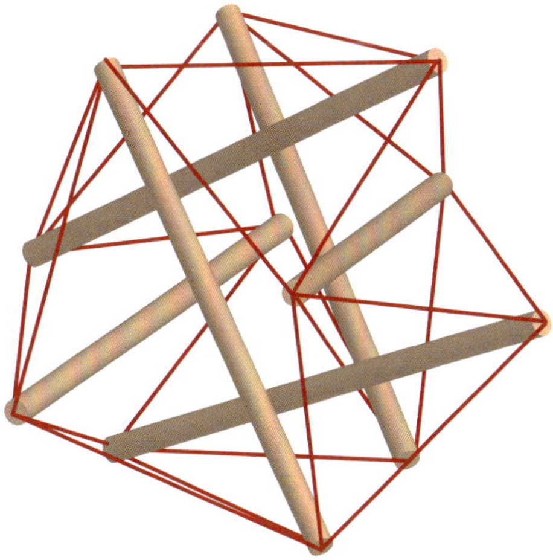

Buckminster Fuller (1895–1983, Architekt und Designer) lehrte am Black Mountain College in North Carolina (USA) und war der Wortschöpfer dieses Kunstwortes. Er sorgte gemeinsam mit seinem Kollegen Kenneth Snelson (bekannt u. a. durch den Needle Tower) für den Bekanntheitsgrad dieses Begriffs. Das Tensegrity-Modell beschreibt ein strukturelles Beziehungsprinzip aus festen und elastischen Teilen. Die festen Elemente sind stoß- und druckstabil, während die elastischen Anteile für die Beweglichkeit, die Elastizität und die Spannungsverteilung zuständig sind. Für Buckminster Fuller war das Ergründen der tensegralen Strukturen in der Architektur, aber auch in biologisch-dynamischen Systemen, eine Lebensaufgabe.

Abb. 23: Tensegrity-Modell

In diesem Modell sind die Holzelemente die druckstabilen Strukturen, während die roten Linien elastische, Gummiband-ähnliche Elemente darstellen, die alles in Verbindung stellen. Die hölzernen Elemente berühren sich nirgendwo, dennoch ist es ein stabiles sowie flexibles System. Metaphorisch stehen die hölzernen Elemente für die festen Strukturen im Körper (Knochen) und die Gummibänder für die faszialen Einheiten, die alles miteinander verbinden.

Im menschlichen Körper bilden die Knochen die druckstabilen Elemente, während die faszialen Strukturen alles miteinander in Verbindung stellen, für die Beweglichkeit und die Flexibilität sorgen. Das tensegrale System ist ein „Spannungs-Umarmungs-Netzwerk". Es ist ein dreidimensionales strukturelles dynamisches Beziehungssystem aller Anteile des Körpers. Erfährt eine Region eine Störung - eine Schulterverletzung schränkt zum Beispiel die Beweglichkeit ein -, so ist dies nicht ausschließlich ein Problem der Schulter - das gesamte System reagiert. Eine Veränderung an einer Stelle zieht die Veränderung des gesamten Systems nach sich. Für die Osteopathie ist dieses Ursache-Wirkungs-Prinzip ein grundsätzliches Behandlungskonzept. Eine Spannung (Verspannung) eines Organs und der damit verbundene Verlust der Eigenschwingung (Motilität) zieht Folgestörungen nach sich. So kann der Schulterschmerz seinen Ursprung in viszeralen Faszien finden.

Aufgepasst!

Schmerz entsteht im Gehirn und ist das Ergebnis eines aufwendigen Verrechnungsprozesses der Neurone. Strömen wiederkehrend viele elektrische Impulse auf das zentrale Nervensystem (ZNS) ein, können diese vielfältigen Informationen oft nicht differenziert verarbeitet werden. Der Ursprung der Schmerzentstehung wird vom ZNS nicht korrekt zugeordnet. Es kann passieren, dass eine Region den Schmerz reflektiert, die nicht der Auslöser war. Das Dawos-Prinzip (Da-Wo's-Weh-Tut) hilft entsprechend nicht immer. Myofasziale Leitbahnen können hier als Wegweiser helfen.

Das tensegrale System ist ein dynamisches Spannungsnetzwerk. Wir sprechen recht leichtfertig von Kraftspannung, Dehnspannung, und tensegraler Spannung. Was für eine Spannung ist das und wie wird sie im Körper, im tensegralen System, transportiert? Spannung ist zunächst einmal eine physikalische Größe. Energie entsteht, wird weitergeleitet, freigesetzt und elektrische Signale in chemische Prozesse gewandelt. Bereits in der Schule haben wir gelernt, dass Neurone (Nervenbahnen) Energie in Form von elektrischen Impulsen (Aktionspotenziale) weiterleiten. Elektrische Impulse werden von einem Nervenende, teils in Form von saltatorischer Erregungsleitung, zum anderen Nervenende übertragen. Am Nervenende (Synapse) sorgen chemische Botenstoffe für die Signalübertragung. Nun scheint es neben diesem neuronalen Spannungsweiterleitungssystem ein weiteres zu geben - nämlich das Fasziensystem. Die Erregungsleitung findet dabei entlang der Kollagenfasern statt. Sie geben die Richtung vor, in die die Energie transportiert wird. Bei einer parallelen Faserstruktur in monodirektionaler Richtung, bei einer Gitternetzwerkstruktur multidirektional, verteilend ins System. Grundsätzlich wäre eine gleichmäßige Spannungsverteilung dreidimensional im körperweiten tensegralen System wünschenswert. Ist die Faserarchitektur gestört (s. Teil I: Foundation, Kap. Pathophysiologie), ist der Energietransport gestört. Es kommt zu einem Energiestau, ggf. zu einer schädigenden Spannungsspitze. Bevor wir tiefer in das Phänomen des Energietransports im faszialen System eintauchen, schauen wir uns erst einmal bestehende Modelle zu den myofaszialen Leitbahnen an.

Das wohl mittlerweile prominenteste Modell dazu hat Tom Myers entwickelt (Myers, 2011). Allerdings finden wir bereits in den Werken von Kurt Tittel die von ihm als Muskelschlingen beschriebene Idee zum muskelübergreifenden Energietransport in funktionellen Ketten (Tittel, 1985). Als Beispiel für die muskelübergreifenden Leitbahnen bleiben wir zunächst bei Myers.

In seinem Buch „Anatomy Trains" beschreibt er sieben myofasziale Leitbahnen und vergleicht sie mit einem Verkehrsnetz, gebildet aus Zügen - Expresszügen bis Nahverkehrszügen. Die Metapher steht stellvertretend für die Länge der myofaszialen Strecke und deren Geschwindigkeit bzgl. der Leitfähigkeit.

Die vier oberflächlichen Leitbahnen:

- oberflächliche Rückenlinie (ORL),
- oberflächliche Frontallinie (OFL),
- Laterallinien (LL) und
- Spirallinien (SPL)

stellen nach Myers Expresszüge dar. Diese Bahnen mit einem hohen gerichteten Faseranteil sind eine funktionelle Anpassung an unseren Lebensalltag. Sie unterstützen uns als zweibeinige Individuen beim aufrechten Stehen und Gehen und helfen, das Gleichgewicht in der Bewegung zu finden. Da sich ein Großteil aller Menschen auf zwei Beinen fortbewegt und ähnlich alltägliche Dinge wie heben, tragen, drehen, sitzen, aufstehen tut, sind diese Linien in der Gruppe der Homo Sapiens vergleichbar ausgebildet. Deutliche Unterschiede finden wir bspw. bei Rollstuhlfahrern. In der Gruppe der Rollstuhlfahrer gibt es allerdings ebenso eine Vergleichbarkeit in der Anatomie der myofaszialen Bahnen. Für die Körperstatik, die aufrechte Haltung, ist es von großer Bedeutung, dass die Funktionen der vier oberflächlichen Leitbahnen - Rückenlinie, Frontallinie, Laterallinien und Spirallinien - gut ausgebildet sind.

Für Interessierte soll an dieser Stelle nur kurz der Verlauf vier oberflächlichen, der zwei funktionellen myofaszialen Bahnen und der tiefen Frontallinie skizziert werden.

Expertenwissen

Die oberflächliche Rückenlinie

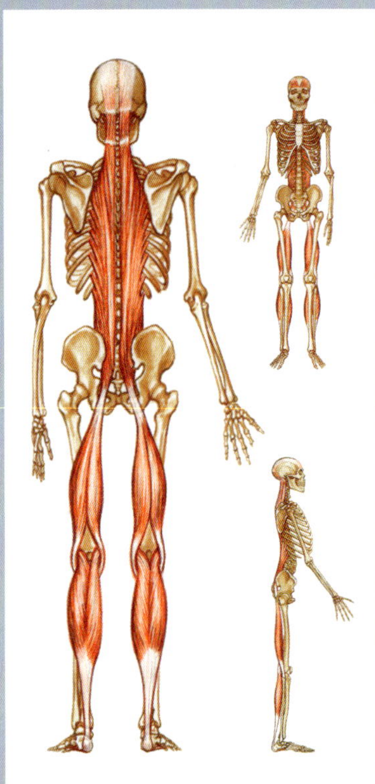

In myofaszialer Verbindung stehen

- die Fußsohle,
- die Achillessehne und mit ihr
- der M. triceps surae (die Wadenmuskulatur).
- Übergehend in die ischiokrurale Muskulatur (die rückwärtigen Oberschenkelmuskeln) und
- direkt darüber, über das Ligamentum sacrotuberale, zum Kreuzbein verlaufend,
- hoch den langen Rückenstrecker, dem M. erector spinae, entlang
- bis zur bindegewebigen Platte des Schädels (epikraniale Faszie).

Abb. 24: ORL (oberflächliche Rückenlinie)
Kurze Zehenbeuger/Zehengrundgelenke – Plantarfaszie – M. triceps surae – ischiokrurale Muskulatur, Lig. sacrotuberale – sacrolumbale Faszie – M. erector spinae – Galea aponeurotica. © mit freundlicher Genehmigung der Firma Rüdiger-Anatomie-Gesellschaft mbH, Leipziger Str. 60, 14612 Falkensee/ www.ruediger-anatomie.de

für die Faszien

Bewegung

Funktionell lässt sich die oberflächliche Rückenlinie (ORL) in zwei Abschnitte teilen:

a) von der Unterseite des Fußes bis zum Knie ziehend und
b) vom Knie bis zum Scheitel.

Bei flektiertem Knie (gebeugtem Knie) können die Wirkungsweisen getrennt voneinander betrachtet werden - es kann vom Fuß zum Knie oder vom Knie bis zum Scheitel gearbeitet werden.

Bei gestrecktem Knie folgen die Wirkungen der Trainingsreize entsprechend der gesamten Kette.

Für die Arbeit mit der oberflächlichen Rückenlinie (ORL) ist also ebenso die Stellung des Knies von Bedeutung wie die Stellung des Fußes. Auch die Kopfhaltung kann die Zugspannung auf das System verändern.

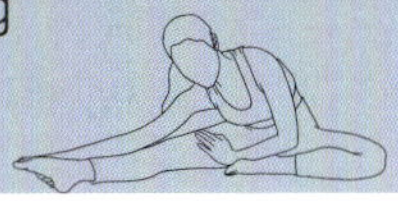

Expertenwissen

Die oberflächliche Frontallinie

Die oberflächliche Frontallinie (OFL) verbindet in zwei Teilen die gesamte vordere Körperoberfläche.

- Von den Zehen zum Becken und
- vom Becken zum Kopf.

In Bezug auf die Haltung übernimmt sie den Gegenpart, die antagonistische Funktion, zur oberflächlichen Rückenlinie (ORL). Während die oberflächliche Rückenlinie eher für ausdauernde Haltearbeit ausgelegt ist, übernimmt die oberflächliche Frontallinie die schnell reagierenden Anteile.

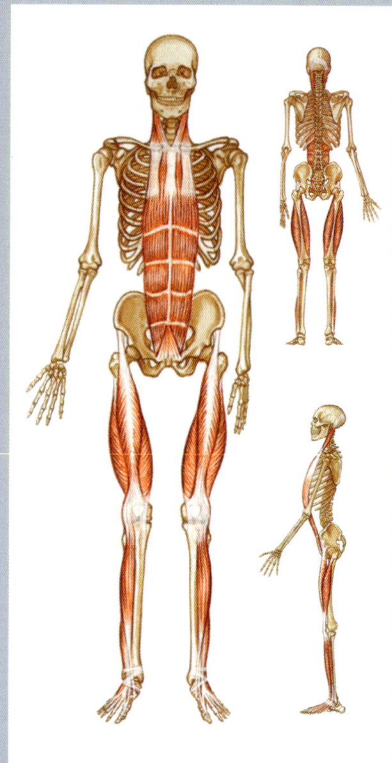

Abb. 25: OFL (oberflächliche Frontallinie)
Unterer Anteil: Oberseite der Zehen – anteriores Kompartiment Scheinbein – M. rectus femoris – Spina iliaca anterior inferior (SIAI). Oberer Anteil: vier Bauchmuskelsysteme – Rippen – Sternum – M. sternocleidomastoideus – Schädel (hinter dem Ohr). © mit freundlicher Genehmigung der Firma Rüdiger-Anatomie-Gesellschaft mbH, Leipziger Str. 60, 14612 Falkensee/www.ruediger-anatomie.de

Die oberflächliche Frontallinie beginnt an den Sehnen auf der Oberseite des Fußes.

- Von dort erstreckt sie sich weiter kopfwärts, über das Schienbein und die Schienbeinmuskulatur zum Oberschenkel. Dort verläuft sie funktionell und streng genommen ausschließlich über den zweigelenkigen M. rectus femoris (geraden Oberschenkelmuskel).
- Im weiteren Verlauf zum Oberkörper gibt es keine direkte, aber eine „indirekte" funktionelle Verbindung hinauf in die Faszie des Rumpfs auf der Bauchseite (➠ Evidenz gilt für unteren und oberen Anteil getrennt).
- Die Faszie des Rumpfs (Fascia abdominalis) umfasst das gesamte Bauchmuskelsystem mit seinen vier Anteilen und zieht dann weiter über die Rippen zum Sternum (Brustbein) und von dort über die Kopfwender (M. sternocleidomastoideus) zum Schädel.

Bewegung für die Faszien

Solange die Bewegungen/Dehnungen sich rein in der Sagittalebene (Bewegungen nach vorne und hinten) befinden, funktionieren die Kommunikationswege innerhalb der gesamten oberflächlichen Frontallinie. Umfassen die Bewegungen allerdings Hüft- oder Rumpfrotationen, arbeitet die oberflächliche Frontallinie nicht als kontinuierliches Band, sie gliedert sich in ihre beiden Anteile.

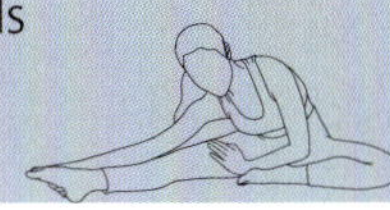

Expertenwissen

Die Laterallinien

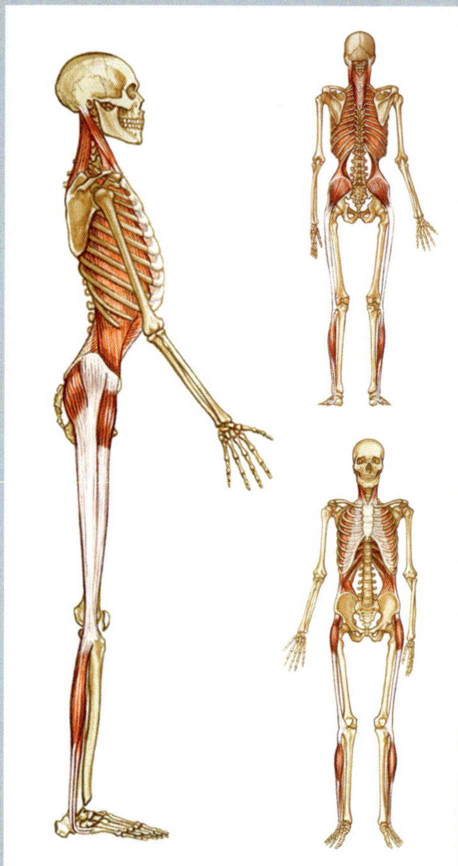

Die Laterallinien klammern beide Seiten des Körpers ein. Von der

- Mitte der Außenseite des Fußes,
- um die Außenseite des Knöchels herum,
- entlang der Außenseite des Unter- und Oberschenkels und
- dann hinauf wie ein Korbgeflecht entlang der Seitenlinie des Rumpfs verlaufen sie unter den Schultern hindurch zum Schädel hinter die Ohren.

Abb. 26: LL (Laterallinie)
Mm. peronei, Peroneusloge – Tractus iliotibialis – Hüftabduktoren (mit guter Evidenz) lateraler Bereich der Mm. obliqui abdominis – Mm. intercostalis interni und externi – M. sternocleidomastoideus – Mm. splenii (mit mittelmäßiger Evidenz). © mit freundlicher Genehmigung der Firma Rüdiger-Anatomie-Gesellschaft mbH, Leipziger Str. 60, 14612 Falkensee/www.ruediger-anatomie.de

Bewegung für die Faszien

Die Laterallinien übernehmen im Stand und bei Bewegungen in der Frontalebene wichtige Aufgaben in der seitlichen Stabilisation.

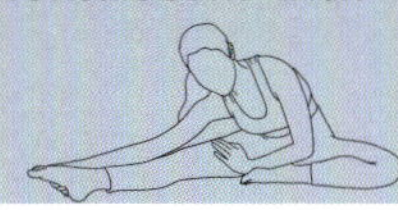

Schon gewusst?

Beobachtungen bezüglich des Gangbildes verschiedener Personengruppen unterschiedlichen Alters zeigen, dass bei älteren Personen eine Schwäche im Bereich der Laterallinien in Bezug auf Festigkeit, Stabilität und Elastizität vorliegt. Ein von rechts nach links schwankendes Gangbild ist die Folge.

Bei jungen Personen zeigt sich eher eine Schwäche in ihrer oberflächlichen Rücken- oder Frontallinie. Haltungsschwächen wie etwa hängende Schultern ein vorgeschobenes Becken oder ein runder Rücken unterstützen diese These.

Expertenwissen

Die Spirallinie

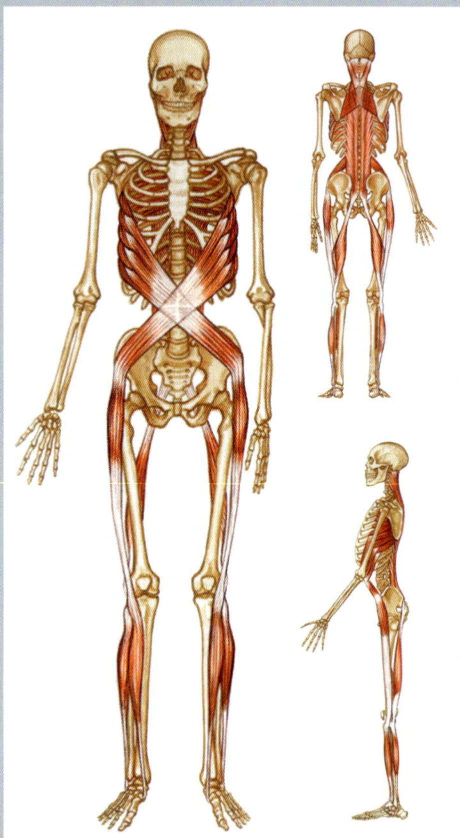

Die Spirallinien winden sich wie eine Doppelhelix um den Körper.

- Sie verbinden jede Schädelseite über den oberen Rücken mit der gegenüberliegenden Schulter.
- Von dort verlaufen sie um den Brustkorb herum, um sich auf Höhe des Bauchnabels zu kreuzen und auf Höhe der Hüfte zur ursprünglichen Körperseite zurückzukehren.
- Von dort verlaufen die Spirallinien weiter über die vordere Außenseite des Ober- und Unterschenkels zur Innenseite des Fußes.
- Über die Rückseite des Rumpfs ziehen sie wieder hoch zur Schädelbasis.

Abb. 27: SPL (Spirallinien)
Mm. splenii – kontralateral Mm. rhomboidei – M. serratus anterior, M. obliquus externus und kontralateraler M. obliquus internus abdominis (mit guter Evidenz) – M. fascia latae – ventraler Abschnitt des Tractus iliotibialis, M. tibialis anterior – M. peroneus longus – M. biceps femoris – Lig. sacrotuberale – M. erector spinae (mit mittelmäßiger Evidenz). © mit freundlicher Genehmigung der Firma Rüdiger-Anatomie-Gesellschaft mbH, Leipziger Str. 60, 14612 Falkensee/www.ruediger-anatomie.de

für die Faszien

Bewegung

Die Aufgabe der Spirallinien liegt darin, ein Gleichgewicht zwischen allen Ebenen zu gewährleisten.

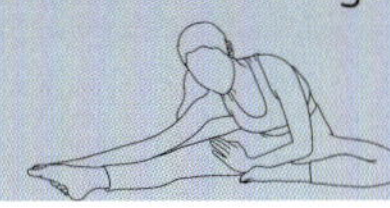

Erweiternd sind es die funktionellen Linien des Rückens und Bauchs, die ungestört ihrer spannungsübertragenden Aufgabe gerecht werden sollten.

Expertenwissen

Die funktionelle Rückenlinie (fRL)

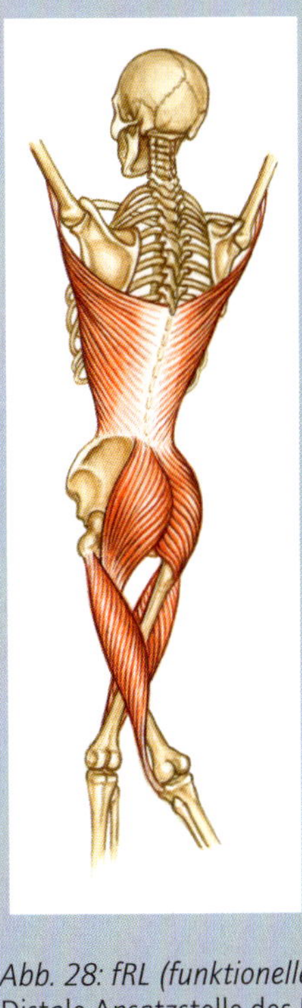

Die funktionelle Rückenlinie verbindet den Arm der einen Seite rückwärtig mit dem Bein der Gegenseite. Die Fasern kreuzen sich ungefähr auf der Höhe des Iliosakralgelenks.

Die funktionelle Rückenlinie hat große bewegungs- und sportartspezifische Relevanz.

Abb. 28: fRL (funktionelle Rückenlinie)
Distale Ansatzstelle des M. latissimus dorsi – Fascia thorakolumbalis (TLF) – Kreuzungspunkt auf Höhe des Iliosacralgelenks – Fascia sacralis – sakrale und sakrotuberale Fasern des M. gluteus maximus kontralateral – posteriorer Rand des Tractus iliotibialis (TIT) – posterolaterales Rand des Oberschenkels. © mit freundlicher Genehmigung der Firma Rüdiger-Anatomie-Gesellschaft mbH, Leipziger Str. 60, 14612 Falkensee/www.ruediger-anatomie.de

Expertenwissen

Die funktionelle Frontallinie (fFL)

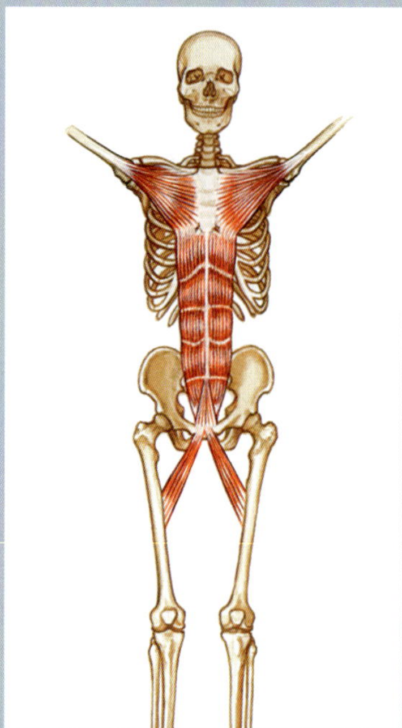

Sie verbindet die Extremitäten mit dem Rumpf und überträgt die Kräfte diagonal auf der Körpervorder- und -rückseite von den Beinen zu den Armen und umgekehrt.

Die funktionelle Frontallinie hat große bewegungs- und sportartspezifische Relevanz.

Abb. 29: fFL (funktionelle Frontallinie)
Distaler Ansatz M. pectoralis major – entlang seiner untersten Fasern zur fünften und sechsten Rippe – Verbindung über den M. pectoralis minor zur Aponeurosis abdominalis – zum M. obliquus externus und M. rectus abdominis (– Verbindung zum Os pubis) – Schambein- und Schambeinsymphyse – Adduktor longus (distales Ende an der Linea aspera am Fibulakopf). © mit freundlicher Genehmigung der Firma Rüdiger-Anatomie-Gesellschaft mbH, Leipziger Str. 60, 14612 Falkensee/www.ruediger-anatomie.de

Bewegung

für die Faszien

Bei jedem Schritt, bei jeder Treppenstufe, die erklommen wird, oder bei einer kraftvollen Armbewegung (drücken oder ziehen) ist das diagonale Weiterleiten der Spannung von großer funktioneller Bedeutung. Die funktionellen Linien sind weniger im Haltungsprozess aktiv. Ihnen werden eher athletische, bewegende Aufgaben zuteil.

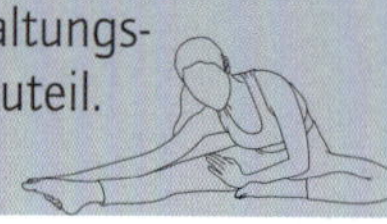

Bisher sprachen wir nur von recht oberflächlich liegenden Spannungsübertragungswegen. Natürlich werden Spannungen auch in der Tiefe des Körpers geleitet und übernehmen dort sehr wichtige Aufgaben im Haltungs- und Stabilisierungsprozess. Genannt sei hier bspw. die tiefe Frontallinie.

Expertenwissen

Die tiefe Frontallinie (tFL)

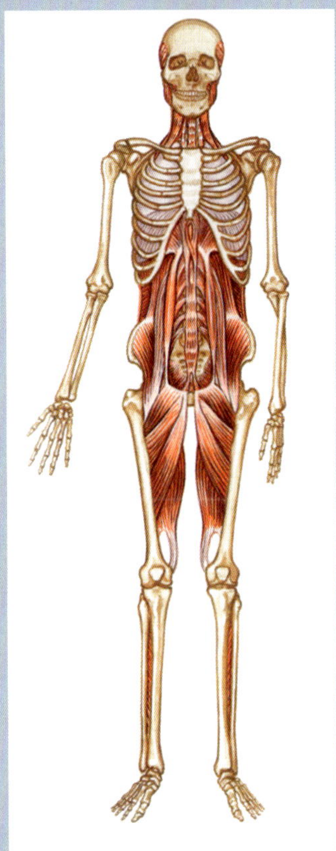

Sie integriert die Adduktoren und den Beckenboden, leitet die Spannung an der Wirbelsäule entlang nach oben zum Kiefer- und Mundboden.

Abb. 30: TFL (tiefe Frontallinie) - der myofasziale Kern
Unterseite des Fußes - M. tibialis posterior - lange Zehenbeuger - tiefe Beugerloge - M. popliteus - dorsale Kniegelenkskapsel - Adduktorengruppe - Beckenboden - Lig. longitudinale anterius - M. psoas - M. iliacus - M. quadratus lumborum - Zwerchfell - Mediastinum - tiefe Halsfaszie - Zungenbeinkomplex - Mundboden - Kiefermuskulatur. © mit freundlicher Genehmigung der Firma Rüdiger-Anatomie-Gesellschaft mbH, Leipziger Str. 60, 14612 Falkensee/www.ruediger-anatomie.de

für die Faszien
Bewegung

Die tiefe Frontallinie hat nicht nur einen komplexen Verlauf, sondern auch eine ebensolche Funktion. In erster Linie unterstützt sie die aufrechte Haltung und übernimmt während der Stabilisierung in aufrechter Position wichtige Aufgaben.
Nach: (Myers, 2011; Myers, 2014; Wilke, Krause et al., 2016)

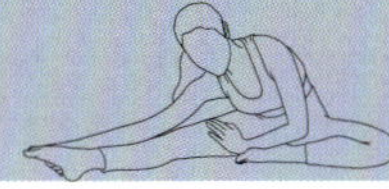

Expertenwissen

Prof. Dr. Jan Wilke (Universität Beyreuth) konnte mit einer Studiengruppe (damals noch an der Sportuniversität Frankfurt) Evidenzstudien zur Überprüfung der von Myers vorgeschlagenen Leitbahnen-Theorie vornehmen. Einigen myofaszialen Bahnen, wie der oberflächlichen Rückenlinie, der funktionellen Rückenlinie und der funktionellen Frontallinie, konnte er eine gute Evidenz nachweisen. Für andere Leitbahnen ließ sich eine mittelmäßige bis schlechte Evidenz nachweisen. So werden die Spannungen in der Frontallinie vom Fuß bis zum vorderen unteren Beckenkamm (Spina iliaca inferior) gut übertragen und dann wieder vom Schambein bis hinter das Ohr (Ansatz M. sternocleidomastoideus). Ihre strukturelle Leitbahn besitzt entsprechend im Becken keine Kontinuität und muss zweigeteilt betrachtet werden. Die Lateralbahnen zeigten eine gute Evidenz vom Beckenkamm abwärts zum Fuß, wohingegen die Spiralbahnen vom Becken aufwärts eine mittelmäßig bis gute Evidenz bzgl. der Faserkontinuität und des Spannungstransportes zeigten (Wilke, Krause et al., 2016).

In diesem Buch möchte ich mich gar nicht noch tiefer in den myofaszialen Leitbahnen verlieren sondern auf viele tolle Bücher und Ausbildungskonzepte von Kollegen verweisen. Im Bewegungskonzept „Faszien in Bewegung" schauen wir nicht so sehr auf die bevölkerungsübergreifende Evidenz, sondern überprüfen, ob die Linien eine individuelle Wirksamkeit besitzen. Werden die Spannungen auf der Körpervorderseite, der Körperrückseite, an den Körperseiten und in diagonalen Spannungsübertragungswegen störungsfrei weitergeleitet? Sind die Hauptverkehrswege frei? Sind die sportartspezifisch angelegten Wege optimal ausgebaut? Werden die Spannungen dreidimensional, störungsfrei und gleichmäßig im tensegralen System verteilt, sodass ein Gefühl der Wohlspannung entsteht?

Im Teil II: Applied Science, Kap. Fascial Power - Tensegrity Works werden drei Ansätze zum tensegralen Training im Konzept „Faszien in Bewegung" vorgestellt:

(1) Myofasziale Bahnen - alle aufrechtstehenden und gehenden Menschen - ein System

(2) Sportartspezifische und individuelle myofasziale Bahnen

(3) Myofaszialen Bahnen im dreidimensionalen System Körper

Kehren wir zurück zum Transport der Energie im faszialen System. Bisher besprachen wir, dass die Energie (Spannung) entlang der Kollagenfasern transportiert wird. Zumindest agieren die Fasern richtungsweisend für den Energietransport. Im Kapitel zur Grundsubstanz und ihrem molekularen Aufbau lernten wir die piezo-elektrische Eigenschaft der Makromoleküle kennen. Werden die negativ geladenen Seitenarme (GAGs) dieser Makromoleküle verdichtet (einander nähergebracht), so entsteht Energie durch die Zunahme der Abstoßungskräfte, die freigesetzt und weitergeleitet werden kann. Energieaufbau und das Weiterleiten der Energie ist also eigentlich ein Thema der faszialen Flüssigkeit, der Grundsubstanz. Bordoni und Myers (2020) beschreiben in einer ihrer Veröffentlichungen „in-vivo-Versuche", die darauf hindeuten, dass das fluidale System der EZM die primäre Mechanotransduktions-Funktion übernimmt. „Mechanotransduktion" - auch hier sind es zwei Worte, die zur Bedeutung führen: Mechanik und Transduktion. Es geht um die Übersetzung von mechanischen Reizen in eine chemische und/oder physikalische Reaktion. So ziehen mechanische Impulse wie Druck oder Zug eine elektrische Kaskade der Signalübertragung nach sich.

Expertenwissen

Die Fähigkeit, mechanische Belastungen in elektrische Energie zu wandeln, wurde bereits 2005 von einer Gruppe von Wissenschaftlern als Prozess der Mechanotransduktion im Körper beschrieben (Galli et al., 2005). Einzelmolekülstudien des Bioingenieurwesens und der Biowissenschaften versuchen aktuell, die Signalübertragungswege innerhalb der Matrix über lange Strecken im Detail noch weiter zu durchdringen (Teil II: Applied Science, Kap. Fascial Power - Tensegrity Works).

Für uns ist es erst einmal wichtig zu verstehen, dass Energie ein Thema der Grundsubstanz ist. In der flüssigen Faszie wird die Energie geleitet.

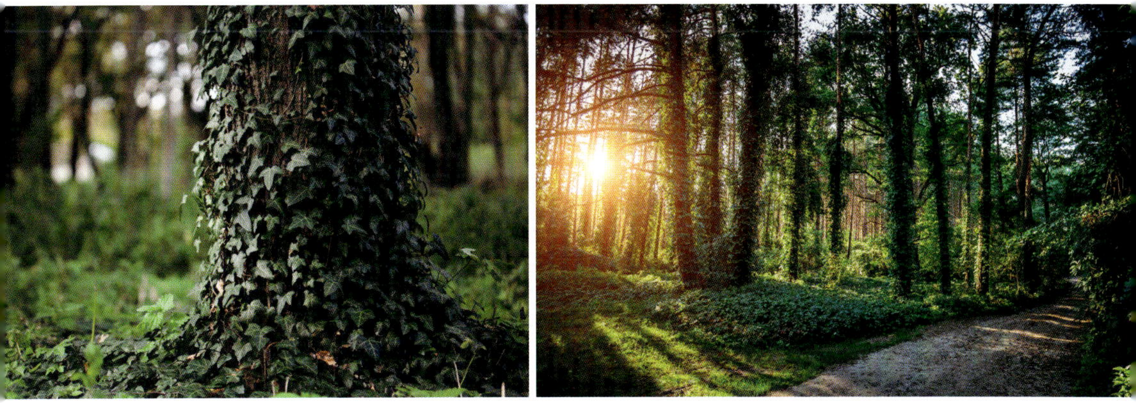

Abb. 31: Die Funktionseinheit der extrazellulären Matrix (EZM): Kollagenfasern mit einem Mantel aus wasserbindenden Makromolekülen der Grundsubstanz.
Das Efeu am Baum steht als metaphorisches Bild für die Makromoleküle der Grundsubstanz, die die Kollagenfasern wie ein Mantel umspannen.

Die Abbildung 31 stellt den Zusammenhang der beiden Bestandteile der EZM recht anschaulich dar. Der Energietransport findet entlang der kollagenen Fasern (Baum) mittels der den Stamm umgebenen flüssigen Faszie (Efeu) statt.

Bringen wir beide Aussagen zusammen:
Der Energietransport erfolgt in der Grundsubstanz.
Richtungsweisend sind die kollagenen Fasern.

Für einen störungsfreien Energietransport sind also zwei Dinge von Bedeutung: erstens eine gute Faserarchitektur und zweitens ausreichend und am besten gering visköse Grundsubstanz.

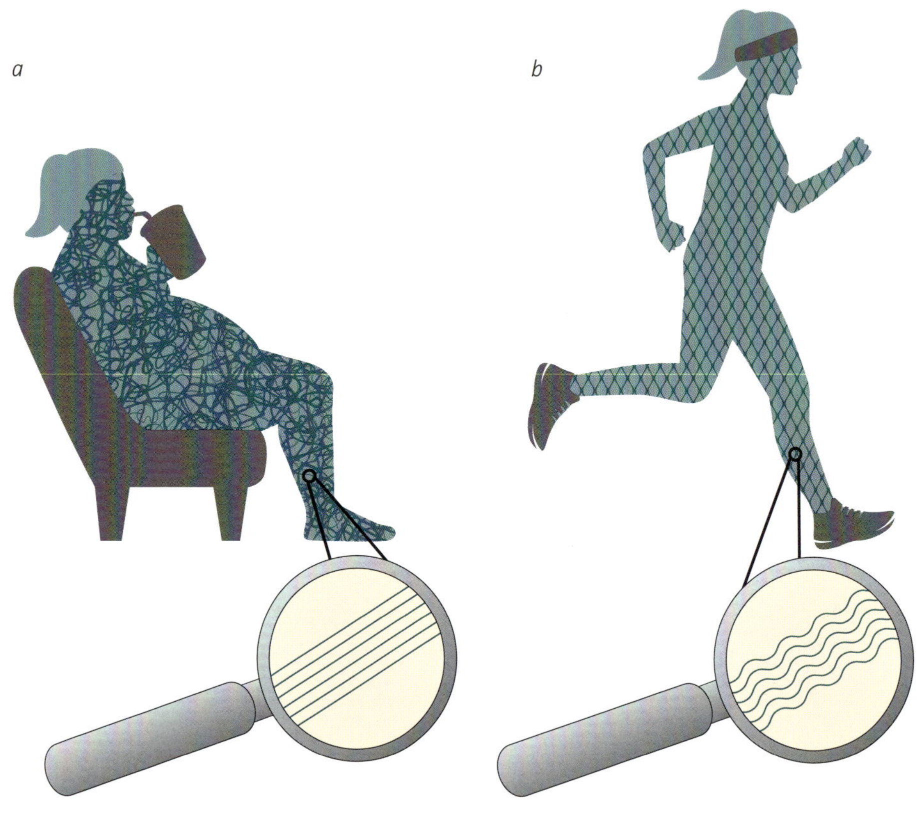

Abb. 32: Architektur des kollagenen Fasernetzwerks. (a) ungerichtet, unorganisiert, filzartig. (b) gerichtet in Form eines multidirektionalen Gitternetzwerks

Die Abbildung veranschaulicht zwei Varianten des Energietransports. In Bild (b) kann die Energie störungsfrei entlang der kollagenen Fasergitternetzwerkstruktur multidirektional verteilt und weitergeleitet werden. Die Kollagenarchitektur ist gut und ausreichend von Flüssigkeit umgeben. In Bild (a) ist dieses kollagene Netzwerk unphysiologisch und chaotisch ausgebildet, unabhängig davon, ob dieses Bild das Ergebnis eines passiven, bewegungsarmen Menschen ist, das eines Sportlers im Übertrainingsprozess oder ob es eine entzündliche pathologische Ursache gibt. Aufgebaute Energie staut sich im System. Sie kann nicht geleitet oder verteilt werden. Es entstehen Spannungsspitzen im Falle der Belastung und ein Flüssigkeitsstau, der eine träge visköse Masse der Grundsubstanz entstehen lässt. Doch dazu mehr im folgenden Kapitel Pathologie und Schmerz – Was macht uns krank?

Kollagene Fasern und die Grundsubstanz als die Hauptbestandteile der EZM stehen in einem Abhängigkeitsverhältnis. So kann ein Übermaß an Fasern den Anteil der Grundsubstanz verdrängen.

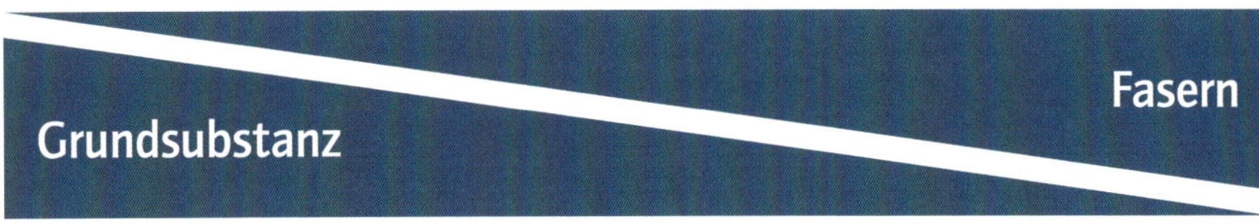

Abb. 33: Abhängigkeitssystem der Bestandteile der extrazellulären Matrix: Fasern und Grundsubstanz
Steigt der Faseranteil, wird die Fasern-umgebende Flüssigkeit verdrängt. Ihr Anteil nimmt ab. Im umgekehrten Fall sind die flüssigkeitsreichen Gewebe in der Regel faserarm.

für die Faszien

Bewegung

Als Anpassung an tensegrales Krafttraining, Dehnungstraining oder auch andere intensive Krafttrainingsformen werden sich mehr Kollagenfasern ausbilden, die gerichtet Spannung weiterleiten und den Muskelzellen als effektives Widerlager bei der Kraftentwicklung dienen können. Es kommt zu einer Leistungssteigerung. Wir werden durch dieses Training so lange besser, bis dieses Mehr an Fasern die Flüssigkeit verdrängt hat. Die Energie kann nicht mehr transportiert werden, die metabolischen, versorgenden Eigenschaften nehmen ab, das System „trocknet" aus, die Leistung sinkt und die Verletzungsanfälligkeit steigt.

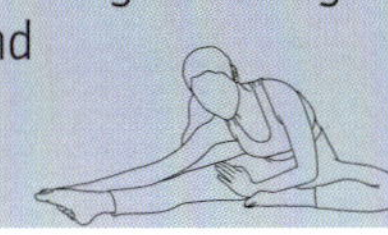

Das fasziale System besitzt eine strukturelle Kontinuität (Bordoni et al., 2022). Eine Störung der Kontinuität führt zu muskuloskelettalen Beschwerden, Überlastung und Schmerz (Ajimsha et al., 2020; Krause et al., 2016; Wilke, Krause et al., 2016; Wilke & Krause, 2019).

Pathophysiologie und Schmerz

Was macht uns krank?

Wir werden krank, wenn unsere Körperzellen krank oder „kränklich" sind. Die Zellen verändern ihre Syntheseaktivität und ihr Syntheseprodukt.

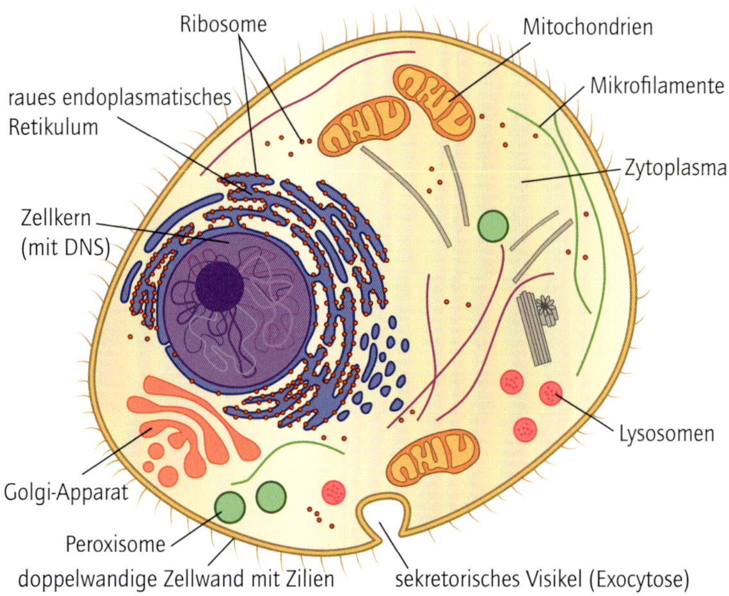

Abb. 34: Zelle mit Zellorganellen

Auf Seite 37 wurde bereits die Zellanatomie vorgestellt. Im Zellplasma (intrazelluläre Flüssigkeit/IZM) liegen der Zellkern und die Zellorganellen. Der meist doppelwandige Zellkern trägt das genetische Erbgut und hat alle Informationen zur Steuerung der anabolen (aufbauenden) und katabolen (abbauenden) Vorgänge im Körper auf seiner DNA gespeichert. Diese alles bestimmende Protein-Doppelhelix inklusive ihrer anhängenden Telomere ist im stetigen Wandel und verändert ihren Informationsgehalt (Epigenetik – Gene können angeschaltet oder stumm sein). Die Informationen des Zellkerns werden permanent kopiert (abgeschrieben/Transkription) und zur Synthese von Polysaccharid- oder Proteinmolekülen auf andere Zellorganellen übertragen (Translation). So findet beispielsweise in den Ribosomen des endoplasmatischen

Reticulums, dem Bauplan des Zellkerns entsprechend, die Synthese der Tripelhelix der Prokollagenmoleküle statt, die dann über die Vesikel des Golgi-Organs durch die Zellwand in die extrazelluläre Matrix ausgeschleust werden. Ist der pH-Wert in der Zelle (IZM) niedrig (sauer), initiiert der Zellkern eine gesteigerte Synthese von Kollagen Typ III - das Narbenkollagen. Genauso bestimmen das intrazelluläre sowie das extrazelluläre chemische Milieu, in dem die Zelle oder eben der Zellkern lebt, die Größe und Zusammensetzung der flüssigkeitsbindenden Makromoleküle der Grundsubstanz. Die Mitochondrien gelten als die Kraftwerke der Zelle. Je höher ihre Anzahl und je aktiver jedes einzelne von ihnen ist, desto mehr ATP (Adenosintriphosphat) kann über die Atmungskette aufgebaut werden. ATP benötigen wir für jede muskelgesteuerte Bewegung.

In aller Kürze

Die Gesundheit der Zellen steht in direkter Abhängigkeit vom intra- und extrazellulären Milieu des Zellplasmas (IZM) bzw. der Grundsubstanz (EZM). Die sie umspülende Flüssigkeit trägt ihnen Nährstoffe oder aber ebenso schädliche Substanzen zu. Die Flüssigkeiten nähren oder zerstören sie. Die flüssige Faszie bildet den Lebensraum der Zellen.

Die Qualität der extrazellulären Matrix entscheidet über Gesundheit oder Krankheit. So ist es nachvollziehbar, dass wir über eine gute, nährstoffreiche, antiinflammatorische, in ihren Grundbausteinen ausgewogene Ernährung, das Meiden von Zellgiften (wie bspw. Alkohol und Nikotin) oder Umweltgiften sowie die richtige Bewegungsart und den richtigen Bewegungsumfang Einfluss auf unsere gesundheitliche Entwicklung (Salutogenese) nehmen können. Wir beeinflussen den Fettstoffwechsel und können über die Veränderung der Cholesterinwerte Bluthochdruck regulieren oder auf andere kardiovaskuläre Pathologien positiv Einfluss nehmen. Die Regulation des Zuckerstoffwechsels steht in direkter Abhängigkeit von den oben genannten Faktoren. So kann auch Bewegung, neben dem wichtigen Faktor der Ernährung, den Insulinspiegel beeinflussen. Insulin gehört zu der Gruppe der Peptidhormone. Andere Botenstoffe (Interleukine) aus der Gruppe der Peptidhormone werden bei Muskelarbeit im Muskel produziert - die Myokine (vgl. S. 107). Myokine gewannen in den vergangenen Jahren an wissenschaftlicher Bedeutung. Neben vielen anderen präventiven Faktoren beeinflussen sie auch den Zuckerstoffwechsel positiv. Der Muskel selbst agiert neben der Bauchspeicheldrüse, der Schilddrüse ... als endokrines Organ. Immer wieder lesen wir, dass Nikotin für Krebserkrankungen verantwortlich ist, aufgenommene Schwermetalle Tumorgeschehen auslösen oder Pestizide und Plastikrückstände in der Nahrung karzinogene Ereignisse fördern. All das und noch viel mehr ist richtig. Je mehr Giftstoffe (Umweltgifte, Schadstoffe, Pestizide ...) aufgenommen werden, desto größer ist der pathologische Informationsgehalt in der EZM und IZM. Die Zellen werden schlapp, unproduktiv, krank und mutieren.

Aufgepasst!

Es greift das Gesetz „kleine Ursache - große Wirkung": Eine kleine Änderung im System, hier die Veränderung des chemischen Milieus der Grundsubstanz, zieht im großen zeitlichen Abstand große (pathologische) Veränderungen nach sich.

Bluthochdruck, kardiovaskuläre Veränderungen der Gefäßwand (Arteriosklerose), Diabetes, Tumorerkrankungen ... haben ihren Ursprung weit vor der Diagnose.

Ich denke, unser Verständnis für die enorme Bedeutung des Grundgewebes - Zellen, Fasern, Flüssigkeit - wird immer besser. Bleiben wir gedanklich zunächst einmal bei der Flüssigkeit, der nährenden und für die Stoffwechselaktivität zuständigen Grundsubstanz.

Densifikation

Die Grundsubstanz kann in unterschiedlichen Konsistenzen vorliegen. Sie kann niedrig viskös sein, eine gute Fluidität besitzen und damit eine gute Stoffwechselaktivität und bindegewebige Verschieblichkeit sicherstellen oder aber hoch viskös und zähflüssig sein. Gemeinsam mit der sinkenden Fluidität sinkt die Stoffwechselaktivität und die Verschieblichkeit der bindegewebigen Strukturen gegeneinander. In erster Linie ist der pH-Wert der Grundsubstanz für den Fluiditätsgrad verantwortlich. Ein azidotischer (saurer Wert < 7,35) lässt die Viskosität steigen, während ein neutraler pH-Wert (7,35–7,45) bis leicht basisches Milieu die Viskosität sinken lässt.

Expertenwissen

Bereits am Ende des vergangenen Jahrhunderts beschrieben die Wissenschaftler Pipelzadeh und Naylor (Pipelzadeh & Naylor, 1998) die Veränderung der Fasziensteifigkeit aufgrund der Veränderungen des chemischen Milieus der Grundsubstanz (in vitro).

Bei sinkendem pH-Wert polymerisieren Proteoglykane (PGs) und Glykosaminoglykane (GAGs) zu großen Makromolekülverbänden, die eine gesteigerte Viskosität nach sich ziehen. Eine hohe Säurelast in der Ernährung kann zu einem pH-Wert-Abfall in der Grundsubstanz führen. Aber auch intensive Trainingseinheiten lassen den pH-Wert sinken. Übliche Werte bei intensivem Training liegen um 6,5. Eine Arbeit von Gatej (Gatej et al., 2005) zeigte, dass ein trainingsbedingter pH-Wert-Abfall der Grundsubstanz auf 6,6 eine Viskositätszunahme von 3,8 auf 5,0 nach sich zog. Das Verhalten der Grundsubstanz kann systemisch den gesamten Körper betreffen oder sich auf einzelne Regionen beziehen. Es ist also möglich, dass beispielsweise aufgrund eines lokalen Ungleichgewichts nur ein kleiner Körperbereich eine hohe Viskosität aufweist. Man beschreibt dieses Erscheinungsbild mit

„Densifikation" (Verdichtung). Densifikationen zeigen sich als lokale (punktuelle oder auch großflächige) Verhärtungen im Gewebe. Da die Verhärtungen mit einem Viskositätsabfall einhergehen, zeigen sich densifizierte Körperregionen mit adhäsivem Verhalten (Adhäsion: lateinisch adhaerere = anhaften), die Strukturen sind weniger verschieblich. Der beschriebene pH-Wert-Abfall kann schmerzauslösend wirken.

Schon gewusst?

Wir alle kennen oder haben diese Verhärtungen, gerne auch als Verspannung bezeichneten, festen Gewebepartien. Manchmal sind sie unauffällig, einfach nur da und werden kaum zur Kenntnis genommen, manchmal sind sie jedoch schmerzhaft und störend. Das Verständnis für das fasziale System ermöglicht es uns zu unterscheiden. Was ist die Ursache für dieses regional begrenzte feste, unelastische und oft schmerzhafte Gewebe? Es gibt einige Ursachen, die folgend nach und nach vorgestellt werden. Je genauer wir als bewegende Menschen, Trainierende, Trainer oder Therapeuten Kenntnis über mögliche Ursachen haben, desto zielgerichteter können wir mit unseren Bewegungs- und Behandlungsansätzen Lösungen finden.

Neue Studienlage: die Makromoleküle sollten sich strecken, teils im Molekülverbund verkleinern und die Durchflussrate steigern.

Im Falle einer Densifikation liegt das Problem der Verhärtungen in der Grundsubstanz. Die flüssige Faszie ist hoch viskös. Wollen wir diese Verhärtungen mindern oder lösen, dann müssen wir das verdichtete Gewebe „auflockern". Die Viskosität sollte sinken, die Makromoleküle sollten sich, teils im Molekülverbund verkleinern und die Durchflussrate steigern. Wir können es uns wie ein „Durchfluten" des Systems vorstellen. Techniken hierfür lernen wir im Teil II: Applied Science, Kap. Fascial Flow – Hydrationstechniken.

In diesen viskösen Körperregionen (manchmal betrifft es auch den gesamten Körper) findet weniger Stoffwechselaktivität statt. Das bedeutet, alle Giftstoffe, Stoffwechselendprodukte und Schadstoffe verbleiben länger im Gewebe und haben dort die Möglichkeit, mehr Schaden anzurichten (pathologisch informativ wirksam zu sein).

Aufgepasst!

Menschen mit einer sehr zähflüssigen Grundsubstanz und schlechter Stoffwechselaktivität werden häufiger krank. Viren oder Bakterien verbleiben länger im Gewebe und können sich dort recht ungestört vermehren. Die immunaktiven Zellen, die als Putztruppe für das Eliminieren von Viren und Bakterien sorgen, nutzen ebenso die Grundsubstanz als ihren Verkehrsweg. Ist sie zäh und viskös, kommen sie langsam voran und können erst zeitverzögert aktiv werden. Da Sportler in der Regel eine bessere Stoffwechselaktivität haben, sind die Immunzellen aktiver und Schadstoffe, Bakterien und Viren haben eine geringere Chance, schädigend zu wirken.

Expertenwissen

Myogelosen werden in der Fachliteratur als Verhärtungen oder Muskelhartspann bezeichnet. Nehmen wir das Wort einmal auseinander, dann steht „Myo" für Muskel (abgeleitet aus dem Griechischen mys = Muskel). Damit hätten wir schon einmal den Ort, und „Gel" (griech. gelu = Frost, Erstarrung) steht für den Zustand der Grundsubstanz. Die Viskositätsänderung von fest, zäh zu flüssig wird oft mit von „Gel zu Sol" beschrieben. Myogelosen beschreiben genau genommen eine Verhärtung der Grundsubstanz in den Muskelfaszien.

Die Veränderung der Viskosität steht in direktem Zusammenhang mit den Schwankungen des pH-Werts. Mit dem Absinken des pH-Werts nimmt aber nicht nur die Viskosität zu, sondern auch die Konzentration von Entzündungsmediatoren, Neuropeptiden und Zytokinen kann sich bis um das Zwei- bis Vierfache erhöhen (Shah et al., 2008; Shah & Gilliams, 2008).

In aller Kürze

Eine Densifikation beschreibt eine Zunahme der Zähigkeit der Grundsubstanz. Das Gewebe wird fest und weniger verschieblich (adhärent). Durch die Viskositätszunahme verändert sich die Stoffwechselaktivität. Sie sinkt. Nährstoffe kommen langsamer an den Ort des Gebrauchs, Schadstoffe werden langsamer abtransportiert, Zellen können schlechter migrieren und die Anzahl pathologisch informativer entzündungsfördernder Botenstoffe steigt.

Triggerpunkte und neurogene Entzündung

In myofaszialen Triggerpunkten (mTrP)[5] wurden sehr saure pH-Werte von 4,0–4,3 gemessen. Die Folge einer Kaskade von Notsituationen im Muskel- oder Fasziengewebe ist eine Dauerkontraktur eines oder mehrerer Sarkomere – die Triggerpunkte.

Expertenwissen

Triggerpunkte wurden als fokale „Knoten" von Dr. Janet Travell beschrieben (Travell, 1942) beschrieben und von Simons und Stolov (Simons & Stolov, 1976) am Hund erstmals nachgewiesen. Der erste bildliche Nachweis von mTrP wurde mit der Ultraschall-Elastografie (USE) 1999 von Wolfgang Bauermeister (Bauermeister, 2000) erbracht.

[5] *Myofasziale Triggerpunkte (mTrP) sind regional begrenzte Bereiche, die auf Druck schmerzhaft reagieren.*

Ausschlaggebend für die Entstehung von mTrP ist eine Sauerstoffmangelsituation, hervorgerufen durch eine lokale Überlastung. Eine stark beanspruchte Muskulatur, überwiegend exzentrische Muskelarbeit oder auch niedrigschwellige, kleine, repetitive (immer wiederkehrende) Bewegungen über einen langen Zeitraum begünstigen die Entwicklung. Beispiele für repetitive Bewegungen, die zur Überlastung führen, können kleine, lang andauernde Bewegungen beim Bedienen einer Computer-Maus oder andere gleichförmige niedrigschwellige Bewegungen im Arbeitsalltag sein. Die lokale Muskelermüdung wird zunächst nicht wahrgenommen, führt aber zur Dauerkontraktur einiger weniger Muskelzellen. In dieser lokalen Dauerkontraktur erhöht sich der Energiebedarf, der Flüssigkeitsverlagerungen mit Ödembildung nach sich zieht. Eine Ischämie (verminderte oder fehlende Durchblutung) und eine Hypoxie (Sauerstoffmangel) entstehen. Eine Ansammlung von Entzündungsbotenstoffen (Zytokinen) ist die Folge.

Expertenwissen

Einige Wissenschaftler (Shah et al., 2005) untersuchten die Neurobiochemie von mTrP. Es wurde die Erhöhung von einigen Zytokinen in mTrP nachgewiesen:

Neuropeptide wie: Substanz P (SP) und Calcitonine-Gene-Related-Peptide (CGRP)
Peptidhormone wie: Bradykinin (BK) und Interleukine (IL-x)
Neurotransmitter wie: Serotonin (5-HT)
Signalstoffe wie: Tumor-Nekrose-Faktor alpha (TNF-alpha), Norepinephrine (Adrenalin) (NE)

Dieser Entzündungscocktail aus inflammatorischen Botenstoffen lässt die Reizschwelle der Nozizeptoren (Schmerzsensoren) sinken. Bereits geringe mechanische Reize, wie etwa leichter Druck oder Dehnung, aktivieren die betroffenen Nozizeptoren. Benannt ist dieser Sensibilisierungsprozess der Nervenendigungen als „neurogene Entzündung". Die gesteigerte Konzentration der inflammatorisch wirksamen Substanzen wirkt zusätzlich stimulierend auf den Sympathikus[6]. Die erhöhte Sympathikus-Aktivität führt wiederum zu einer erhöhten Acetylcholin-Ausschüttung; dies verstärkt erneut den Mechanismus der mTrP-Bildung. Es entsteht eine sich gegenseitig bedingende Negativkaskade, die eine aktive und bewusste Unterbrechung erfordert. Wie stark Verspannungen, Schmerzen, Taubheitsgefühle, Kribbeln, Krämpfe o. Ä. empfunden werden, hängt dabei immer vom Grad der neurogenen Entzündung ab.

---

6 *Der Sympathikus ist ein Teil des autonomen Nervensystems und für die Aktivierung zuständig (Fight-or-Flight-Modus).*

In aller Kürze

Überlastung, gerade bei den kleinen Bewegungen mit wenig Muskelzellanteil, aber hohen Wiederholungsraten (bspw. das Bewegen einer Computer-Maus), führt zur Ausbildung von myofaszialen Triggerpunkten (mTrP). Es sind aus einer Notsituation heraus entstandene Dauerkontrakturen der Muskelzelle, die eine Verschiebung des chemischen Milieus inklusive einiger Folgereaktionen nach sich ziehen. Das Gewebe um die mTrP ist sauer und angereichert mit entzündlichen Botenstoffen. Als Folge kommt es zu einer Ödembildung, die Nervenendigungen komprimieren kann. MTrP lösen bei Druck Schmerz aus (stille mTrP) oder sind für dauerhafte Schmerzen verantwortlich. Mit der mTrP-Bildung geht eine Entzündung der Nervenendigungen einher (neurogene Entzündung), die ihrerseits das Schmerzempfinden verstärkt.

Schmerz

Schmerzen entstehen also in mTrP aufgrund einer Sensibilisierung der Nervenendigungen, die wiederum auf ein chemisches Ungleichgewicht in der Grundsubstanz oder starke mechanische Belastung in Form von Druck oder Zug reagieren. Übertragbar ist dieses Phänomen auch auf andere Regionen des Körpers, unabhängig von der Triggerpunkt-Pathologie. Sobald der pH-Wert unter seinen Normwert sinkt, reagieren die Rezeptoren sensibel und zeigen dieses Ungleichgewicht an. Kommt es zu einer verstärkten mechanischen Belastung (Druck/Zug), reagieren die Rezeptoren und melden eine ungewohnte Belastung. Es ist ein reflektorisches Schutzsystem, das uns vor Überlastung, Verletzung, Degeneration und Krankheit schützen soll. Bleibt ein Ungleichgewicht über einen längeren Zeitraum bestehen, verändern die Sensoren ihre Sensibilität und reagieren bereits auf niedrigschwellige Impulse. Leider verstehen wir die Signale der Sensoren häufig nicht als Warnsignal, sondern empfinden sie lediglich als störend und begegnen ihnen oft mit schmerzhemmenden, die Signalbotenstoffe der Nerven inhibierenden Medikamenten. Besser beraten wären wir, wenn wir uns auf die Suche nach der Ursache des Schmerzes begeben würden.

Unser Gehirn ist lernfähig. Zum Glück - in den meisten Fällen. Erlebten wir bspw. ein traumatisches Ereignis - einen Bandscheibenvorfall mit Nervenwurzelkompression -, dann führte dies zu neuronalen Notsignalen, die vom Nerv an das ZNS gesendet wurden. Im akuten Fall führt jede Bewegung zu einer erneuten Kompression und Schmerzspitzen. Ruhe, Entlastung und Entspannung hingegen reduzieren die Kompression und damit auch den Schmerz. Personen, die diesen durchdringenden, spitzen, zermürbenden Schmerz einmal erlebt haben und wissen, dass Ruhe und Entlastung ihnen damals halfen, verbleiben nicht selten in dieser „Ruhestarre", obwohl nach Ausheilung der akuten Symptome Bewegung nicht mehr schmerzauslösend wirken würde. Ob wir Schmerzen empfinden oder nicht, entscheidet unser ZNS. Bis aber unser Gehirn über Schmerz oder Schmerzfreiheit entscheidet, gibt es viele vorgelagerte neuronale Verrechnungsstellen. Eine der größten ist das Hinterhorn des Rückenmarks (Reflexebene), aber selbst vor ihm gibt es auf dem Weg vom Nervenende (Rezeptor) zum Rückenmark ein modulares Verrechnungssystem. Dies ist wichtig für uns als Therapeuten, Trainer oder Trainierende zu verstehen, damit wir gezielte Techniken nutzen können, um Schmerz zu reduzieren oder gelernte Schmerzkreisläufe zu durchbrechen.

Expertenwissen

1965 wurde die **Gate Control Theory** von Melzak und Wall (Melzack & Wall, 1965 publiziert). Sie beschreibt das Vorhandensein eines Kontrollsystems auf Rückenmarksebene. Dickere Nervenfasern (bspw. Mechanorezeptoren/A-Fasern mit einem Durchmesser von 1-5 Mikrometer und einer Leitfähigkeit von 20 m pro Sekunde) können bei Innervation die dünneren Nervenfasern (Nozizeptoren/C-Fasern mit einem Durchmesser von 0,02-1,5 Mikrometer und Leitfähigkeit von 2 m pro Sekunde) in ihrer Aktivität kontrollieren. „Ob Scherzen empfunden werden, hängt von der Balance der Aktivität beider Fasersysteme ab, nicht allein von der Aktivität nozizeptiver Afferenzen" (Mense, 2021). Eine neuere und komplexere Theorie ist die der **WDR (Wide Dynamic Range)-Neurone**. Die WDR-Neurone beschreiben vereinfacht das Modell eines komplexen Modulationssystems, bei dem mehrere Schmerzreize aufgenommen werden, verrechnet und auf ein weiteres Neuron verschaltet werden. Dabei kann immer nur eine Information weitergeleitet werden - Schmerz oder bspw. Bewegung. Die Information mit der höchsten Informationssumme (Schmerzsignale oder Bewegungssignale) siegt und bekommt Vorrang in der Informationsübermittlung.

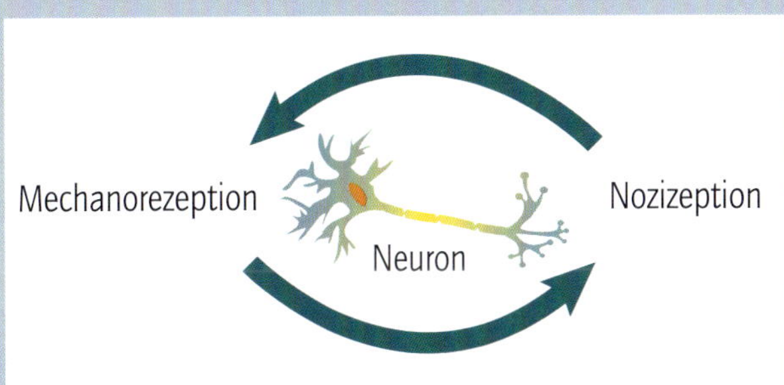

Abb. 35: WDR-Neuron

Die Gruppe der WDR-Neurone (Wide Dynamic Range) leitet entweder einen mechanischen Reiz oder Schmerz weiter. Die Neurone verfahren nach dem Entweder-oder-Prinzip.

Da die A-Fasern der Mechanorezeptoren, wie oben beschrieben, einen größeren Querschnitt besitzen als die vergleichsweise dünneren C-Fasern der Nozizeptoren, ist die Weiterleitung der mechanisch ausgelösten Aktionspotentiale oft gewaltiger und kann so die Schmerzsignale überlagern.

Im Falle des ausgeheilten Bandscheibenvorfalls mit ehemaliger Nervenwurzelkompression ist es von großer Bedeutung, dass diese Menschen wieder in die Bewegung kommen. Die Bandscheibe an sich bleibt bei konservativer Behandlung zwar als geschädigtes Gewebe bestehen, aber die Entzündung geht zurück und mit ihr die Wassereinlagerung (Ödembildung), die den Druck auf den Nerv erhöhte. Irgendwann sind wir nach einem akuten Bandscheibenvorfall wieder schmerzfrei. Je nachdem, wie lange die Schmerzphase anhielt, konnten sensible Schmerzfasern (C-Fasern, Nozizeptoren) gebildet und im ZNS verarbeitet werden. Der Körper hat Schmerz gelernt. Belassen wir es bei diesem Lernsystem, werden zukünftig immer geringere Reize notwendig sein, um schmerzauslösend wirksam zu sein. Ein bisschen zu viel Alkohol und der Rückenschmerz ist wieder da. Ein bisschen zu viel Stress auf der Arbeit und der Rückenschmerz ist wieder da. Es ist wichtig, den Körper, der eine Schon- und Schutzhaltung gelernt hat, wieder zurück in die Bewegung zu führen. Langsam das motorische Nervensystem zu reaktivieren, Mechanorezeptoren zu schulen und über die Impulse dieser Neuronen-Gruppe die sensiblen Schmerzfasern zu „überschreiben".

Ein zweites Fallbeispiel gibt einen guten Einblick in die Arbeit der Neurone. Es ist das eines Fußballspielers. Im schnellen Angriffssprint jagt ein Gegenspieler dem Sportler seine Stollen in die Wade. Sofort reagieren die Nozizeptoren und senden als Schutzsystem viele Signale, die über die komplexen Modulationssysteme schlussendlich im ZNS für die Wahrnehmung des Schmerzes sorgen. Zum einen haben wir vielleicht nun eine Vorstellung davon, warum Schmerz teilweise erst zeitverzögert wahrgenommen wird, zum anderen wissen wir aber auch, dass in jedem Verrechnungsmodul der Schmerz Vorrang hatte. Die Folge ist, dass die Motorik des Sportlers schlechter oder ganz unterbrochen wird. Im Falle des Fußballers, wie wir es medial oft beobachten können, geht er zu Boden. Dies kann als schauspielerischer Akt gezielt und bewusst das Spielgeschehen beeinflussen, kann aber auch ebenso gut eine physiologisch begründete Ursache haben.

Auf den Modulationsebenen kann entweder Schmerz oder aber ein mechanischer Impuls an das Folgeneuron weitergegeben werden. Wenn die Nozizeptoren ausreichend Signale senden, siegt der Schmerz, die Mechanorezeptoren werden gehemmt und damit die Bewegung unterbrochen. Nun liegt der Fußballer am Boden. Was passiert? Zunächst einmal wird der Sportler schauen, ob es sich um eine offene Wunde handelt. Falls nicht, wird er sicher die Hand zu der schmerzhaften Stelle führen und die ersten mechano-sensiblen Informationen setzen. Sollte dies den Schmerz nicht verstärken, wird der Sportler seine mechano-sensiblen Informationen verstärken. Er wird beginnen zu reiben, zu klopfen, das Bein zu schütteln und schlussendlich versuchen aufzustehen. Immer mehr mechanische Impulse werden an den Verrechnungsstellen dazu führen, dass mechanische Impulse weitergeleitet werden. Immer weniger Schmerz wird wahrgenommen. Wurde durch den Tritt keine tatsächliche Verletzung hervorgerufen, wird der Sportler aufstehen können, gehen, die ersten Meter noch ein wenig humpelnd laufen und dann, wenn alle Mechanorezeptoren wieder aktiv sind, zu seinem gewohnten Laufmuster übergehen können. Nun bleibt es beim Fußballspiel an uns selbst (oder aber am Schiedsrichter) einzuschätzen – Schauspiel oder normaler physiologischer Prozess?

In aller Kürze

Ob wir Schmerzen empfinden oder nicht, entscheidet unser zentrales Nervensystem (ZNS). Bis aber unser Gehirn über Schmerz oder Schmerzfreiheit entscheidet, gibt es viele vorgelagerte neuronale Verrechnungsstellen. Eine der größten ist das Hinterhorn des Rückenmarks (Reflexebene), aber selbst vor ihr gibt es auf dem Weg vom Nervenende (Rezeptor) zum Rückenmark ein modulares Verrechnungssystem. Hier wird entschieden, welche Informationen aus dem reizüberfluteten System des gesamten Körpers weitergeleitet werden. Schmerz hat Priorität, allerdings sind die Nervenstränge der Mechanorezeptoren (A-Fasern) im Querschnitt größer und damit den dünneren Nozizeptoren (C-Fasern) in der elektrischen Impulsübertragung überlegen. Ein Durchbrechen eines Schmerzmusters mit Bewegung ist möglich, wenn ausreichend mechanische Impulse gesendet werden und der Schmerz keine akute Notlage anzeigen muss (Überschreiben von gelernten, nicht mehr relevanten Schmerzmustern).

Im Teil III: Praxis, Kap. Fascial Sense, werden einige Techniken vorgestellt, wie wir aktiv Schmerzmuster durchbrechen können. Neben der Bewegung, die erfolgreich schmerzreduzierend wirken kann, muss in jedem Fall Stress reduziert werden. Stress korreliert eng mit Schmerz.

Schon gewusst?

Chronischer Stress ist nicht nur unser Gesundheitskiller Nummer eins, er lässt auch unser fasziales System verhärten. Die Folge ist nicht nur Spannung und Verspannung, sondern auch Schmerz. Stress versetzt den Körper in eine „kampfbereite" Situation. Hormonelle, sympathisch gesteuerte Botenstoffe sorgen dafür, dass sich die Herzrate verändert, die Durchblutung steigt und die Spannung in den Muskel- und Faszienzellen zunimmt. Das ist ein gewünschter physiologischer Prozess, beispielsweise in einer Wettkampfsituation. Der Adrenalinspiegel steigt und die erhöhten Cortisolwerte veranlassen eine schnellere Energiegewinnung über die Einfachzucker; wir können unsere Leistung steigern. Problematisch wird es dann, wenn sich dieser Zustand chronifiziert. Chronischer Stress ist der Auslöser und die Grundlage diverser pathologischer Veränderungen und wird oft radikal unterschätzt. Anspannung und Entspannung müssen im Gleichgewicht stehen. Ausreichend Schlaf mit einer guten Schlafqualität ist die Basis. Viele Manager behaupten, „mir reichen drei bis vier Stunden Schlaf". Das ist nicht so. Für niemanden. Der Körper kann diesen Schlafmangel eine Zeit lang kompensieren, aber der langanhaltende Raubbau führt direkt in die ein oder andere Krankheit – Burn-out, Depression, Stoffwechselerkrankungen, Erkrankungen des Herz-Kreislauf-Systems, Tumorgeschehen und halt auch Schmerz. Eine Dauerspannung im faszialen System korreliert mit einem zeitversetzt entstehenden Schmerzverhalten.

Schon gewusst?

Das Ziel muss es sein, ein Gleichgewicht zwischen Spannung und Entspannung zu finden. Den Körper bis an seine Grenzen zu belasten (zu trainieren) und im Anschluss daran die Regeneration und das Entspannen genauso zu gewichten, ist der Schlüssel zum Glück.

Inflammatorische Ereignisse – Stille Entzündungen (silent inflammation)

Schauen wir uns die Statistiken der Todesursachen der WHO an, so sehen wir, dass 18 von den 20 erstgenannten Krankheiten auf der Basis einer chronischen Entzündung entstehen. Im 21. Jahrhundert sterben wir in der Regel nicht mehr an Infektionskrankheiten oder durch Krieg, sondern durch erworbene Krankheiten. Krankheiten, die ihren Nährboden oft in unserer Lebensführung fanden. Die Entstehung erfolgt durch Stress, Überlastung, begleitet von oxidativem Stress auf der Zellebene und Nährstoffmangel. Akute Entzündungen, als Auslöser oder Reaktion auf eine Krankheit, spüren wir. Wir haben Schmerzen oder fühlen uns malade, krank. Wir müssen uns ausruhen, liegen, schlafen (!), denn im Schlaf produzieren wir die entzündungsreduzierenden Botenstoffe. Chronische Entzündungen sind dagegen leise. Sie laufen im Unbewussten, heimlich, ganz still, ab. Daher rührt ihr Name: stille Entzündung (silent inflammation). Wie ein niederschwellig loderndes Feuer wirken permanent schädigende Reize auf den Körper. Aufmerksam werden wir auf chronische, niederschwellige, stille Entzündungen manchmal durch wiederkehrende Infekte, Schlafstörungen, Kopfschmerzen, Autoimmunerkrankungen oder auch diffuse Gelenkschmerzen. Konkrete Diagnosen für die einzelnen Erscheinungsformen bleiben häufig aus. Es gibt einen Schmerz im Gelenk, aber keine Ursache dafür. Es ist der lang andauernde Husten, aber die Atemorgane scheinen gesund. Das Problem ist systemisch, das ganze System Körper betreffend. Einige inflammatorische Botenstoffe lernten wir bereits bei der Thematik zu den myofaszialen Triggerpunkten (mTrP) kennen. Hier waren es lokale Überlastungen, die zu den Folgeproblemen führten. Bei der stillen Entzündung kommt es zu einer Anhäufung von inflammatorisch wirksamen Zytokinen in der gesamten Grundsubstanz und damit im gesamten Körper. Erkrankungen, denen eine stille Entzündung vorausgegangen ist, erscheinen in Form von:

- Herz-Kreislauf-Erkrankungen: Arteriosklerose
- Erkrankungen des Atmungssystems: Asthma
- Dysfunktion der Drüsen: Diabetes
- Störungen im Verdauungssystem: semipermeabler Darm (Leaky-Gut-Syndrom)
- Erkrankungen des Nervensystems: Demenz

Die Liste der Krankheiten, die auf eine stille Entzündung zurückzuführen sind, ist lang. Es sind die Krankheiten unserer Zeit. Krankheiten, die sich schleichend, leise und stetig entwickeln. Um stillen Entzündungen entgegenzuwirken, ist in vielen Fällen ein radikaler Lebenswandel notwendig. Wir besprachen schon, dass Stress der Trigger Nummer eins ist. Stress ist vielfältig. Es kann zeitlicher Stress sein, körperlicher Stress durch Übertraining, emotionaler Stress durch Missverhältnisse im sozialen Umfeld. Dieses Thema füllt bereits viele Bücher.

Der erste Schritt ist die Wahrnehmung des persönlichen Stresses und die Bereitschaft, einen Gegenpol zu der Belastung zu setzen. Ausreichender und bestenfalls guter Schlaf stehen hier an erster Stelle, Atemtraining, Entspannungstraining oder auch das Training der Herzratenvariabilität. Über die Aktivierung des parasympathischen Systems werden Botenstoffe ausgeschüttet, die die entzündlichen Prozesse reduzieren. Sanfte Bewegungsformen, am besten an der frischen Luft, vielleicht sogar im Wald, wirken den Entzündungen entgegen. Walken, sanftes Dehnen, wenig intensive Yoga-Klassen oder Ähnliches. Die Ernährung muss ein Baustein zur Gesundung oder zum Gesundheitserhalt des Körpers sein. Pflanzenbasierte Kost, reich an guten Fettsäuren, Vitaminen, Mineralstoffen und Spurenelementen, als mediterrane variantenreiche, saisonale Mischkost, wird empfohlen. Möglichst frische und naturbelassene Nahrungsmittel sollten gegessen werden und in jedem Fall ist Übergewicht zu vermeiden. Überschüssige Fettreserven wirken inflammatorisch, besonders, wenn die Fettzellen über einen langen Zeitraum die Möglichkeit hatten, zu wachsen. Besonders in der zweiten Lebenshälfte, ca. ab dem 45. Lebensjahr, schafft der Körper es oft nicht, seine Vitalstoffe aus der Ernährung zu ziehen. Eine Ergänzung einiger antiinflammatorischer Supplemente ist sinnvoll: Vitamin D, Vitamin C, Omega-3-Fettsäuren, Zink und Selen. Eine genaue individuelle Bedarfsanalyse bei einem Arzt der funktionellen Medizin bietet einen präzisen Überblick.

Nach diesem kleinen Ausflug in die fast unfassbare Weite der Entwicklungsmöglichkeiten von Krankheiten aufgrund eines gestörten chemischen Milieus der Körperflüssigkeiten (Blut und Grundsubstanz) nun zurück zu den faszialen Störungsbildern.

Fibrose

Eine Fibrose ist die Folge einer akuten oder chronischen Entzündlichkeit im Gewebe. Es ist eine pathologische Veränderung des Fasernetzwerks in Form einer Kollagenwucherung. Lebt eine Faszienzelle (Fibroblast/Myofibroblast) in saurem, entzündlichem Gewebe, steigt die Kollagen- und mit ihr die Fibronektin-, d. h. Zellklebstoff-Synthese. Bei niedrigem pH-Wert steigt vor allem die Synthese des Kollagens Typ III (Narbenkollagen) im Verhältnis zur Kollagen-Typ-I-Synthese. Die Folge ist eine chaotische Kollagenarchitektur mit gesteigertem und miteinander verklebtem Kollagenanteil in einem zähflüssigen Bett aus Grundsubstanz (Densifikation). Eine Densifikation ist meist der Vorbote einer Fibrose und geht in jedem Fall mit dieser einher.

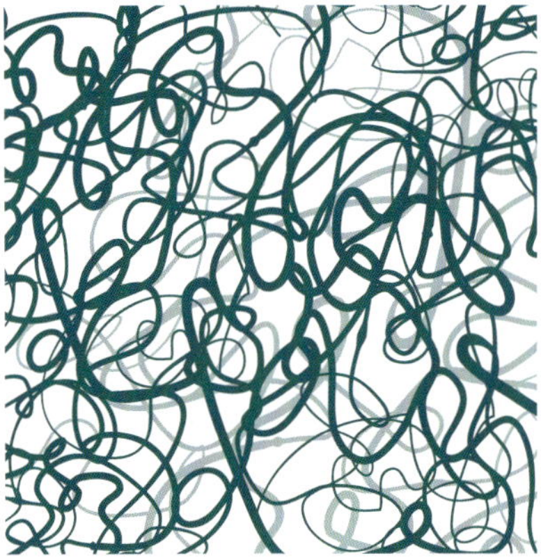

a

versus

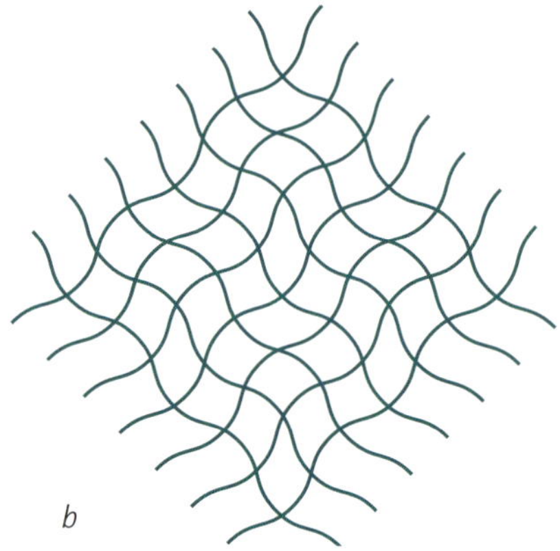

b

Abb. 36: (a) chaotische, gestörte Kollagenarchitektur (Fibrose), (b) organisierte, gesunde Kollagenarchitektur

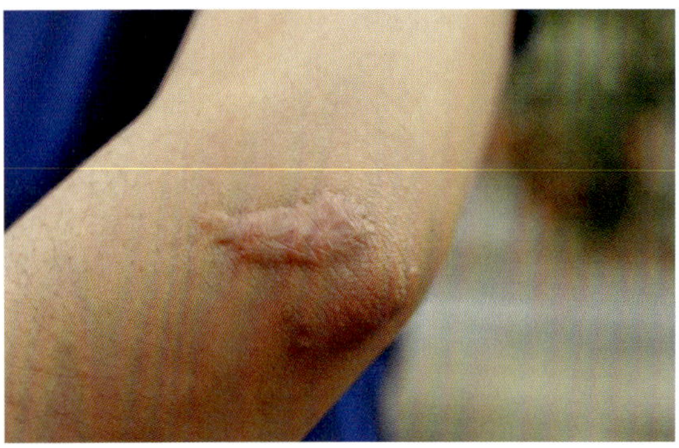

Abb. 37: Narbe mit pathologisch gestörter Kollagenarchitektur

In einem sauren, entzündlichen faszialen Milieu steigt die Kollagensynthese. Es wird vermehrt Kollagen Typ III, das Narbenkollagen, produziert. Die Folge ist eine gestörte Kollagenarchitektur bis hin zu einer Fibrose als pathologische Folge dieser Milieu-Störung.

Expertenwissen

Anhaltende inflammatorische Prozesse im Gewebe aktivieren bei gesenktem pH-Wert Gewebszytokine, wie beispielweise Interleukin β-1, einen Tumor-Nekrose-Faktor (TNF), den transformierenden Wachstumsfaktor-beta-1 (transforming growth factor/TGF β-1). Diese Zytokine fungieren als fibrogene Zytokine, die die Fibroblastenprofileration anregen (Frara et al., 2018). Die gesteigerte Kollagen- und Fibronektinsynthese führt zu einer gestörten, pathogenen Kollagenwucherung (Barr & Barbe, 2004; Zügel, 2018). Fibrosen verändern die mechanischen und physiologischen Eigenschaften des Gewebes.

- Es entsteht eine gestörte mechanische Kraftübertragung (Krause et al., 2016; Ramaswamy et al., 2011; Wilke et al., 2019).
- Periphere Nerven können komprimiert werden (Neuropraxie). Es entsteht das Kompressionssyndrom (Impingement-Syndrom).

In aller Kürze

Eine Fibrose ist eine pathologische Erscheinungsform des Kollagens, resultierend aus einem gestörten chemischen Milieu der Grundsubstanz, die eine gesteigerte Kollagensynthese (Kollagen-Typ III/Narbenkollagen) initiiert. Das Fasernetzwerk baut sich dicht und chaotisch auf. Die Folge ist eine Störung der gerichteten Kraftübertragung (Mechanotransduktion) (S. Teil II: Applied Science, Kap. Fascial Power – Tensegrity Works), ein abnehmender Anteil Grundsubstanz, eine Zunahme der Viskosität, die Reduktion der Stoffwechselaktivität und mit hoher Wahrscheinlichkeit die Entstehung von Schmerz aufgrund des vorherrschenden chemischen Ungleichgewichts und der Möglichkeit der mechanischen Kompression von in dieser desorganisierten Struktur liegenden Nervensträngen.

Weder mit bildgebenden Verfahren noch über Palpation (über die Hand wahrnehmbar) oder über das subjektive Empfinden ist zu bestimmen, ob eine verhärtete, verklebte, verbackende, verfilzte Faszie ihre Eigenschaft aufgrund einer hoch viskösen Grundsubstanz (Densifikation) hat oder weil das kollagene Fasernetzwerk in gestörter Architektur vorliegt (Fibrose) oder beides.

Fibrosen, als pathologisch einzuordnende Kollagenveränderungen, oder auch lediglich eine gesteigerte Kollagensynthese mit entsprechend gesteigerten Adhäsionen (Vorstufe zur Fibrose) verändern die mechanischen und physiologischen Eigenschaften des Gewebes (Krause et al., 2016; Ramaswamy et al., 2011; Wilke et al., 2019).

Bewegung für die Faszien

Für monotone, gleichförmige Bewegungen im Training, gepaart mit aus Überlastung oder dem Nichteinhalten von Trainingspausen resultierenden anhaltenden inflammatorischen Prozessen, wird aktuell hypothetisiert, dass es zu einer trainingsbedingt gesteigerten Kollagenfasersynthese mit narbenähnlicher Architektur kommen kann. Also gilt es für unser Training, uns nicht nur am Trainingsziel zu orientieren, sondern das kompensatorische, variantenreiche Training genauso sorgsam zu planen und vor allem die Trainingspausen ausreichend zu berücksichtigen.

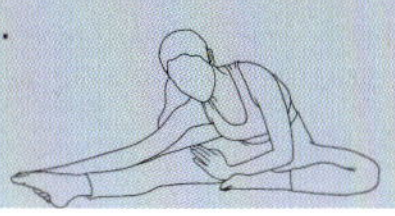

Verklebte Faszien

„Ich habe total verklebte Faszien." Seit Jahren höre ich diesen Satz von Klienten.

Mir schießen dann sofort mehr Fragen in den Kopf:
A) Woher wissen diese Personen das? Wie spürt man, dass die Faszien verklebt sind?
B) Was heißt das eigentlich? Was ist hier verklebt?

Wir besitzen das „Klebe-Molekül" Fibronektin. Geht es darum? Haben wir zu viel Fibronektin im Gewebe? Oder rührt es von der Begrifflichkeit her: „Kolla" (griech. Kolla = Klebstoff) und es ist ein Zuviel an Kollagen gemeint? Wenn ich nachfrage, wie sich die verklebten Faszien zeigen, ist es meist eine dieser Antworten: „Ich bin ganz fest", „... unbeweglich", „... die Körperregionen schmerzen".

In der Regel verhält sich das fasziale Gewebe in diesen „verklebten" oder „verfilzten" Körperregionen adhäsiv.

Es lohnt sich, die vorherrschenden Begrifflichkeiten zu sortieren und zu definieren, denn erst wenn wir eine Vorstellung davon haben, was alles fest, verbacken, verfilzt und schmerzbesetzt sein kann, können wir mit den geeigneten Maßnahmen der Therapie, Eigenbehandlung oder der richtigen Bewegungsform darauf einwirken.

Adhäsion

Adhäsion wird mit Anhangskraft übersetzt. Zwei Stoffe, Gewebearten oder auch Molekülverbände werden durch molekulare Kräfte zusammengehalten. Fibronektin beispielweise macht sich diesen Mechanismus zu eigen, um Makromoleküle an die Zellwände zu heften oder Eiweißstränge an ein Zuckermolekül. Crosslinks[7] der Kollagen- oder auch elastischen Fasern funktionieren über adhäsive Kräfte. Auch wenn wir über die „Knäuel"-Vorgänge der Makromoleküle der Grundsubstanz sprechen, sind molekulare Adhäsionskräfte die Grundlage dieses Vorgangs. Viele Adhäsionssysteme im Körper sind gut und funktionell. Erst wenn die Adhäsionskräfte im Übermaß auftreten, verliert der Körper seine Verschieblichkeit der Strukturen gegeneinander, wird fest und unbeweglich. Unphysiologische Adhäsionen, man könnte sie als Verklebungen bezeichnen, können die Folge von Entzündungen durch Krankheit oder Training ohne ausreichende Regeneration sein. Alle physiologischen wie unphysiologischen Adhäsionen sind Anheftungen der Bestandteile der extrazellulären Matrix - der Fasern und der Grundsubstanz.

---

[7] *Crosslinks könnte man mit „Anheftung" oder „Verbindung" übersetzen. Sie verbinden bspw. die Faszien mit der Muskelzelle, heften die Faszien an Membranen an oder schaffen Verbindungen zu Nerven. Auch die Kollagenfaser selbst ist über Crosslinks (Verbindungsmoleküle) mit der Nachbarfaser verbunden. Crosslinks sind für die architektonische Ausrichtung des Fasernetzwerks verantwortlich.*

Densifikation

Somit sind wir erneut bei den Densifikationen und den Anheftungen innerhalb des Makromolekülsystems der Grundsubstanz, die eine Viskositätsveränderung nach sich zieht. Die Makromoleküle polymerisieren und bilden große, verknäuelte (mit Adhäsionen versehene) Molekülverbände, die die Fluidität der Grundsubstanz sinken lässt. Die flüssige Masse wird zunehmend zähflüssig. Die Stoffwechselrate sinkt. Gewebe mit zäher Grundsubstanz fühlt sich fest an. Das aufgrund der geringeren Stoffwechselrate veränderte chemische Milieu wirkt schmerzauslösend. Metabolisch induzierter Muskelkater zeigt sich in Form einer schmerzhaften Densifikation.

Fibrose

Die Fibrose zeigt pathologische Adhäsionen im Fasermaschennetzwerk. Eine architektonisch chaotische Struktur ist entstanden, die die Grundsubstanz verdrängte. Das Gewebe fühlt sich hart und unelastisch an. Sowohl die Ursache als auch die Folge sind ein stiller entzündlicher Prozess. Fibrotisches Gewebe kann mit Schmerzen einhergehen, da die Sensoren das chemische Ungleichgewicht anzeigen. Als Fibrose wird die pathologische Erscheinungsform als Endstufe eines langen Werdeganges bezeichnet. Der Prozess dahin geht über eine zunächst ungerichtete, dann unorganisierte, später chaotische Kollagenstruktur mit zunehmendem Anteil von Kollagen Typ III und verläuft über Monate bis Jahre. Fibrosen kann man als stark verklebtes Gewebe bezeichnen.

Gesteigerte Myofibroblastenspannung

Die Einlagerung von muskelähnlichen kontraktilen Eiweißelementen (Aktinfilamenten) lässt einen Fibroblasten zu einem Myofibroblasten werden. Dieser Zelltyp hat also Kontraktionsfähigkeiten. Nicht willkürlich, wie die Muskelzelle, sondern er reagiert auf chemische Milieuverschiebungen, bedingt durch Training, Stress oder Entzündung. Eine Anhäufung von mehreren (vielen) Myofibroblasten in Kontraktur lässt das Gewebe versteifen. Es gibt auch Vorteile dieser Versteifung. Dazu mehr in Teil II: Applied Science, Kap. Fascial Power. Gewebe mit vielen aktiven Myofibroblasten fühlt sich fest und hart an. Man könnte meinen, dass hier „Verklebungen" vorliegen. Die Ursache für die schmerzhaft festen Regionen ist jedoch eine andere, entsprechend der Trainings- und Therapieansatz auch.

Sarkomerkontraktur (Muskelzellkontraktur)

Eine Sarkomerkontraktur ist eine dauerhafte Verkürzung der Aktin- und Myosinfilamente in der Muskelzelle ohne elektrische Aktivität. Also zunächst einmal kein fasziales Thema. Sarkomerkontrakturen zeigen sich mit punktuellem, meist schmerzhaftem, unelastischem, festem Erscheinungsbild. Sie bilden die muskulären Triggerpunkte (mTrP). Das Gewebe um die Sarkomerkontrakturen reagiert, wird hart, unelastisch und fest. Bei ähnlichem Erscheinungsbild (s. gesteigerte Myofibroblastenaktivität oder regionale Densifikationen inklusive fibrotischer Veränderungen) wäre es im Falle einer Sarkomerkontraktur falsch, von „verklebten Faszien" zu sprechen.

Aufgepasst!

Im faszialen Kontext haben sich die Begriffe „verbacken" und „verfilzt" populärwissenschaftlich durchgesetzt. Festes, ggf. unelastisches oder auch schmerzhaftes, regional begrenztes Gewebe kann sehr unterschiedliche Ursachen haben. Eine densifizierte Struktur benötigt ganz andere Therapie- und Trainingsansätze als fibrotisches Gewebe oder eine Region mit hoher Myofibroblastenspannung. Die verschiedenen Trainings- und Behandlungsideen werden in Teil II dieses Buches vorgestellt. An dieser Stelle möchte ich nur vor zu schneller Diagnose (Eigendiagnose) warnen. Selbst die Trainer und Therapeuten können sich nur mit einem Handlungs-Wirkungs-Prinzip vorantasten, um auf Dauer der Störung zu begegnen. Ein fortgeschrittener fibrotischer Prozess gehört sogar in die Hände eines Chirurgen.

Schon gewusst?

Jede Zelle, jedes Gewebe hat nur eine gewisse Lebensdauer. Das Genom des Zellkerns, mit Unterstützung der Mitochondrien, organisiert einen programmierten Zelltod (Apoptose) und mit ihm den Auf-, Um- und Abbauprozess aller Gewebe. Stetig reorganisiert (remoduliert) sich unser Körper. Alle sieben Jahre, so sagt es der Volksmund, hat jede Zelle im Körper spätestens einmal einen kompletten Lebenszyklus durchlaufen. Es gibt Zellen, Gewebe und Moleküle, die nur eine kurze Lebensdauer haben. Hyaluronan, als Beispiel, hat im Blut nur eine Lebensdauer von wenigen Minuten, in der Haut von ca. 24 Stunden und im Knorpel von bis zu drei Wochen. Vom Kollagen kennen wir recht gut die Halbwertzeiten im Sehnengewebe. Auf S. 38 ff. wurde bereits eine Halbwertzeit von sieben Monaten des Kollagengewebes der Patellasehne beschrieben. Im faszialen Muskelgewebe ist der Turnover kürzer, und dennoch im Vergleich zur Remodeling-Phase der Grundsubstanz lang. Nicht nur die Behandlungs- und Bewegungstechnik muss bei einer Densifikation anders gewählt sein als bei dem Vorkommen von gestörtem Kollagengewebe (bis hin zur Fibrose), sondern auch die Zeitspanne, über die die Interventionen regelmäßig angewendet werden müssen, sind sehr verschieden.

In aller Kürze

Unsere Faszien können uns zwar verklebt erscheinen, aber ein zielführender Ausdruck ist das nicht. Das Erscheinungsbild verklebter Faszien ist: hart, fest, unbeweglich, schmerzhaft. Die Ursachen dafür sind vielschichtig:

Es kann eine densifizierte, stark visköse Grundsubstanz sein.

Aber auch unphysiologische Crosslinks der Kollagenfasern bis hin zu einer sehr chaotischen, schon pathologischen Anordnung - einer Fibrose.

Viele Myofibroblasten mit aktivierter Aktin-Spannung können das Gewebe versteifen und regional unbeweglich und sogar schmerzhaft erscheinen lassen.

So ergeht es uns auch beim Vorhandensein von mTrP. Das Gewebe wird fest und reagiert auf Druck mit Schmerz.

Die Bezeichnung „verklebt" ist unspezifisch und verlangt nach einem genauen Hinsehen und vor allem unterschiedlichen Behandlungs- und Bewegungskonzepten.

Bewegung für die Faszien

Jetzt gab es eine Menge biologische Hintergrundinformationen zum faszialen System, die nach meiner Auffassung absolut notwendig ist, um therapeutische Wege und Bewegung zu planen. Ich bin mir sicher, die Neugierde ist jetzt groß für die praktische Umsetzung. Darum geht es jetzt in Teil II um die Verbindung zwischen Theorie und Praxis:

Angewandte Sportwissenschaft - Applied Science.

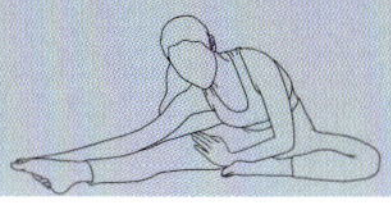

Um die Neugierde schon einmal ein wenig zu stillen, folgt eine kleine Guideline für die Handlungsmechanismen bei „verklebten", festen und unelastischen Faszien:

Was tun wir bei einer Densifikation, oder besser noch, wie stellen wir fest, ob es sich bei unserem festen, unbeweglichen Gewebe um eine Densifikation handelt?

Der Blick bei einer Densifikation geht in die Grundsubstanz. Diese ist fest, hoch viskös und hat eine geringe Stoffwechselaktivität. Dies ist unser Ansatz. Die Flüssigkeit muss zum Fließen gebracht werden. Wir lernen in der Trainingssäule Fascial Flow einige Hydrationstechniken kennen - Druckschwankungen, Wärme, Scherbewegungen, Bewegungen im Bewegungsfluss. Gelingt es uns, über Hydrationstechniken das Gewebe weich und elastisch werden zu lassen, dann können wir davon ausgehen, dass die hohe Viskosität der Grundsubstanz für das Gefühl der Festigkeit zuständig war. Ggf. führen die Hydrationstechniken nicht zum gewünschten Ziel. Dann müssen wir weiter schauen. Vielleicht ist es die Densifikation gepaart mit einer Fibrose.

Was ist zu tun bei einer Fibrose?

Grundsätzlich müssen wir leider sagen, dass wir als Beweger oder auch Therapeuten bei einer Fibrose, als pathologische Veränderung des Fasziensystems, nichts oder nicht mehr viel tun können. Die Kollagenwucherung ist so weit fortgeschritten, dass mechanische oder durch Bewegung initiierte chemische Milieuverschiebungen hier nicht mehr viel verändern können. Führt eine Fibrose zu einer schmerzhaften Störung, komprimiert sie beispielsweise einen Nerv, dann führt uns der Weg unweigerlich in einen Operationssaal. Aber wir wissen auch, dass die Entstehung einer Fibrose viele Vorstufen hat und sehr lange dauert. Die Grundlage einer Fibrose ist ein entzündliches Milieu, auf das die Zelle mit der gestörten Kollagensynthese reagiert. Schritt eins ist also, die Entzündungen - und wir sprechen hier von den stillen Entzündungen - zu reduzieren. Akute Entzündungen führen zwar zu ähnlichen Anpassungen im faszialen System, doch diese Reaktionen sind in der Regel erwünscht. Bei einer offenen Wunde führt die gesteigerte Kollagensynthese beispielweise zum Wundverschluss oder die inflammatorischen Botenstoffe unterstützen den Heilungsprozess bei einer Gelenkentzündung. Es ist also nicht in jedem Fall gut, immer gleich gegen eine Entzündung anzukämpfen. Die Idee dahinter ist für den Körper erst einmal eine gute. Aber die chronischen Entzündungen, die müssen wir im Auge behalten und in jedem Fall reduzieren. Gelingt es uns, über die Faktoren Stressabbau, gute Ernährung und sanfte Bewegungen (Trainingsprinzipien dazu finden wir in Teil II: Applied Science, Kap. Fascial Flow und Fascial Stretch) die stillen Entzündungen zu reduzieren, beginnt die Faszienzelle mit der „guten" Kollagensynthese des Kollagens Typ I. Hier werden wir dann als Architekt unseres eigenen Fasergitternetzwerks aktiv. Multidirektional ausgerichtete Bewegungen und Dehnungen lassen ein multidirektional bewegliches Fasermaschennetzwerk entstehen. Liegen diese Fasern in einem Bett niedrig visköser, qualitativ hochwertiger Grundsubstanz, gleiten sie nahezu reibungslos aneinander vorbei. Die Faszie ist elastisch, weich und beweglich. Eine Festigkeit und Steifheit auf der Grundlage eines gestörten Fasernetzwerks bedarf also zunächst einmal einiger Techniken, die zur Störung durch Densifikaton gehören. Hierzu schauen wir im Teil II: Applied Science, Kap. Fascial Flow bei den Hydrationstechniken nach. Grundsätzlich muss aber bei den Vorstufen der Fibrose die Kollagenstruktur verändert werden. Wir wissen, dass Kollagen eine recht lange Halbwertzeit hat. Das Training, die Bewegungen zum Remodeling der Faserstruktur eines Gewebes, braucht lange. Wir können nach einem halben Jahr kontinuierlichen Trainings (ca. 2-3 Mal pro Woche) mit guten Erfolgen rechnen. Nach ein- bis eineinhalb Jahren sollte eine gesunde kollagene Netzwerkstruktur wiederhergestellt sein. Wichtig zum Remodeling der Faserstruktur sind multidirektionale Dehn- und Kraftspannungen. Parallel zu den Techniken, die auf die Grundsubstanz (Hydration) und die Fasern (Spannung) wirken, sollten wir die Faszienzelle selbst nicht vergessen.

Auch sie kann, durch eine hohe Anzahl aktivierter Myofibroblasten, ein Gewebe versteifen, sodass es wie verklebt erscheint.

Was ist bei einer ungewollten „Myofibroblastenüberspannung" zu tun?

Auf die Kontraktion der Aktin- und Myosinfilamente in der Muskelzelle nehmen wir willkürlich Einfluss. Über unser zentrales Nervensystem senden wir elektrische Impulse an den Muskel und wandeln diese in chemische Signale, die schlussendlich zur Kontraktion des Muskels führen. Die Kontraktion der Aktinfilamente in den Faszienzellen wird nicht zentral gesteuert. Ihre Kontraktion unterliegt dem autonomen Nervensystem und läuft auf der Reflexebene ab. Chemische Botenstoffe sorgen für die Kontraktion der Aktinfilamente in den Myofibroblasten. Wir haben mehrere Möglichkeiten, eine „Entspannung" dieser Filamente hervorzurufen. Da primär eine chemische Milieuverschiebung für die Myofibroblastenspannung verantwortlich ist, müssen wir schauen, woher diese rührt.

- Ist sie die Folge eines intensiven Trainingsreizes, helfen regenerationsunterstützende Maßnahmen: alle Techniken, die die Grundsubstanz in Fluss bringen, die Stoffwechselaktivität erhöhen, ohne neue Stoffwechselendprodukte entstehen zu lassen. Bewegung, ohne zu belasten, Wärme in Form von Sauna, das Wechselspiel von Kälte (Kältebecken) und Wärme o. Ä.
- Vergleichbare Maßnahmen sind es auch, wenn die Myofibroblastenspannung die Antwort auf eine länger andauernde chemische Milieuverschiebung (stille Entzündung) ist.

Ein Überschuss an trainingsbedingten Stoffwechselendprodukten in der EZM baut sich auch ohne spezielle regenerative Maßnahme wieder ab. Der Stoffwechsel läuft stetig, ggf. halt nur langsamer. Nach 48 bis 72 Stunden sollte sich im Anschluss an einen intensiven Trainingsreiz das ursprüngliche chemische Milieu wieder eingestellt haben. Die Myofibroblastenspannung lässt nach, der Körper ist regeneriert und der nächste Trainingsreiz kann kommen. Regenerationsmaßnahmen versuchen, die Zeitspanne der Regeneration zu verkürzen, da gerade im Leistungssport der Folgereiz früher kommen muss als erst in zwei bis drei Tagen.

Da auch für das Aktin in den Myofibroblasten dieselben Innervationsregeln gelten wie für die Aktin- und Myosinfilamente der Muskelzelle, benötigt auch der Myofibroblast zur Kontraktion einen elektrischen Impuls. Dieser kommt aus dem neuronalen System, anders als im Muskel, autonom gesteuert. Da wir mittlerweile recht viel über die reflektorischen Antworten von Nervenzellen wissen (s. Teil II: Applied Science, Kap. Fascial Sense), können wir über mechanische oder auch elektrische Impulse auf die Spannung im Myofibroblasten einwirken. Es sind sanfter Druck, Vibrationen, Streichungen, Schüttelungen oder auch wenig intensive Dehnungen, die über das autonome Reflexsystem eine Entspannung des Aktinfilaments hervorrufen können.

In aller Kürze

Feste, unbewegliche, teils schmerzhafte Gewebsregionen, denen eine Densifikation zugrunde liegt, müssen „durchflutet" werden. Die Grundsubstanz muss fließen, damit sich die Makromoleküle wieder strecken und die Viskosität abnimmt. Alle Hydrationstechniken (Teil II: Applied Science, Kap. Fascial Flow) sind hier wirkungsvoll.

Ist eine chaotische, unorganisierte Kollagenstruktur für die regionalen „Verklebungen"/Verhärtungen zuständig, benötigen wir Reize für die Fasern des Systems. Es sind in erster Linie Dehnungen, intensive Dehnungen, die die Kollagensynthese anregen, um neues Material zu produzieren. Zur Ausrichtung der jungen Kollagenfasern benötigt es multidirektionale Dehn- und Kraftspannungen (s. Teil II: Applied Science, Kap. Fascial Stretch und Fascial Power).

Eine hohe aktivierte Myofibroblastenzahl lässt sich am besten über regenerative Maßnahmen und Entspannungstechniken reduzieren (s. Teil II: Applied Science, Kap. Fascial Sense)

Faszien und Alter

Mit steigendem Alter steigen in der Regel leider auch die faszialen „Probleme". Es fehlt uns an Spannkraft, die Haut wird faltig, die Elastizität lässt bei jedem Schritt nach, wir werden verletzungsanfälliger und energieloser. Was passiert mit unseren alternden Faszien?

Und können wir diesen Veränderungen Einhalt gebieten?

Bis zum 24. Lebensjahr befinden wir uns in der Reifungs- und Wachstumsphase. Dann haben wir unser Leistungsmaximum erreicht und beginnen zu altern. Mit 50 Jahren erwarten uns im optimalen Fall noch 13,5 beschwerdefreie Jahre (Pérès et al., 2008). Unsere durchschnittliche Lebenserwartung liegt heute bei 85 Jahren. Wir werden immer älter, allerdings, so beschreibt es die Statistik, auch immer früher krank. Eine grundlegende Ursache dafür finden wir in der Qualität unserer Grundsubstanz der faszialen Matrix. Stoffwechselendprodukte häufen sich an und zellschädigende Umweltgifte wie Plastik oder Schwermetalle verändern die Zellaktivität. Das Milieu der Grundsubstanz, der Lebensraum der Zellen, trägt zunehmend mehr proinflammatorische Botenstoffe. Chronische, niedrig lodernde (stille) Entzündungen wirken pathogen informativ und lassen Krankheiten entstehen. Sie äußern sich in Erkrankungen des Gefäßsystems, Bluthochdruck, Thrombose, Diabetes, Gelenkdegenerationen u. v. m.

Die Last mit der Last

Wenn sich zum höheren Alter auch ein erhöhtes Körpergewicht gesellt, potenzieren sich die Risikofaktoren.

> **Schon gewusst?**
>
> Risikofaktoren summieren sich nicht auf, sie potenzieren sich exponentiell!
>
> Ein echtes Problem für die Gesundheit.

Fettgewebe wie auch Muskelgewebe sind endokrine Systeme. Sie produzieren Hormone. Gerade das Viszeralfett, die Fettreserven im Bauchraum, produziert große Mengen proinflammatorischer Botenstoffe. Wir kennen die Komplexität eines metabolischen Syndroms (Diabetes, Arteriosklerose, Bluthochdruck, Herzinfarkt, Schlaganfall, Demenz, neurologische Störungen und Muskelerkrankungen), welches im Übergewicht seinen Ursprung findet. Jedoch ist Fett nicht gleich Fett. Das Speicherfett an den Hüften und den Beinen hat längst nicht so schädigende Wirkung wie das Fettgewebe im Viszeralraum (Bauchraum). Auch bei der Fettaufnahme über die Ernährung gibt es Unterschiede. Omega-6-Fettsäuren wirken inflammatorisch, während die Omega-3-Fettsäuren genau das Gegenteil bewirken. Fettzellen liegen als Mitbewohner im faszialen System. Je höher ihr Anteil ist, desto schlechter sind die fluidalen Eigenschaften. Die Grundsubstanz nimmt an Viskosität zu und die Stoffwechselaktivität sinkt. Stoffwechselendprodukte, Zelltrümmer und Giftstoffe verbleiben länger im Gewebe und können in aller Ruhe das System schädigen.

Koronare Herzkrankheiten (KHK)

Kardiovaskuläre Erkrankungen gelten als Todesursache Nummer eins. Der Ausgangspunkt einer jeden kardiovaskulären Erkrankung ist die Arteriosklerose, die Gefäßversteifung mit Ablagerungen an der Gefäßinnenwand. Die Gefäßwände enthalten Bindegewebe, das mit den umgebenden faszialen Strukturen interagiert. Sie wollen trainiert sein. Schon eine gesteigerte Durchflussrate, wie sie bei moderatem Training nach der Dauermethode entsteht, hat einen posititiven Effekt auf die Gefäßwand. Steigt die Herzfrequenz, steigt mit ihr die Durchflussrate im Gefäß und „putzt" es an der Innenwand. Regelmäßiger Ausdauersport, und sind es nur 15-20 Minuten pro Woche (besser noch am Tag), gehört zum Präventionstraining mit erster Priorität. Belasten wir das Herz-Kreislauf-System zusätzlich mit unterschiedlichen Intensitäten, wie es im Intervalltraining üblich ist (hoch intensive Belastungen werden durch moderate Belastungen gezielt und gesteuert unterbrochen), so müssen die Gefäße auf diese unterschiedlichen Druckverhältnisse der variablen Auswurfleistung des Herzens reagieren. Es entsteht ein Elastizitätstraining für die Gefäße. Wenn wir zu dem regelmäßigen Herz-Kreislauf-Training nach der Dauermethode ein Intervall-Training addieren, dann haben wir aus Sicht der Gefäße ein gutes Salutogenese-Training absolviert.

Aufgepasst!

„Middle- oder Bestagern", Personen über 50 Jahre, wird oft als Herz-Kreislauf-Training moderates Radfahren, Walken, Crosstrainer-Training oder Schwimmen nach der Dauermethode empfohlen. Im Volksmund heißt es, dass die aeroben Kapazitäten im Alter sehr viel besser ausgeprägt sind und hochintensive Belastungen zu Überforderung oder Überlastung führen können. Neben vielen anderen Faktoren, die es beim Herz-Kreislauf-Training zu beachten gilt und die den Umfang dieses Buches sprengen würden, sollten wir, schon allein aus dem wichtigen Grund des Elastizitätsverlusts der Gefäße, ein Intervalltraining in das Training für jede Altersgruppe integrieren.

Verlieren wir die Elastizität der Gefäße, versteift das System, es entstehen Bluthochdruck, Arteriosklerose, ungünstige Plaques, die das Thrombose- und Infarktrisiko steigen lassen.

Hormone – „Die Stars der Manege" lassen sich auf der Bühne des Lebens nicht mehr blicken

Hormone sind die Botenstoffe unseres Körpers und sorgen für ein gesundes, elastisches Fasziengewebe ... oder eben nicht.

Spätestens ab der Menopause bei den Frauen, bei den Männern zeitlich meist ein wenig später, verändert sich der Hormonstatus. Einige Sexualhormone verabschieden sich ganz, Hormone der Nebennierenrinde reduzieren sich stress- oder auch altersbedingt. Hormone sind unfassbar wichtige Botenstoffe, die eine Kaskade von Stoffwechselprozessen initiieren. Stehen sie im Mangel, kann auch dies bspw. eine Gefäßversteifung zur Folge haben. Das Vorhandensein von Östrogen ist die Grundvoraussetzung für die Bildung des Botenstoffs Stickstoffmonoxid (NO). NO im Blut bewirkt eine Entspannung der Gefäße und steigert damit die Durchblutung. Steigt die Durchblutung, steigt gleichzeitig die Durchflussrate in der Grundsubstanz. Die Migrations- und Wirkeigenschaften für Botenstoffe nehmen zu. Fällt der Östrogenspiegel, kann Hypertonie (Bluthochdruck) entstehen. Das Risiko für einen Herzinfarkt steigt. Mit zunehmendem Alter sind wir gut beraten, regelmäßig unseren Hormonstatus überprüfen zu lassen. Dabei geht es um die Sexualhormone (Östrogen, Progesteron und Testosteron), aber auch um die Hormone der Schilddrüse oder Nebennierenrinde. DHEA beispielweise, als „Mutter" der Hormone, reagiert gern auf chronischen Stress sowie Schlafmangel und zieht eine Folge von Störungen nach sich. Da es das Volumen und die Zielstellung dieses Buches sprengen würde, das umfassende Wirkspektrum der Hormone zu beschreiben, sei dieses Thema nur kurz erwähnt. Es ist mein persönliches Anliegen, für das Thema der hormonellen Steuerung zu sensibilisieren und zum weiteren Recherchieren einzuladen.

Alles beginnt in der Grundsubstanz

Alle Botenstoffe nutzen die fluidalen Systeme im Körper – das Blut, die Lymphe und die Grundsubstanz, die flüssige Faszie. Immer wieder kommen wir auf die enorme Bedeutung der Grundsubstanz zurück. Ist die Grundsubstanz gering viskös, in Bewegung, im Austausch und mit wenig Schadstoffen belastet, so hat der Körper eine gute Chance, gesund zu bleiben und die Anti-Aging-Faktoren entfalten ihr gesamtes Wirkspektrum.

In aller Kürze

Um gesund zu altern, ist in erster Linie ein gesundes Milieu der Grundsubstanz anzustreben. Eine genaue Laboranalyse des Vollbluts kann einen guten Überblick geben. Jede Veränderung des Milieus der Grundsubstanz wirkt auf die Synthese der Faszienzelle und kann zu einer gestörten Zellaktivität führen. In erster Linie ist es für uns also wichtig, die flüssige Faszie im Fluss, im guten Austausch zu halten. Eine energiereiche Grundsubstanz schenkt den Zellen einen gesunden Lebensraum. Je aktiver die Zelle, desto jünger ist unser biologisches Alter. Und darum geht es, das biologische und kalendarische Alter sollten im besten Fall erheblich zugunsten der Biologie voneinander abweichen.

Alle Risikofaktoren wie Übergewicht, Rauchen, Alkohol, Bewegungsarmut, unausgewogene Ernährung lassen uns schneller altern. Ihre Summation ergibt ein explosives Gemisch im Angriff auf die Gesundheit.

Herz-Kreislauf-Erkrankungen stehen seit Jahren auf Platz eins der Todesursachen. Das größte Problem stellt dabei die Minderversorgung der Gefäßwände dar. Diese folgen faszialen Gesetzen. Intervallbelastungen für das Herz-Kreislauf-System sind unbedingt zu empfehlen, um die Gefäßwände elastisch und ablagerungsfrei zu halten. Final sollten die Hormone, als wichtige Botenstoffe für die Kollagen- oder Makromolekülsynthese, sowie deren Bindungseigenschaften im Blick gehalten werden. Eine Beratung beim funktionellen Mediziner oder einer Frauenheilkundlerin ist zu empfehlen.

Mobil hält gesund

Im Alter werden wir steifer, unbeweglicher, fester. Der Bewegungsumfang der Gelenke vermindert sich deutlich. Das Bücken fällt schwerer, die Arme lassen sich nicht mehr so federleicht heben und auch das Sitzen am Boden kann eine Qual sein, da die Hüftbeweglichkeit reduziert ist. Was steckt dahinter? Lange Zeit schrieb man dieses Phänomen der „Abnutzung" der Gelenke als Folge einer Dauerbelastung zu. Gelenke degenerieren aufgrund von Überlastung bei fehlender Pause, aber genauso bei Nicht-Gebrauch durch die reduzierte Versorgungslage. Immobilität und Überlastung führen zu einer Ansammlung von Schad- und Giftstoffen in der Grundsubstanz. Die Grundsubstanz nimmt an Zähigkeit zu, das Gleitverhalten der Gelenkflächen oder faszialen Hüllen gegeneinander nimmt ab und die Beweglichkeit wird schlechter. Die geringere Stoffwechselaktivität und steigende Anzahl inflammatorischer Botenstoffe führt zu einer beginnenden Gelenkdegeneration. Es kommt zu Knorpelveränderungen, Arthritis und Arthrose und einer allgemeinen Steifigkeit im Gelenk. Die Wirkung von einem ungünstigen Grundsubstanzmilieu besprachen wir bereits ausführlich und mehrfach. Auch lernten wir, dass ein pH-Wert-Abfall die Kollagensynthese negativ beeinflusst. Es wird mehr Kollagen und Fibronektin (Zellklebstoff) produziert und die Kollagenproduktion verschiebt sich in die Richtung des Kollagens Typ III, dem Narbenkollagen. Die Folge ist eine zunehmende Steifigkeit und fehlende Bewegungsfreiheit, die sich sowohl in den Gelenken als auch in den Muskeln oder den Körperregionen mit einem hohen faszialen Gewebeanteil, bspw. der thorakolumbalen Faszie, zeigt. Diese Steifigkeit, die meist im Bewegungsapparat beginnt, wird sich in Folge auch im Viszeralraum bemerkbar machen. Die Organhüllen verlieren ihre Elastizität, Mobilität und Motilität und damit ihre Grundlage für die Versorgung. Peter Schwind beschreibt in seinem Buch „Faszien - Gewebe des Lebens", dass den Organen durch diesen Prozess die Lebenskraft genommen wird (Schwind, 2014). Die geringere Eigendynamik der Organe verschlechtert nicht nur die Versorgungsfunktion der Organe selbst, sondern auch die Wirbelkörper verlieren ihre Dynamik. Die Wirbelsäule versteift. Die asiatischen Bewegungsphilosophen sprechen davon, dass sie von der Bewegungsfreudigkeit der Wirbelsäule Rückschlüsse auf das biologische Alter des Übenden ziehen können. So kann ein gesundes Fasziensystem wie ein „Jungbrunnen" wirken. Eine schöne Vorstellung ist die, dass bei einer gesunden Wirbelsäule die einzelnen Wirbelkörper im Bett der faszialen Strukturen frei „schwimmen", ohne ihre Stabilität zu verlieren.

In aller Kürze

Gesunde Faszien zeigen sich in einer Flüssigkeit durchflutenden scherengitterartigen Struktur. Die Versorgungslage ist gut und die Strukturen gleiten nahezu reibungslos aneinander vorbei. Ältere Faszien weisen ein „großes Durcheinander" (Schwind, 2014) auf, versteifen und verlieren ihre bindegewebige Verschieblichkeit. Eine gute Mobilität steht stellvertretend für einen gesunden – und biologisch jungen – Körper.

Bloß nicht die Haltung verlieren

Eine aufrechte Wirbelsäule, ein aufrechter Gang, lässt uns gesund und jung erscheinen. Neben dem Muskelkorsett und den neuronalen Ansteuerungswegen für die Muskelzellen haben auch die faszialen Strukturen ihren Anteil an der Körperhaltung. Bleiben wir zunächst bei der Organsäule. Verlieren die bindegewebigen Organhüllen ihre Elastizität und Spannkraft, verliert die Organsäule (Verbund der Organe) ihre innere Stützkraft. Die Fähigkeit zur Haltungsunterstützung haben nicht nur die Organhüllen, sondern auch die muskulären Faszienhüllen, die Aponeurosen und die Septen. Die Stützkraft, Spannkraft oder auch der allgemeine Gewebstonus wird:

- in der Grundsubstanz,
- dem Fasernetzwerk und
- den Faszienzellen aufgebaut.

Grundsubstanz

Mit steigendem Alter reduzieren die Drüsen unseres Körpers ihre Syntheseaktivität. Es mangelt uns an Botenstoffen. Eine Folge ist, dass die Grundsubstanz Wasser verliert.

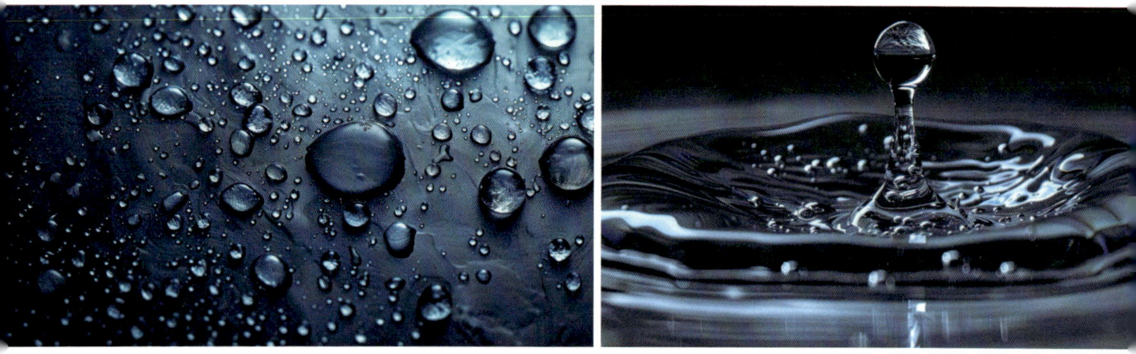

Abb. 38: Oberflächenspannung von Wasser

Gemeinsam mit der Reduktion des Wasservolumens (Verlust an Oberflächenspannung) fehlt es an innerer Ordnung der Makromoleküle. Ein molekulares Chaos entsteht. Die Spann- und Stützkraft der Grundsubstanz geht verloren.

Schon gewusst?

Infrarotlicht steigert die Ladung in den Hydrathüllen der Grundsubstanz und unterstützt so die innere Ordnung. Die Stabilität erhöht sich. Infrarotlampen im Haushalt oder auch in physiotherapeutischen Praxen sind ein wenig aus der Mode geraten. Man fragt sich, warum? In Fitnessstudios oder aber auch bei Heilpraktikern hingegen stehen Infrarotsaunen hoch im Kurs. Die Wirkung dieses Lichtspektrums auf die Makromoleküle der Grundsubstanz und die Aktivität der Mitochondrien ist nachweislich groß. Ein einfaches Mittel mit großer Wirkung.

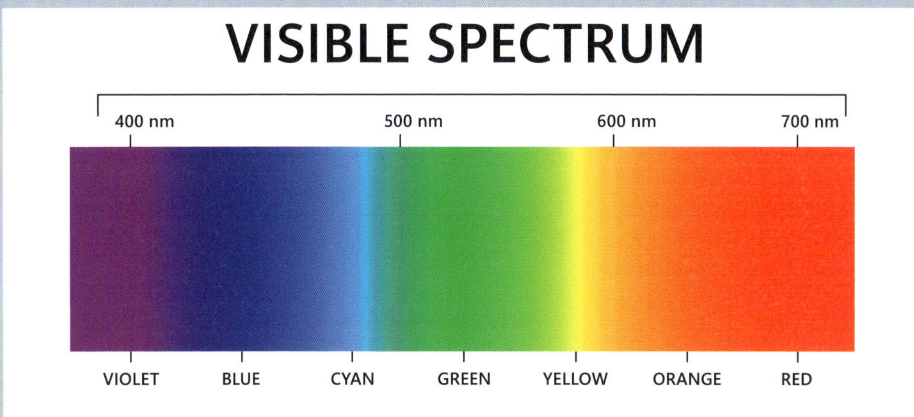

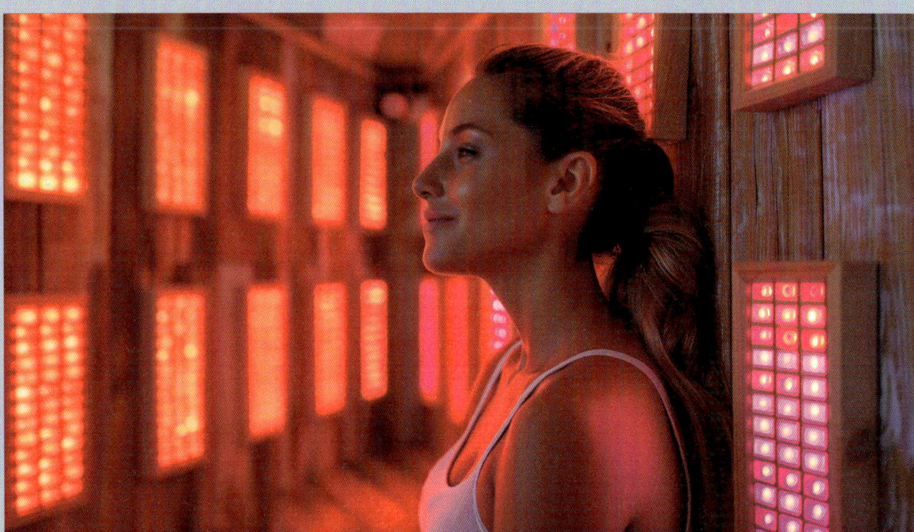

Abb. 39: Wirkspektrum Infrarotlicht
Infrarotlicht ist eine Form elektromagnetischer Strahlung mit Wellenlängen, die länger sind als sichtbares Licht, aber kürzer als Mikrowellen. Infrarotes Licht ist für das menschliche Auge unsichtbar.

Kollagen

Mit dem Verlust an Wasser im Gewebe dickt die Flüssigkeit ein. Da kollagene Fasern in der Grundsubstanz eingebettet sind und von ihr getragen, geordnet und gestützt werden, geht auf diese Weise auch die innere Ordnung der Kollagenstruktur verloren. Ebenso fehlt ihnen das Schmiermittel, welches für eine reibungslose Verschieblichkeit der Kollagenfasern sorgt. Die Kollagenstruktur wird trocken, schlecht versorgt, fast porös und damit verletzungsanfällig. Wir wissen, dass die Verletzungsanfälligkeit im Alter zunimmt.

Faszienzelle

Auch die Faszienzellen, die Fibroblasten, genau genommen die Myofibroblasten, sorgen aufgrund ihres Aktin-Anteils für den Gewebetonus. Schauen wir uns das Verhalten der Myofibroblasten im Alter an. Grundsätzlich bilden die Fibroblasten ihr angelegtes Aktin aufgrund einer Milieuverschiebung der Grundsubstanz als Anpassung auf einen Trainingsreiz aus. So wird ein Fibroblast zu einem Myofibroblast. Mit einem gesteigerten Myofibroblasten-Anteil steigt der Tonus (Spannung) in dieser Geweberegion (Muskelhülle, Aponeurose ...). Dies ist ein gewünschter Effekt des Trainings, vor allem des Krafttrainings (s. Teil II: Applied Science, Kap. Fascial Power). Bleibt Krafttraining im Alter aus, werden weniger Myofibroblasten ausgebildet und der Gewebetonus sinkt. Gemeinsam mit dem Verlust an Spannkraft verschlechtert sich die Haltung. Kompensieren können wir ein spannungsloses Gewebe mit kräftiger Muskulatur, so sagt es der Volksmund. Das ist richtig. Allerdings stärken wir mit einem Krafttraining nicht nur die Muskelzelle, sondern geben auch den entscheidenden Impuls zur Ausprägung der Myofibroblasten. Eine Win-Win-Situation.

Mit Power durch das Leben

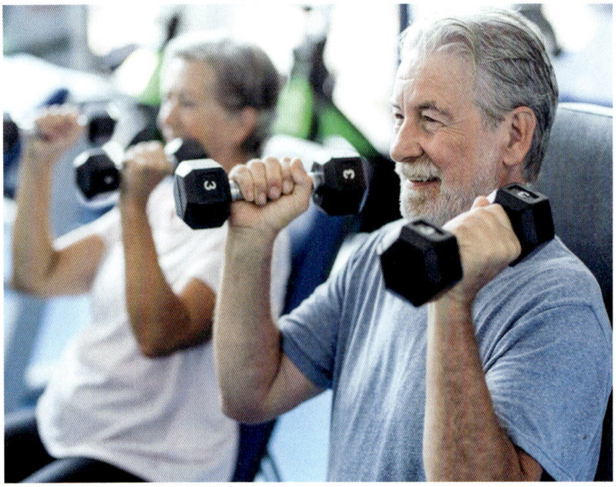

Abb. 40: Kraftsport ein Leben lang

Und damit noch nicht genug. Variantenreiches Krafttraining, und die Aufmerksamkeit sollte auf variantenreich liegen, erhält die Muskelzellen am Leben.

Werden einige Muskelzellen über eine längere Zeit nicht gebraucht, verfährt der Körper nach ökonomischen Prinzipien und baut all das ab, was zu viel Energie benötigt. Dazu zählen nicht genutzte Muskelzellen. Fasziengewebe oder auch Fettgewebe benötigt wesentlich weniger Energie zum „Lebensunterhalt" seiner Zellen. Der Körper baut also im Muskel an die Orte, wo ehemals Muskelzellen ihre Wirkstätte hatten, Muskelersatzgewebe in Form von Fett- oder Fasziengewebe. Ein Störfeld im System. Energien fangen sich, die Stoffwechselaktivität wird schlechter, die Beweglichkeit sinkt und die Muskelkraft lässt nach. Vielleicht ist das allein kein Problem, da der Alltag im Alter gar nicht mehr so viele Kraftleistungen abverlangt. Das Problem liegt an anderer Stelle. Der Muskel hat, wie auch das Fettgewebe, endokrine Aufgaben. Er produziert Hormone, wichtige Botenstoffe, die sogenannten Myokine.

Schon gewusst?

Myokine sind Botenstoffe des Körpers, sogenannte Zytokine (Interleukine), die als Peptidhormone Stoffwechselvorgänge oder auch die Zellaktivität steuern. Diese besondere Form der Zytokine wird im Muskel (Myo = Muskel) in Abhängigkeit der Muskelaktivität gebildet. Der Muskel agiert somit als endokrines Organ. Lange Zeit herrschte die Meinung vor, dass vor allem Ausdauersport einen Anstieg der Myokine bewirkt. Mittlerweile ist bekannt, dass die Dauer der Belastung und die Intensität die entscheidenden Größen sind. Also auch Kraftsport oder jegliche andere körperliche Belastung lässt den Myokinspiegel steigen. Wir besitzen sehr viele unterschiedliche Myokine. Als Beispiele das IL-15 (Interleukin), welches den Fettstoffwechsel aktiviert, oder das IL-6, welches als Satelliten-Zellen-Aktivator fungiert; Irisin verhindert Knochenzellabbau, wandelt weißes in braunes Fett, verbessert den Zuckerstoffwechsel bei Diabetes Typ II, inhibiert das Zellwachstum von Tumorzellen oder erhält die synaptische Plastizität in von Alzheimer geschädigten Nervenzellen. Intensive und/oder langanhaltende Muskelaktivität ist ein wesentlicher Anti-Aging-Faktor und ein wichtiger Baustein der Salutogenese.

Gemeinsam mit dem allgemeinen Abbau von Muskelzellen kommt es zu einem vermehrten Abbau von den schnell zuckenden weißen Muskelfasern. Diese Muskelfasern sind für intensive, explosive und schnellkräftige Bewegungen zuständig. Sie haben die Fähigkeit, anaerob (in Abwesenheit von Sauerstoff) Energie zu gewinnen. In Ermangelung dieses Faser-Typus spricht man älteren Personen eher eine gute Ausdauerkapazität zu. Nun stellt sich aber die Frage, ob sich die weißen Muskelzellen rein altersbedingt abbauen oder aber als Folge des Nichtgebrauchs. Da schnellkräftige Leistungen nun nicht nur von dem Vorhandensein dieser Zellart abhängig sind, sondern ebenso von der Reizleitungsgeschwindigkeit der Nerven, dem Vorhandensein von wachstumsfördernden Zytokinen etc., wird diese Frage nicht beantwortet werden können und soll in diesem Buch auch nicht vertiefend unser Thema sein. Eine Studiengruppe konnte allerdings bereits 2014 feststellen, dass mit einem verminderten Anteil der schnell zuckenden Muskelfasern die Dicke der perimysialen Faszie (Faszie um die Muskelfaserbündel) steigt (Csapo et al., 2014). Gemeinsam mit einem Flüssigkeitsverlust könnte dies eine zusätzliche Ursache für die zunehmende muskuläre Verletzungsanfälligkeit mit steigendem Alter sein.

Nicht die Nerven verlieren

Der Großteil der Rezeptoren unseres Nervensystems ist in faszialen Strukturen verortet. Martin Grunwald beschreibt in seinem Buch „Homo habticus", warum wir (bspw.) ohne Tastsinn nicht leben können und dass einige Mechanorezeptoren im Alter inaktiv sind (Grunwald, 2017). So wurden bei einem 43-jährigen Mann in der Faszie einer Fußzehe pro Quadratmillimeter bspw. sieben Meissner-Rezeptoren gefunden, während es bei einem 76-jährigen Mann nur noch drei Rezeptoren waren.

a

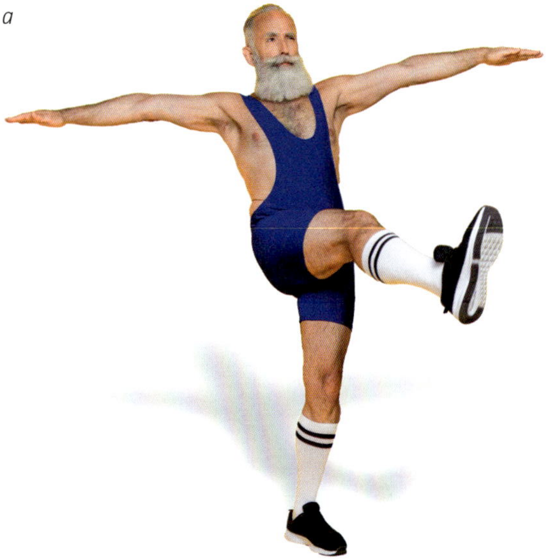

Abb. 41: Stabiler (a) und instabiler (b) älterer Mann

Der Verlust dieser Rezeptoren führt unweigerlich zu einem Verlust an Stabilität. Auch hier müssen wir uns fragen, was zuerst da war – „Henne oder Ei". Bedingt der Verlust der Rezeptoren die reduzierte Stabilität oder führt eine reduzierte Beanspruchung des Körpers im Hinblick auf Stabilität zu einem Verlust von Rezeptoren? Letzteres würde ich höher werten. Durch bewusstes Stabilisations-/Sensomotorik-Training werden die Rezeptoren erhalten, können sich sogar vermehren und Instabilität sollte damit auch im Alter zu keinem Problem führen.

b

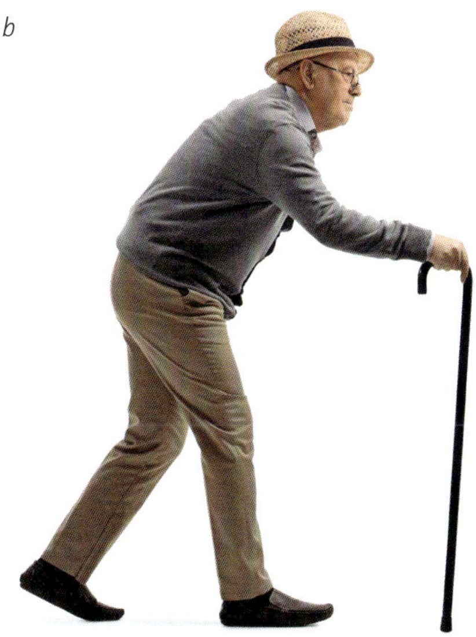

Teil II

Faszien in Bewegung

Applied Science

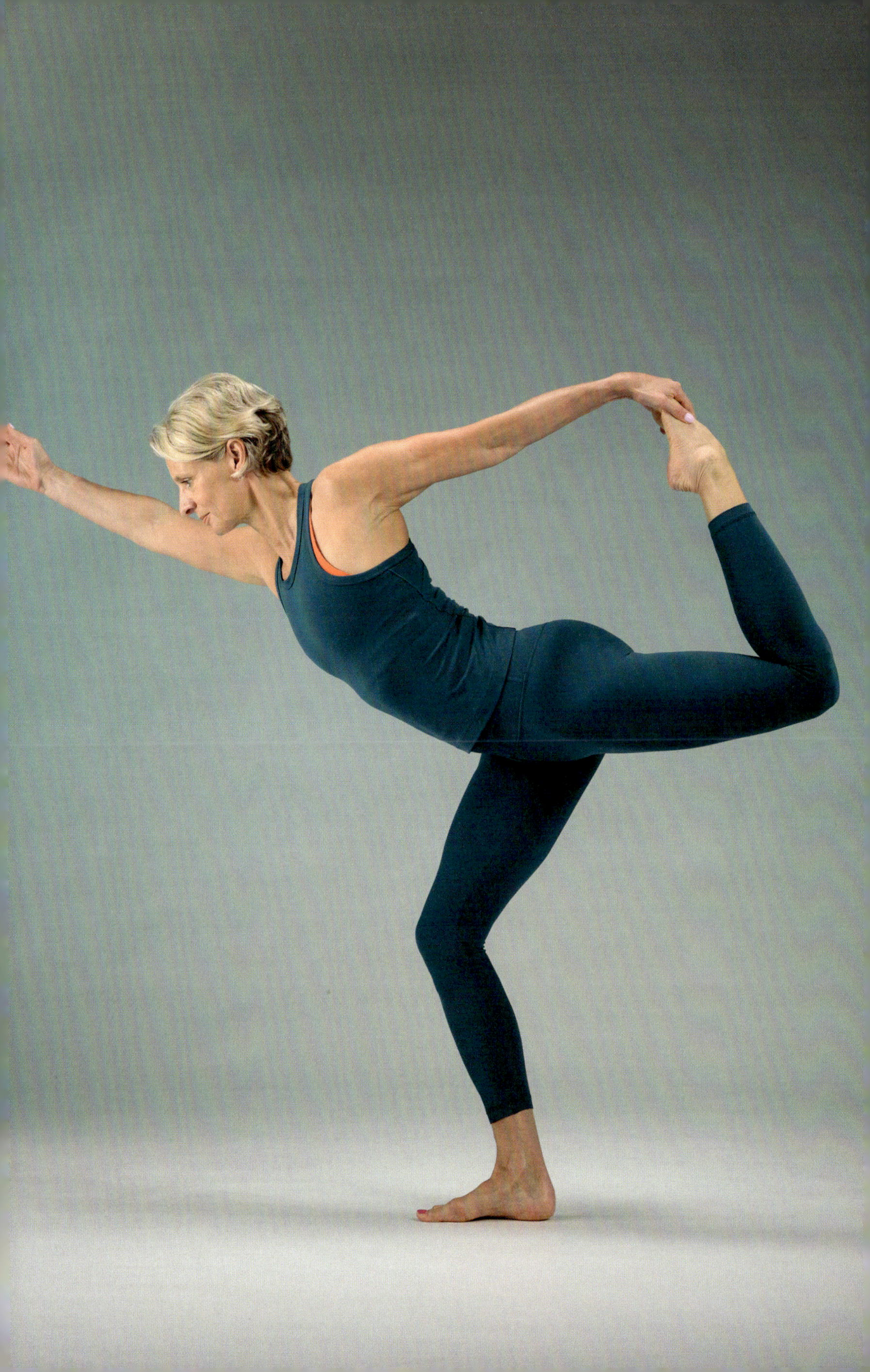

Angewandte Sportwissenschaft

Ein Brückenschlag zwischen Theorie und Praxis

In der Welt des Sports und Trainings lassen sich zwei Gruppen von Experten unterscheiden. Die einen sind begeistert von den wissenschaftlichen Grundlagen, tauchen tief ein in die Biologie des menschlichen Körpers, verschlingen Fachliteratur, recherchieren akribisch und sind sogar bereit, eigene Forschungen anzustellen. Die anderen hingegen beziehen ihre Expertise vorrangig aus der eigenen körperlichen Erfahrung und dem direkten Spüren. Beide Gruppen haben ihre eigene unverzichtbare Perspektive und Herangehensweise, und von unschätzbarem Wert ist es, wenn sie sich miteinander verbinden. Der Teil I dieses Buches repräsentiert die Denkweise der ersten Gruppe, während Teil III die Welt der „Beweger" widerspiegelt. Der nun beginnende Teil II hat die Aufgabe, diese beiden Perspektiven miteinander zu verknüpfen. Hier werden theoretische Grundlagen in die praktische Anwendung überführt.

Durch gezieltes Training schaffen wir im Körper eine Art „kontrollierte Unruhe". Gewebe, Zellen und Systeme werden stimuliert, sie werden auf den Weg der Anpassung gebracht, Gewebeverbände sollen sich neu auf- und umbauen. Dieser Prozess ist essenziell, um Veränderungen bzgl. der körperlichen Leistungsfähigkeit und Gesundheit zu bewirken. Doch hierbei ist das richtige Grundverständnis von großer Bedeutung. Nur wenn wir die wissenschaftlichen Prinzipien hinter dem Training verstehen, können wir unsere Ziele auf sichere und effektive Weise erreichen.

In diesem Kapitel starten wir unsere Reise in die angewandte Sportwissenschaft (applied science). Beginnend betrachten wir eine von mir durchgeführte Studie, in der ich mich mit einem Mobility Training als Multikomponentenprogramm auseinandergesetzt habe. Als Ziel der Studie habe ich die Auswirkungen des Trainings auf die myofaszialen Strukturen des Rückens und der Extremitäten untersucht. Durch diese praxisorientierte Forschung erhofften wir uns nicht nur Erkenntnisse über die konkreten Effekte des Mobility Trainings, sondern auch einen übergreifenden Ansatz für die sinnvolle Verbindung von wissenschaftlichem Wissen und praktischer Anwendung im Sport und Training.

Mobilitätstraining unter faszialer Lupe

Vorstellung einer Interventionsstudie

Die meisten Mobilitätstrainings (Mobility Trainings) sind Multikomponentenprogramme – diverse Techniken wirken auf viele Körperregionen innerhalb einer Trainingseinheit. Es ist eine weit verbreitete Form des Fitnesstrainings im Gesundheits-, Freizeit oder Leistungssport. Die Studienlage zur Wirkung solcher und ähnlicher Multikomponentenprogramme auf das Muskel- und Fasziensystem ist gering. Teilnehmer von gymnastischen Programmen, wie es ein Mobility Training darstellt, fühlen sich im Anschluss an ihr Training besser, schmerzfreier, mobiler, kräftiger und aufgerichteter – haben ein besseres Körpergefühl, so lehren es uns viele Fallberichte. Es gibt allerdings lediglich ein gut untersuchtes Aufwärmprogramm, welches die Wirksamkeit eines Multikomponentenprogramms in Bezug auf Prävention (im Sinne von Vermeidung von Verletzungen) umfangreich nachweisen konnte. Es ist das von der Santa Monica Sports Medicine Foundation (SMSMF) und dem Osloer Sports Trauma and Research Centre (OSTRC) 2006 entwickelte Aufwärmprogramm FIFA 11+.

Über 100 Studien zeigten, dass das „FIFA 11+ Warm-up" Verletzungen vor allem im Fußballsport signifikant verhindern kann (Bizzini & Dvorak, 2015; Owoeye et al., 2014; Silvers-Granelli et al., 2015). Einschränkungen in der Beweglichkeit oder auch Dysbalancen im myofaszialen System schädigen nachweislich Weichteile, Wirbel- und Körpergelenke (Glick, 1980; LaStayo et al., 2003; Witvrouw et al., 2003). Der angenommene (gefühlte/erfahrungswissenschaftliche) präventive Nutzen von gymnastischen Multikomponentenprogrammen, wie Mobilitätstrainingseinheiten Yoga, Stretching, u. v. m., die weite Verbreitung der Anwendung im Fitness- und Gesundheitssport und die recht rudimentäre Studienlage veranlassten mich, nach aktuellen sportbiowissenschaftlichen Gütekriterien ein Studiendesign zu entwickeln, welches den Nutzen eines Mobility Trainings unter Beweis stellen sollte. Untersucht wurde, wie sich ein Mobility Training auf die Steifigkeit der Myofaszie (Muskelgewebe und die sie umgebenden faszialen Strukturen (Endo-, Peri- und Epimysium)) und die Beweglichkeit der Körper- und Wirbelsäulengelenke auswirkt und wie sich die Körperwahrnehmung sowie das subjektive Empfinden in Bezug auf Schmerz, Verspannung und allgemeine Missempfindungen verändert.

Studiendesign

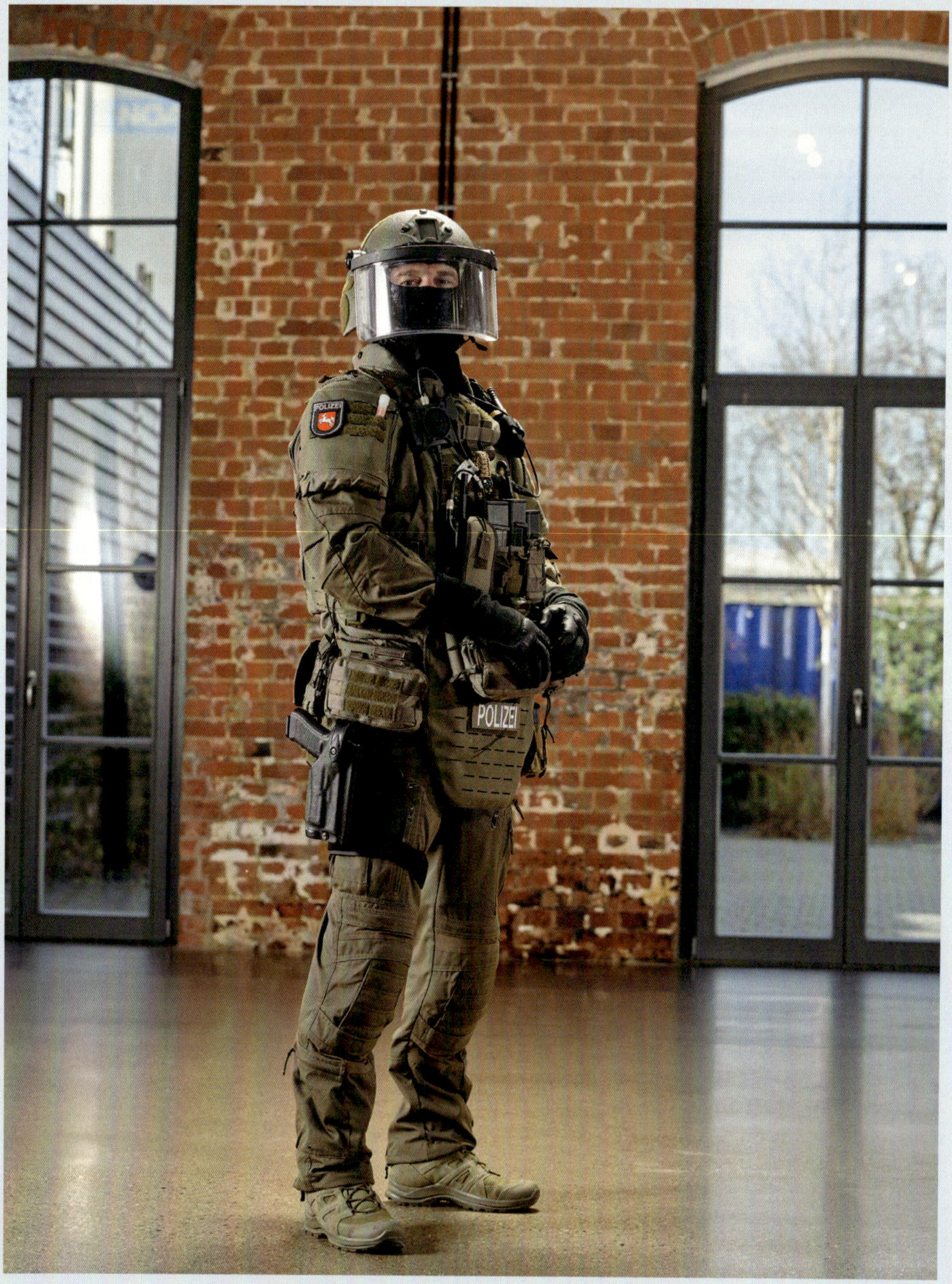

Abb. 42: SEK-Beamter in Schutzkleidung

Als Testgruppe wurden Probanden des SEK Niedersachsen (eine Spezialeinheit des Landeskriminalamtes) rekrutiert. Eine genderhomogene Stichprobe mit Personen ab 22 Jahren, die hohen körperlichen Belastungen (ø 24,7 Std./W.) im Wochenalltag ausgesetzt sind. Die Probanden absolvierten dreimal pro Woche für 35 Minuten das Interventionsprogramm - eine Mobility Routine - für einen Zeitraum von 12 Wochen. Untersucht wurde die Steifigkeit der Myofaszie mit der (large area) Scherwellen-Elastografie (SWE) an 22 Regionen, die Beweglichkeit (range of motion/ROM) der Hals- und Lendenwirbelsäule, der Schulter, der Hüft-, Knie- und Sprunggelenke mittels Goniometern (Beweglichkeitsmessinstrumente), die Druckschmerzschwelle (PPT - Pressure Pain Threshold/Algometer) am M. trapezius (Nackenmuskel) und an der thorakolumbalen Faszie (TLF/Lendenfaszie) Höhe LWK 4. Verspannungen, Schmerzen und Missempfindungen wurden mit der numerischen Schmerzskala/Numeric Pain Rating Scale (NPRS) von 0 bis 10 erfasst.

Für Interessierte ist die gesamte Arbeit als Monografie in der Bibliothek Hildesheim (digital) hinterlegt: https://doi.org/10.25528/099. Veröffentlicht ist die Arbeit ebenso als Artikel der Zeitschrift journal of clinical medicine: https://www.mdpi.com/2077-0383/13/2/329.

Mobilität ist ein wichtiges und vor allem zeitgemäßes Thema. Seit Jahrzehnten investieren wir in die Wirtschaftssegmente der Industrie - Autos, Flugzeuge, E-Mobilität etc. Wir wollen mobil, schnell und vor allem uneingeschränkt unterwegs sein. Doch ist es unser Körper auch? Dass die Beweglichkeit, die eigene Körpermobilität, nachlässt, beobachten Trainer und Therapeuten bei ihren Klienten in immer jüngeren Jahren. Wahrscheinlich ist es ein sich gegenseitig bedingendes System. Immer mehr Hilfsmittel sorgen für Mobilität: Fahrstühle, Rolltreppen, E-Scooter, E-Bikes. All diese Hilfsmittel nehmen uns körperliche Arbeiten ab und unser Körper wird immer steifer und unbeweglicher. Er „rostet ein". Die Folge ist, dass selbst die Bewegungen des täglichen Lebens mühsamer werden. Vor allem aber schüren wir durch unsere Unbeweglichkeit ein Feuer, in dem unzählige Krankheiten ihren Ursprung finden können.

Mobil und beweglich zu sein ist nicht nur wichtig, um bequem große Hindernisse übersteigen zu können oder mit den Händen locker den Boden zu berühren, sondern um unseren Körper, besonders unsere Gelenke, gesund zu erhalten. Jede Bewegungseinschränkung im Gelenk bedeutet eine Minderversorgung im nicht bewegten Gelenkbereich. Jede Minderversorgung führt zur Anhäufung von Stoffwechselendprodukten, die das chemische Milieu im Grundgewebe, so auch im Gelenk, verändern.

Sechs Basistechniken für ein Mobilitätstraining

Auf der Grundlage der Anatomie und Physiologie des Fasziensystems und der abgeleiteten Annahmen zur Wirkungsweise von Bewegung auf die Bestandteile Zellen, Fasern und Grundsubstanz wurden sechs Basistechniken entwickelt:

BT1	Bewegungsumfang
BT2	Druckschwankung
BT3	Dehnung
BT4	Myofasziale Bahnen
BT5	Wärme
BT6	Rotation

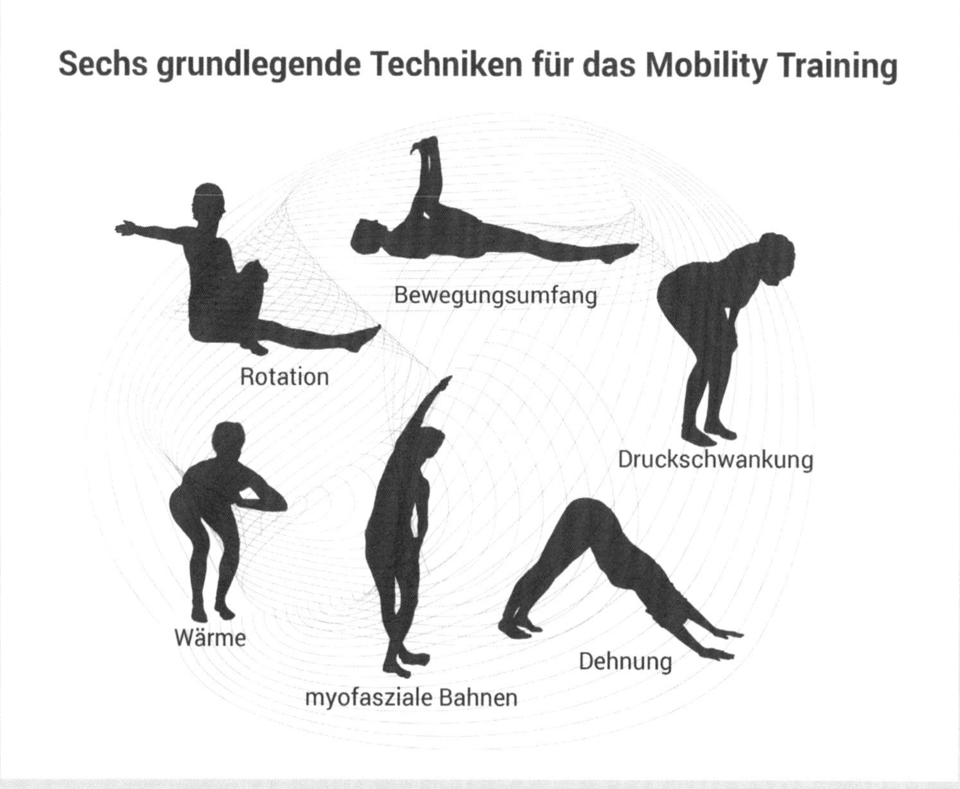

Abb. 43: Sechs Basistechniken für ein Mobilitätstraining

Im Folgenden werden die sportwissenschaftlichen Hintergründe (applied science) dieser sechs Basistechniken beschrieben.

BT1 Bewegungsumfang

Jedes Gelenk hat einen maximalen Bewegungsumfang (range of motion/ROM), der aufgrund verschiedener Ursachen eingeschränkt sein kann:

- Die Grundsubstanz ist stark viskös (zähflüssig) oder reduziert, Densifikationen oder Ödeme begrenzen den ROM.
- Eine gestörte Kollagenarchitektur, ein Kollagenfaserüberschuss, Adhäsionen oder auch Fibrosen führen zu einer Einschränkung der Gelenkbeweglichkeit.
- Sarkomerkontrakturen (Triggerpunke) begrenzen die Beweglichkeit.
- Schmerzen aufgrund einer erhöhten Sensibilität der Nerven begrenzen den Bewegungsumfang eines Gelenks oder der Wirbelsäule.

In einem Tierversuch konnte nachgewiesen werden, dass Bewegungsrestriktion, also die Bewegungseinschränkung in einem Gelenk, zu nachhaltigen Veränderungen führt (Langevin et al., 2018). In dieser Studie wurde acht Wochen lang ein Hinterlauf am Rumpf von Schweinen fixiert. Der Bewegungsumfang des hinteren Hüftgelenks war entsprechend eingeschränkt. Die Restriktion führte nach dem Lösen zu einer verminderten Schrittlänge auf der manipulierten Beinseite, die sich allerdings bereits nach kurzer Zeit normalisierte. Jedoch zog die Intervention ein länger anhaltendes reduziertes Gleitverhalten der Lamina der thorakolumbalen Faszie (TLF/Faszie des unteren Rückens) nach sich. Wird das Bewegungsverhalten dieser Schweine mit dem Alltagsverhalten von Menschen verglichen, so kann davon ausgegangen werden, dass viele Menschen in ihrem Bewegungsalltag nicht den vollständigen Bewegungsumfang eines Gelenks nutzen. Beispielsweise wird das Hüftgelenk beim Aufstehen und Hinsetzen zwar bewegt, aber die komplette Flexion, Extension oder Rotationskomponenten fehlen. Der Schmerztherapeut Alexander Lay beschreibt es so: „Von unseren Bewegungsmöglichkeiten, unserer Bewegungsvielfalt, nutzen viele Menschen nur 15-20 %" (Bracht, 2010). Wenn im Alltag und Training nicht der komplette ROM benutzt wird, ist es wahrscheinlich, dass sich infolgedessen sowohl der ROM der Gelenke eingeschränkt hat, als auch andere die Beweglichkeit einschränkende Anpassungen der Myofaszie folgen und, wie im Beispiel der Schweine, die TLF mit vermindertem Gleitverhalten reagiert.

Bewegung

für die Faszien

Ziel eines Mobility Trainings sollte es also sein, mit dem individuell maximalen Bewegungsumfang (ROM) zu trainieren und die ursprünglichen Freiheitsgrade eines Gelenks zu erhalten oder aber wiederherzustellen.

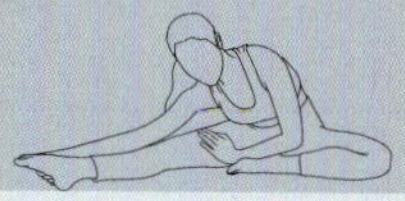

BT 2 Druckschwankung

„Dynamische mechanische Belastungen und Druckgradienten verursachen in jedem lebenden Gewebe feine Flüssigkeitsströme durch die EZM" (Meert, 2014). Lichtspektren können diese Flüssigkeitsströme visualisieren. Durch das Streben nach Aufrechterhaltung eines Gleichgewichts zwischen äußeren mechanischen Belastungen und innerem osmotischen Druck verändert sich beispielsweise der Flüssigkeitsgehalt des Bandscheibenkerns (Nucleus pulposus) ständig und verursacht Schwankungen in der Scheibenhydratation (Isherwood et al., 1986). Über Protonendichtemessung ermittelten Isherwood et al. quantifizierbare Daten zum Flüssigkeitsgehalt des Nucleus pulposus und seines Faserringes. Die Protonendichtemessung stellte sich als valides Mittel zur In-vivo-Bestimmung des Flüssigkeitsgehalts der Bandscheibe heraus, um Stress, Krankheit, Alterung oder auch Regenerationszeit zu ermitteln. Helmer et al. konnten im MRT an Achillessehnen von Kaninchen zeigen, dass Wasser bei langen Dehnungen (42 Min.) aus den unter Zug stehenden Strukturen herausgepresst wird (Helmer et al., 2006). Die Annahme für die Übungszusammenstellung der Mobility Routine ist, dass die durch Dehnung veränderte Drucksituation im Gewebe in der anschließenden Entlastungsphase für einen Rückstrom der Flüssigkeit sorgt. Die dadurch verbesserte Versorgungssituation der faserreichen Strukturen erhöht die bindegewebige Verschieblichkeit, infolgedessen steigt der ROM.

Bewegung

für die Faszien

Belastung/Kompression (Druck und Dehnung) und anschließende Entlastung sind Techniken, die während eines Mobility Trainings eine Hydration im Gewebe bewirken. Jeder Extensionsbewegung folgt eine Flexionsbewegung. Generell wird jede Bewegung bis an ihr Bewegungsende (maximaler Bewegungsumfang/Dehnung) durchgeführt, um im Anschluss die Gegenbewegung zu üben. Auch Umkehrhaltungen (Kopf ist unter der Herzhöhe) können durch veränderte Druckgradienten im Bandscheibengewebe als Hydrationstechnik mittels Druckschwankung bezeichnet werden.

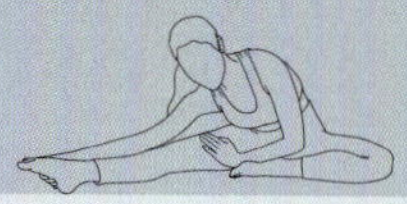

BT 3 Dehnung

Dehnungen können sehr unterschiedlich ausgeführt werden. Es gibt statische und dynamische Techniken, aktive und passive. Entscheidend scheinen die Intensität und die Regelmäßigkeit des Trainings zu sein, um die gesetzten Ziele zu erreichen. Eine Studie von Thomas) fand heraus, dass regelmäßiges Dehnen, im optimalen Fall fünfmal pro Woche für einen Zeitraum von fünf Minuten pro Körperregion, zu den besten Beweglichkeitssteigerungen führte (Thomas et al., 2018). In Bezug auf die Beweglichkeitssteigerung scheint dann die gewählte Intensität eine weitere entscheidende Größe zu sein. 2020 untersuchte eine Gruppe die Wirkung von statischen Dehnungen unterschiedlicher Intensität und Länge (Fukaya et al., 2020). Wie schon die Gruppe um Thomas zeigte, scheint eine längere Dauer einer Dehnung nicht zu einem größeren Dehnerfolg in Bezug auf ROM zu führen, allerdings fanden sie heraus, dass die Dehnintensität sehr wohl einen Unterschied macht. Die besten Steigerungen im ROM zeigten sich bei 100 % Dehnintensität (individuelle Dehngrenze) oder sogar darüber hinaus - 120 % Dehnintensität (passive Unterstützung eines Partners über die individuelle Dehngrenze hinaus).

für die Faszien

Bewegung

Um die Beweglichkeit zu steigern, lohnt es sich, mehrmals pro Woche (5 x) für eine kurze Zeitspanne (5 Minuten pro Region) intensiv (100-120 %) zu dehnen. Die Dehnmethode spielt dabei eine untergeordnete Rolle.

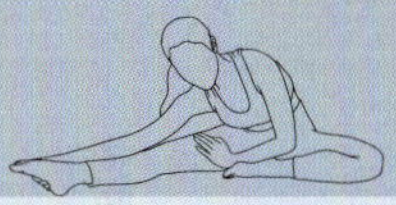

Dehnungen haben jedoch nicht nur das Ziel, die Beweglichkeit zu steigern. Mehrere Studien belegen, dass die Dehnung zu einer Reduktion von Entzündungen führen kann (Berrueta et al., 2018; Berrueta et al., 2016; Bouffard et al., 2008; Corey et al., 2012) und anti-fibrotischen Einfluss nimmt. Einer Narbenbildung kann durch moderates Dehnen (niedrig intensiv an der individuellen Dehnschwelle) vorgebeugt werden (Mense, 2021). Das an sich ist ein sehr wertvolles Ergebnis aus der Faszienforschung.

Darüber hinaus kann Dehnen aber eine regelrechte Wunderwaffe sein:

- Dehnen führt zu einer Zunahme der Gewebesteifigkeit (Schleip et al., 2012; Williams & Selkow, 2019; Yahia et al., 1993),
- Dehnen reduziert die arterielle Steifigkeit,
- Dehnen steigert die Endothelfunktion (Gefäßinnenwand) und
- Dehnen senkt die Herzfrequenz (Kato et al., 2020).

Eine Gruppe um Jan Wilke untersuchte die Auswirkungen von lokalen Dehnungen der Wade auf einen dehnungsfernen Bereich (Halswirbelsäule/HWS) (Wilke et al., 2016; Wilke, Niederer, Vogt & Banzer, 2016; Wilke, Vogt, Niederer & Banzer, 2017). Die Beweglichkeit der Halswirbelsäule war im Anschluss an eine Wadendehnung in alle Bewegungsrichtungen höher. Ein Hinweis darauf, dass lokales Dehnen einen Ferndehneffekt hat (Wilke et al., 2020). Lokales Dehnen scheint keinen größeren Effekt zu zeigen als Dehntechniken, die der myofaszialen Idee des Dehnens in längeren oder langen myofaszialen Einheiten (myofasziale Bahnen – s. BT 4) folgen. Wenn man in bisherigen Denkmodellen dachte, dass wir beim Dehnen die Muskeln, sprich die Muskelzellen, dehnen, so sollten wir dieses Denkmuster um die Wirkung auf das fasziale System (und autonome Nervensystem) erweitern.

Bewegung

für die Faszien

- Intensives (Dehngrenze 100–120 %), regelmäßiges (mehrmals die Woche) Dehnen steigert die Beweglichkeit.
- Moderates Dehnen (Dehnschwelle) wirkt antientzündlich und fibrotischen Ereignissen entgegen, reduziert die Gefäßsteifigkeit und steigert die Aktivität der Gefäßinnenhaut.
- Langkettiges Dehnen steigert die Beweglichkeit auch in dehnungsfernen Regionen (globales Dehnen/myofasziale Bahnen).

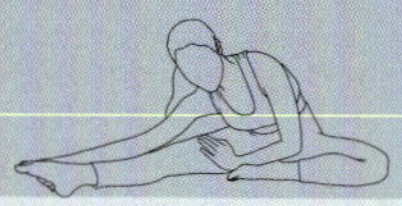

BT 4 Myofasziale Bahnen

Kurt Tittel beschrieb bereits 1956 in seinem Lehrbuch zur Anatomie des Menschen Beuge- und Streckschlingen (Tittel, 1985). Funktionelle, sportartspezifische Muskelschlingen, die im Muskelzusammenspiel eine Rotation oder Seitneige des Körpers bewirken. Auch Kabat (zitiert nach Buck, 2019) lehrte bereits vor über 60 Jahren die PNF-Therapie-Methode (Propriozeptive Neuromuskuläre Fazilitation), die schwächere, meist krankhafte Muskeln in stärkere synergistische Muskelketten einbettet, um Funktionsstörungen zu kompensieren. Myers entwickelte nach vielen Jahren, in denen die Aufmerksamkeit vermehrt auf isolierten, einzelnen Muskeln lag, das Modell der myofaszialen Bahnen (Myers, 2011). Wilke, Krause et al. (2016) fertigten aufgrund der wiedergewonnenen Aufmerksamkeit der Muskel-Faszien-Schlingen für den Trainingsprozess eine Arbeit zur Überprüfung der myofaszialen Bahnen an. Gute Evidenz fand die Gruppe für die oberflächliche Rückenlinie (ORL), die funktionelle Rückenlinie (fRL) und die funktionelle Frontallinie (fFL). Mittelmäßige Evidenz zeigten die Laterallinien (LL) und die Spirallinien (SPL) (s. Teil I: Foundation, Kap. Tensegrale Systeme).

Faszien dienen der funktionellen Kraftspannungs- (auch Dehnspannungs-)Übertragung (Findley et al., 2015; Maas & Sandercock, 2010).

für die Faszien

Bewegung

Die Berücksichtigung myofaszialer Bahnen beim Mobility Training ist für eine gute aufrechte Haltung und eine optimale Kräfteverteilung im Körper von Bedeutung. Im Kapitel Tensegrale Systeme und myofasziale Bahnen werden die myofaszialen Bahnen inklusive ihrer spannungsübertragenden Funktion näher erläutert.

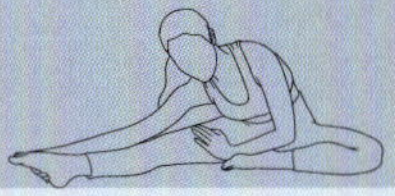

BT 5 Wärme

Die Steigerung von Körperwärme wirkt sich auf die Stoffwechselaktivität aus. Sie steigt und die Viskosität (Zähigkeit) der Grundsubstanz nimmt ab (Abdel-Sayed et al., 2014; Li et al., 2019; Sapin-de Brosses et al., 2010). In einer In-vitro-Studie konnte die Arbeitsgruppe um Abdel-Sayed eine temperaturabhängige anabole (aufbauende) Wirkung am Gelenkknorpel nachweisen. In den Knorpel-Explantaten zeigte sich eine Temperatur zwischen 36 °C und 38 °C als optimal für anabole Stoffwechselvorgänge. Das menschliche Knie hat im Ruhezustand eine Temperatur von etwa 33 °C. Klingler bestätigt eine Zunahme der Enzymaktivität bei gesteigerter Körpertemperatur (Klingler, 2020). Im Organbad konnte die Gruppe nachweisen, dass die Zunahme von ca. einem Grad Körpertemperatur eine Zunahme der Enzymaktivität zwischen 5 und 10 % bewirkt. Eine aktuelle Arbeit von Freiwald und Schleip unterstreicht die Wirkung von Wärme auf das fasziale System mit therapeutischem Nutzen (Freiwald et al., 2021).

für die Faszien

Bewegung

Ein Mobility Training sollte über eine Zunahme der Durchblutung den Körper erwärmen. Eine Mehrdurchblutung sorgt in der Arbeitsmuskulatur für eine gesteigerte Stoffwechselaktivität. Besonders der Einsatz großer Muskelgruppen wie die der Beinmuskeln führt über eine Mehrdurchblutung zur Erhöhung der Herzfrequenz und trägt so zur Steigerung der Körperwärme effizient bei. Die Integration der Beinmuskulatur sollte entsprechend jedes Mobility Training begleiten.

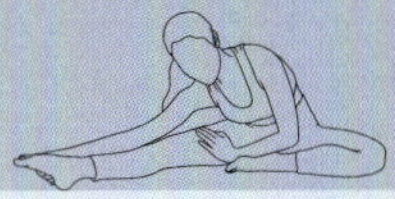

BT 6 Rotation

Rotationsbewegungen führen zu Scherkräften. Lange Zeit versuchte man diese, aus Sorge vor Schädigung der Gelenkstrukturen, aus gesundheitsfördernden gymnastischen Übungsprogrammen zu eliminieren. Mit dem neuen Verständnis zur Wirkung von Scherung auf die Grundsubstanz der extrazellulären Matrix ist eine bewusste Integration von Rotationen und Scher-/Gleitbewegungen von großer Bedeutung für den Gesunderhalt schlecht versorgter (braditopher) Gewebebereiche wie Bandscheiben und Gelenkknorpel. Wiederkehrende Scherkräfte nehmen Einfluss auf die Makromoleküle der Grundsubstanz (Elhadj et al., 2002; Fede et al., 2018; Zhang & Christopher, 2015). Die hydrodynamische Scherschmierung verbessert sich durch die Bewegung. Eine Arbeitsgruppe des Max-Planck-Instituts visualisierte durch Computersimulation das lineare Verhalten der Makromoleküle (Hyaluronan/HA) und verglich sie mit einer Perlenkette, die aus geknäuelten und gestreckten Abschnitten besteht (Wengenmayr, 2002). Steigt die Konzentration und mit ihr die Viskosität, werden die Knäuel größer und die gestreckten Abschnitte nehmen ab. Bei hoher Viskosität entstehen kompakte (verklumpte) Gebilde. Ein unendliches dreidimensionales Netzwerk mit vielen Verknotungen und Verschlingungen (engl. entanglements) lässt die Viskosität steigen. Diese zusätzlichen Bindungen, die das Makromolekül verknäueln, können schnellen Strömungsänderungen des Gewebswassers (Grundsubstanz) eine Zeit lang standhalten. Wirken diese hervorgerufenen Strömungskräfte über einen längeren Zeitraum, entknoten sich die Ketten langsam und die Viskosität sinkt (s. Teil I: Foundation, Kap. Grundsubstanz).

Bewegung für die Faszien

Wiederkehrende, repetitive Rotationsbewegungen oder auch Scher-Gleitbewegungen der Gelenke mindern die Viskosität, steigern die Scherschmierung, erweitern den ROM und sollten bewusst in ein Mobility Training integriert werden.

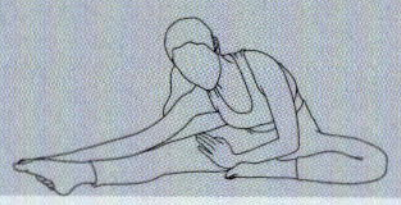

Alle vorgestellten Techniken (BT 1–BT 6) sollten Bestandteil eines gesundheitsorientierten Mobility Trainings zur Steigerung der Versorgung und Beweglichkeit sein, um Schmerzen zu reduzieren/verhindern und Degenerationen entgegenzuwirken. Es ist zu empfehlen, ein Mobilitätstraining wie die gewohnten Tätigkeiten der Körperhygiene – Waschen, Zähneputzen, Haare kämmen – in den Alltag routinemäßig zu integrieren. Ein Mobilitätstraining sollte zur Routine werden, deswegen: Mobility Routine!

Ein vorchoreografiertes Mobility Training (35 Minuten) als Interventionsmaßnahme wurde den Probanden der Studie mittels einer Videodatei zur Verfügung gestellt.

Bei Interesse ist diese Videodatei als „Final cut"-Version (35 Min.) und als Lehr- und Lernvideo (60 Min.) erhältlich:
https://gunda-slomka.de/produkte

Die Mobility Routine wurde im Flow (alle Bewegungen sind miteinander verknüpft und gehen ineinander über) und im Loop-System unterrichtet. „Loop" bedeutet, eine Bewegung wird gelernt, mit der zweiten Bewegung verbunden, dann wird wieder mit Bewegung eins begonnen. So entstehen Bewegungsverbindungen, die mehrfach wiederholt, technisch perfektioniert und im Bewegungsradius gesteigert werden können. Die folgenden Seiten zeigen drei Beispiele.

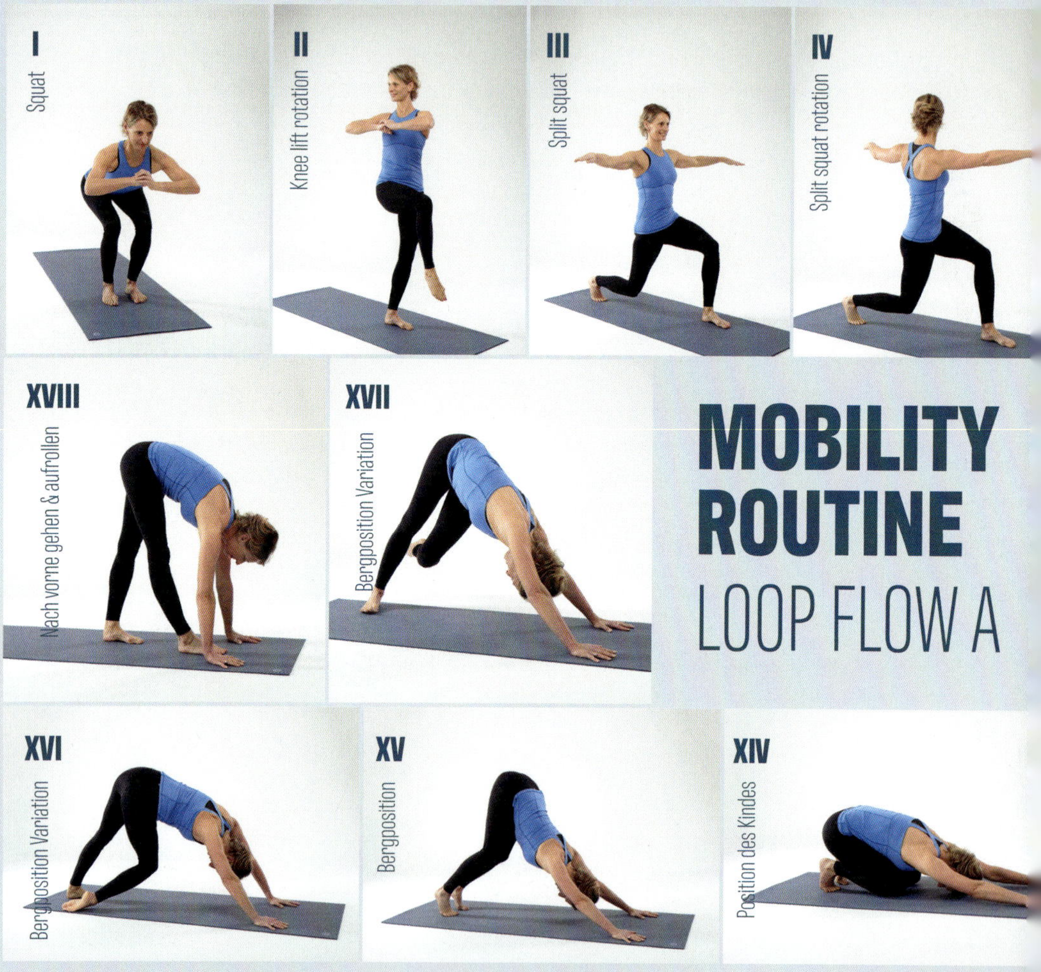
I
Squat
II
Knee lift rotation
III
Split squat
IV
Split squat rotation
XVIII
Nach vorne gehen & aufrollen
XVII
Bergposition Variation
MOBILITY ROUTINE
LOOP FLOW A
XVI
Bergposition Variation
XV
Bergposition
XIV
Position des Kindes

Abb. 44: Mobility Routine – Loop Flow A

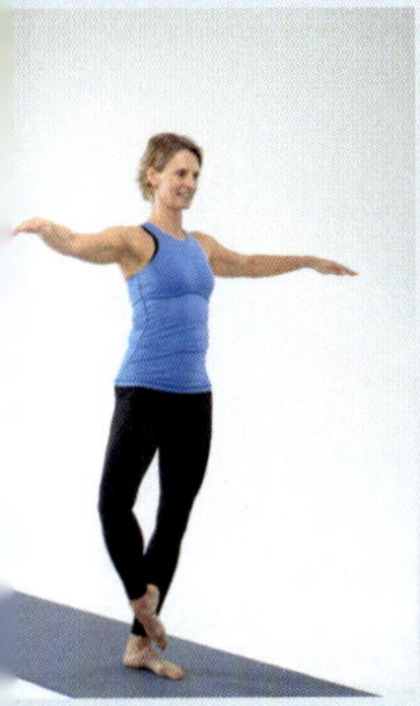

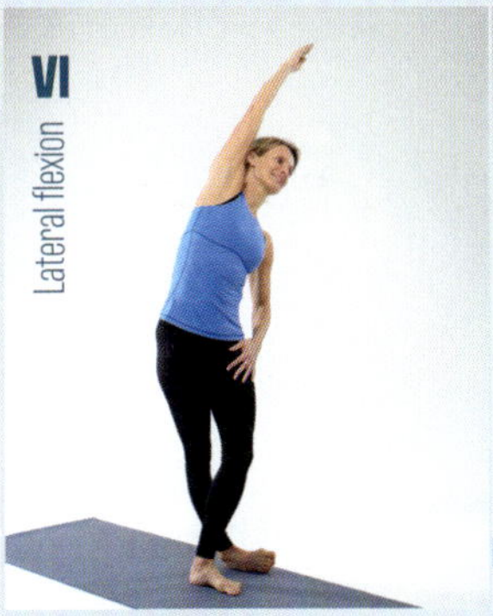

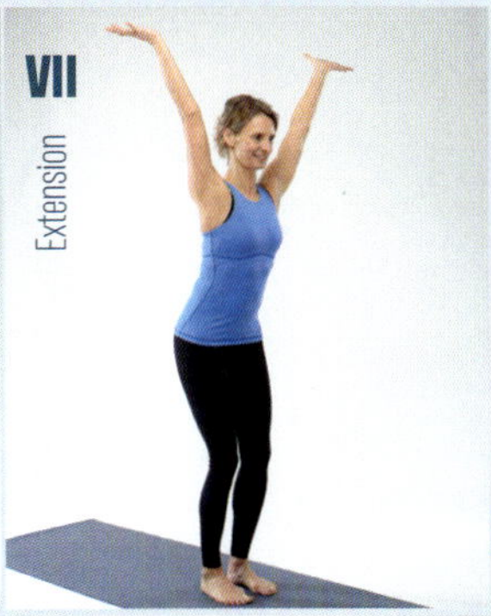

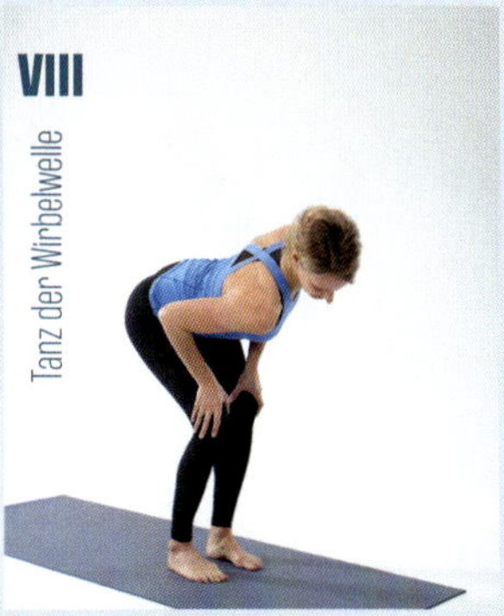

Wiederhole den gesamten Loop Flow (Übung I-XVIII) für die zweite Körperseite. Wiederhole alles 2-3 x und erweitere bei jedem Durchlauf den Bewegungsumfang (ROM).

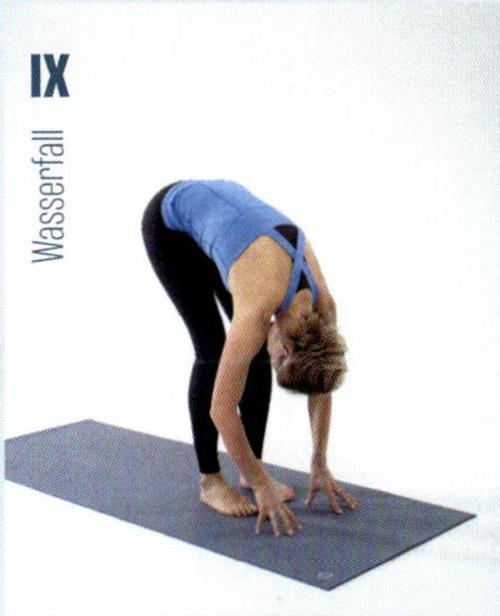

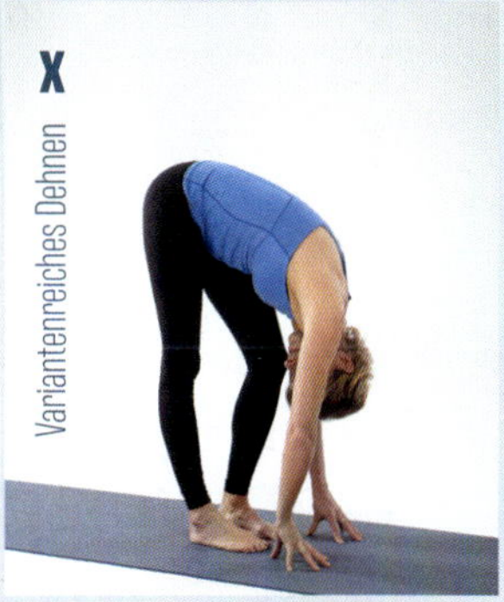

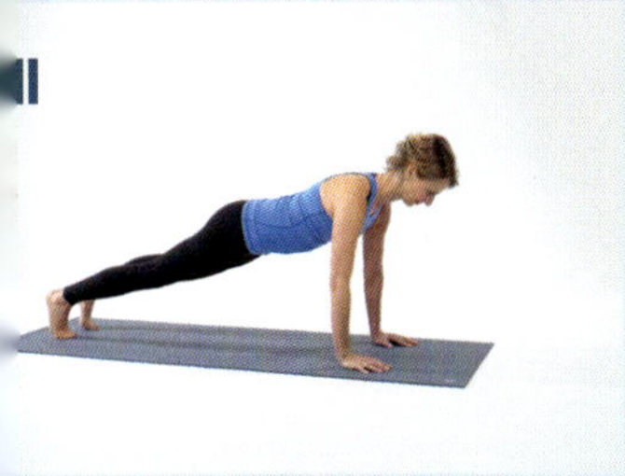

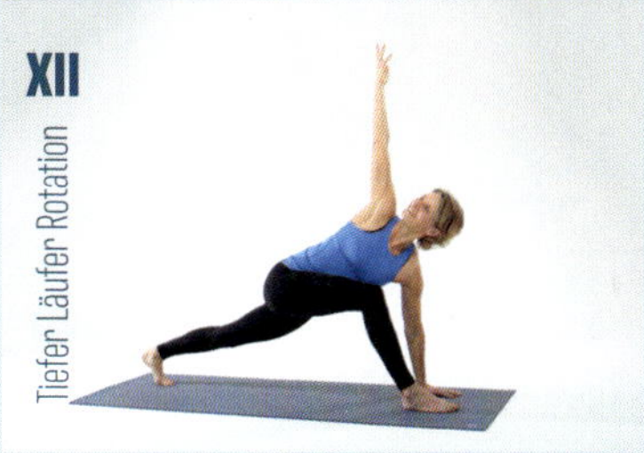

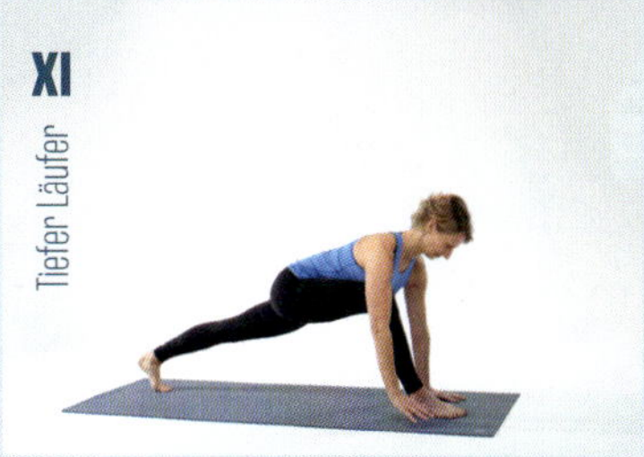

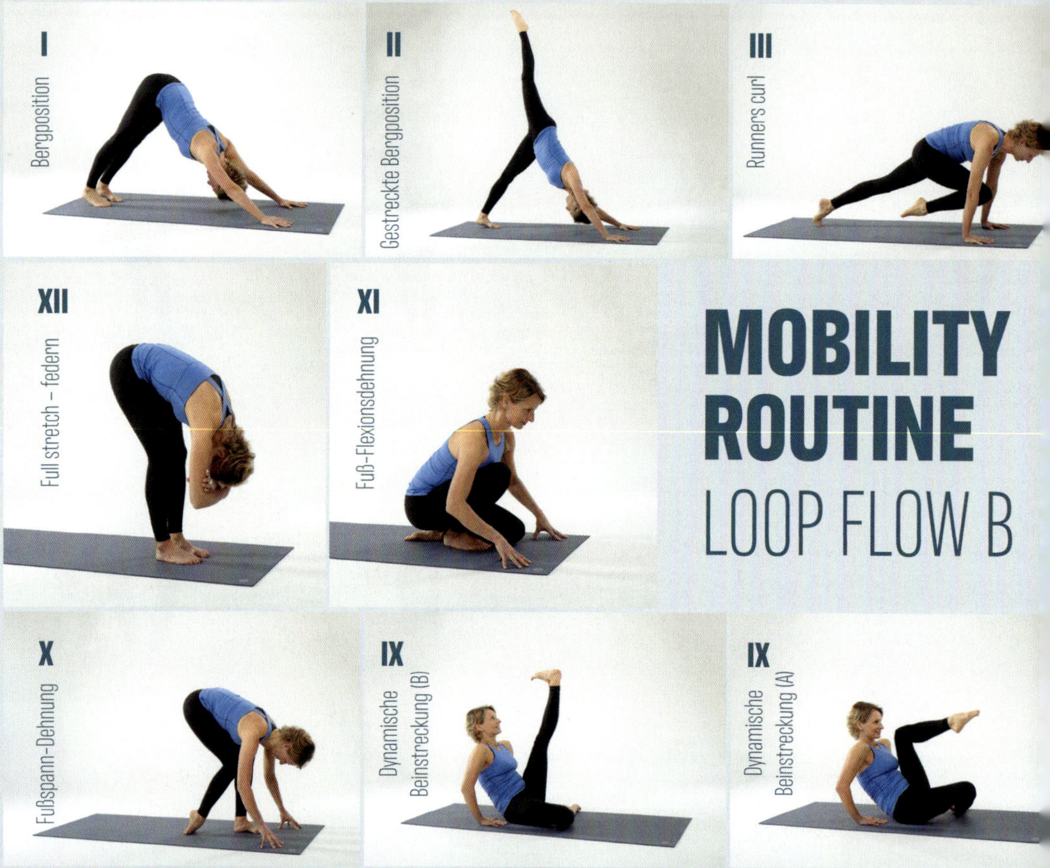
I
Bergposition
II
Gestreckte Bergposition
III
Runners curl
XII
Full stretch – federn
XI
Fuß-Flexionsdehnung
MOBILITY
ROUTINE
LOOP FLOW B
X
Fußspann-Dehnung
IX
Dynamische
Beinstreckung (B)
IX
Dynamische
Beinstreckung (A)

Abb. 45: Mobility Routine – Loop Flow B

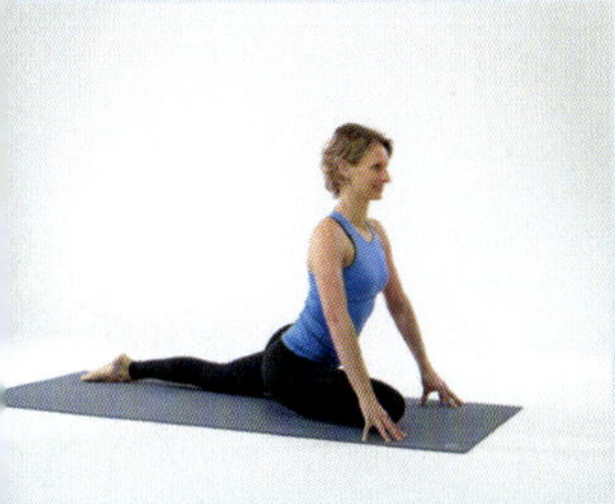

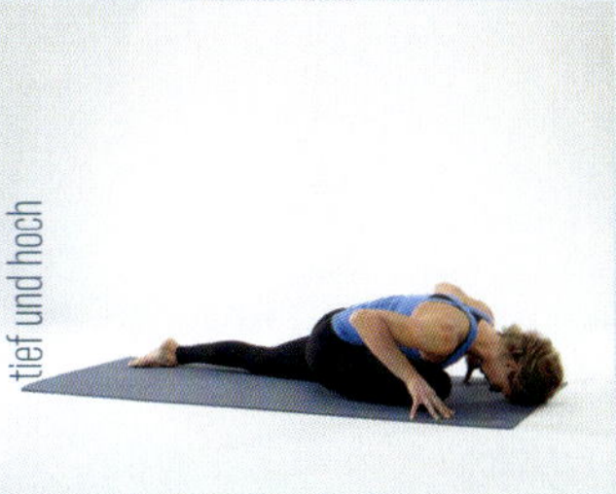

V

Dynamischer Schwan tief und hoch

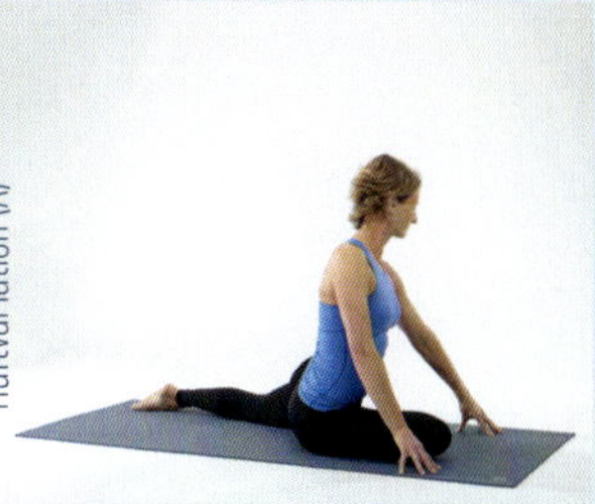

VI

Dynamischer Schwan Hüftvariation (A)

Wiederhole den gesamten Loop Flow (Übung I-XII) für die zweite Körperseite. Wiederhole alles 2-3 x und erweitere bei jedem Durchlauf den Bewegungsumfang (ROM).

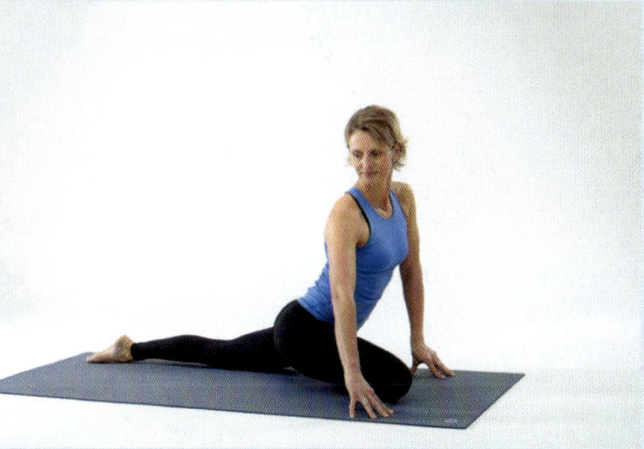

VI

Dynamischer Schwan Hüftvatiation (B)

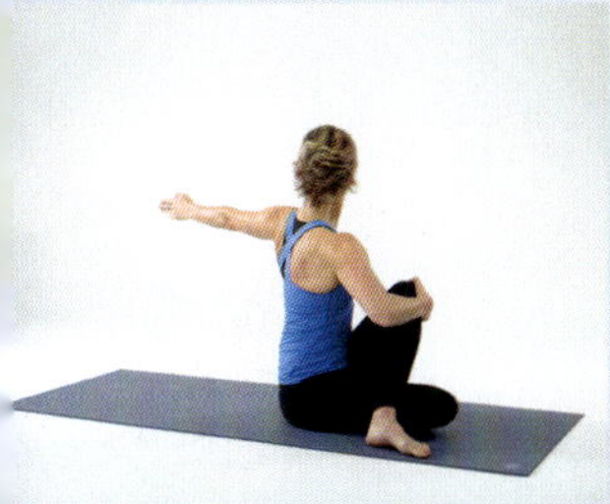

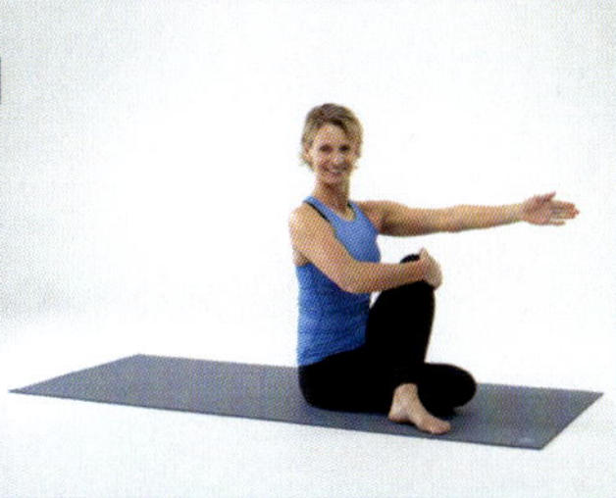

VIII

Wirbelsäulenrotation (A)

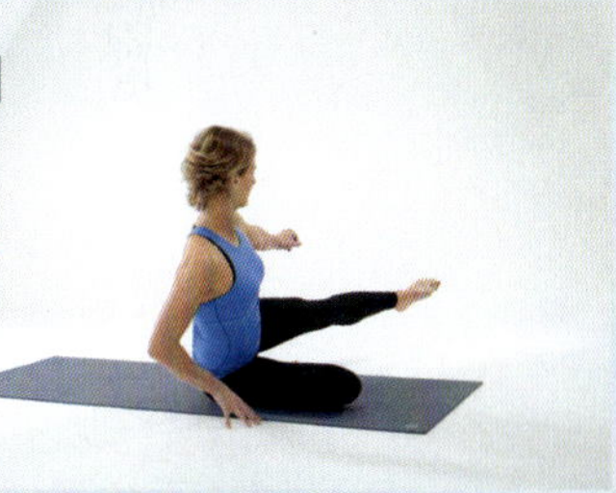

VII

Beinzirkel

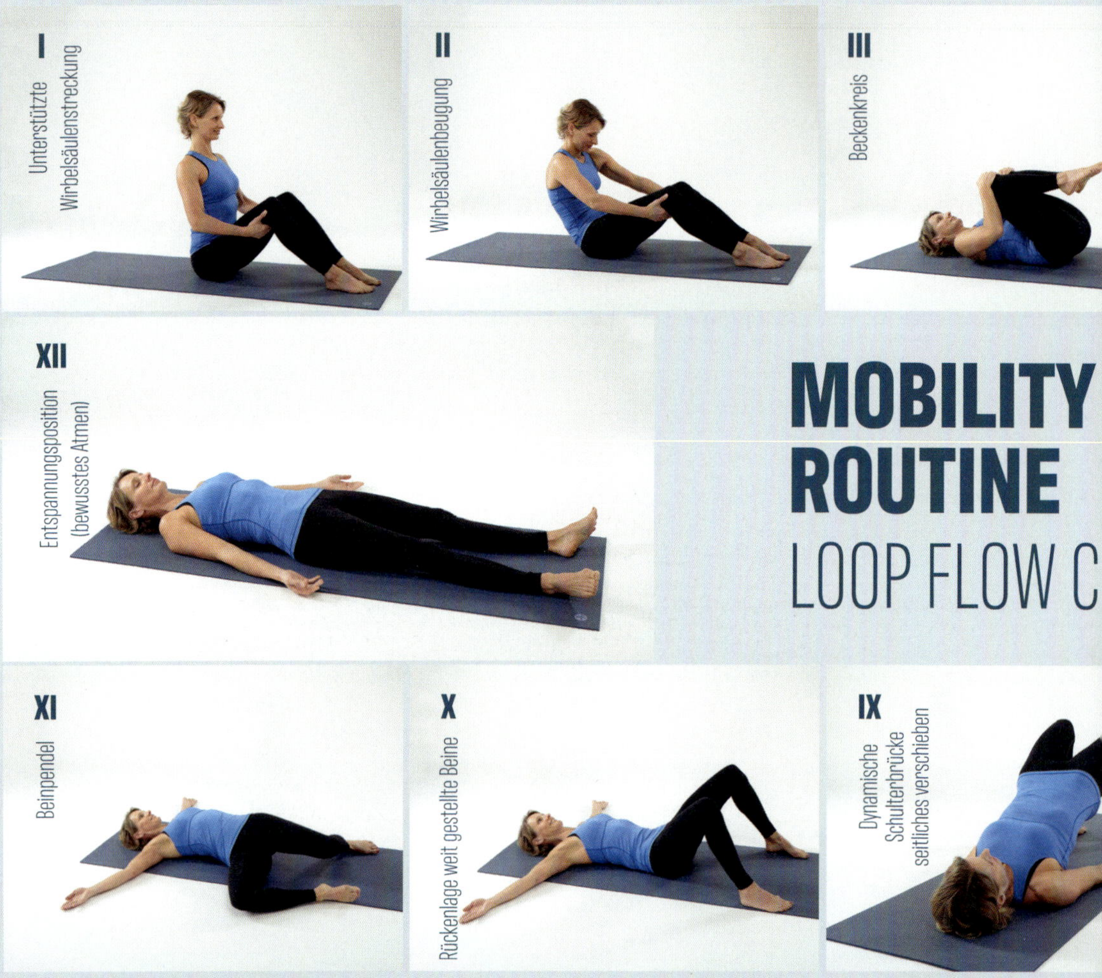
I
Unterstützte Wirbelsäulenstreckung
II
Wirbelsäulenbeugung
III
Beckenkreis
XII
Entspannungsposition (bewusstes Atmen)
MOBILITY ROUTINE
LOOP FLOW C
XI
Beinpendel
X
Rückenlage weit gestellte Beine
IX
Dynamische Schulterbrücke seitliches verschieben

Abb. 46: Mobility Routine – Loop Flow C

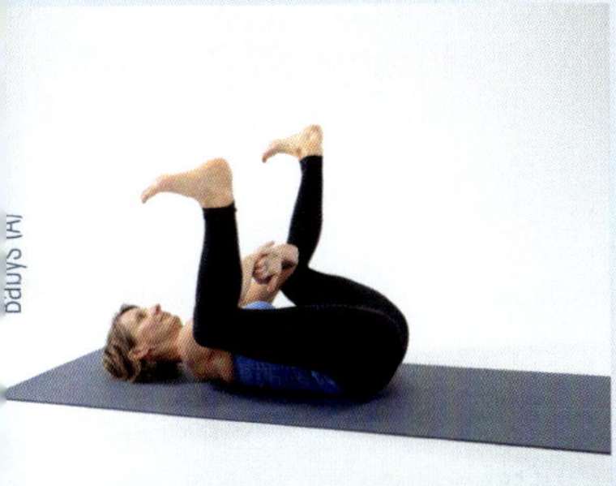

Babys (A)

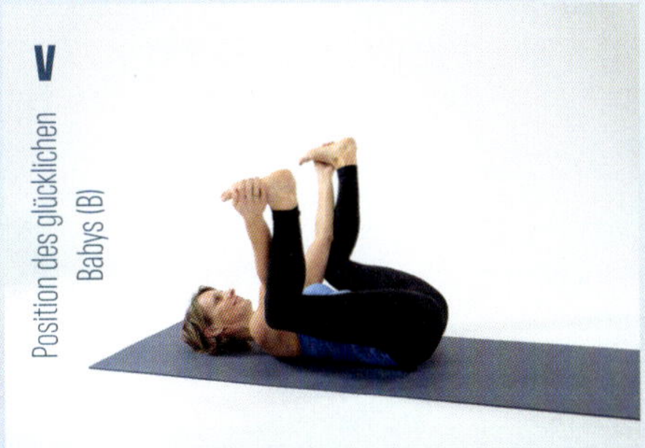

V

Position des glücklichen Babys (B)

Praktiziere die einzelnen Übungen solange es dir gut tut. Der Loop Flow C (Übung I-XII) wird nur 1 x durchlaufen.

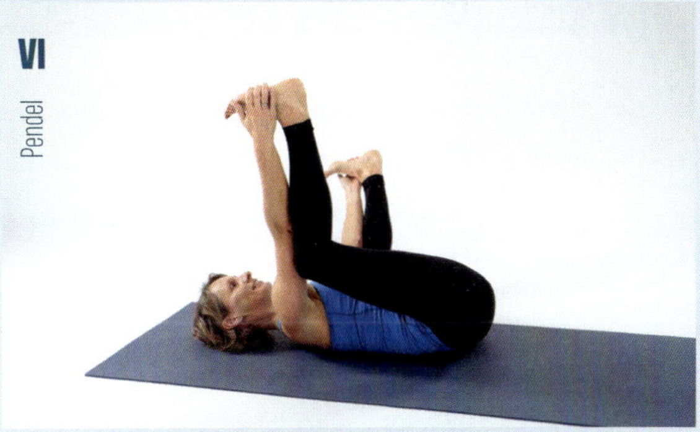

VI

Pendel

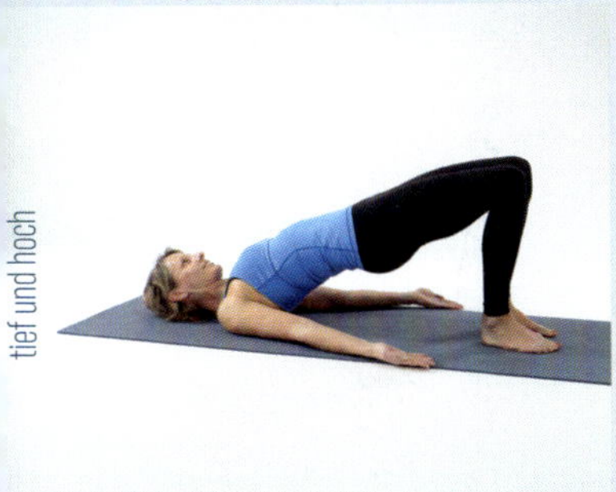

tief und hoch

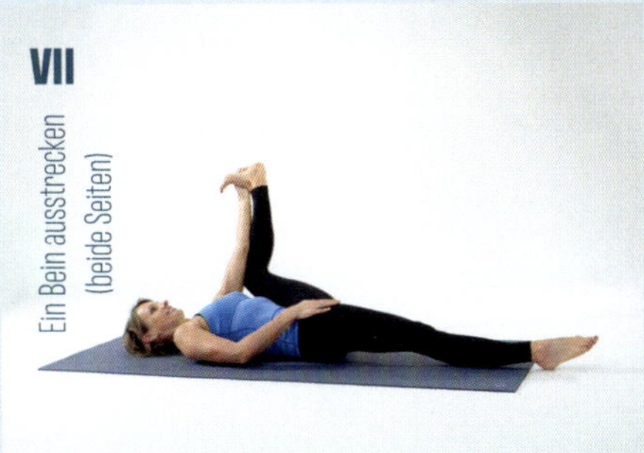

VII

Ein Bein ausstrecken (beide Seiten)

Die folgende Tabelle bietet einen Überblick über das gezielte Platzieren der Einzelübungen innerhalb der kompletten Mobility Routine unter Berücksichtigung der sechs Basistechniken. Die Übungen sind in der Reihenfolge genannt, wie sie in der Abfolge der Mobility Routine geübt werden. Die Kreuze zeigen die Basistechnik an, die die Übung nutzt. Übungen mit der Basistechnik „Wärme" stehen am Anfang der Routine. Die Hydrationstechniken „Rotation" und „Druckschwankung" sind gleichmäßig über die gesamte Abfolge verteilt. Die Techniken „Dehnung" und „Bewegungsumfang" sind an die Techniken zur Hydration gekoppelt, da sie sie als Grundlage benötigen. Die Übungen für die „myofaszialen Bahnen" finden wir überwiegend in der Mitte der Abfolge.

Tab. 2: Basistechniken in Bewegung.
Alle Übungen sind im Teil III: Praxis zu finden.

Übung MR-Training	Bewegungsumfang	Druckschwankung	Dehnung	Myofasziale Bahnen	Erwärmung	Rotation
aufrechter Stand Atmung		X				
Lateralflexion		X				
Squat-knee-rotation		X			X	X
Split squat					X	
Split squat mit Rotation					X	X
Hüftgelenk Innen- und Außenrotation	X					X
Lateralflexion dyn.	X	X	X			
großer Armkreis	X	X	X			X
Tanz der Wirbelwelle		X	X			X
aushängen tiefe Rumpfbeuge		X	X	X		
Tabletop position		X			X	
tiefe Rumpfbeuge		X	X			
Tabletop position Flow		X	X	X	X	
Fersentreten Rumpfbeuge		X	X	X		
dynamischer tiefer Läufer	X		X	X		
tiefer Läufer Rotation	X		X	X		X
kraftvolle Planke					X	

Übung MR-Training	Bewegungsumfang	Druckschwankung	Dehnung	Myofasziale Bahnen	Erwärmung	Rotation
aktive Childposition	X		X	X		
langgestreckte Katze - Child		X	X			
Berg		X	X	X		
Berg mit Fersentreten		X	X	X		
Baby Kobra (dyn.)		X	X	X		
schwebende Kobra		X	X	X		
Fersensitz-Zehenflexion	X		X	X		
aufrechter Fersensitz mit BWS Rot	X	X				X
Tanz der Wirbelwelle (Bank)		X	X			X
Rumpfvorbeuge full stretch			X	X		
Berg-Planke - schwebende Kobra	X	X	X	X	X	
gestreckter Berg (dynamisch)			X	X	X	
Schwan	X		X	X		
dyn. Wirbelwelle im Schwan	X	X	X			
Beckenmobilisation im Schwan	X	X	X			
Drehdehnsitz	X		X			X
dynamischer Sitz	X	X	X	X		
Fußspanndehnung			X			
Achillessehnendehnung			X			
tiefe Hocke	X	X	X			
Päckchenposition		X	X			
Position des glücklichen Babys	X		X			
Schulterbrücke	X		X	X		
Drehdehnlagerung	X	X	X	X		X
Rückenlage		X				

Hypothesen

Mehrere Annahmen standen für die Studienarbeit zur Überprüfung aus:

- Ein Mobility Training wirkt sich auf die Steifigkeit der Myofaszie aus und zeigt im Vergleich zu einer Kontrollgruppe größere Effekte.
- Ein Mobility Training als Multikomponenten-Programm (vs. isolierte Übungen) steigert die Beweglichkeit (range of motion/ROM) in nahezu allen Gelenken des Körpers und der Wirbelsäule und führt zu einem Ausgleich bestehender Dysbalancen.
- Ein Mobility Training führt zu einer veränderten Körperwahrnehmung (Wahrnehmung von Druck/Druckschmerzschwelle).
- Ein Mobility Training verändert das subjektive Empfinden in Bezug auf Schmerz, Verspannung und allgemeinen Missempfindungen.

68 Probanden (SEK-Beamte) nahmen an der Studie teil.

Ergebnisse

Die Untersuchung der Gewebesteifigkeit mit der (large area) Scherwellen-Elastografie (SWE) ergab für 17 von 22 Messbereichen eine signifikante Veränderung. Die Steifigkeit (E) stieg. Die größte Differenz (ΔE) zeigte sich im Messbereich des Nackens (M. trapezius pars descendens).

Besonders auffällig verbesserte sich die Beweglichkeit (ROM). Für alle 27 Messbereiche wurden signifikante Ergebnisse für die Beweglichkeitssteigerung ermittelt. Als Beispiel stieg der ROM in der Vorwärtsbeuge (Finger-Boden-Abstandsmessung) um 133 %. Um 5 cm nahm die Flexionsfähigkeit des Rumpfes im Durchschnitt zu. Auch zur Steigerung der Beweglichkeit der Hüfte (Innen- und Außenrotation) scheint die Mobility Routine besonders geeignet zu sein. Die Innenrotationsfähigkeit stieg um 40 % und die Außenrotationsfähigkeit um 28 % im Durchschnitt gruppenübergreifend. Die Aufgabe der Studie war es nicht nur, die Änderungen in der absoluten Beweglichkeit zu analysieren, sondern auch zu beobachten, ob sich bestehende Dysbalancen angleichen würden. Für 8 von 12 Messbereichen war das der Fall. Die Mobility Routine erwies sich als geeignete Maßnahme, um Dysbalancen im ROM zu reduzieren. Da die Literatur eine Korrelation zwischen einer uneingeschränkten Beweglichkeit, einer guten Rechts-Links-Balance im ROM und Schmerzfreiheit beschreibt, war es spannend zu analysieren, ob dieses Abhängigkeitsverhältnis durch diese Studie bestätigt werden konnte. Die subjektive Befindlichkeit wurde mittels eines Fragebogens erhoben und mit einer nummerischen Schmerzskala (Numeric Pain Rating Scale – NPRS) von 0 bis 10 erfasst. Schauen wir uns lediglich die Veränderungen der intensiven Schmerzen (≥ 5 NPRS) an, so ist eine enorme Verringerung der Wahrnehmung von Schmerz darstellbar.

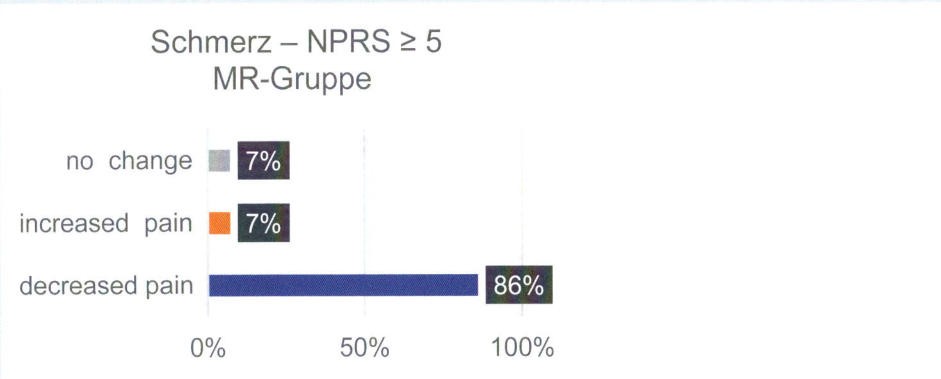

Abb. 47: Veränderung der subjektiven Befindlichkeit für Schmerz

Veränderung der Schmerzwahrnehmung im Anschluss an ein 12-wöchiges Mobility Training (3 x/W. für 35 Minuten). Prozentuale Veränderungen wurden aufgrund der Angaben mittels eines Fragebogens errechnet. Insgesamt wurden 35 Körperregionen von jedem Probanden innerhalb einer Skala von 0 bis 10 (NPRS/ Numeric Pain Rating Scale) bewertet und zur Analyse herangezogen.

Ein ähnliches Bild zeigt sich bei der Analyse der Wahrnehmung von Verspannung.

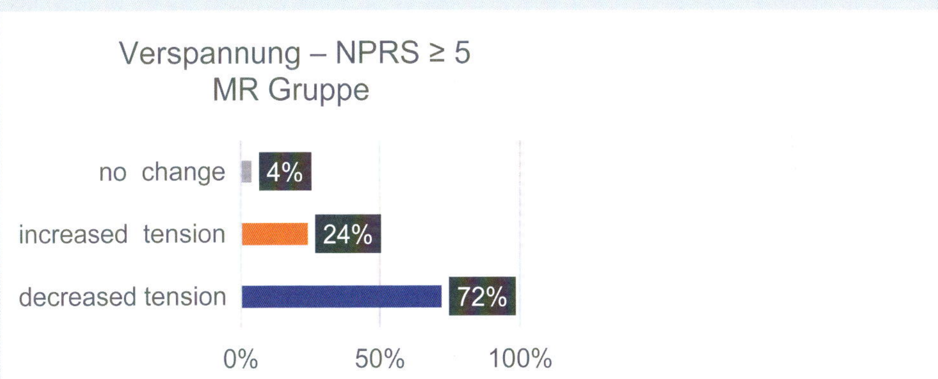

Abb. 48: Veränderung der subjektiven Befindlichkeit für Verspannung

Veränderung der Wahrnehmung von Verspannung im Anschluss an ein 12-wöchiges Mobility Training (3x/W. für 35 Minuten). Prozentuale Veränderungen wurden aufgrund der Angaben mittels eines Fragebogens errechnet. Insgesamt wurden 35 Körperregionen von jedem Probanden innerhalb einer Skala von 0 bis 10 (NPRS) bewertet und zur Analyse herangezogen.

Ebenso verringerte sich die Wahrnehmung unspezifischer Missempfindungen in großem Maße.

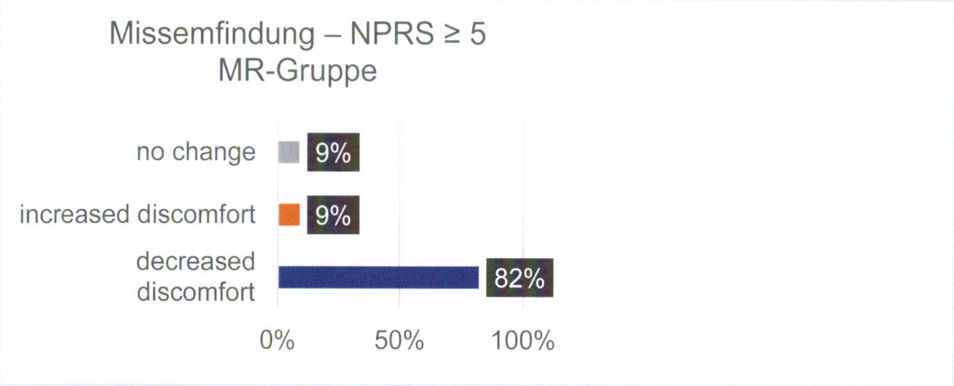

Abb. 49: Veränderung der subjektiven Befindlichkeit für unspezifische Missempfindungen

Veränderung der Wahrnehmung von unspezifischen Missempfindungen im Anschluss an ein 12-wöchiges Mobility Training (3x/W. für 35 Minuten). Prozentuale Veränderungen wurden aufgrund der Angaben mittels eines Fragebogens errechnet. Insgesamt wurden 35 Körperregionen von jedem Probanden innerhalb einer Skala von 0 bis 10 (NPRS) bewertet und zur Analyse herangezogen.

Die ursprüngliche Annahme, dass ein Mobility Training zu einer erhöhten (Schmerz-)Drucktoleranz führt, konnte nicht bestätigt werden. Im Gegenteil, die Mobility Routine führte zu einer Sensibilisierung gegenüber Druck. Das Algometer-Messverfahren, welches die Druckschmerzschwelle (pressure pain threshold) im Nacken und in der thorakolumbalen Faszie (TLF) darstellen sollte, zeigte für beide Regionen eine erniedrigte Schwelle im Anschluss an ein 12-wöchiges Mobility Training. Alle Probanden wurden empfindlicher gegenüber Druck. In der TLF erniedrigte sich die Schwelle signifikant.

Diskussion der Ergebnisse

Analyse der Veränderung der Gewebesteifigkeit mittels Ultraschall-Elastografie

Die Studie zeigte, dass das Mobility Routine (MR) Training zu einer Steifigkeitszunahme der Myofaszie führt. Während in der MR-Gruppe das Elastizitätsmodul (E) recht gleichförmig für fast alle Messbereiche moderat stieg, zeigte die Kontrollgruppe einen größeren Anstieg von E für weniger Messbereiche. Die Kontrollgruppe absolvierte im gleichen Rhythmus ein 30-minütiges Crosstrainer-Training (CT-Training). Der Vergleich der Werte der beiden Interventionsgruppen lässt die Aussage zu, dass gleichförmige Belastungen mit repetitiven Bewegungsmustern, wie es das CT-Training darstellt, eine stärkere Zunahme von E provoziert. Zum aktuellen Zeitpunkt ist es aufgrund der geringen Datenlage der Ultraschall-Elastografie-Diagnostik und den dadurch fehlenden Referenzwerten nicht möglich, die absolute Höhe von E (in kPa) zu bewerten. Es deutet sich die Tendenz an, dass repetitive Be- und Überlastungen zu einem hohen E führen und dieser in einem noch im Detail zu klärenden Zusammenhang mit Schmerz und Verletzung der Myofaszie steht. Weitere Untersuchungen und die Entwicklung von umfangreichen Datensätzen sollten die Aufgaben kommender Forschung sein. Bisherige Arbeiten beschreiben, dass einseitige Anpassungen bezüglich der Gewebesteifheit in Form von Dysbalancen eine Prädisposition zur Störung der Befindlichkeit und Zunahme von Verletzungsanfälligkeit zeigen (Glick, 1980; LaStayo et al., 2003; Witvrouw et al., 2003) . Eine statistische Korrelation zwischen einem Anstieg der Gewebesteifigkeit und den Veränderungen der subjektiven Befindlichkeit konnte nicht gefunden werden. Allerdings scheint eine hohe Gewebesteifigkeit in keinem Zusammenhang mit Schmerz und Verspannungsempfinden zu stehen, trotz steigendem E reduzierten sich der Schmerz und das Spannungsgefühl. Interessant wäre, zukünftig zu ermitteln, welche Höhe von E mit einer Schmerzfreiheit korreliert und inwiefern Schmerz und Verspannung in einem Zusammenhang mit der Gewebesteifigkeit stehen.

Analyse der Veränderung der Beweglichkeit (range of motion/ROM)

In Bezug auf die Beweglichkeitssteigerung der Körper- und Wirbelsäulengelenke konnten beim MR-Training eindeutig beweglichkeitssteigernde Ergebnisse nachgewiesen werden. In 27 von 27 Messregionen stieg der ROM signifikant. In acht von 12 Messbereichen kam es zusätzlich zu einer Annäherung der intraindividuellen Rechts-Links-Differenz. Das MR-Training scheint eine geeignete Maßnahme zur übergreifenden Beweglichkeitssteigerung und zum Ausgleich von Dysbalancen zu sein. Eine positive Korrelation der Ergebnisse der Scherwellen-Elastografie und des ROM oder der subjektiven Befindlichkeit und dem ROM konnte in dieser Studie nicht gefunden werden. Das Training der Kontrollgruppe (CT-Training) führte im Vergleich zu einer Zunahme der Asymmetrie der Körperseiten.

Analyse der subjektiven Befindlichkeit – Schmerz, Verspannung, Missempfindung

Die Befindlichkeit wurde anhand eines Fragebogens erhoben. Da interindividuelle Vergleiche mit subjektiven Fragebögen nicht möglich sind, wurde die nummerische Schmerzbewertungsskala (Numeric Pain Rating Scale – NPRS) für die intraindividuelle Analyse genutzt. Es ist ein validiertes Verfahren zur Bewertung von Befindlichkeitsveränderungen. Vergleichsarbeiten zeigen eine gute Reliabilität. Allerdings scheint eine Abgrenzung der Angaben von beispielsweise Zwei zu Drei innerhalb der 10er-Skalierung nicht trennscharf. Die Auswertung der Angaben für Schmerz, Verspannung und Missempfindung auf der NPRS-Skala von 0 bis 10 wurde für die Ergebnisauswertung entsprechend auf zwei Aussagen reduziert:

- Es liegt eine Befindlichkeitsstörung vor (NPRS 1-10).
- Es liegt eine intensive Befindlichkeitsstörung vor (NPRS 5-10).

Eine probandenübergreifende Einschätzung zur Wirkung der Interventionen wurde so möglich. Zusammenfassend zeigten beide Interventionen eine deutliche Steigerung der individuellen Befindlichkeit, wobei das MR-Training dem CT-Training überlegen war. Entscheidend scheint dabei zu sein, dass eine Bewegungsform mit moderater Intensität gewählt wird. Anstrengende Belastungen führen zu einer Anhäufung von inflammatorisch wirksamen Zytokinen, die letztendlich mit der Entstehung von Krankheit und Schmerz assoziiert werden (Barr & Barbe, 2004; Franceschi & Campisi, 2014; Matsuda et al., 2019; Shah et al., 2008).

Analyse der Veränderung der Wahrnehmung von Druck/Druckschmerzschwelle

Die Druckschmerzschwelle wurde für zwei Körperregionen bestimmt: M. trapezius pars descendens (Nackenmuskel) und die thorakolumbale Faszie (TLF). Im Nacken zeigten sich die Ergebnisse nicht eindeutig, während im unteren Rücken (TLF) die Druckschmerzschwelle signifikant sank. Insgesamt lässt die Bestimmung der Druckschmerzschwelle die Aussage zu, dass die Mobility Routine die TLF sensibler gegenüber Druck werden ließ. Die TLF gilt aufgrund der hohen Rezeptorendichte als die wahrscheinlich schmerzempfindlichste Struktur des unteren Rückens (Barry et al., 2015; Corey et al., 2011; Mense & Hoheisel, 2016; Tesarz et al., 2011; Yahia et al., 1992). Spannend ist, dass das MR-Training zu einer Abnahme der Druckschmerzschwelle in der TLF (der Druckschmerz wird früher wahrgenommen) führt und sich gleichzeitig die subjektive Befindlichkeit (Verspannung, Schmerz, Missempfindung) verbessert. Es ist wahrscheinlich, dass das MR-Training im Unterschied zum CT-Training mit einer höheren Schulung der Körperwahrnehmung (somatic mindfulness – Sensibilisierung der Mechanorezeptoren) einhergeht. Die Probanden entwickelten eine höhere Empfindsamkeit gegenüber mechanosensorischen Veränderungen im Körper. Diese Tendenz war auch in der Nackenregion erkennbar, allerdings mit nicht signifikanten Werten.

Schlussfolgerung

Das Studienziel war es, ein variantenreiches Mobilitätstraining/Multikomponententraining (Mobility Routine – MR) in Bezug auf die Veränderung der Gewebesteifigkeit, der Beweglichkeit und des subjektiven Befindens anhand quantifizierbarer Daten zu bewerten. Bei einer nachweislichen Wirksamkeit könnte das Ergebnis zur Vermeidung von Verletzungen, zur Reduktion von Schmerz und Verspannungen, zur Leistungssteigerung und – übergeordnet – zum Erhalt der Gesundheit und Steigerung des subjektiven Wohlbefindens ein wertvoller Beitrag sein.

Die grundlegende Annahme war, dass Be- und Überlastungen bei unzureichender Regeneration oder fehlenden Kompensationsstrategien:

- verhärtete Gewebebereiche entstehen lassen,
- den ROM der Gelenke einschränken,
- Einfluss auf die subjektive Druckschmerzschwelle nehmen und
- die individuelle Befindlichkeit beeinflussen.

Das entwickelte MR-Training mobilisiert, kräftigt und dehnt auf der Grundlage der Anatomie, Physiologie und Pathophysiologie der Muskeln und Faszien (Adstrum et al., 2017; Schleip et al., 2019).

Die deutlichsten Ergebnisse der vier Untersuchungsmethoden zeigten sich in der Beweglichkeitssteigerung. Der ROM der Körper- und Wirbelsäulengelenke stieg in der MR-Gruppe für alle 27 Messbereiche signifikant. Die Annahme, dass das MR-Training eine Steigerung des ROM bewirkt, konnte bestätigt werden. Zudem konnte gezeigt werden, dass Multikomponentenprogramme zu einer übergreifenden Beweglichkeitssteigerung in allen Körper- und Wirbelsäulengelenken führen, sodass behauptet werden kann, dass Multikomponentenprogramme ähnlich gut oder besser im Vergleich zu lokalen Beweglichkeitsprogrammen wirken. Vergleichsweise steigerte sich der ROM in der CT-Gruppe in 16 von 27 Messbereichen. Die Kontrollgruppe absolvierte ein Grundlagen-Herz-Kreislauf-Training (GA1 – Grundlagenausdauertraining im rein aeroben Bereich ohne Stoffwechselendproduktakkumulation), bei dem keine beweglichkeitssteigernden Effekte zu erwarten waren. Es ist zu vermuten, dass die Basistechniken (BT 5) Wärme und (BT 6) Rotation einen beweglichkeitssteigernden Effekt haben.

Das MR-Training zeigt sich dem CT-Training in Bezug auf die Beweglichkeitssteigerung der Körper- und Wirbelsäulengelenke überlegen. Auch im Vergleich der absoluten Zahlen zur Beweglichkeitssteigerung fällt die Differenz der Steigerung (Grad in %) in der MR-Gruppe höher aus als in der CT-Gruppe. Darüber hinaus erwies sich das MR-Training als harmonisierende Technik für Dysbalancen im intraindividuellen Rechts-Links-Vergleich. Das MR-Training zeigte sich dem CT-Training auch in diesem Aspekt überlegen. Zur Reduzierung von Beweglichkeitseinschränkungen und zum Ausgleich von Asymmetrien des ROM im Rechts-Links-Vergleich scheint die Mobility Routine eine geeignete Maßnahme zu sein.

Die Scherwellen-Elastografie (SWE) stellt den Einfluss der Interventionen auf die Gewebesteifigkeit dar. Für die Interventionsgruppe 1 (MR) wurde für 17 von 22 Messbereichen eine Steigerung des Elastizitätsmoduls (E) analysiert. Entgegen der Annahme stieg das Elastizitätsmodul (E) in Abhängigkeit von der Art der Bewegung. Im Vergleich der prozentualen Veränderungen stieg E in der MR-Gruppe moderater und homogener an als in der CT-Gruppe. Das MR-Training scheint sich aufgrund der hohen Varianz der Übungen homogener auf die Messregionen auszuwirken als das CT-Training mit gleichförmigen, repetitiven Bewegungsmustern. Bewegungen mit hohem Wiederholungscharakter scheinen die Myofaszie steifer werden zu lassen. Der SWE wird als präventiv diagnostisches Instrument zur Diagnose myofaszialer Überlastungen großes Potenzial zugesprochen (Cheung et al., 2020; Creze et al., 2018; Drakonaki et al., 2012; Klauser et al., 2010; Whittaker et al., 2007). Zum aktuellen Zeitpunkt dient der Proband als sein eigenes Kontrollsystem. Damit Probanden – oder Kohorten – übergreifende Aussagen zur absoluten Höhe von E machen können, müssen in der Zukunft noch größere Datenbanken zur Referenzwertbestimmung angelegt werden. Derzeit kann nicht beurteilt werden, wie viel Spannung, Steifheit und Elastizität für welche Körperregion in Bezug auf Gesundheit, Leistung und Schmerzfreiheit wichtig und richtig ist. Zusammenfassend wurde festgestellt, dass eine interventionsbedingte Veränderung der Gewebesteifigkeit über die SWE darzustellen ist. Ein nichtinvasives Monitoring zur Dokumentation eines Behandlungserfolgs ist somit möglich. Eine Korrelation zwischen der Beweglichkeitssteigerung und der Zunahme der Gewebesteifigkeit konnte nicht gefunden werden.

Die interventionsbedingte Veränderung der Druckschmerzschwelle (PPT – pressure pain threshold) zeigte im Messbereich des unteren Rückens in der MR-Gruppe signifikante Ergebnisse. Die TLF wurde im Anschluss an die 12-wöchige Intervention gegenüber Druck sensibler. Eine Begründung dafür könnte die verbesserte Propriozeption sein. Das MR-Training wirkt auf die TLF als Messregion mit hoher Nervendichte signifikant sensibilitätssteigernd. Die Veränderung der Werte in der zweiten Messregion (Nacken) zeigte keine signifikanten Ergebnisse, aber dennoch Veränderungen in der Wahrnehmung. Entgegen der Annahme, dass ein Mobility Training die Druckschmerzschwelle steigen lässt (mehr Toleranz gegenüber Druck), zeigte sich eine frühere Wahrnehmung von Druck. Die Reizschwelle der Mechanorezeptoren sinkt, während die Nozizeptoren mit höherer Reizschwelle reagieren. Generell scheint die Körperwahrnehmung (Mindfulness) durch ein MR-Training zuzunehmen. Die Analyse der subjektiven Befindlichkeitsangaben bestätigt durch die Abnahme der Wahrnehmung von Verspannung, Schmerz und Missempfindung und die Zunahme der allgemeinen Befindlichkeit die positive Wirkung von Bewegung auf die Körperwahrnehmung.

Das MR-Training:

- nimmt signifikanten Einfluss in allen Messbereichen auf die Beweglichkeitssteigerung der Körper- und Wirbelsäulengelenke,
- wirkt harmonisierend auf Dysbalancen im ROM,
- lässt die Gewebesteifigkeit moderat ansteigen,
- sensibilisiert die TLF gegenüber Druck und
- steigert die subjektive Befindlichkeit in Bezug auf Verspannung und Schmerz.

Dieser Expertenexkurs bot einen Über- und Einblick in das Studiendesign und stellt die Ergebnisse einer über mehrere Jahre angelegten Interventionsstudie vor. Es wurden die für Trainer und Therapeuten relevanten Grundlagen und Ergebnisse dargestellt. Ein Anspruch auf Vollständigkeit wird an dieser Stelle bewusst nicht erhoben. Das vollständige Studiendesign mit allen Ergebnistabellen und detaillierter Darstellung der Interventionen ist über den zuvor genannten Link oder das Quellenverzeichnis abrufbar (Slomka, 2024).

Faszien in Bewegung

Fünf Trainingssäulen

In den vorangegangenen Abschnitten haben wir die Bedeutung des myofaszialen Systems für die Bewegung und die Gesundheit erkundet. Dieser Erkenntnisgewinn stellt uns vor neue Herausforderungen: Wie können wir dieses Wissen in unsere etablierten Trainingskonzepte integrieren? Wie können wir das fasziale System als essenziellen Bestandteil unseres Körpers in unsere Trainingspraxis einbinden und gezielt ansprechen? Der Körper ist ein Meisterwerk der Anpassungsfähigkeit. Er strebt stets danach, sich so zu organisieren, dass er mit maximaler Effizienz und minimalem Energieaufwand arbeiten kann. Mit dem Grundverständnis zur Anatomie, Physiologie, Architektur des faszialen Systems und seiner Entwicklungsgeschichte lassen sich Trainingssysteme formulieren: zielgerichtet und spezifisch.

So entstanden die fünf Säulen des Faszientrainings im Programm „Faszien in Bewegung":

Die fünf Säulen des Faszientrainings

Fascial Flow	**Fascial Stretch**	**Fascial Elasticity**	**Fascial Power**	**Fascial Sense**
Alles im Fluss	Bewegungsfreiheit ist Bewegungsfreude	Energie im System	Spannkraft im Netzwerk	Impulse für das Nervensystem

Abb. 50: Die fünf Säulen des Faszientrainings

Die biologische Grundlage wird uns helfen, die Prinzipien hinter jeder Trainingssäule zu erkennen und die richtige Auswahl und Reihenfolge der Übungen zu treffen.

Fascial Flow – Alles im Fluss

Willkommen in der Welt von „Fascial Flow". In diesem Kapitel werden wir uns mit einer der zentralen Säulen des Trainingskonzeptes „Faszien in Bewegung" befassen, die die flüssige Natur der Faszien und ihre Anpassungsfähigkeit ins Zentrum der Aufmerksamkeit stellt. Es geht um die Grundsubstanz – dem Ort unseres Stoffwechsels, dem Ort des Energieaufbaus und Energietransports. Ein magischer Ort, in dem wir unendlich viele Antworten auf unsere Fragen zum Gesundheitserhalt oder eben der Gesundheitsentwicklung finden.

Neben den vielfältigen chemischen Stoffwechselprozessen, die in der Grundsubstanz stattfinden, geht es um Energie als physikalische Größe. Energie muss fließen (flow) – kommt sie zum Stillstand, entstehen schädigende Energie- und Belastungsspitzen. Wir kennen den Energiefluss im Körper aus dem neuronalen System. Elektrische Potenziale werden erzeugt und können über das Elektroenzephalogramm (EEG) als neuronales Spannungsprotokoll dargestellt werden. Die Elektromyografie (EMG) misst die Muskelspannung. So scheint auch die Muskulatur ihr eigenes elektrisches Potenzial zu besitzen. Beim EMG werden die elektrischen Impulse gemessen, die von den Nerven auf die Muskeln übertragen werden. Eine ergänzende Betrachtungsweise – vielleicht eine die Theorie zur EMG erweiternde Erklärung – ist, dass es elektrische Spannungen in der Matrix des faszialen Systems gibt. Man spricht von unfassbar schnellen elektrischen Signalübertragungen mit annähernd Lichtgeschwindigkeit in der EZM.

Schon gewusst?

Lichtgeschwindigkeit definiert eine Geschwindigkeit von 1,08 Milliarden Kilometern pro Stunde, die ein Photon in einem Vakuum zurücklegt. Das wäre eine Strecke von Hamburg bis München in sechs tausendstel Sekunden.

Kaum zu glauben, dass der Spannungs- und Informationstransport in unserem Fasziensystem so wahnsinnig schnell ist.

Halten wir fest, in der Grundsubstanz fließt Bio-Energie. „Bio-Energie" – ein schönes Wort. In der chinesischen Medizin wird sie als Qi, die Lebensenergie, beschrieben.

Schon gewusst?

Meridiane als energetische Leitbahnen

Die in östlichen Kulturen beschriebenen Energieleitbahnen sind als Meridiane, energetische Punkte oder Zentren, bekannt. Für die westliche, naturwissenschaftlich geprägte Herangehensweise war dies lange Zeit eher ein spiritueller Ansatz.
Die Faszienforschung zeigt Erklärungsmodelle und schafft Nähe zwischen den Bewegungswelten.

Innerhalb der Grundsubstanz herrscht eine molekulare Ordnung. Ist diese Ordnung gestört oder fehlerhaft, führt sie unweigerlich zur Pathologie. Pathologie und Unordnung bedingen einander. Unordnung bedeutet, die Energie ist nicht im Fluss, sie stagniert oder wird fehlgeleitet. Energetische Impulse können schwach und unwirksam sein oder aber zu stark, eindringend und schädigend. Die Energie kann falsche Wege nehmen, ins Stocken geraten oder einfach verrückt spielen.

Im Zustand geringer Viskosität wird die Energie schnell geleitet. Steigt die Zähigkeit, sinkt neben der Stoffwechselaktivität auch die Leitgeschwindigkeit.

Bewegungsmangel, Zeiten der Immobilisation oder ein Ungleichgewicht im chemischen Milieu der Grundsubstanz erhöhen die Viskosität und bringen die Körperflüssigkeiten ins Stocken.

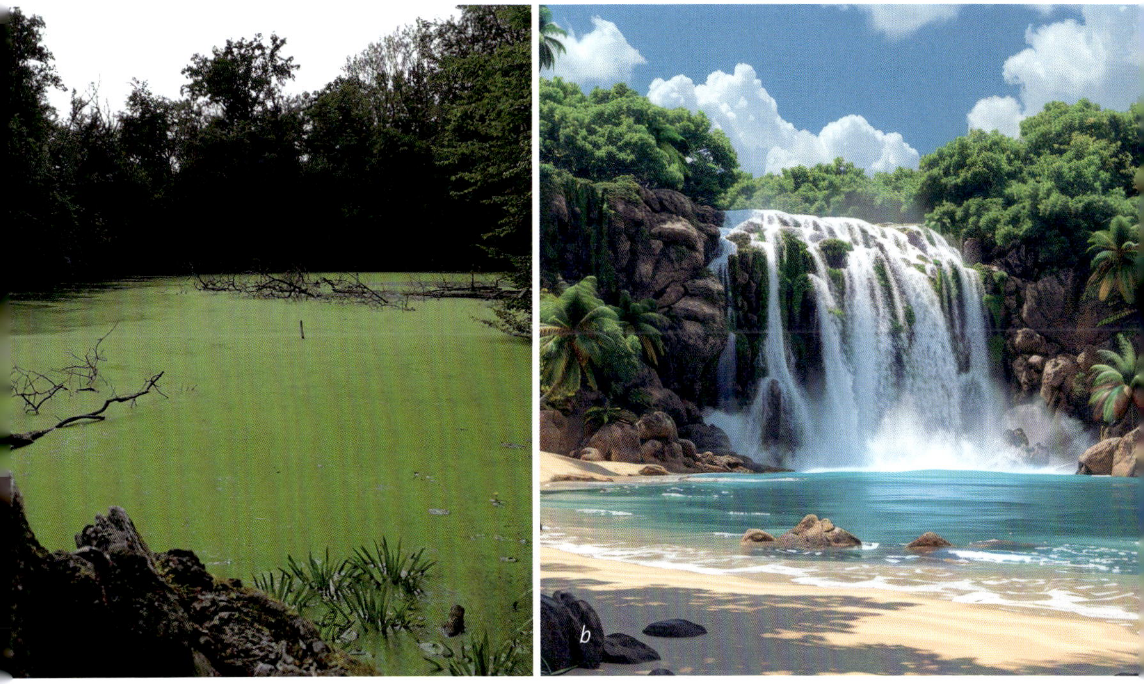

Abb. 51: Alles im Fluss! (a) Tümpel als Metapher für hoch visköse Grundsubstanz mit wenig Bewegung (geringer Flow). (b) Gebirgsbach als Schaubild für niedrige Viskosität, viel Bewegung und hohe Stoffwechselaktivität (gesteigerter Flow).

Wie die Abbildung 51 verdeutlicht, zieht ein geringer Austausch (Stillstand) der Grundsubstanz eine verringerte Stoffwechselaktivität nach sich. Schadstoffe, Umweltgifte etc. verbleiben länger im Gewebe und wirken pathologisch informativ (krankheitsfördernd). Bewegen sich die Flüssigkeiten, ist die Stoffwechselaktivität hoch und die Grundsubstanz energie- und nährstoffreich.

Wir kennen sicher alle das als energiereich beschriebene klare Quellwasser mit gesundheitsfördernder Wirkung.

Salutogenese beginnt in der Grundsubstanz:

- ➠ Nährstoffe erreichen schnell und ungestört ihre Wirkstätte.
- ➠ Stoffwechselendprodukte, Giftstoffe und Zelltrümmer verbleiben nur für kurze Zeit im Gewebe und können wenig Schaden anrichten.
- ➠ Eine geringe Viskosität zieht eine gesteigerte Aktivität der Immunzellen nach sich.
- ➠ Energie wird schnell geleitet.

Wer rastet, der rostet!

Unser Ziel ist es, die flüssigen Systeme unseres Körpers, und dazu zählen neben der Grundsubstanz auch das Blut und die Lymphe, in gesteigerten Austausch zu bringen. Die biologische Autobahn muss fließen ➠ Fascial Flow!

Expertenwissen

Wir transportieren 5-6 Liter Blut in einem geschlossenen Gefäßsystem. 1-1,5 Liter werden in den Lymphgefäßen transportiert und dem venösen Gefäßsystem zugeführt. 150-200 ml umspülen als Liquor das Gehirn. Ca. 11-20 Liter Flüssigkeit fallen als Grundsubstanz dem faszialen System zu.

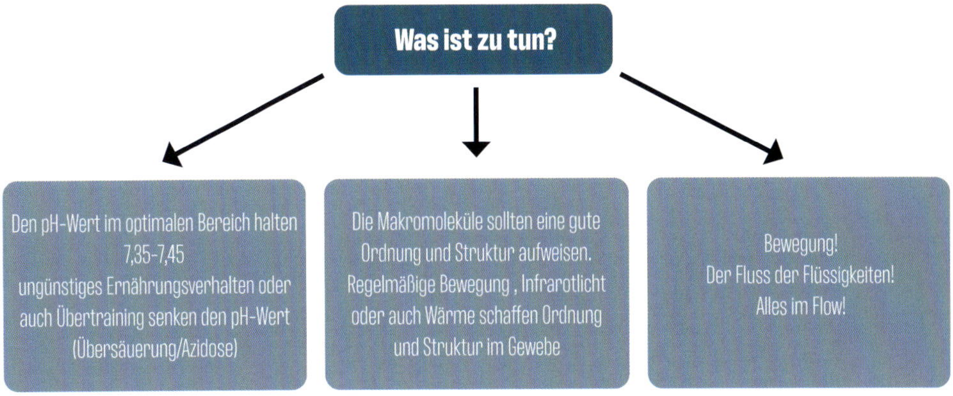

Abb. 52: Faktoren zur Unterstützung der optimalen fluidalen Eigenschaften der Grundsubstanz

Schauen wir auf die Möglichkeiten der Einflussnahme, die wir über ein gesteuertes Training nutzen können.

Wir nennen sie die „Hydrationstechniken" im Trainingssystem „Faszien in Bewegung".

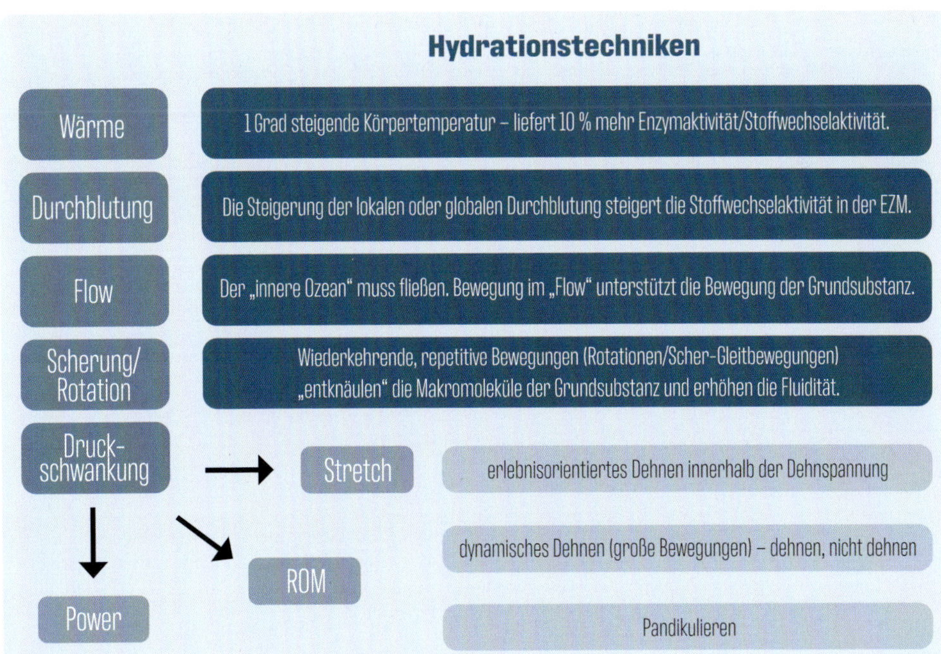

Abb. 53: Hydrationstechniken der Trainingssäule Fascial Flow im Überblick

Hydrationstechniken steigern die Versorgung im Gewebe. Der Mechanismus, der dazu führt, unterliegt sehr unterschiedlichen chemischen, physikalischen oder auch mechanischen Vorgängen.

Hydrationstechnik 1: Wärme

Bei der Vorstellung der studienrelevanten Basistechniken für ein Mobilitätstraining wurde bereits die Bedeutung von Wärme besprochen. Die Tatsache, dass schon eine geringe Erhöhung der Körpertemperatur zu einer gesteigerten Enzymaktivität führt, ist faszinierend und zeigt, wie empfindlich unser Körper auf solche Veränderungen reagiert. Die Reduzierung der Viskosität der faszialen Grundsubstanz aufgrund von Wärme ist ebenfalls von großer Bedeutung. Dies trägt nicht nur zur Verbesserung der Stoffwechsellage bei, sondern auch zur Erhöhung der Gleiteigenschaften des faszialen Systems. Die gesteigerte bindegewebige Verschieblichkeit und der größere Bewegungsumfang (range of motion/ROM) sind besonders für die Gesundheit der Gelenke von Vorteil. Welche Wärmequelle zur Steigerung der Körpertemperatur verwendet wird, ist primär nicht entscheidend. Es kann die natürliche Wärme der Sonne sein, die trockene Wärme einer Sauna, die gezielte Anwendung durch eine Wärmflasche, eine Infrarotlampe oder Bewegungswärme. Besondere Bedeutung hat die Bewegungswärme. Sie ist die Folge von gesteigerter Muskelaktivität. Steigern Muskeln ihre Arbeitsleistung, erhöht sich die Durchblutung im Muskel. Je mehr Blut antransportiert wird, desto höher ist die Stoffwechselaktivität (Bewegung) in der Grundsubstanz, da sich mit ihr auch die Durchblutung (Hydrationstechnik 2) steigert. Die Wärme, die als natürliche Konsequenz körperlicher Anstrengung entsteht, harmoniert auf vorzügliche Art und Weise mit verschiedenen Hydrationstechniken und trägt zu ihrer Effektivität bei.

Bewegung für die Faszien

Jeder sportlichen Belastung sollte eine Aufwärmphase vorangehen.

Effekte eines „Warm-ups":

- steigert die Stoffwechseltätigkeit,
- mehr Energiequellen können zur Verfügung gestellt werden,
- die bindegewebige Verschieblichkeit steigert sich,
- ein größerer ROM stellt sich ein,
- die Versorgung braditropher (ernährungsarmer) Gewebsregionen wird besser,
- die Belastungsfähigkeit steigt und
- die Verletzungsgefahr sinkt.

Aufzuwärmen und die Wärme während des Trainings zu halten, spielt aus faszialer Sicht eine große Rolle für die Prävention von Verletzungen und für die Leistungsentwicklung.

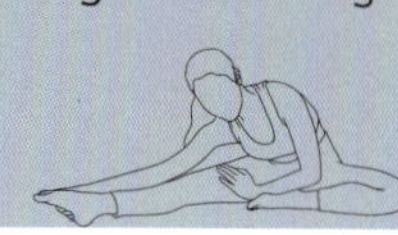

Hydrationstechnik 2: Durchblutung

In jedem Muskel existiert eine spezifische Anzahl von arteriellen Kapillaren, zarte Verbindungen des Gefäßsystems. Diese Kapillaren liefern den Muskelzellen sauerstoff- und nährstoffreiches Blut. Im Ruhezustand eines Muskels bleiben nur einige dieser Kapillaren geöffnet, gerade ausreichend, um die wenigen aktiven Muskelzellen zu versorgen. Wenn jedoch die Beanspruchung eines Muskels zunimmt, erhöht sich die Anzahl der aktiven Muskelzellen. Parallel dazu öffnen sich mehr Kapillaren, um diesem gesteigerten Bedarf gerecht zu werden. Die muskuläre Durchblutung steigt. In Anbetracht dessen, dass die extrazelluläre Matrix (EZM) als Transitstrecke für das arterielle und venöse Gefäßsystem fungiert, führt eine verstärkte Durchblutung der Muskeln zu einer erhöhten Flussrate in der EZM. Der „innere Fluss" steigt gemeinsam mit der Körperwärme.

Um die Hydrationstechnik 2 im Rahmen des Trainingsprinzips Fascial Flow effektiv anzuwenden, empfiehlt es sich, ein vielseitiges Training mit abwechslungsreichen Bewegungsmustern zu gestalten, um eine breite Palette von Muskelzellen im gesamten Körper zu durchbluten. Dabei ist es von entscheidender Bedeutung, dass die Belastung der Muskelzellen auf moderatem Niveau bleibt. Eine übermäßige Ansammlung von Stoffwechselendprodukten, wie sie bei intensivem Training auftreten kann, führt zu einer Senkung des pH-Werts, was wiederum die Viskosität erhöht und die Flussrate verlangsamt. Daher ist ein ausgewogenes und moderates Training für die optimale Wirkung der Hydrationstechnik 2 von großer Bedeutung.

Hydrationstechnik 3: Flow

Alles ist im Fluss!
Alles ist im Flow!

Die kontinuierliche Strömung der Körperflüssigkeiten ist von essenzieller Bedeutung, da Stillstand Unwohlsein und Krankheit mit sich bringt. Die bereits diskutierten Hydrationstechniken wie Wärme und Durchblutung haben dieses fundamentale Prinzip bereits verdeutlicht. Nun konzentrieren wir uns auf die Bewegung selbst, auf die Auswahl und die Verknüpfung von Bewegungsmustern.

Fließende Bewegungen, Bewegungen im Flow, laden die Körperflüssigkeiten ein, dem natürlichen Impuls der Bewegung zu folgen. Durch Bewegung können wir einen inneren Strom erzeugen. Eine Bewegung geht nahtlos in die nächste über. Der Schwung, den eine Bewegung erzeugt, wird weitergetragen und inspiriert die nachfolgende Bewegung. Dabei lenken wir sanft die Bahn, immer mit dem Bewusstsein, unserem Körperwasser die Möglichkeit zu geben, diesem Rhythmus zu folgen.

Plötzliche Richtungswechsel und unerwartete Stopps können hingegen Flüssigkeits- und Energiestauungen verursachen. In dem Ansatz von Fascial Flow streben wir danach, solche Unterbrechungen zu vermeiden und stattdessen im harmonischen Fluss zu trainieren.

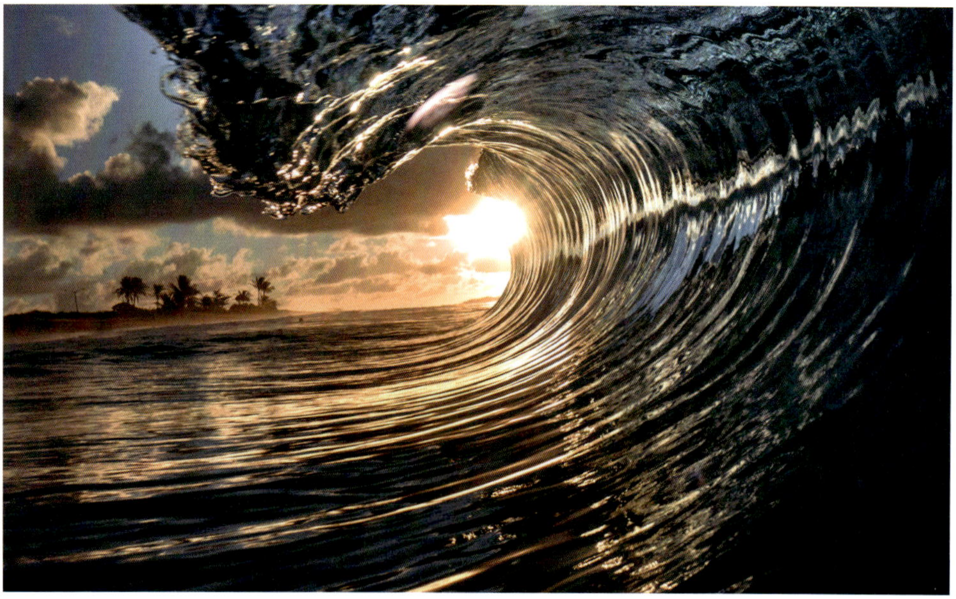

Abb. 54: Wasser mit Richtungsumkehr

Fascial Flow – für einen harmonischen Fluss des Körperwassers durch harmonisch miteinander verbundene Bewegungsmuster. Plötzliche Richtungswechsel und abrupte Bewegungsstopps bremsen diesen natürlichen Fluss und stauen die Energie auf, vergleichbar mit dem Entstehen einer Welle.

In der Welt des Yoga wird oft von Durchlässigkeit gesprochen, von Asanas, die uns „öffnen". Die fließende Praxis im Yoga, wie sie im Vinyasa-Stil gelehrt wird, entspricht genau dem Konzept von Fascial Flow. Hier geht es darum, über die bewusste harmonische Aneinanderreihung der Asanas die Flüssigkeiten im Körper fließen zu lassen.

für die Faszien

Manchmal sind es Worte, die während einer Übungseinheit/Trainingsphase ein inneres Bild erschaffen und über diese Affirmationen und deren Einfluss auf das Unterbewusstsein Bewegungsqualitäten verändern können:

- Durch Bewegung initiieren wir ein „Strömen" der Grundsubstanz.
- Der „innere Ozean" unseres Körpers ist stets in Bewegung.
- Es ist wie ein „innerer Tanz der Wirbelwelle", der die passiven Strukturen des Rückens mit Leben versorgt.

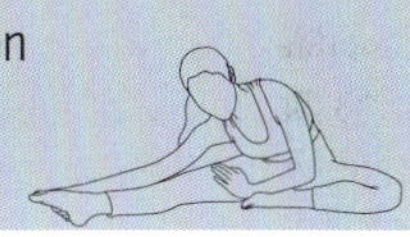

Der Bewegungsfluss innerhalb des Fascial Flow-Trainings erzeugt Strömungen bis in die kleinste Gewebeeinheit. Ob es das Gefäßsystem ist, die Nervenbahnen, die Muskel- oder die Organhüllen, die Mikroströme im Körper sind von höchster Bedeutung im umfassenden Programm der Salutogenese.

Hydrationstechnik 4: Scherung und Rotation

Die Makromoleküle der Grundsubstanz reagieren auf andauernde oder wiederkehrende Kompressionen mit einer Art Knäuelbildung. Die Moleküle verdichten sich und bilden zusätzliche Crosslinks aus, womit die Dämpfungseigenschaft des Gewebes steigt. Der Körper ist in der Lage, ein unendliches dreidimensionales Netzwerk mit vielen Verknotungen und Verschlingungen zu kreieren. Mit diesem Umbau steigt neben der Belastungsfähigkeit auch die Viskosität. Ein gutes Warm-up nutzt über eine geplante progrediente Belastungssteigerung diese Fähigkeit des Gewebes, um auf die oft hohen Kompressionskräfte in der Hauptphase des Trainings vorzubereiten.

Gemeinsam mit der Zunahme der Viskosität verschlechtert sich die Versorgung. Im Anschluss an das Training sind also Techniken gefragt, die diese Verknotungen und Verschlingungen wieder lösen. Es ist spannend, dass wir auf die Anordnung der Moleküle durch gezielte Bewegung Einfluss nehmen können, oder? Wie können wir nun also diese Crosslinks über Bewegung wieder lösen und die Versorgung steigern?

Wiederkehrende Scher-, Gleit- oder auch Rotationsbewegungen rufen Strömungsänderungen hervor. Durch ein Hin- und Hergleiten regionaler Gewebestrukturen kehrt sich das Gewebswasser (freies Wasser der Grundsubstanz) in diesen Zonen immer wieder um. Diesen hervorgerufenen Strömungskräften können die zusätzlichen Verlinkungen der Makromoleküle nur eine kurze Zeit standhalten, dann werden sie „gesprengt" und das geknäuelte Makromolekül entknotet sich wieder. Die Makromoleküle, die längere gestreckte Molekülabschnitte aufweisen, lassen die Viskosität sinken und die Stoffwechselaktivität steigen.

Jetzt sollten wir uns zwei Fragen stellen:

Erstens, welche Scher- oder Gleitbewegungen wirken viskositätsmindernd?
Und zweitens, wann ist welche Technik (Druck/Scherung) sinnvoll?

Einige Beispiele sollen das Prinzip verdeutlichen.

Bewegung für die Faszien

Kniegelenk

Das Kniegelenk ist ein Dreh-Scharniergelenk. Die Dominanz in der Bewegung liegt in der Flexion (Beugung) und Extension (Streckung). Da wir wissen, dass Druck ein Zusammenziehen der Makromoleküle zur Folge hat und wir gerade viskositätsmindernde und versorgungssteigernde Techniken besprechen, ist der erste Schritt, das Gelenk belastungsfrei zu bewegen.

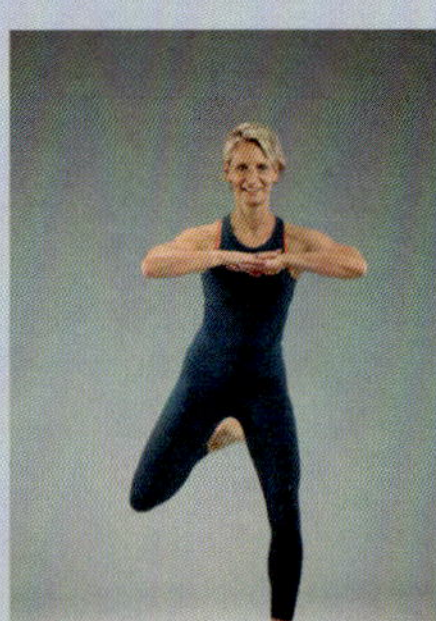

Leg curl

Eine Ferse wird wiederkehrend in Richtung des Gesäßes gezogen. Wichtig dabei ist, dass das unbelastete Bein mehrfach in einem maximal großen Bewegungsumfang (ROM) bewegt wird. Die Gelenkflächen gleiten übereinander und erzeugen Strömungsrichtungsänderungen in der Gelenkflüssigkeit. Die Versorgungssituation in den als braditroph (versorgungsarm) einzuordnenden Gewebestrukturen im Kniegelenk steigt.

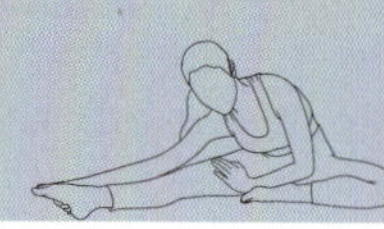

Besonderer Hinweis:

Von Vorteil ist, wenn die Gelenke diese Mobilisationsbewegungen unbelastet (ohne Gewicht des Körpers) ausführen.

Hüftgelenk

Das **Hüftgelenk** besitzt als Kugelgelenk wesentlich mehr Freiheitsgrade in der Bewegung. Diese Bewegungsmuster mit Hydrationswirkung sind entsprechend vielfältiger.

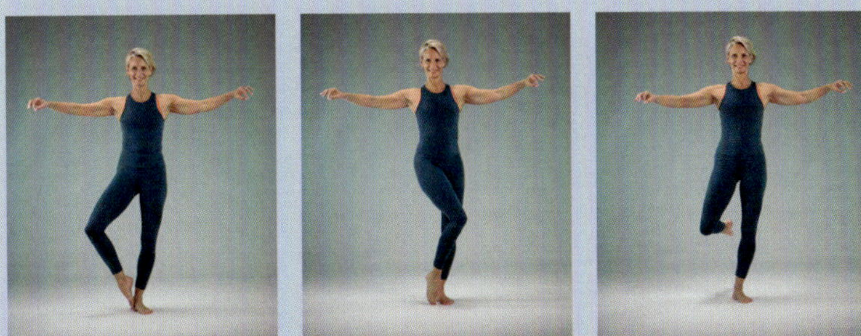

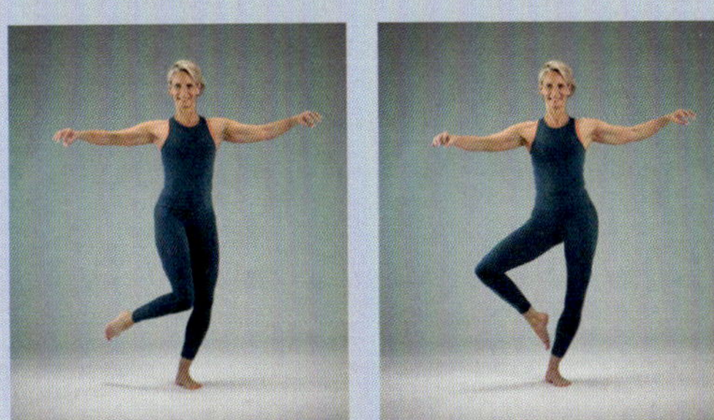

Das Knie zieht, einem Unendlichkeitszeichen gleich, eine Schleife unter dem Körper und bewegt dabei das Hüftgelenk variantenreich.

Die Unendlichkeitsschleife des Beins

Die Aufmerksamkeit bei dieser Übung liegt auf der Hüfte. Das sich bewegende Knie zieht in Richtung des Bodens (Traktion im Gelenk) und bewegt sich möglichst vielfältig, variantenreich im maximalen Bewegungsumfang (ROM), um auch die Randbereiche des Gelenks zu erreichen. Neben den positiven fluiditätssteigernden Auswirkungen durch die provozierten Strömungsrichtungswechsel wirken durch Druckschwankungen hervorgerufene Mikroströme (s. Hydrationstechnik 5) versorgend auf das Gelenk.

Die Unendlichkeitsschleife des Beins und Leg Curl – Techniken zur Versorgung

Hier geht es zum Video

für die Faszien

Schultergelenk

Für das Schultergelenk als komplexes, geführtes Kugelgelenk gelten ähnliche Übungsempfehlungen wie für das Hüftgelenk.

8er-Schleife des Arms und Rotationen

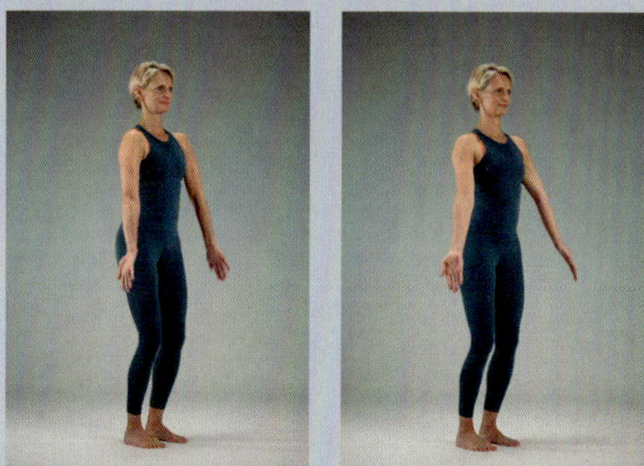

Rotation im Schultergelenk

Die Unendlichkeitsschleife der Arme als Hydrationstechnik (Scherung und Rotation) für die Schulter. Die Variation der Bewegung und ein großer ROM sorgen für die Wirkung bis in die Randbezirke des Gelenks.

Hier geht es zum Video

Wichtig für alle gezeigten Übungen (Innen- und Außenrotation der Schulter auf verschiedenen Ebenen oder die kleinen oder großen 8er-Schleifen) ist, dass die Bewegungen im „Flow" geübt werden: weiche, ineinander übergehende Übungen, die das Gelenk immer wieder zur sanften, harmonischen Richtungsumkehr einladen. Trotz sich steigernder Bewegungsumfänge bleibt das Üben sanft mit versorgender Philosophie.

Wirbelsäule

Die Wirbelsäule als der beweglichste Teil unseres Körpers mit einer großen Menge an Gelenkflächen erlaubt uns Beuge- und Streckbewegungen nach vorne und hinten, Seitneigebewegungen und Rotationen. Alle Flexions- und Extensionsbewegungen werden beim Besprechen der Hydrationstechnik 5 von großer Bedeutung sein. Wenden wir uns jetzt den Rotationsbewegungen zu. Rotationsbewegungen erzeugen Scherkräfte. Diese nach unseren Kriterien der Hydrationstechnik Scherung und Rotation so zu planen, dass sie versorgungssteigernd wirken, soll das Ziel sein. Es müssen also wiederkehrende Rotationsbewegungen sein.

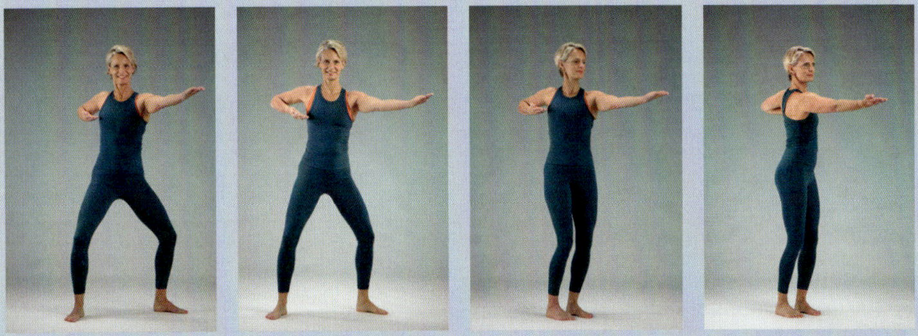

Bewegung Pfeil und Bogen

Pfeil und Bogen-Bewegung als Hydrationstechnik (Scherung und Rotation) für die Brustwirbelsäule

Hier geht es zum Video

Ein Beispiel ist die Übung Pfeil und Bogen. Bei aufrechter Wirbelsäule ziehen die Arme wechselseitig nach vorne und hinten. Vorstellbar wie ein Aufspannen eines Bogens im jeweiligen Endpunkt der Bewegung. Die Übergänge sind weich und fließend, es entsteht eine Rotation der Schultergürtelachse um die innere stabile Achse der Wirbelsäule.

Wenn es um eine bessere Verschieblichkeit durch die Hydrationstechnik Scherung und Rotation geht, so wirkt sie, wie beschrieben, in allen Körpergelenken, den Gelenkflächen der Wirbelsäule oder zwischen großen faszialen Aponeurosen. Letztendlich ist dieses Prinzip auf den gesamten Körper und all seine bindegewebigen Strukturen übertragbar.

Expertenwissen

Wir erinnern uns an die Arbeit von Caterina Fede (vgl. Kap. I Foundation: Zellen - Die Motoren des Systems), bei der sie nachwies, dass der Hyaluronan-Anteil (als eine GAG-Makromolekülvariante der Grundsubstanz mit guten fluidalen Eigenschaften) in Strukturen, die einer großen Scherung im Alltagsverhalten ausgesetzt sind, wesentlich höher ist als in Strukturen, denen keine große Gleitfähigkeit abverlangt wird. Eine Schlussfolgerung der Arbeit ist, dass Scherungen die Synthese der Makromoleküle steigern. Besonders scheint dies für die Hyaluronan-Synthese zu gelten.

Für die Planung von Bewegung zur Verbesserung der fluidalen Eigenschaften mittels der Technik Scherung können die folgenden Regeln gelten:

- wiederkehrende Bewegungen durchführen
- am besten Bewegungen ohne Belastung
- ein Gefühl von „Gleiten, Fließen, Schwimmen" darf entstehen
  („Stell dir vor, deine Schulterblätter schwimmen auf deinem Brustkorb")
- kurzweilige Bewegungsmuster wählen
  (eine Ermüdung muss vermieden werden)
- vielfältig, variantenreich, wiederkehrend
  (jede einzelne Struktur im Körper darf zum Gleiten eingeladen werden)

Das Prinzip Scherung führt aufgrund der molekularen Streckung zu einer geringeren Viskosität, zu mehr Versorgung und steigert den Bewegungsumfang.

Wenn wir uns gefragt haben, wann genau das Sinn macht, präferieren wir diese Technik im allgemeinen Warm-up, um die Versorgungslage zu steigern und Bewegungsamplituden zu vergrößern. Geht ein Warm-up allerdings in den spezifischen Teil der Vorbereitung über und die Hauptphase des Trainings beinhaltet gelenkbelastende Kompressionen, oder es werden elastische Eigenschaften des Gewebes gefordert, sollte sich die Belastung (und hier ist Kompression gemeint) sukzessive in der zweiten Phase des Aufwärmprogrammes steigern, damit die Moleküle durch „Knäuelbildung" ihre druckelastischen Eigenschaften aufbauen können.

Am Ende eines Trainings zur Regeneration oder auch generell bei regenerativen Trainingseinheiten sollten alle Hydrationstechniken, aber besonders auch die rotatorischen Bewegungen und wiederkehrende Scher-Gleitbewegungen im Fokus stehen.

In aller Kürze

Allgemeines Warm-up: bewusst geplante wiederkehrende Rotations- und Scher-Gleitbewegungen integrieren

Spezifisches Warm-up: Vorbereitung auf die Bewegungen/Belastungen der Hauptphase des Trainings

Cool-down/Regeneration: bewusst geplante wiederkehrende Rotations- und Scher-Gleitbewegungen integrieren

Hydrationstechnik 5: Druckschwankung

Alle biologischen Prozesse im Körper beruhen auf der Grundlage unterschiedlicher Druckgradienten oder variierender elektrischer Potenziale. Das Streben nach Ausgleich und Balance ist die Grundlage allen Lebens. Flüssigkeiten bewegen sich aufgrund von schwankendem Druck, während chemische Substanzen dem jeweils geringerem Energiepotenzial folgen. Wenn Druck in Form von Kompression auf ein Gewebe ausgeübt wird, führt dies dazu, dass freie Flüssigkeiten verdrängt und die Durchblutung gedrosselt werden. Dadurch wird der Raum, der unter Belastung steht, flüssigkeitsärmer. Kapillaren schließen sich, was zu einer Reduktion der Durchblutung führt, und freies Gewebswasser wird in benachbarte, nicht unter Druck stehende Regionen verschoben. Sobald der Druck nachlässt, öffnen sich die Kapillaren wieder und die freien Flüssigkeiten strömen in den Raum zurück, in dem nun ein Unterdruck herrscht.

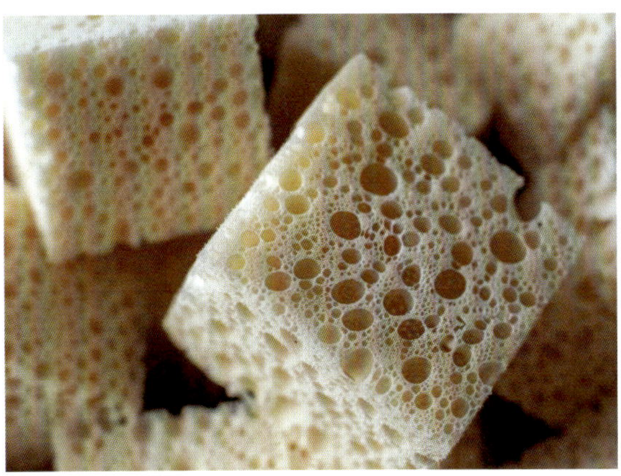

Abb. 55: Schwamm als Wasserspeicher

Schwämme nehmen große Mengen an Wasser auf, speichern es und geben es bei Kompression/Druck an die Umgebung ab. Ein Schwamm ist vergleichbar mit dem Makromolekülverbund der Grundsubstanz (PGs und GAGs). Riesige Mengen an Wasser können gespeichert werden.

Ein Schwamm ist eine schöne Hilfe zur bildlichen Vorstellung dieses Prinzips. Wird ein mit Flüssigkeit gefüllter Schwamm ausgepresst, entwickelt er eine unsagbare Saugkraft. Ähnlich vorstellbar ist es in unserem Körper. Wirkt eine Kompression auf eine fasziale Struktur, wird freies Wasser verdrängt, welches im Anschluss an die Kompression zurückfließen kann. Diese Druckschwankung erzeugt lebenswichtige Flüssigkeitsströme im Gewebe: die Grundlage jedweder Versorgung. Wir nennen dieses Prinzip Schwammprinzip.

Kompression führt zum GAG-Aufbau und verbessert die Wasserbindungseigenschaften.

Schon gewusst?

Flossing

Seit einigen Jahren werden Flossing-Techniken als rehabilitative oder regenerative Maßnahme eingesetzt. Dabei werden breite elastische Bänder eng um Gelenke oder Muskelpartien gewickelt. Die Blutzufuhr wird über einen Zeitraum von einigen Minuten unterbrochen. Flüssigkeiten werden aus dem belasteten Gewebe verdrängt. Neben einigen anderen beim „Medical-Flossing" beschriebenen Effekten kommt es in erster Linie zu einem Flüssigkeitsaustausch. Die verdrängte Flüssigkeit wird durch neue ersetzt, in der Hoffnung, dass diese nähr- und sauerstoffstoffreicher ist. Das ist gerade bei entzündlichem Gewebe eine mögliche Hilfe zur Selbsthilfe.

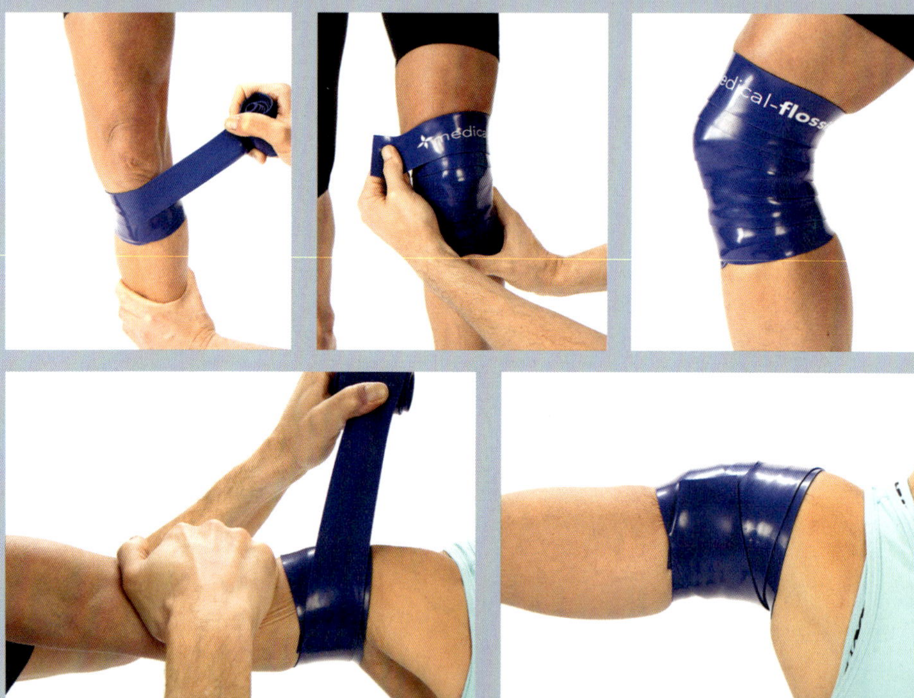

Abb. 56: Flossing des Knies und der Schulter

Schon gewusst?

Kompressionsmassage

Angepriesen werden apparative Kompressionsgeräte zur Entstauungsmassage mittels intermittierender pneumatischer Technik. Einzelne Luftkammern schließen und öffnen sich nach einem vorgegebenen Rhythmus von distal nach proximal (vom Fuß bis zur Hüfte). Dieses Kompressionsschema wird in mehreren Zyklen wiederholt. Vorsicht ist bei systemischen Erkrankungen wie dem Lymphödem geboten. Bei gesunden Personen unterstützt es die Flüssigkeitszirkulation aufgrund der initiierten Druckschwankungen.

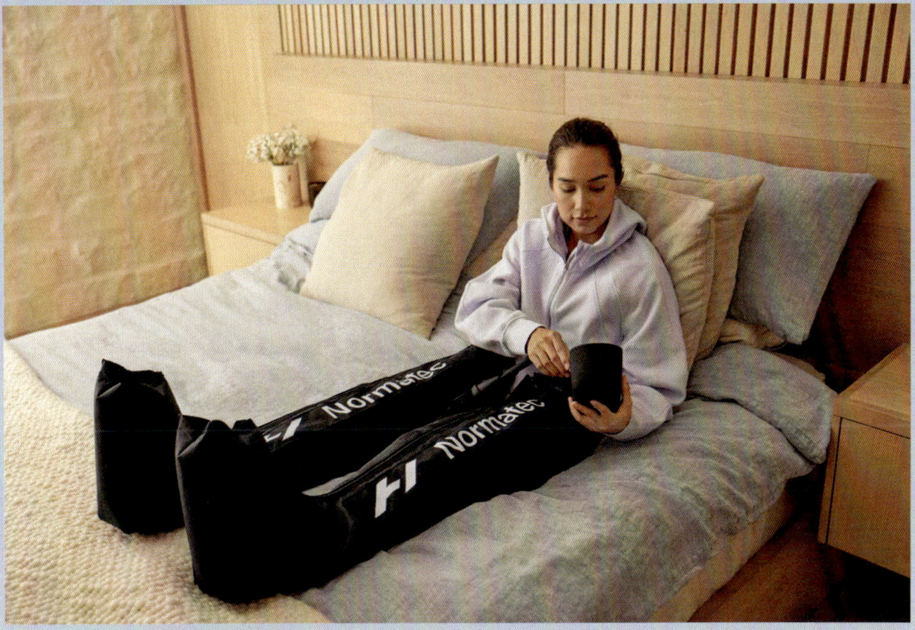

Abb. 57: Kompressionsmassage mit den Normatec Boots

Es gibt verschiedene Wege, wie Druckschwankungen erzeugt werden können.

Prinzip Power

Das Prinzip Power beschreibt eine Kompression, die über eine Krafteinwirkung erzeugt wird. Das kann eine Kniebeuge sein, die Flüssigkeit aus den Geweben des Knies (auch Gelenkknorpel) bei Flexion verdrängt. In der Extensionsphase verteilt sich die Gelenkflüssigkeit neu.

Das Üben der tiefen Hocke (indische Hocke) setzt ein gut vorbereitetes Knie (hydriertes Gelenk) voraus.

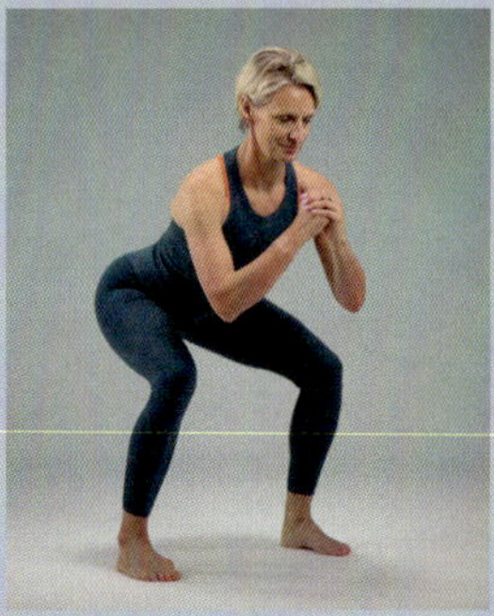

Squat

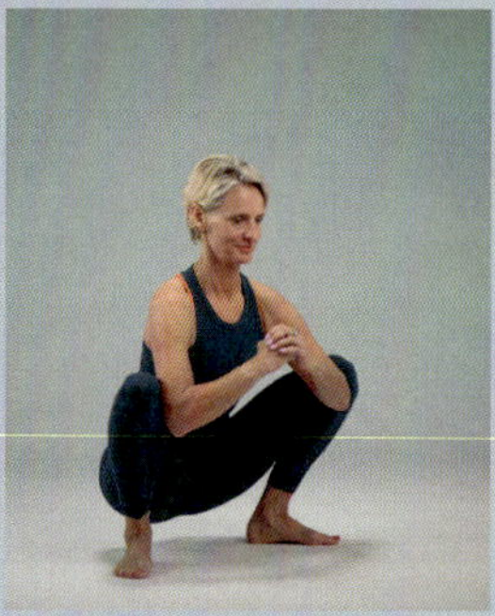

Tiefer Squat (indische Hocke)

Genauso wirken flüssigkeitsverdrängende Kompressionskräfte bei der Wirbelsäulenflexion nach vorne, zur Seite oder bei der Extension auf die Bandscheiben.

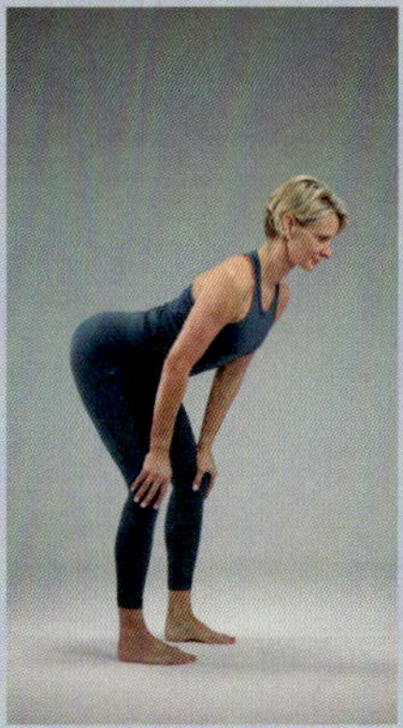

Extension der Wirbelsäule

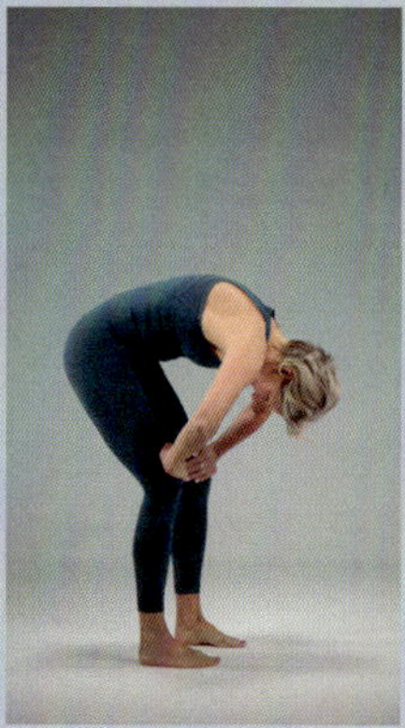

Flexion der Wirbelsäule

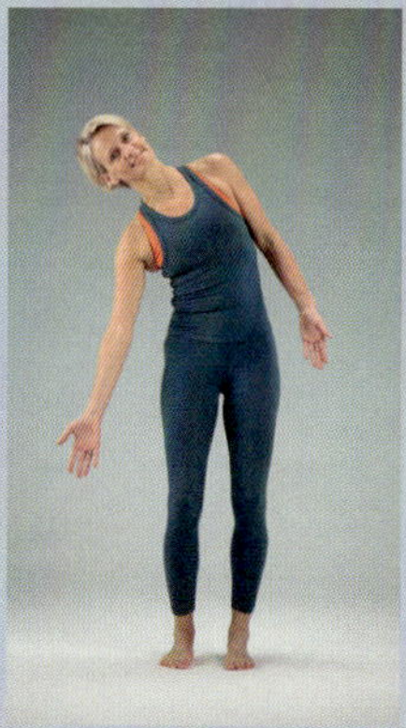

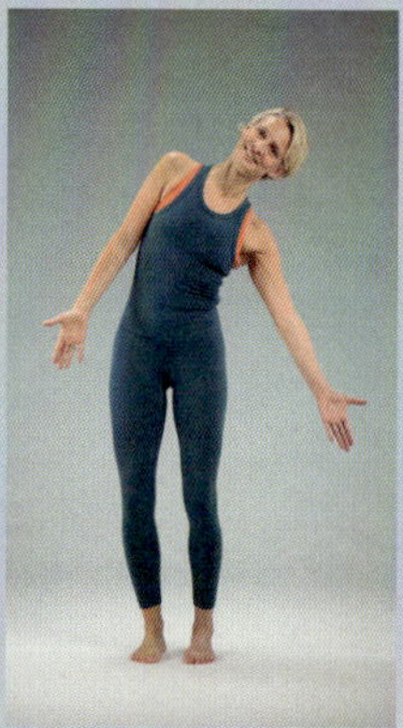

Lateralflexion der Wirbelsäule

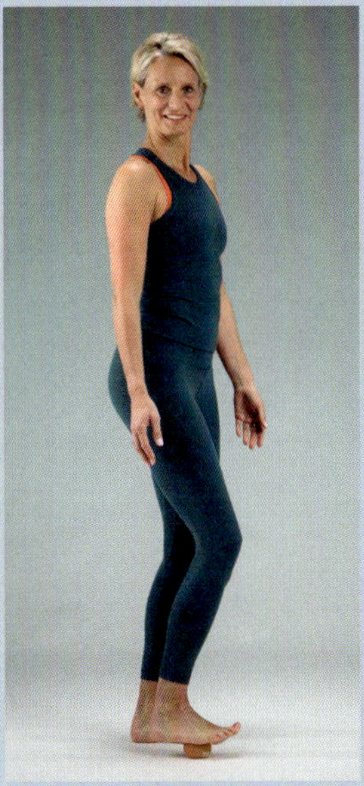
Rollen der Plantarfaszie

Ein myofascial Tool wie ein Ball oder eine Rolle kann über Druck Flüssigkeit verdrängen, die im Anschluss an die Kompressionsphase zurückfließt und Bewegung in das Flüssigkeitsbett bringt. Viele Sportler versprechen sich davon eine schnellere Regeneration. Eine wissenschaftliche Bestätigung steht aus. Wir sprachen davon, dass die Hände und Füße aufgrund der fehlenden ersten großen Verschiebeschicht, der Fascia profunda, besondere Aufmerksamkeit von uns benötigen, wenn es um die Versorgung geht. Neben allen anderen Hydrationstechniken kann hier das Trainingssystem „Power" als Hydrationsmaßnahme sicher Gutes bewirken.

Nach dem Schwammprinzip kann eine Druckmassage mit einem fascial Tool, bspw. einem Ball, von Vorteil sein, um die Versorgunglage zu verbessern. Allerdings sollten vielfältige Bewegungsmuster, das Nutzen „aller" Fußgelenke inklusive der Zehengelenke und der Zehenstrahlenverbindungen ebenso ins regelmäßige Training integriert werden.

ROM (range of motion)

Das Prinzip ROM weist auf die Berücksichtigung des maximal größten Bewegungsumfanges im Trainingsprozess hin. Die Anteile eines Gelenks - Gelenkkapsel, Bänder, Gelenkknorpel - zählen zu den braditrophen (ernährungsarmen) Geweben im Körper. Gelenke leben von ihrer Gelenkflüssigkeit, der Grundsubstanz.

Wir bewegen uns im Alltag zu wenig, so heißt es. Neben diesem Grundproblem sind unsere Bewegungen meist auch noch monoton. Der Schmerztherapeut Alexander Lay sagt: „Von unseren Bewegungsmöglichkeiten, unserer Bewegungsvielfalt nutzen viele Menschen nur 15-20 %." (zitiert nach Bracht, 2010). Das bedeutet, 80-85 % unseres Gewebes, und dies ist besonders entscheidend für die Knorpelstrukturen der Gelenke, unterliegen zu geringen Druckschwankungen mittels Druck-, Scher- und Gleitbewegungen. Wie arglos wir mit unserem Körper umgehen, beschreibt er mit einem schönen Beispiel: Stellen wir uns vor, wir würden uns nur noch mit 15 % unserer lebensnotwendigen Nahrung versorgen. Was würde passieren? Zunächst würden wir abnehmen, dann würden wir schwächer und schwächer werden, um letztendlich alle unsere Widerstandskraft zu verlieren. Unser Ziel im Training - und während der alltäglichen Bewegungen - muss es sein, jedes unserer Gelenke, seinen Freiheitsgraden nach, im möglichst größten Bewegungsumfang zu bewegen und ggf. den ROM durch Training zu erweitern, damit auch die Randbezirke der Gelenke von den nährenden Druckschwankungen profitieren können und dadurch gesund erhalten werden.

Schon gewusst?

Degenerative Veränderungen des Gelenkknorpels bis hin zur Arthrose sind keine Folgen von zu viel Belastung. Eine Minder- oder Fehlernährung (des Gewebes) führt zur Degeneration. Eine Minderversorgung entsteht bei fehlenden versorgenden Druckschwankungen in den entsprechenden Knorpelbereichen. Oft sind die Randbezirke eines Gelenks betroffen oder eine hohe Belastung wirkte auf ein noch nicht „erwärmtes" und entsprechend vorbereitetes Gelenk.

Eine Fehlernährung des Gewebes tritt auch dann auf, wenn ein Gelenk dauerhaft überlastet ist. Es fehlt die Zeit der Erholung, während die sich die durch die Belastung chemisch veränderte Grundsubstanz wieder regenerieren kann. Andauernde Übersäuerung des Gewebes wirkt schädigend auf die Strukturen des Knorpels. Aus diesem Grund sind die regenerativen Pausen ebenso wichtig wie die Belastungszeiten.

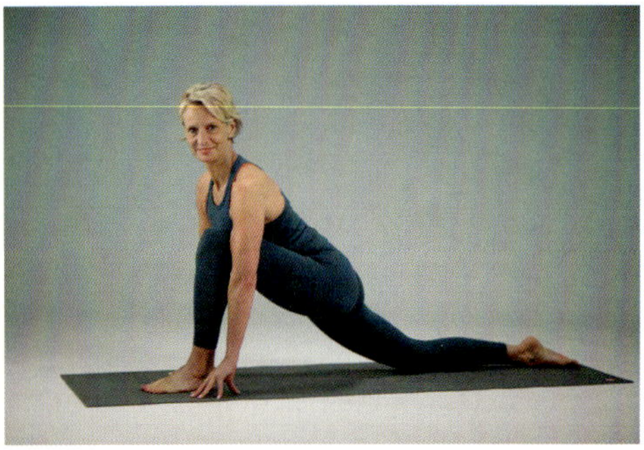
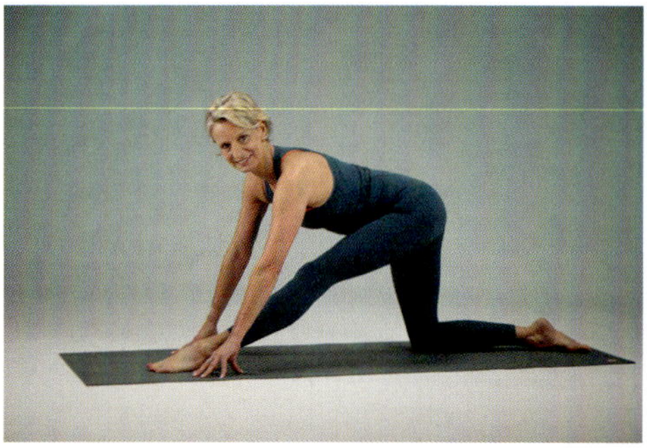

Kanadier – dynamisch

Hüftpendel – als Hydrationstechnik (Druckschwankung) für die Hüfte und das Knie.

Hier geht es zum Video

Stretch

Das Stretching wird im folgenden Kapitel ausführlich besprochen (s. Teil II, Kap. Fascial Stretch). Es ist eine große Trainingssäule im Programm „Faszien in Bewegung". Die Trainingsprinzipien zum Thema Streching als Hydrationstechnik finden hier ihren Platz und erfahren im nächsten Kapitel ihre Untermauerung.

Grundsätzlich sollten wir zunächst verstehen, warum Dehnungen Druckschwankungen provozieren.

Nehmen wir als Beispiel ein Theraband (breites Gummiband) und schauen uns den Querschnitt in entspannter Position an. Dieser Querschnitt nimmt ab, wenn das Theraband unter Spannung (Dehnung) gerät.

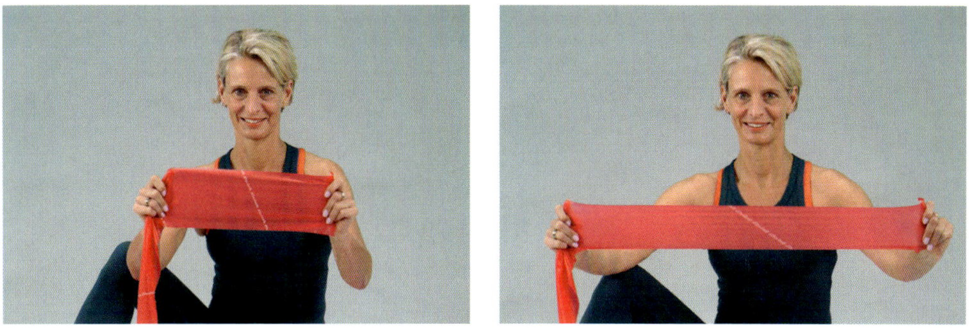

Der Querschnitt eines Therabandes verringert sich unter Zugbelastung.

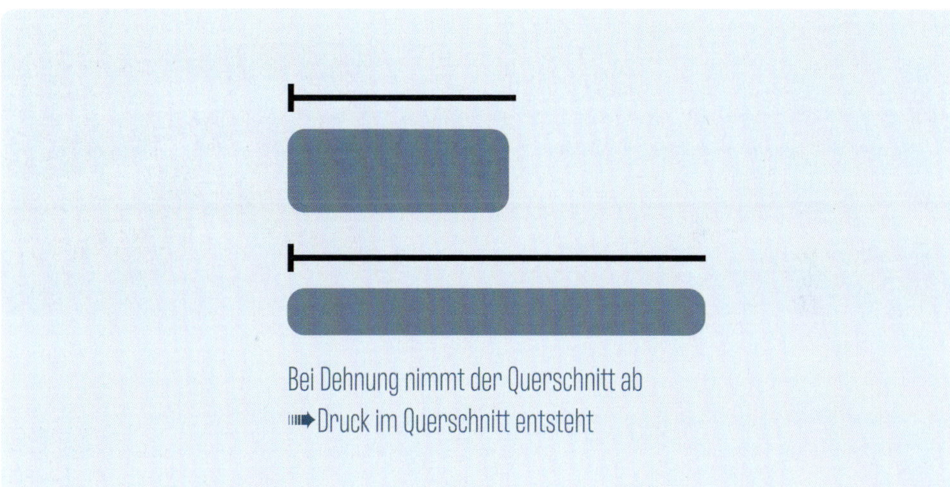

Abb. 58: Kompression durch Dehnung

Druck verdrängt Flüssigkeit. So auch, wenn dieser Druck radial wirkt. Nach dem Prinzip der Druckschwankungen ist es also in erster Linie wichtig, dass die Dehnspannungen variieren.

für die Faszien

a. **Erlebnisorientiertes Dehnen innerhalb der Dehnspannung**
Wir nehmen eine Dehnspannung ein, halten nur kurz eine Position und verändern dann die Bewegung innerhalb der Dehnspannung. Bereits nach einer Dehnhaltedauer von 10 Sekunden verschließt sich ein Großteil der Kapillaren. Die Versorgung sinkt. Verschieben wir die Hauptspannungslinie der Dehnung ein wenig nach vorne und hinten, variieren sie innerhalb der Spannung; es verschließen sich immer neue Kapillaren, andere öffnen sich und die Versorgung kann zu einem großen Teil aufrechterhalten werden.

b. **Dynamisches Dehnen als ein Wechselspiel von Dehnpositionen und Lösen (dehnen – nicht dehnen).**
Durch den Dehnimpuls wird Flüssigkeit verdrängt. In der folgenden zweiten Dehnposition wird ein neuer Bereich unter Spannung gesetzt. Der flüssigkeitsarme Dehnbereich eins füllt sich erneut mit Flüssigkeit. Eine Dehntechnik, die das Gewebe hydriert, versorgt und hält.

c. **Pandikulieren**
Pandikulation kann frei übersetzt werden mit „Gliederstrecken". In der Tierwelt finden wir unzählige Beispiele für hervorragende Pandikulationen. Nachdem ein Hund lange schlief, beginnt er zunächst, sich zu recken und zu strecken, bevor er sich in Bewegung setzt. Auch Katzen sind wahre Künstler der Pandikulation.

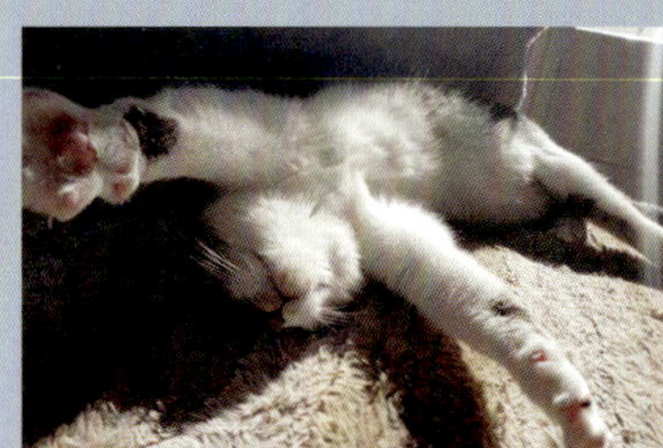

Abb. 59: Katze – räkeln, recken und stecken

Warum ist das so? Die Intuition hilft ihnen dabei. In Ruhepositionen, beim Schlafen, verschlechtert sich die Versorgung in vielen Geweben. Bevor nun eine Bewegung, vielleicht sogar belastende Bewegung ansteht, versorgen die Tiere mit kleinen, kurzweiligen, variantenreichen Dehnungen ihr Gewebe. Es ist ein Durchfeuchten, ein Hydrieren. Wir lernen von der Tierwelt, unterstützen unsere Intuition und räkeln, recken und strecken uns in alle Himmelsrichtungen, bevor wir uns belasten.

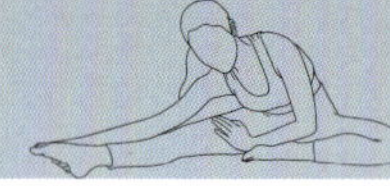

Neben den Hydrationstechniken Wärme, Durchblutung, Flow und Scherung untergliedern wir die Hydrationstechnik „Druckschwankung" in drei Varianten:

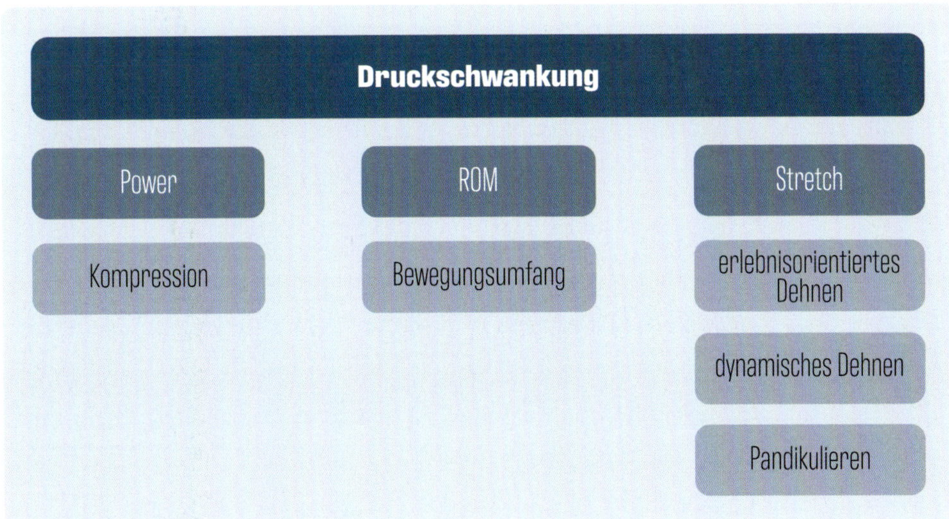

Abb. 60: Hydrationstechnik: Druckschwankung mit ihren drei Varianten

Cupping

Schröpfen ist eine jahrtausendealte Technik zur Bindegewebsbehandlung.

Die Petechiale Saugmassage (PSM) nach Zöbelein (1984) beschreibt das heute genutzte Verfahren sehr detailliert.

Therapeuten der traditionellen chinesischen Medizin verfahren mit Techniken des Schröpfens (blutig oder nicht blutig) zur Behandlung vielfältiger Indikationen.

Im Leistungssport oder auch Gesundheitswesen verspricht man sich durch die Mehrdurchblutung eine Leistungssteigerung. Vermehrte Durchblutung bedeutet eine vermehrte Stoffwechselaktivität. Eine erhöhte Stoffwechselaktivität liefert mehr Nährstoffe bei gleichzeitig erhöhtem Abtransport von Stoffwechselendprodukten und Entzündungsbotenstoffen. Cupping ist eine moderne Variante des Schröpfens, bei der anstelle von Glaskelchen Silikonbecher verwendet werden. Die weichen Cups, die in unterschiedlichen Stärken angeboten werden, erleichtern ein Gleiten auf der Haut und ermöglichen eine Form der Selbstbehandlung.

Die Hydrationstechniken lehrten uns eine gesteigerte Versorgung über „Druck"-Schwankung. Das Cupping arbeitet mit Zug. Über die Unterdrucktechnik wird Flüssigkeit ins Gewebe gezogen. Cupping ist heute eine beliebte fasziale (Selbst-)Behandlungsmethode. Für eine Vielzahl von Anwendern wirkt das Cupping regenerativ, versorgend, entspannend und oft schmerzlösend.

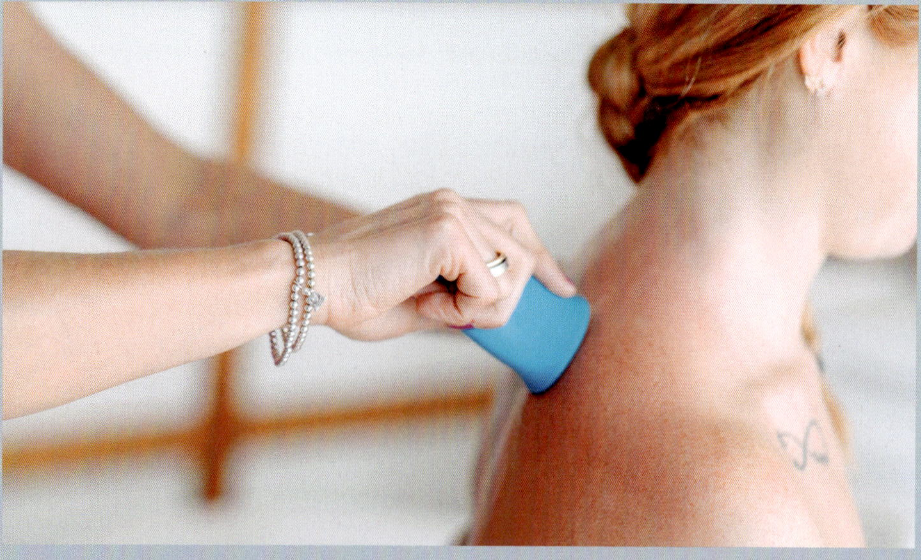

Abb. 61: Dynamische Anwendungen fördern die Hydration

Expertenbeitrag: Cupping & Faszien von Ernst Albert

Ernst Albert ist seit 25 Jahren Heilpraktiker und Praxisinhaber, seit 7 Jahren Dozent für die Methode „Cupping by BellaBambi®". Er bietet zu diesem Thema Seminare an und veröffentlichte Artikel in Fachzeitschriften. Orthomolekulare Medizin als Infusionstherapie ist ein weiterer Schwerpunkt seiner Arbeit. Die Manuelle Therapie und das Cupping kombiniert er indikationsbezogen mit Elektro-, Neuraltherapie und Triggerpunkt-Akupunktur.

Die Cupping-Methode umfasst einen vielfältigen Einsatzbereich, sowohl therapeutisch und salutogenetisch als auch zum Zwecke der Entspannung oder der Leistungsoptimierung im Sport. Sie verbindet jahrtausendealtes Erfahrungswissen mit neuesten Erkenntnissen der Faszienforschung.

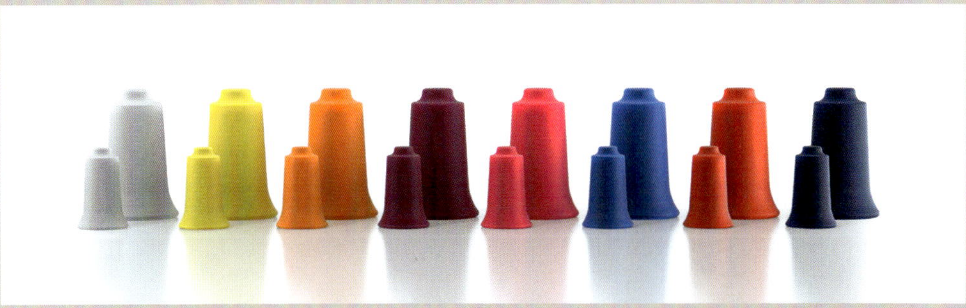

Abb. 62: Cups in verschiedenen Größen und Intensitäten (BellaBambi®, mit freundlicher Genehmigung)

Die Cups aus Silikon in verschiedenen Größen und Intensitäten ermöglichen einen gezielten Einsatz von Reizstärke und Stimuli, sowohl an sehr großen als auch an sehr kleinen Körperbereichen, in sensiblen wie robusten Arealen. Dadurch wird eine sehr breit gefächerte Klienten-Gruppe erreicht.

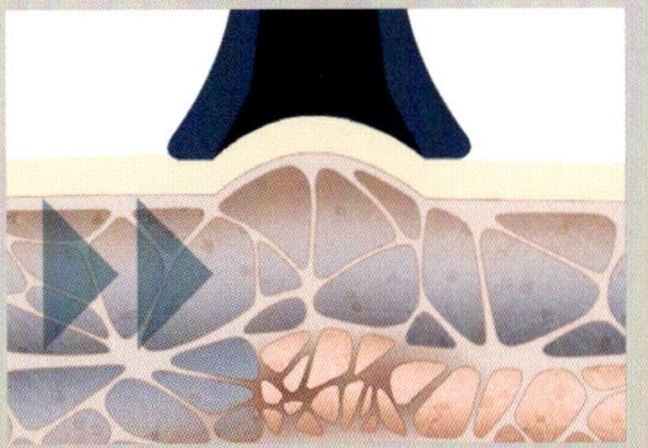

Abb. 63: Dynamische Anwendungen fördern die Hydration

Cupping entspringt der Tradition des Schröpfens, bei der eine Saugglocke einen Unterdruck auf der Haut erzeugt und so eine lokale Hyperämie auslöst. Cupping hat jedoch nicht die bekannten Schröpfmale zum Ziel. Es wird typischerweise nicht statisch, sondern dynamisch angewendet. Damit knüpft man an Foam Rolling, Flossing und andere Techniken an, die Druck und insbesondere wechselnde Stimuli auf das Gewebe ausüben. Neben der Mehrdurchblutung hat die Bewegung der Cups über die Haut einen drainagierenden Effekt.

Der durch die Cups entstehende Unterdruck wirkt flüssigkeitsverschiebend auf das Gewebswasser (Grundsubstanz), löst Adhäsionen, verändert die viskösen Eigenschaften und wirkt mit sanften, antiinflammatorisch wirksamen Dehnungen auf die Kollagenfasern (Berrueta et al., 2018).

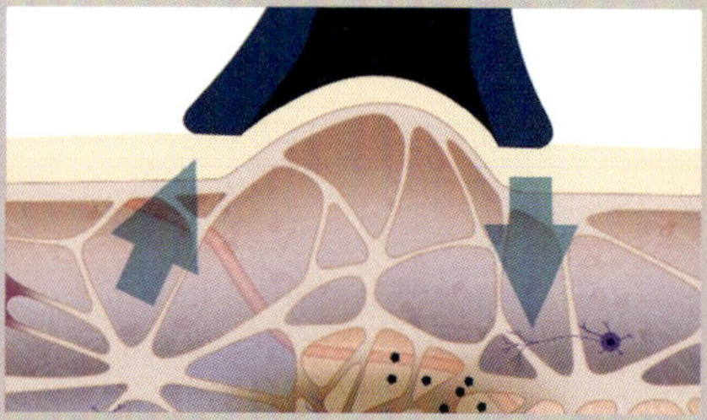

Abb. 64: Durch Ziehen, Drehen und Gleiten wirken die Cups dreidimensional auf das Gewebe

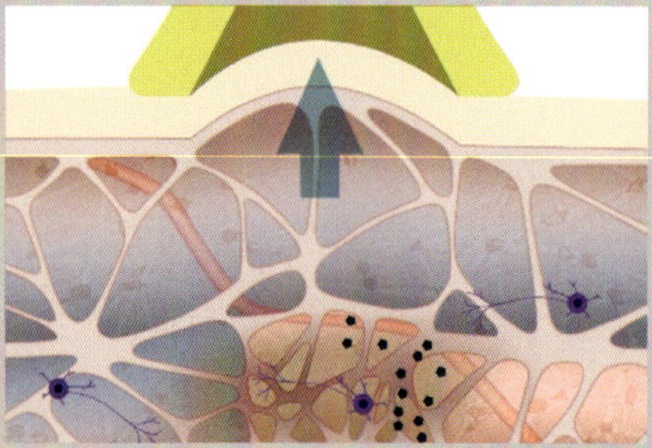

Abb. 65: Zugwirkung des Cups

Beim Cupping wird Druck und Zug ausgeübt. Wie beim traditionellen Schröpfen wird von einer unmittelbaren Reduktion des Schmerzempfindens berichtet. Die mechanische Stimulation ist in der Lage, über multimodale neuronale Verrechnungssysteme Schmerzkreisläufe zu durchbrechen und Schmerzen zu lindern (s. Teil I: Foundation, Kapitel Schmerz).

Mit einer ungerundeten Innenkante (sog. Peeling-Rand) greift das Cupping die Tradition des Gua Sha (Reibetechnik) auf. Dieser durchblutungsfördernden Reibetechnik wird eine heilende Wirkung nachgesagt, die Technik wird u. a. von Seiler (2015) beschrieben.

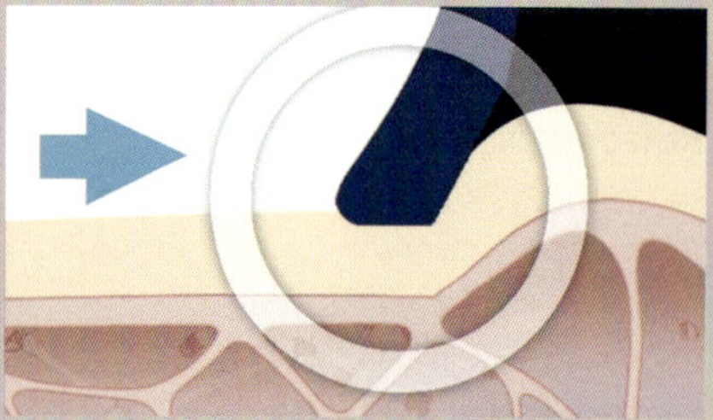

Abb. 66: Der Peeling-Rand übt Scherkräfte auf das Gewebe aus

Cupping-Techniken:

- **Pumping:** Cup platzieren, hochziehen (nicht ablösen) und wieder sanft aufs Gewebe drücken; Pumpbewegung
- **Sliding:** angesaugten Cup über die Haut ziehen
- **Stretching:** zwei Cups nebeneinander platzieren und auseinander ziehen
- **Tipping/Circling:** Cup platzieren und dann über die Kante abkippen (auch in Rotationsbewegung), Cup soll sich dabei nicht ablösen

Eine Anwendung mit wechselnden Ansatzpunkten und dynamischen Techniken, kann gut 20–30 Minuten betragen.

Bei chronischen Schmerzen empfehlen wir sanfte Techniken, am besten mit einem leicht erwärmten Öl und einem Cup mini oder original mit der Intensität sensitive. Über dem Schmerzareal wird langsam die Sliding-Technik ausgeführt.

Für alle Anwendungsfelder empfiehlt sich eine kontinuierliche Anwendung, die jeder der Klienten zuhause durchführen kann. Die Cups ermöglichen einen intuitiven Zugang zur Auseinandersetzung mit der eigenen Gesundheit und geben ein Werkzeug an die Hand, das „Hilfe zur Selbsthilfe" bietet.

Ressourcen

Abele, J.: *Das Schröpfen. Eine bewährte alternative Heilmethode.* München: Urban & Fischer Verlag, 2003.

Albert, E.: *Cupping – ein neuer Ansatz zur Therapie der Faszie. Neues Wissen und kreative Techniken mit modernen Cups.* In: CO.med – Fachmagazin für Komplementärmedizin. März 2020, S. 50–53.

Berrueta, L., Bergholz, J., Munoz, D., Muskaj, I., J. Badger, G., Shukla, A., M. Langevin, H. (2018). *Stretching Reduces Tumor Growth in a Mouse Breast Cancer Model* (Vol. 8).

Chirali, I. Z.: *Schröpftherapie in der chinesischen Medizin.* München: Urban & Fischer Verlag, 2008.

Kiesling, G.: *Schmerzfrei durch Cupping. Durch modernes Schröpfen die Faszien lösen – mit über 90 Übungen.* München: riva-Verlag, 2020.

Seiler, E.: *Der einfache Weg zum Schröpfen und Gua Sha.* Rosenheim: Gesund Media GmbH, 2015.

Wessels, M.; Oellerich, H.: *Cupping. Die neue Methode zum Lösen der Faszien.* München: Gräfe und Unzer Verlag, 2018.

Staudämme im System

Wir sprachen im Teil I: Foundation, Kap. Pathophysiologie bereits über Densifikationen, Adhäsionen, Fibrosen und Narbengewebe. Alle Phänomene, die den Fluss der Grundsubstanz verlangsamen oder behindern, wirken wie Staudämme im System. Staudämme, die pathologisch informativ wirken.

Es lohnt sich immer, diese Staudämme aufzuspüren und zu eliminieren. Im Teil II: Applied Science, Kap. Fascial Power - Tensegrity Works lernen wir, wie wir sie ausfindig machen können.

Fascial Stretch - Bewegungsfreiheit ist Bewegungsfreude

Der innere Architekt

Was tun wir eigentlich, wenn wir uns strecken, recken, dehnen oder stretchen? Überwiegende Einstimmigkeit herrschte in den vergangenen Jahren darüber, dass sich Dehnen auf die muskulären Anteile, inklusiver neuronaler Ansteuerung, bezieht.

Mit dem Fokus auf das fasziale System und dem Bestreben, das Wissen über die Faszien in die bestehenden Trainingssysteme zu integrieren, ist es sinnvoll, sich darauf zu einigen, dass es bei der Bestimmung der Beweglichkeit um den Bewegungsumfang geht, welcher alle faszialen, muskulären und neuronalen Komponenten integriert (mechanische und sensorische Theorie).

Einige Autoren gehen weiter und sprechen davon, dass beweglich, flexibel zu sein, sich durch eine unmittelbare Fähigkeit zur Anpassung an neue, andersartige veränderliche Anforderungen auszeichnet. Es beschreibt eine Form von Anpassungsfähigkeit. Somit geht es nicht nur um die Erweiterung von Bewegungsamplituden, sondern ebenso um Sichtweisen und Flexibilität im weitesten Sinne.

Über das Dehnen, das muskuläre Dehnen, gibt es eine Menge Studienarbeiten, die meisten davon wurden an isolierten Muskeln durchgeführt. Von dem dreidimensionalen Endlossystem Faszie lernen wir, wie wir unser Dehnverständnis erweitern müssen.

Kehren wir zur Eingangsfragestellung zurück - was begrenzt uns eigentlich in der Beweglichkeit? Oder noch besser: Auf welche Struktur wirken wir mit unserem Dehnungstraining? Diese Frage ist die Kernfrage. Training ist definiert als zielgerichtete und geplante Intervention, um ein spezifisches Ziel zu erreichen. Ein Dehnungstraining für das neuronale System benötigt andere Trainingsreize als ein Dehnungstraining für die faszialen Strukturen, und selbst innerhalb des Fasziensystems muss unterschieden werden: Wirkt die Dehnung auf die Faszienzelle, das kollagene Netzwerk oder die Grundsubstanz?

Beginnen wir mit der **Faszienzelle**.
Initiiert vom Zellkern werden in der Zelle die jungen Pro-Kollagenmoleküle produziert sowie einige Molekülverbände, die später das Grundgerüst der Grundsubstanz bilden. Die Zelle reagiert auf mechanische Verformung, das Zytoskelett verformt sich und die Syntheseaktivität steigt (Langevin et al., 2005).

Kollagen

Das von der Zelle produzierte Kollagen wird über die Zellwand in die EZM ausgeschleust. Die jungen Pro-Kollagenmoleküle richten sich entsprechend der auf die EZM einwirkenden Zugspannungen aus. Jedes Gewebe, letztendlich jedes Individuum, besitzt seine ganz eigene Kollagenarchitektur.

Darüber hinaus lassen sich bei einigen Individuen übergreifende, anatomisch bedingte Gemeinsamkeiten in der Faserarchitektur finden. Sehnen und Bänder besitzen beispielsweise parallel angeordnete Fasern, weil in diesen Regionen eine vorwiegend gerichtete Zugspannung die Fasern parallel anlegt, während bei Muskelfaszien (Epi-, Peri-, Endomysium), Aponeurosen, Septen ... eher eine Fasergitternetzwerk-ähnliche Architektur aufgrund mehrdimensionaler Zugspannungen entsteht.

In aller Kürze

Intensive Dehnungen (mechanische Verformung der Bindegewebszelle) steigern die Syntheserate der Zelle für Kollagen. Es gibt Hinweise darauf, dass der Dehnreiz an der Dehngrenze (100-120 % Dehnintensität) aufgrund der Verformung des Zytoskeletts die höchste Syntheserate nach sich zieht (Langevin et al., 2009). Für eine gute architektonische Ausrichtung der jungen Kollagenmoleküle in der EZM benötigt es gerichtete Spannungsfelder, entlang derer sich die Kollagenfaserstränge ausrichten.

Ist es unser Ziel, eine Gitterfasernetzwerk-ähnliche Struktur aufzubauen, braucht es multidirektionale Zugrichtungen.

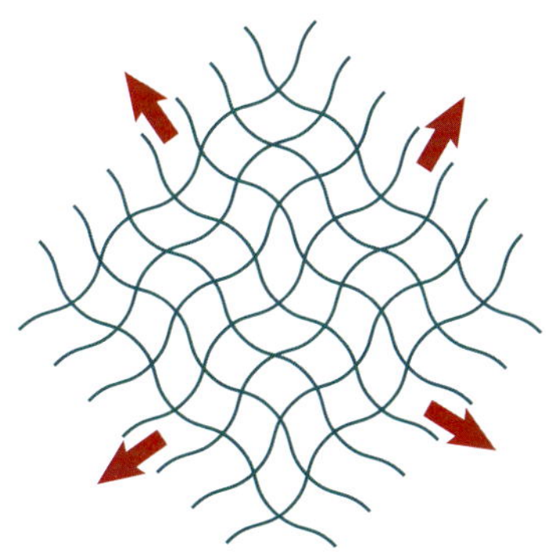

Abb. 67: Modell eines kollagenen gitternetzähnlichen Fasernetzwerkes, entstanden als Folge multidirektionaler Zugrichtungen

Wir haben gelernt, dass intensives Dehnen die Kollagensynthese fördert und die Richtung der Dehnspannung die Kollagenausrichtung bestimmt.

Jetzt müssen wir uns die Frage stellen, ob ein Mehr an Kollagen sinnvoll und gut ist.

Zunächst führt eine Zunahme an Kollagen in der Regel zu einer Leistungssteigerung. Energie wird schneller und gerichteter transportiert. Ebenso steigt die Toleranz gegenüber Dehnungen, da das neuronale Reflexsystem, welches vor Überdehnung und Verletzung schützt, erst später aktiv wird und über einen Dehnschmerz die Dehnamplitude begrenzt. Grundsätzlich sollten wir verstehen, dass Dehnen das fasziale System über die Zunahme von Kollagen zugstabiler und letztendlich fester werden lässt (s. Teil II: Applied Science, Kap. Fascial Power - Tensegrity Works).

Expertenwissen

Yahia et al., (zitiert nach Paoletti 2011) untersuchten die Dehnbarkeit von Faszien und stellten dabei fest, dass Faszien mit zunehmender Dehnung steifer werden. Es ist nach einiger Zeit des Trainings ein höherer Kraftaufwand notwendig, um die gleiche Verformung zu erreichen.

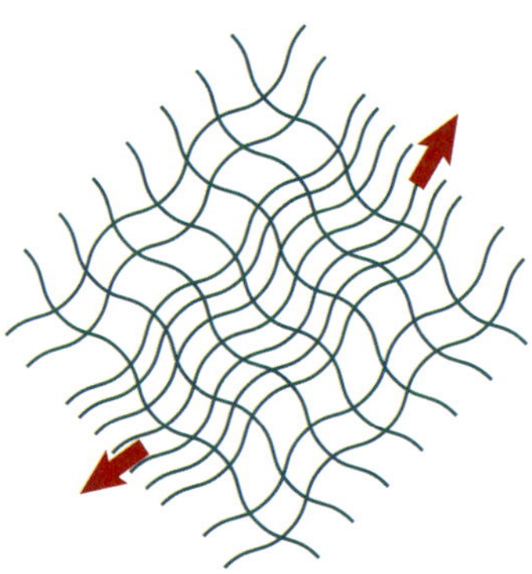

Abb. 68: Modell eines Kollagengitterfasernetzwerks mit verstärkter gerichteter Spannungseinwirkung

In der Richtung wiederkehrender Dehn- oder Kraftspannung bildeten sich mehr Kollagenfasern aus. In diese Verlaufsrichtung ist das Gewebe stabiler, Energie kann schneller und gerichteter transportiert werden. Größere Dehnspannungen können toleriert werden.

Zunächst bedeutet eine Zunahme von gerichteten Kollagenfasern in der Regel eine Leistungssteigerung. Allerdings nur, solange jede einzelne Faser ausreichend von Grundsubstanz umgeben ist. Zur Erinnerung: die Grundsubstanz nährt die Fasern und sorgt für ihre Verschieblichkeit. Wird der Faseranteil so groß, dass er die flüssige Faszie verdrängt, verschlechtern sich die Versorgung und die Gleiteigenschaften, die Gefahr von Entzündungen steigt und schlussendlich werden die Fasern porös und verletzungsanfällig.

Schon gewusst?

Hohe Dehnspannungen und Dauerspannungen können über eine große Zeitspanne hinweg zu einem Ersatz von Muskelgewebe durch Fasziengewebe führen. Wir erinnern uns – Kollagen hat stahlähnliche Eigenschaften und damit bessere Fähigkeiten, großen Spannungskräften standzuhalten oder auch diese weiterzuleiten als Muskelgewebe. Ein Beispiel dafür ist die TLF. Vor tausenden von Jahren wurde der untere Rücken rein von Muskelgewebe bewegt und stabilisiert. Als evolutionär sinnvolle Anpassung wurde aus Teilen der Rückenmuskeln festes, faserreiches – fasziales – Gewebe.

Eine weitere Anpassung an andauernde Spannungsreize ist die Ausbildung des seitlichen Tractus der Oberschenkelfaszie (Tractus iliotibialis). Eine lokale Zunahme der kollagenen Fasern an der Beinaußenseite stabilisiert bei aufrecht gehenden Menschen die Beinachse und erlaubt einen schnelleren, gerichteten Spannungstransport. Die Anpassungsfähigkeit des Körpers an wiederkehrende Bewegungs- und Haltungsmuster kann auch in wesentlich kürzeren Zeitspannen erfolgen, teilweise innerhalb weniger Monate oder Jahre.

Der Fersensporn (ein knöcherner Auswuchs des Fersenbeins) beispielweise ist eine Reaktion auf anhaltende Spannung der Fußfaszie (Plantarfaszie) auf das Fersenbein. Die Dauerspannung löst die Knochenhaut vom Knochen, ein Hohlraum entsteht, der durch Knochenzellen über Jahre gefüllt wird. Ein knöcherner Sporn entsteht als Folge dieser Dauerspannung.

In aller Kürze

Intensive Dehnspannungen steigern die Kollagensynthese. Eine hohe Syntheseaktivität hält die Zelle jung und gesund. Die Pro-Kollagenmoleküle bilden in der EZM eine von vorherrschenden Dehnspannungen abhängige individuelle Architektur. Durch ein zu wenig an Kollagen verliert der Körper seine Spannkraft und Stabilität. Ein zu viel an Kollagen birgt die Gefahr der schlechteren Versorgung, Entstehung von Entzündlichkeiten, verminderter Gleiteigenschaft und von Verletzung. Das Ziel ist es, als persönlicher Architekt unseres Körpers für ausreichend Kollagen in einer sinnvollen Ausrichtung zu sorgen, damit wir hohen Kräften standhalten oder sie entsprechend weiterleiten können.

Bewegung

für die Faszien

- Dehne intensiv zur Steigerung der Kollagensynthese.
- Dehne mit vielen verschiedenen Zugspannungsrichtungen, multidirektional, um eine variantenreiche Faserarchitektur zu kreieren, die dir in alle Richtungen Zugstabilität und gerichteten Kräftetransport erlaubt.
- Orientiere dich an deinen Hauptbelastungsformen der Sportart, die du ausübst, um deine Leistung zu steigern.
- Achte darauf, dass du immer für Versorgung sorgst (Hydrationstechniken).

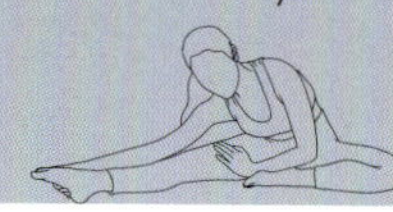

Jede Kollagenfaser ist von einem wasserbindenden Makromolekülsystem der Grundsubstanz ummantelt. Und nicht nur das, alle Fasern werden von dem großen Makromolekülsystem der flüssigen Faszie getragen, es weißt den Fasern ihren Aufenthaltsort zu und hält sie ortsstabil.

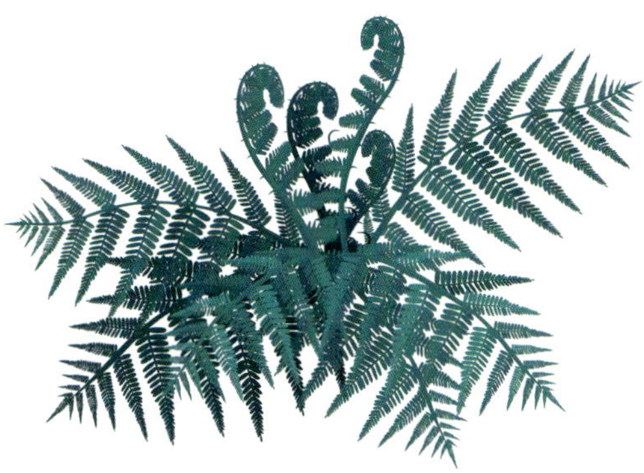

Abb. 69: Verbildlichung des Makromolekülsystems der Grundsubstanz

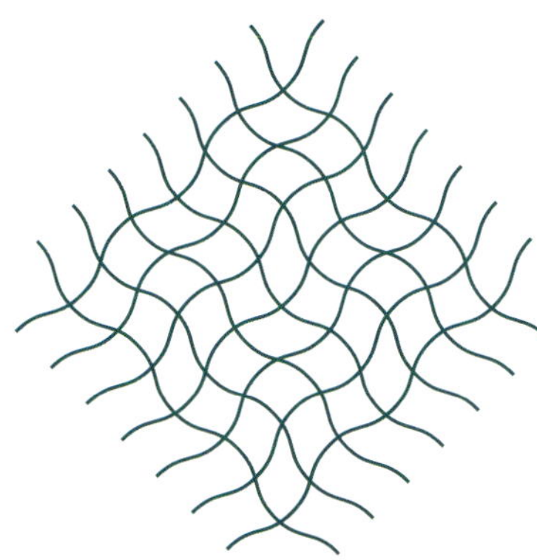

Abb. 70: Schema einer kollagenen Fasergitternetzwerkstruktur

Die Kollagenfasern betten sich in das alles durchdringende und alles umgebende Molekülsystem der Grundsubstanz ein. Die Makromoleküle der Grundsubstanz weisen den Fasern die Richtung zu und halten sie ortsstabil.

Beweglichkeit ist nicht nur das Ergebnis einer guten Kollagenarchitektur, des Kollagenanteils und der -qualität. Entscheidend ist in erster Linie, ob die einzelnen Fasern gut gegeneinander verschieblich sind. Gleitet beispielsweise das Perimysium der Muskelfaserbündel nahezu reibungslos aneinander vorbei, stimmt die Verschieblichkeit der Laminae der TLF, gleitet die Sehne störungsfrei über den knöchernen Vorsprung oder der Nerv in seiner fazialen Hülle (Perineurum)? Haben die Gelenke die Möglichkeit, sich entsprechend ihrer naturgegebenen Freiheitsgrade zu bewegen? Sind die Scher-Gleitbewegungen, die jedem Gelenk innewohnen, möglich? Der Anteil der Grundsubstanz, die Qualität und die vorherrschende Viskosität

(Zähigkeit) sind für das Beweglichkeitsausmaß von entscheidender Bedeutung. Sinkt unser Flüssigkeitshaushalt, steigt die Viskosität, ist die Grundsubstanz schadstoff- oder stoffwechselendproduktbelastet und entzündlich, werden wir steif und unbeweglich.

Bewegung für die Faszien

Wende nach jeder Dehnungsübung Hydrationstechniken an, um die Versorgung sicherzustellen und die Gleiteigenschaften zu verbessern.

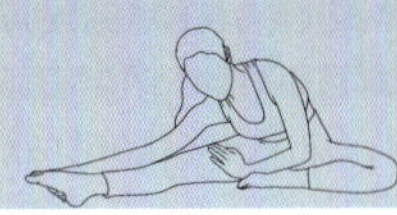

Aufgepasst!

Im Teil II: Applied Science, Kap. Mobilitätstraining unter faszialer Lupe wurden für sechs Basistechniken die sportwissenschaftlichen Hintergründe zur Beweglichkeitssteigerung vorgestellt. An dieser Stelle soll erneut herausgestellt werden, dass uneingeschränkte Beweglichkeit nicht nur ein „Nice-to-have" ist und den Bewegungsalltag erleichtert, sondern jede Bewegungseinschränkung die Versorgung vermindert und in dem bewegungseingeschränkten Bereich eine Kaskade zur Degeneration, Verletzung, Krankheit und Schmerz auslöst.

In aller Kürze

Zellen	steigern ihre Syntheseaktivität bei intensiver Dehnung.
Fasern	richten sich entsprechend der auf sie einwirkenden Zugspannung aus und kreieren eine individuelle Faserarchitektur.
Grundsubstanz	nährt das Fasernetzwerk, weist dem Kollagen seinen Platz in der EZM zu und sorgt für die bindegewebige Verschieblichkeit.

Störung der Beweglichkeit – Was ist zu tun?

Die Beweglichkeit ist eingeschränkt, wir sind unbeweglich. Die Hände kommen im Stand nicht mehr zum Boden, der Arm tut sich schwer mit Überkopfbewegungen, die Wirbelsäulendrehung ist reduziert. Schon allein aus gesundheitlichen Gründen sollte das nicht so bleiben. Was ist zu tun?

Bewegung

für die Faszien

- In erster Linie braucht es einen regelmäßigen beweglichkeitssteigernden Trainingsreiz. Wir beschreiben es in der Sportwissenschaft mit Trainingsadhärenz, eine Form von Trainingstreue. Zwei- bis dreimal pro Woche muss ein beweglichkeitssteigerndes Training durchgeführt werden. Studienergebnissen zufolge liegt das Optimum bei fünf Dehnungstrainings pro Woche. Erste Erfolge stellen sich nach einem halben bis einem Jahr ein. Im Laufe von zwei bis drei Jahren regelmäßigen Trainings sollte eine uneingeschränkte Beweglichkeit wiederhergestellt sein.
- Das Dehnungstraining muss intensiv sein (100–120 % Dehnintensität), damit sich die Kollagensynthese adäquat steigert.
- Variantenteiche Dehnreize/Dehnrichtungen helfen dabei, ein multidirektional ausgerichtetes Fasernetzwerk zu errichten, welches einwirkende Spannungen optimal im Körper verteilt.
- Gerade beweglichkeitseingeschränkte Körperregionen müssen mit besonderer Aufmerksamkeit immer wieder durchflutet werden. Die Qualität und Quantität der Grundsubstanz bildet auch hier die Basis zur Regeneration und Beweglichkeitswiederherstellung.
- Die gewählte Dehnmethode oder die Zeitspanne der Dehnung innerhalb einer Trainingseinheit spielen bei der Wiederherstellung eines gesunden Bewegungsausmaßes eine untergeordnete Rolle.

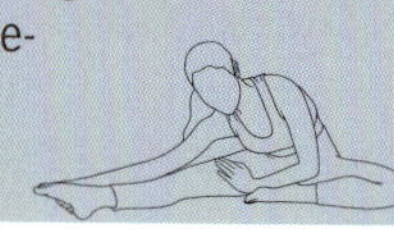

Fascial Elasticity – Energie im System

Fascial Elasticity oder: „die Renaissance des Schwingens und Federns".

Schwungvolle, rhythmische, federnde Bewegungen sind nicht neu, vielleicht nur ein wenig in Vergessenheit geraten oder durch funktionelle Ansichten der 90er-Jahre bewusst aus dem Bewegungsrepertoire gestrichen. Rhythmische, federnde und schwingende Bewegungen haben eine lange Historie. Viele Übungsvarianten lassen sich auf Senta und Hinrich Medau zurückführen, die 1929 die Medau-Schule gründeten und mit ihr viele Jahrzehnte vornehmlich Gymnastiklehrerinnen – jetzt auch Gymnastiklehrer – ausbildeten. Der Pionierarbeit Medaus folgend wurden eine Vielzahl von Gymnastikschulen als körper- und gesundheitsentwickelnde Institute gegründet. Die gesundheitsfördernde Wirkung einer rhythmischen Gymnastik war also schon früh bekannt. Es wurde mit Keulen und Bändern gearbeitet, die das schwungvolle, elastische Üben unterstützten. Auch das Tamburin als rhythmischer Taktgeber für die elastisch federnden gymnastischen Geh- und Hüpfvarianten war sehr beliebt.

Gymnastische Übungsformen könnten mit folgenden Attributen beschrieben werden:

- schwungvoll,
- leicht,
- harmonisch,
- rhythmisch und
- ästhetisch.

Alle Bewegungsformen, besonders die der Zeit vor 1950, basierten auf positiven Erfahrungen und einem guten Bewegungsgefühl. Erst in den 50ern wurden die ersten sportwissenschaftlichen Fakultäten gegründet, die begannen, Techniken zu überprüfen, zu bestätigen, weiterzuentwickeln und zu verändern.

So entstand in den 1990er-Jahren der Trend der „funktionellen Gymnastik". Freie, variantenreiche Bewegungen mit großen Bewegungsamplituden wichen den geführten, in den Bewegungsachsen klar vorgegebenen, „sicheren" Bewegungen in kleinen, kontrollierten Bewegungsamplituden. Plötzlich wusste man, wie sich „gesund" bewegt wird. Krankenkassen entwickelten die 10 goldenen Regeln zum Pro und Kontra der funktionellen Übungen. Alles, was schwingt, federt, sich der bewussten Kontrolle entzog, wurde mit einem Kontra belegt. Die Sorge galt vor allem den unkontrollierten Bewegungen, denen man belastende Scherkräfte nachsagte, die bei häufiger Wiederholung das Gelenk schädigen und degenerierend wirken sollten. Heute finden wir auffällig viele Übungsformen mit Parallelen zu den einst „verteufelten" Übungen wieder. Als Beispiel sei hier die „Holzfällerübung" genannt: Mit einem imaginären Beil wurde mit erhobenen Armen über dem Kopf ausgeholt und nach unten durch die Beine geschwungen. Diese Übung verschwand für Jahrzehnte vom Fitness-Himmel. Heute finden wir diese Übung im Faszientraining wieder: das Flying Sword.

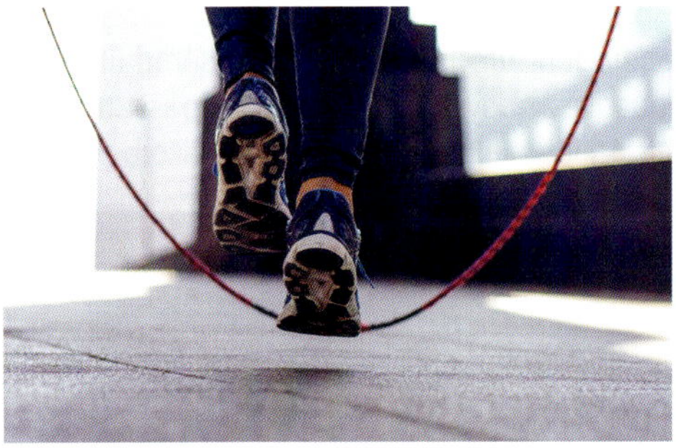

Abb. 77: Seilspringen
Eine kurze Einheit der ORL, die Plantarfaszie wird gemeinsam mit den myofaszialen Anteilen der Wadenmuskulatur piezoelektrisch aufgeladen.

wegung kurz gedehnt, Energie entsteht, der Körper federt aus der Dehnung zurück, um kurze Zeit später erneut über die Dehnung das Gewebe zu komprimieren. Energetisch gesehen schafft es das Gewebe, beim Seilspringen sogar Energie aufzubauen. Energieverschwendende Muskelarbeit wird nicht benötigt. Das Fasziensystem ist wunderbar elastisch und nutzt die Elastizität für die Bewegung. Im optimalen Fall steht diesem Sportler im Anschluss an das Seilspringen mehr Energie zur Verfügung als zuvor. Der Sportler B nutzt die elastischen Eigenschaften seines Gewebes nicht oder kaum. Jede Bewegung wird vom Muskelsystem initiiert. Die Bewegungen sind wesentlich langsamer, schwerfälliger und vor allem verbrauchen sie sehr viel mehr Energie. Jede Muskelzellkontraktion benötigt ein aufwendiges Bereitstellen von Energie über die Kraftwerke unserer Zellen (Mitochondrien).

Halten wir fest:

- Muskelarbeit verbraucht Energie.
- Fasziale Arbeit schenkt Energie.

Muskelarbeit können wir bewusst einsetzen und steuern. Beim Faszientraining ist es anders. Wir haben nicht die Wahl. Um die energetischen Ressourcen des Fasziensystem nutzen zu können, müssen wir es pflegen und gut umsorgen. Nur eine gesunde Faszie mit qualitativ und quantitativ hochwertiger Grundsubstanz und entsprechender Faserqualität und -architektur reagiert auf Kompressionen uneingeschränkt elastisch.

In aller Kürze

Die piezoelektrischen Eigenschaften der Grundsubstanz bestimmen in erster Linie, wie elastisch ein Gewebe ist.

Aber, wie gerade schon erwähnt, scheint auch das Kollagen eine Bedeutung bei der Entwicklung elastischer Rückstellkräfte zu haben. Wir erinnern uns – kollagene Fasern besitzen stahlähnliche Eigenschaften. Sie sind fest, zugstabil und grundsätzlich nicht elastisch. Als Folge ihrer Tripelhelix-Struktur sind die einzelnen Kollagenfibrillen wellig.

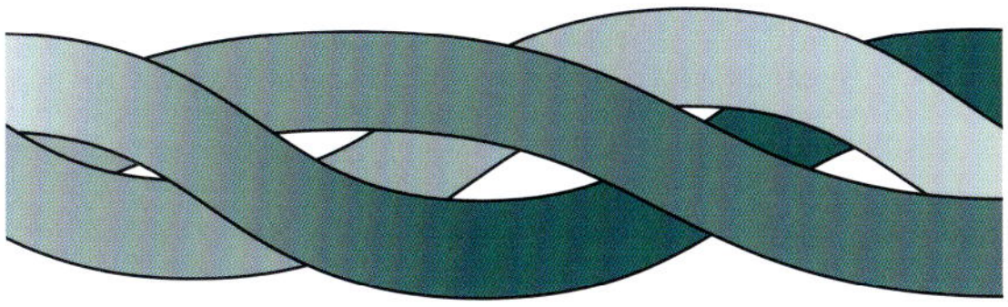

Abb. 78: Tripelhelix einer Kollagenfaser

Jede Kollagenfibrille ist von Makromolekülen der Grundsubstanz umgeben, die die Fibrillen über kovalente Bindungen stabilisieren, sie nähren und ihnen ihre Verschieblichkeit verleihen. Wirken Zugkräfte auf das Gewebe, haben die Kollagenfasern die Fähigkeit, trotz ihrer „nicht-dehnbaren" Eigenschaft ihre Länge zu verändern. Bei Dehnung flacht sich die Wellung der einzelnen Kollagenfibrillen ab, die Fibrillen rücken näher zusammen, es entsteht Ladungsverdichtung im Grundsubstanzmantel und die Kollagenfaser streckt sich. Die Zunahme der Ladungsdichte im Grundsubstanzmantel der Kollagenfaser sorgt dafür, dass sich die ursprüngliche Wellung der Kollagen-Tripelhelix sofort wieder aufbaut, sobald die Dehnspannung nachlässt. Trotz stahlähnlicher Eigenschaften federt die Kollagenfaser also nach Dehnung zurück und setzt Energie frei.

Um die flüssigkeitsbindenden Makromoleküle zu komprimieren, braucht es feste Komponenten. Oft es ist das Kollagen. Aber auch Knochen können als feste Struktur dienen und beispielsweise Knorpelgewebe komprimieren. Somit reagiert Knorpelgewebe bei ausreichendem Flüssigkeitsanteil elastisch.

Schon gewusst?

Generell ist die GAG-Konzentration im Gelenkknorpel an belasteten Stellen größer als in weniger belasteten Gelenkregionen desselben Gelenks. Durch Bewegung kann die Konzentration im Knorpel sogar über einen bestimmten Basiswert hinaus steigen, während sie bei Immobilisierung, bei geringer Belastung des Gelenks oder auch einzelner Gelenkanteile schnell abnimmt (Richardson & Clark, 1991).

Alle faserreichen Gewebe reagieren uneingeschränkt elastisch, wenn sie flüssigkeitsdurchflutetet sind und die Architektur gesund ist. Vernarbtes Gewebe verliert seine elastischen Eigenschaften.

Noch eine zum aktuellen Zeitpunkt nicht vollständig geklärte Frage ist, ob wir durch Training das Maß der Wellung der Kollagenmolekül-Tripelhelix beeinflussen können. An der Universität Berlin forscht eine Gruppe um Arampatzis seit vielen Jahren am faszialen System (Schwerpunkt: Achillessehne). Sie überprüfen die Anpassungen der Sehne auf Belastung und nehmen Bezug zur Leistungssteigerung und Regeneration nach Verletzung oder Entzündung. Viele Arbeiten der Gruppe bestätigen, dass eine Zunahme der Steifigkeit der Sehne zu einer höheren Belastungsfähigkeit führt, die Leistung steigert, die mechanische Funktion verbessert und zu einer klinischen Verbesserung der Symptome nach Verletzung oder Entzündung führt (Radovanović et al., 2022). Dabei empfehlen sie überwiegend intensive (high load) Belastungen für die Struktur. Diese Aussage korreliert mit der These, dass die Kollagensynthese bei intensiver

Dehnbelastung (Dehngrenze) steigt. Da die Achillessehne wichtige Aufgaben beim Kräftetransport von der Wadenmuskulatur zum Fuß übernimmt, führt ein gerichteter Faserverlauf mit ausreichend Faseranteil zunächst erst einmal zur Leistungssteigerung. Wir wissen auch, dass diese Fasern von ausreichend Grundsubstanz begleitet sein müssen, damit sie versorgt sind und ihre Gleiteigenschaften erhalten bleiben. Jede Sehne wird in einer fazialen Hülle (Peritendon) geführt. Steigende Reibungskräfte durch Bewegung bei reduziertem (oder hoch viskösem) Grundsubstanzanteil führen zur Entzündung. Nun geht es bei der Achillessehne aber nicht nur um den Kräftetransport, sondern auch um elastische Eigenschaften. Beim Laufen, Springen oder Hüpfen wird der Achillessehne eine hohe Elastizität abverlangt.

Die Annahme ist:

- Je gerichteter der Kollagenfaserverlauf ist,
- je jünger das Kollagenmolekül,
- je stärker die Wellung der Kollagen-Tripelhelix und
- je besser die Qualität der Grundsubstanz,

desto besser sind die elastischen Eigenschaften.

In aller Kürze

Elastin, im Fasziensystem als elastisches Faserprotein vorkommend, ist über 150 % seiner Eigenlänge dehnbar. Im Anschluss an eine Dehnung kehrt das Elastin eigenständig in seine Ursprungslänge zurück. Das Molekül ist elastisch, hat jedoch mit der elastischen Kompetenz einer faszialen Struktur nichts gemein.

Elastizität ist das Ergebnis piezoelektrischer Eigenschaften der Grundsubstanz. Kompression (Druck oder Zug) erzeugt eine Ladungszunahme, die beim Lösen der Kompression zu einer elastischen Reaktion der komprimierten Gewebsregion führt.

Alles entscheidend ist eine gesunde EZM. Kranke, chaotisch organisierte, flüssigkeitsarme, entzündliche, vernarbte oder densifizierte Gewebe haben keine elastische Kompetenz.

In der Trainingssäule Fascial Flow sprachen wir über Bio-Energie. Über die nun erlernten Prinzipien der piezoelektrischen Eigenschaften der Grundsubstanz wissen wir, dass es sich tatsächlich um Energie handelt, die wir bewusst mit elastischen Bewegungsformen aufbauen können.

Faszial Elasticity ist Energiearbeit!

Schon gewusst?

Beim Joggen können wir einen großen Teil der Energie aus elastischen faszialen Strukturen gewinnen. Sicher kennt jeder den lauten, plumpen, meist schnaufenden Läufer, der von dem leichtfüßig federnden Jogger freudestrahlend überholt wird. Leichtfüßiges, federndes Laufen ist, wie wir uns nun vorstellen können, nicht eine Frage des Trainings der kardio-pulmonalen Eigenschaften. Unser fasziales Gewebe muss gesund sein und flüssigkeitsdurchflutet, um elastisch reagieren zu können. Der US-Lauftrainer Jeff Galloway entwickelte in den frühen 1970er-Jahren eine eigene Laufmethode, die Galloway-Laufmethode. Das Lauftraining wird, in Abhängigkeit vom Trainingszustand, immer wieder von Geh-Intervallen – mit heutigem Kenntnisstand: Hydrationspausen – durchbrochen, um Verletzungen zu vermeiden. Laufen verdrängt als zyklische Sportart mit immer wiederkehrenden Bewegungsmustern immer mehr Flüssigkeit aus den Hauptbelastungszonen. Zunächst kann das Gewebe auf die wiederkehrenden Kompressionen bei jedem Schritt elastisch reagieren. Irgendwann, wenn sich die Flüssigkeit in der Hauptbelastungszone reduziert, wird jeder Schritt mühsamer, lauter, letztendlich unelastischer. Jetzt wird eine Bewegungspause empfohlen, die das Gewebe rehydriert. Schon nach kurzer Zeit (ein bis zwei Minuten) kann der Lauf mit wiedergewonnenen elastischen Qualitäten fortgesetzt werden. Nicht nur als zusätzliche Energieressource, sondern auch aus Schutz vor Überlastung sind Hydrationspausen für stark belastete Gewebsregionen sportartenübergreifend essenziell.

Bewegung für die Faszien

Was ist zu tun, um die elastischen Eigenschaften eines Gewebes (Muskel, Sehne, Band, Aponeurose) zu verbessern?

- Nur Flüssigkeit-durchflutetes Gewebe ist elastisch (Piezoeffekt). Wir müssen für ausreichend Flüssigkeit im Gewebe sorgen und mit Hydrationstechniken arbeiten.
- Junges Kollagengewebe hat eine bessere Qualität als ältere Kollagenfasern. Die Wellung der Tripelhelix ist stärker und die wasserbindenden Makromoleküle, die die Fasern umhüllen, sind größer. Die Synthese junger Kollagenmoleküle steigt bei intensiven Dehnbelastungen.
- Use it or lose it!

Schlussendlich sollte gefedert, geschwungen und gehüpft werden, damit der Körper sich an wiederkehrende elastische Bewegungsformen mit gesteigerten elastischen Eigenschaften anpassen kann. An dieser Stelle greift zum aktuellen Zeitpunkt noch die Erfahrungswissenschaft. Wir können besser springen oder hüpfen, wenn wir dies häufiger tun. Die TLF reagiert elastischer, je häufiger wir sie mit elastischen Impulsen konfrontieren. Die Erklärung für diese Beobachtung wäre, dass sich die Wellung des Kollagens innerhalb der Tripelhelix als Anpassung auf wiederkehrende elastische Reize vergrößert.

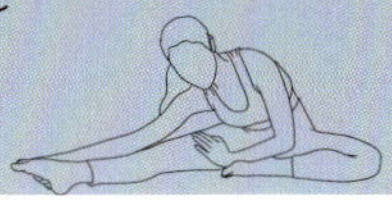

Aufgepasst!

Die Renaissance des Schwingens und Federns hat vielerorts dazu geführt, dass wieder gehüpft, gefedert und gesprungen wird – und das ist gut so. Nur dürfen und sollten wir nicht aus den Augen verlieren, dass jedes Gewebe seinem eigenen Rhythmus unterliegt und sich unterschiedlich schnell anpasst. Vom Kollagen wissen wir, dass es Halbwertzeiten von einem halben Jahr und länger hat. Unsere Trainingsprogression muss entsprechend langsam verlaufen. Wenn wir über viele Jahre nicht gesprungen sind, weil der Stand der Gesundheitsforschung, gerade im funktionellen Training, es uns so empfahl, sollten wir jetzt gering dosiert beginnen zunächst sanft zu federn, dann zu hüpfen, bevor wir mit großen Sprüngen trainieren. Zu Beginn dieses Kapitels wurde die Renaissance der Holzfällerübung in Form des Flying Sword gezeigt. Auch für diese Übung gilt: Gib dem Gewebe ausreichend Zeit zur Anpassung.

Die Trainingsprogression geht:

- über endgradiges (in der maximalen Dehnung) Pulsieren,
- hin zum sanften Federn,
- bis zu schwungvollen größeren Bewegungen.

Wichtig ist, dass wir die Rückfederungen als passives Geschenk ohne Energieverbrauch zu erspüren lernen. Erst nach langer Zeit des Übens kann bspw. zur Königsdisziplin, dem Flying Sword, übergegangen werden.

In der folgenden Trainingssäule Fascial Power – Tensegrity Works lernen wir, diese Energie gezielt zu lenken, einen Energiestau zu erkennen oder Spannungsspitzen zu vermeiden.

Schon gewusst?

Jedes Organ folgt einem eigenen Rhythmus, die Organe schwingen. Selbst das Gehirn schwingt und produziert über diese Schwingungen elektrische Wellen. Schwingt das Gehirn bei 3 Hertz (Hz), fühlen wir uns schläfrig, bei 8 Hz träumen wir, bei 30 Hz machen wir mehrere Dinge zur selben Zeit. Der Darm hat eine Eigenschwingung von 7 Hz.

Schon gewusst?

Gemeinsam mit jeder Ein- und Ausatmung bringen wir den Brustkorb zum Schwingen, der über das Zwerchfell die Organe in ihrer fazialen Hülle, dem Peritoneum, zum Schwingen bringt.

- Schwingungen produzieren Druckschwankungen.
- Druckschwankungen sorgen für Versorgung und produzieren Energie, elektrische Wellen.

Fascial Power – Spannkraft im Netzwerk

Das Kapitel Fascial Power teilt sich in zwei Trainingsbereiche:

- Power im System und
- Tensegrity Works

Zunächst betrachten wir die Faszienzelle, die Power-Zelle, den Myofibroblast, und analysieren, welche Funktion dieser Zelle im Kontext Krafttraining einnimmt. Im zweiten Teil geht es um Spannungsketten, Spannkraft und energetische Potenziale im Körper mit ihren positiven und ggf. schädigenden Eigenschaften.

Power im System

Kraft und Kraftentwicklung ist in erster Linie eine Kompetenz der Muskelzellen, letztendlich der kleinsten funktionellen Einheiten einer Muskelzelle, den Sarkomeren. Sarkomere besitzen kontraktile Eigenschaften. Elektrische Impulse werden von Neuronen auf die Muskelzelle übertragen. Sie lösen chemische Vorgänge aus, die zur Kontraktion führen. Muskelkontraktionen unterliegen der willkürlichen Steuerung. So entscheiden wir, ob und wann wir mithilfe der Beinmuskeln aufstehen oder eine Kiste heben. Sarkomere werden von Aktin- und Myosinfilamenten (Eiweißmolekülen) gebildet, die über kleine Myosinköpfchen den sogenannten Greif-Loslass-Zyklus initiieren. Über dieses Prinzip zieht sich der Muskel zusammen (myometrische Arbeitsleistung – Konzentrik). Ein energetisch aufwendiges System. Über chemische Botenstoffe lösen sich die Myosinköpfchen im Anschluss an die Kontraktion wieder und die funktionelle Einheit kehrt in ihre Ausgangslänge zurück. 2007, bei einem für das fasziale System impulsgebenden sporttherapeutischen Kongress in Boston, wurden erstmalig muskelzellähnliche kontraktile Aktinfilamente in Fibroblasten gezeigt. Jeder Fibroblast besitzt die Anlage, Aktinfilamente randständig auszubilden. Anders als in der Muskelzelle unterliegt dieses kontraktile System allerdings der unwillkürlichen Steuerung. Die Aktinmoleküle in der Faszienzelle reagieren auf pH-Wert-Schwankungen in der EZM, also Veränderungen des chemischen Milieus der Grundsubstanz. Fibroblasten mit ausgebildeten Aktinfilamenten heißen Myofibroblasten.

Die Universität in Ulm legte viele Jahre ihr Forschungsinteresse auf die Myofibroblasten. Federführend waren Prof. Dr. Robert Schleip und Prof. Dr. Werner Klingler. Sie untersuchten, was zur Ausdifferenzierung der Aktinmoleküle im Fibroblasten führt, wie sich die Synthesefunktion der Myofibroblasten im Vergleich zu den Fibroblasten verändert und welche Kontraktionskraft von diesem Zelltyp zu erwarten ist (Schleip & Klingler, 2019). Vielerorts erhoffte man sich, besonders im Leistungssport, eine neue Ressource zur Kraftentwicklung gefunden zu haben.

Vier Fragen, bzw. Antworten auf die Fragen, sind für das Training interessant:

1. Welche Impulse sind es, die einen Fibroblasten veranlassen, sich zu einem Myofibroblasten zu entwickeln?
2. Verändert sich die Syntheserate eines Myofibroblasten im Vergleich zum Fibroblasten?
3. Wie stark ist die Kontraktionskraft eines Myofibroblasten?
4. Gibt es ein „zu viel" an Myofibroblasten?

Welche Impulse sind es, die einen Fibroblasten veranlassen, sich zu einem Myofibroblasten zu entwickeln?

In erster Linie scheinen es chemische Impulse zu sein, die sowohl zur Ausbildung der Aktinfilamente in der Faszienzelle führen, sowie für deren Kontraktion zuständig sind.

Die Akkumulation einiger Botenstoffe, wie TGF ß-1, wirkt hier stimulierend. Es sind Botenstoffe, die vermehrt bei länger andauernder sportlicher Belastung (> 20 Minuten) und intensivem Training akkumulieren. Somit scheint die Länge oder die Intensität einer sportlichen Belastung über die Anzahl der Myofibroblasten zu entscheiden. Sportlich gering aktive Menschen besitzen wenig Myofibroblasten, Hochleistungssportler hingegen eine große Anzahl kontraktiler Bindegewebszellen.

Schon gewusst?

Nach Aktivierung der Aktinmoleküle in den Myofibroblasten aufgrund chemischer Milieuverschiebung mittels Training benötigen die Zellen 48 bis 72 Stunden, bis die Kontraktion wieder nachlässt. Es ist exakt die Zeit, die dem Muskel als Regenerationszeit nach intensiven Krafttrainingsreizen zugesprochen wird. Zwei bis drei Tage braucht es also, bis die akkumulierten Botenstoffe und Stoffwechselendprodukte wieder verstoffwechselt sind. Regenerationsmaßnahmen können diese Zeitspanne verkürzen.

Eine Zunahme der Gewebespannung ist häufig nach intensivem Krafttraining spürbar. In der Vergangenheit wurde diese Spannungszunahme allein dem Muskel zugesprochen und als Anpassung der Kraftleistung gewertet. Mit dem Wissen um die Myofibroblasten kennen wir nun weitere Erklärungsansätze und können neben aktiven regenerativen Maßnahmen auch passive Behandlungstechniken im Anschluss an das Training sinnvoll planen (s. Teil II: Applied Science, Kap. Fascial Sense).

Die Zunahme der Myofibroblasten-Spannung im Training ist eine sinnvolle Adaption des Körpers. Wie ein Kompressionsstrumpf oder ein Kompressionsgürtel legt sich die Muskelfaszie um die Muskelzellen. Je fester sie ist, je höher die Gewebespannung, desto größer sind die Kraftentwicklungsmöglichkeiten der Muskelzelle. Die kontraktilen Einheiten der Muskelzelle nutzen den festen „Faszienköcher" wie ein mechanisches Widerlager, um höhere Spannungen aufzubauen und diese weiterzuleiten.

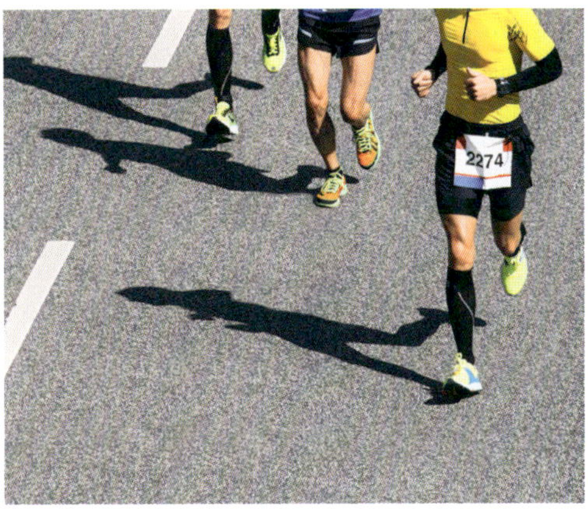

Abb. 79: Kompressionsstrümpfe

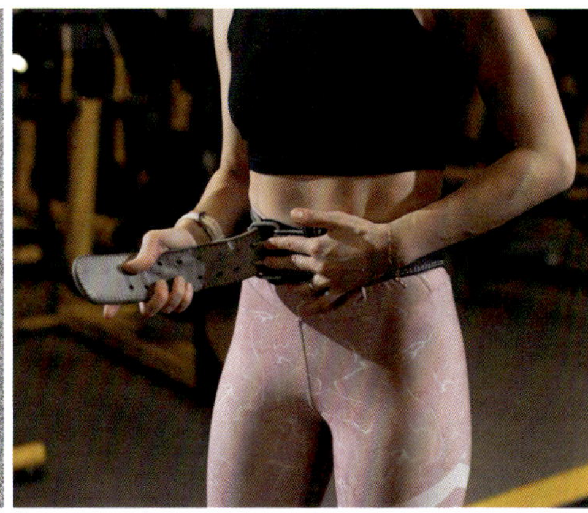

Abb. 80: Gewichtheber-Gürtel

Ein mechanisches Widerlager von außen, wie das feste Gewebe eines Strumpfes oder ein breiter Gewichtheber-Gürtel, verstärkt die Kontraktionskraft und verteilt die beim Sport entstehenden Kräfte/Spannungen besser.

Drei Faktoren führen zu der funktionell nutzbaren guten Kompressionseigenschaft der Faszienhülle:

- Der Anteil der aktiven Myofibroblasten,
- der Anteil und die Anordnung der Kollagenfasern sowie
- die Qualität der diesen Gewebereich durchflutenden Grundsubstanz.

Rufen wir uns in Erinnerung: Kollagen wird von der Faszienzelle synthetisiert. Vom Fibroblasten und ebenso vom Myofibroblasten.

Verändert sich die Syntheserate eines Myofibroblasten im Vergleich zum Fibroblasten?

In der Tat ist es so, dass ein Myofibroblast eine höhere Syntheserate besitzt als ein Fibroblast. Bei Verletzung wird beobachtet, dass vermehrt Myofibroblasten in die geschädigte Struktur migrieren und dort durch ihre gesteigerte Kollagensynthese zu einem schnelleren Wundverschluss und zur Heilung beitragen. Myofibroblasten können eine Art engmaschiges Narbenkollagen synthetisieren. Diese engmaschigen Fasern der Myofibroblasten wurden als „Stress Fibers" nachgewiesen (Hinz, 2016).

Schon gewusst?

Ein Übermaß an Myofibroblasten mit pathologisch gesteigerter Kollagensynthese lässt Kontrakturkrankheiten wie bspw. M. Dupuytren entstehen.

Wie stark ist die Kontraktionskraft eines Myofibroblasten?

Dieser Frage ging lange Zeit die Studiengruppe um Prof. Dr. Robert Schleip in Ulm nach. Myofibroblasten können sich kontrahieren. Das wissen wir. Sie tun es nicht willkürlich, sondern in Abhängigkeit von den sie umgebenden chemischen Botenstoffen. Nach einer körperlichen Belastungszeit von mehr als 20 Minuten steigern sie ihre Aktivität und spätestens nach zwei bis drei Tagen haben sie ihr Mehr an Spannung wieder verloren. Nur, wie hoch ist denn nun das Maß der Spannung? Schleip und Klinger fanden heraus, dass die Gewebekontraktionen nicht ausreichen, um bspw. „eine signifikante Wirkung auf die mechanische Gelenkstabilität auszuüben" (Schleip & Klingler, 2019). Sie postulieren, dass sich ein Myofibroblasten-reiches Gewebe pro Monat um einen Zentimeter verkürzen kann. Im gesunden Körper ist die Verkürzung der Faszienhülle eines Muskels auch gar nicht das Ziel. Zur Verkürzung führende Kontraktionen des Fasziengewebes beobachten wir eher bei pathologischen Veränderungen. Für Alltag und Sport ist die Fähigkeit der Entwicklung eines festen (und dennoch elastischen!) Muskel-„Köchers" für die Kraftentwicklung und Spannungsübertragung von großer Bedeutung.

Expertenwissen

In der Fascia cruris (Unterschenkelfaszie), der Fascia lata (Oberschenkelfaszie), der thorakolumbalen Faszie (TLF), der Plantarfaszie (Faszie der Fußsohle) und der Palmarfaszie (Faszie der Handinnenfläche) finden wir relativ zu anderen Gewebsbereichen mehr Myofibroblasten – mit all ihren Vor- und Nachteilen. Wir sind in diesen Regionen in der Lage, hohe Kräfte zu entwickeln, können Spannungen optimal weiterleiten und neigen, aufgrund der erhöhten Spannung, zu mehr Verletzungen (Faserrisse), Schmerz (Spannungsschmerz) oder krankhaften Veränderungen (pathologische Kontrakturen).

Gibt es ein „zu viel" an Myofibroblasten?

Also ja! – Es gibt ein „zu viel" an Myofibroblasten.

Von diversen Krankheitsbildern kennen wir die negativen Auswirkungen der Fehlsteuerung der Myofibroblasten zur Genüge. Aber auch für den Gesunden kann sowohl die Anzahl der Myofibroblasten als auch die Dauerspannung der Zellen zu einem Problem werden. Die Anzahl der aktiven Myofibroblasten bestimmt zu einem großen Anteil die Festigkeit eines Gewebes. Mit der Zunahme der Festigkeit steigt die Kontraktionskraft des Muskels.

Zwei Dinge sind zu beachten:

- Ein Myofibroblast, der ein kontrahiertes Aktinmolekül besitzt, benötigt unbedingt Entspannung. Er benötigt Zeit. Zeit, um sich wieder zu entspannen, also Zeit zur Regeneration. Ohne zusätzliche regenerative oder detonisierende Maßnahmen erweisen sich 48 bis 72 Stunden Pause als effektiv. Halten wir die Trainingspausen nicht ein, wie es im Leistungssport oder auch bei ambitionierten Fitnessportlern oft der Fall ist, entwickelt sich eine Dauerspannung. Überspannung, Verspannung und auch Schmerz können die Folge sein.
- Ein Mehr an Myofibroblasten führt zu einem Mehr an Kollagenfasern. Beides führt zunächst zu einer Leistungssteigerung. Nun wissen wir aber auch, dass Fasern Flüssigkeit verdrängen können. Der Körper verliert seine Mobilität, wird fester und unbeweglicher, die Fasern werden schlechter versorgt und die Verletzungsanfälligkeit steigt.

Wenn ein Muskel Kraft entwickelt und sogar mit einem entsprechenden festen Faszien-„Köcher" ein höheres Kraftmaß entwickeln kann, entsteht Spannung. Spannung ist elektrische Energie. Diese lokal aufgebaute Energie muss weitergeleitet und verteilt werden, damit sie von funktionellem Nutzen ist und keine ggf. schädigenden Spannungsspitzen entstehen.

Spannkraft im System

Wir gehen jetzt zu einem zweiten Trainingsaspekt von Fascial Power über:

Tensegrity Works

Im Kapitel Fascial Elasticity lernten wir, dass wir über den Piezoeffekt der Grundsubstanz Energie aufbauen und diese für die Bewegung (bspw. elastische Sprünge) nutzen können. Ebenso besprachen wir, dass eine hohe Myofibroblastenzahl und entsprechend gesteigerte Fasersynthese die Muskeln in die Lage versetzt, mehr Spannung (Energie) zu produzieren bzw. gerichtet zu lenken.

Wir tauchen jetzt erneut in das „Energiesystem-Faszie" ein – es geht um den Energietransport. Energie muss fließen. Stillstand bedeutet Krankheit.

Tensegrity Works ist eine Symbiose aus

Fascial Power * Fascial Flow * Fascial Stretch

Tensegrity Works stellt vielleicht bekannte Übungen in ein ganz neues Licht.
Es ist ein eigenes, für die Salutogenese wertvolles, fasziales Trainingssystem.

Um das Trainingssystem zu durchdringen, wiederholen wir kurz einige Grundlagen aus dem Teil I: Foundation – Kap. Tensegrity Systeme:

Tensegrity

Zusammengesetzt aus den beiden Begriffen
Tension: Spannung und
Integrity: Einheit/Zusammenhalt

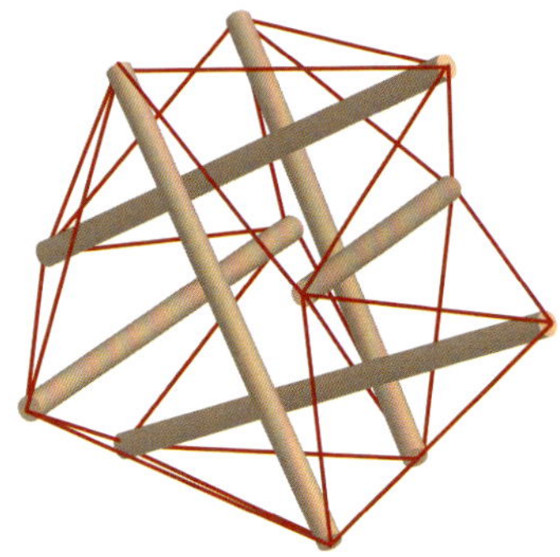

Abb. 81: Tensegrity-Modell
Die Holzstäbe stehen für die festen, starren Elemente, die roten Verbindungen stellen elastische, gummiartige Verbindungen dar. Die festen Elemente berühren sich nirgends, und dennoch zeigt das Modell eine unfassbare Stabilität und Flexibilität.

Was bedeutet das nun für unser Trainingssystem?

Das Tensegrity-Modell ist ein großes Spannungsmodell.

Jede Bewegung führt zu einer Veränderung der Spannung im System. Das System reagiert immer als Einheit. Spannungen werden weitergeleitet.

Mechanotransduktion

Ein zweites Kunstwort:
Mechan(ik)o: wir verstehen es als mechanischen Impuls
Transduktion: weiterleiten

Es geht um die Übersetzung von mechanischen Reizen in eine chemische und/oder physikalische Reaktion. Diese Art der sensorischen Übertragung ist für eine Vielzahl physiologischer Prozesse im Körper verantwortlich.

Zum einen übertragen kleine Zilien (Wahrnehmungsfühler) mechanische Reize auf die Zellwand (hier auf die Fibroblasten, Myofibroblasten oder Fasciazyten). Diese mechanischen Signale werden in biochemische Signale gewandelt, die anschließend sowohl anabole (Matrix-bildende) als auch katabole (Matrix-abbauende) Prozesse initiieren.

Mechanotransduktion beschreibt aber nicht nur die Wandlung von mechanischen Reizen in chemische Reaktionen, sondern eben auch in physikalische Prozesse. Hier geht es um Energie, um physikalische Energie, letztendlich um Spannung.

Energie beschreibt immer einen molekularen Prozess. Mittels positiv und negativ geladener Moleküle, elektrische Potenziale, kommuniziert unser Körper. Bspw. besteht zwischen dem Inneren einer Zelle und dem Äußeren ein Konzentrationsunterschied: Spannung. Die Zellwand besitzt somit ein elektrisches Potenzial. Spezielle Ionenkanäle ermöglichen, dass elektrische Ströme durch die Membran fließen. Im neuronalen System läuft sogar die gesamte Kommunikationsstrecke vom Rezeptor (Empfänger) zum Effektor (ausführendes Organ) über elektrische Potenziale, die über ein EEG (Elektroenzephalogramm) als neuronales Spannungsprotokoll bestimmt werden können. Auch der Muskel erzeugt Spannung. Die Muskelspannung kann mit dem EMG (Elektromyografie) gemessen werden. Beim EMG heißt es, dass die elektrischen Impulse gemessen werden, die von den Nerven auf die Muskeln übertragen werden.

Schon gewusst?

Die elektrischen Eigenschaften des Fasziensystems sind beeindruckend. Alles im Körper ist elektrisch. In der Zellwand jeder Zelle sitzt eine Pumpe, die so lebenswichtig ist wie unsere Lunge. Diese Pumpe befördert konstant drei Natriumionen aus der Zelle und lässt im Austausch zwei Kaliumionen in die Zelle hinein. Dies bewirkt, dass der Zellinnenraum durch den Verlust eines positiv geladenen Teilchens negativ ist und an der Zellwand eine winzige elektrische Ladung entsteht. Ohne dieses elektrische Potenzial kann die Zelle nicht arbeiten. Sobald die Natrium-Kalium-Pumpe aufhört zu arbeiten, verschwindet die elektrische Spannung innerhalb weniger Minuten. Die Zelle schwillt an und stirbt. Elektrizität im Körper ist lebensnotwendig. Die Nerven übermitteln Informationen über Elektrizität, die Muskeln brauchen sie für jede Kontraktion und das Gehirn zum Denken. Der Herzrhythmus entsteht durch einen elektrischen Impulsgeber, und selbst die Augen brauchen Elektrizität, um Photonen zu registrieren.

Expertenwissen

Elektrische Signalübertragungswege gibt es ebenso in der Matrix des faszialen Systems. Die Makromoleküle der Grundsubstanz sind in der Lage, Energie aufzubauen und letztendlich diese auch zu transportieren. Ggf. ist die Erklärung zur Berechnung der Muskelspannung nach dem Prinzip der Mechanotransduktion im faszialen System zu überprüfen oder mindestens entsprechend zu ergänzen. Es gibt Arbeiten, die zeigen, dass das gesamte Kollagen von Natur aus gespannt ist. Es stellt eine biologische „Vorspannung" des Fasziensystems dar. Es geht aber nicht nur um den Spannungsaufbau, sondern auch um das zielgerichtete Weiterleiten von Spannung – elektrischer Spannung. Und das ist die Aufgabe der Grundsubstanz. Einzelmolekülstudien des Bioingenieurwesens und der Biowissenschaften versuchen in neuerer Zeit, die Signalübertragungswege innerhalb der Matrix über lange Strecken noch besser zu verstehen. Einigkeit herrscht darüber, dass die EZM ein Kommunikationssystem (Weiterleiten von elektrischen Signalen) von unfassbarer Geschwindigkeit ist und Störungen der strukturellen Kontinuität zu muskuloskelettalen Beschwerden, Überlastung und Schmerz beitragen.

Das fluidale System der EZM übernimmt die primäre Mechanotranduktions-Funktion in Form von Energieaufbau und -transport (Bordoni & Myers, 2020).

Die Richtung weisen dabei die kollagenen Fasern. Es ist also von großer Bedeutung, wie unser Fasernetzwerk ausgerichtet ist und dass jede Faser von einem gesunden Mantel aus Grundsubstanz begleitet wird.

In aller Kürze

Mechanotransduktion beschreibt die Wandlung von mechanischer Energie in elektrische Übertragungswege.

Wir können durch Ladungsverdichtung (piezoelektrische Eigenschaften) Energie aufbauen und elektrische Impulse gerichtet durch den Körper lenken.

Die Richtung des Energietransports wird durch die Ausrichtung der kollagenen Fasern bestimmt.

Störungen der Mechanotransduktion führen zu Schmerz und Degeneration.

Wir verstehen den Körper als dreidimensionales tensegrales System!

Wir haben bereits das System der myofaszialen Bahnen besprochen, die gleich einem Verkehrsnetz im Körper agieren. Es gibt Expresszüge mit sehr schneller Leitfähigkeit und Regionalbahnen mit weniger schnellem Transport über teils kürzere Strecken. Die „Zug"-Metapher steht also für das Tempo der Energieleitfähigkeit: morphologisch betrachtet entsprechend des Faseranteils und der Faserkontinuität.

Ein Erklärungsansatz ist: Je mehr Fasern in einer Richtung liegen, desto schneller erfolgt der Energietransport. Allerdings immer in Abhängigkeit des Vorhandenseins von Grundsubstanz!

Für die Körperhaltung, für alltägliche oder sportartspezifische Bewegungen oder auch für das Vermeiden von Überlastungen ist ein tensegrales Training von großer Bedeutung.

- Dehn- und Kraftspannungsreize nehmen Einfluss auf die Ausrichtung des kollagenen Netzwerks.
- Hydrationstechniken sorgen für eine gute Fluidität, damit die über Dehnung oder Kraftimpulse aufgebaute Energie auch transportiert werden kann.

Drei Trainingsbausteine gibt es im Trainingssystem Tensegrity Works:

I. evidenzbasierte myofasziale Bahnen
II. sportartspezifische und individuelle myofasziale Bahnen
III. dreidimensionale, frei gewählte myofasziale Bahnen

Evidenzbasierte myofasziale Bahnen

Diese Linien stellen eine funktionelle Anpassung zweibeiniger Individuen an den Alltag dar. Zur Wiederholung, diese Linien wurden auf ihre Existenz und Funktionalität wissenschaftlich überprüft und scheinen eine funktionelle Anpassung an den Lebensalltag zu sein. Wir können davon ausgehen, dass eine Störung dieser evidenzbasierten myofaszialen Bahnen zu Verletzung, Krankheit oder Schmerz führt.

Im tensegralen Training trainieren wir folgende Bahnen (s. u.), sorgen für gute Faserausrichtung, ausreichend Versorgung und halten sie störungsfrei:

- Oberflächliche Rückenlinie (ORL),
- Funktionelle Rückenlinie (fRL),
- Funktionelle Frontalllinie (fFL),
- Oberer und unterer Anteil der oberflächlichen Frontallinie (OFL),
- Tiefe Frontallinie (tFL),
- Laterallinien (Bein-Becken) (LL) und
- Spirallinien (Rumpfanteil) (SPL).

Eine Störung führt zu einem Haltungs- oder Kraftverlust und lässt schädigende Spannungsspitzen entstehen.

Diese myofaszialen Leitbahnen zeichnen sich im Vergleich zu anderen Kontinuitäten im Körper durch einen hohen gerichteten Faseranteil aus, der bei ausreichend Grundsubstanz die Kommunikationsgeschwindigkeit, einem Expresszug gleich, sehr schnell sein lässt.

Sportartspezifische und individuelle myofasziale Bahnen

Die zuvor beschriebenen myofaszialen Leitbahnen, die sich übergreifend in unterschiedlichen Personengruppen finden ließen, scheinen eine Anpassung an den Alltag, das aufrechte Stehen und Gehen zu sein. In logischer Konsequenz gibt es sportartspezifische Anpassungen in der EZM - ein ganz individuelles System myofaszialer Leitbahnen -, die Expresszug-gleich eine hohe Funktionalität besitzen. Der Sportler steigert so seine Leistung mittels einer schnelleren Reaktionsbereitschaft und gerichtetem Krafttransport (weniger Kraftverlust). Für die Trainingspraxis bedeutet dies, dass sportartspezifische tensegrale myofasziale Leitbahnen trainiert werden sollten. Bewegungsmuster der Zielbewegung sollten analysiert und entsprechend durch tensegrales Training in ihrer Funktion gesteigert werden. Athletiktrainern und Sportwissenschaftlern wird das wahrscheinlich nicht neu sein. Dennoch an dieser Stelle ein kleiner Appell zur bewussten Reflektion. Bisher orientierten wir uns verstärkt an synergistisch arbeitenden Muskeln, an funktionellen Muskelschlingen. Ein ergänzender Fokus auf das fasziale System verändert Übungsausführungen, erweitert die Übungspalette und führt in jedem Fall zu einer Leistungssteigerung und, wichtiger noch, zur Verletzungsprävention.

Dreidimensionale, frei gewählte myofasziale Bahnen

Wenn ein Kräfte- und Energietransport gestört ist, entstehen Belastungsspitzen. Energie sammelt sich, staut sich. Eine Störung kann innerhalb einer häufig genutzten myofaszialen Leitbahn, beispielsweise durch eine Vernarbung, auftreten oder aber sich lediglich durch eine fehlende Möglichkeit der Kraftverteilung im System zeigen. Eine gerichtete Kraftverteilung innerhalb der allgemeinen und sportartspezifischen myofaszialen Leitbahnen ist wichtig, gesundheitserhaltend und leistungssteigernd. Die Anatomie des faszialen Systems lehrt uns ein dreidimensionales körperweites Spannungsnetzwerk. Energietransport findet also nicht nur innerhalb der beschriebenen myofaszialen Bahnen statt, sondern verteilt sich im gesamten System. Je geringer der Anteil gerichteter Kollagenfasern ist, desto langsamer wird das Kommunikationssystem (Regionalzüge). Das können wir so hinnehmen oder aber ebenso diese Verkehrswege trainieren, damit sie schneller werden und kein Kommunikations(zeit) verlust oder Kräftestau entsteht.

Zur Erklärung der drei Trainingsbausteine im Trainingssystem Tensegrity Works helfen folgende Bilder:

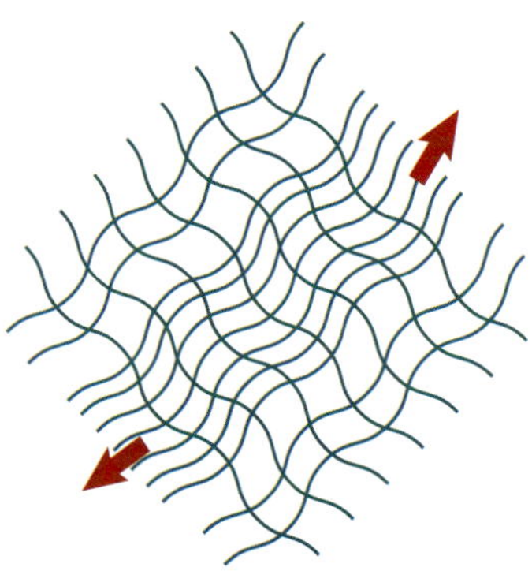

Abb. 82: kollagene Gitterfasernetzstruktur mit der Ausprägung einer myofaszialen Leitbahn

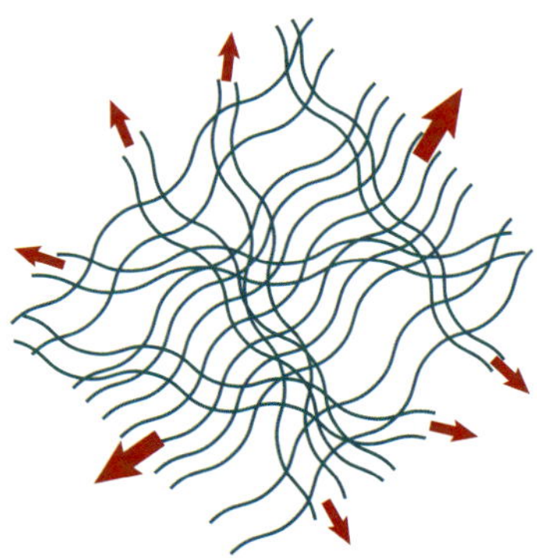

Abb. 83: Multidirektionales Fasergitternetzwerk inklusive Ausbildung einer myofaszialen Leitbahn

Trotz erkennbarer Gitterfasernetzwerkstruktur lässt sich eine gerichtete Verdichtung erkennen – eine myofasziale Leitbahn.

Die Vorstellung eines geometrisch organisierten Gitterfasernetzwerks wird der Vorstellung einer multidirektionalen Ausrichtung der Fasern in der Realität nicht gerecht. Kollagene Fasern richten sich, wenn sie als prokollagene Faser im extrazellulären Raum ankommen, entsprechend der auf sie wirkenden Zugspannungen aus. Es entsteht eine multidirektionale Architektur. Abb. 83 kommt kommt der Realität schon ein wenig näher.

Bei einem gut in alle Himmelsrichtungen ausgebildeten Fasergitternetzwerk können die Spannungen in alle Richtungen verteilt werden. Innerhalb einer myofaszialen Leitbahn entsteht mehr Spannung (mehr feste Anteile mit Kompressionswirkung) und die Energie wird eindeutig gerichtet und schnell transportiert. Energetische Potenziale, die innerhalb einer Leitbahn aufgebaut und transportiert werden, werden aber auch in die Nebenstraßen geleitet. So führt beispielsweise eine Spannungszunahme in der oberflächlichen Rückenlinie auf der Höhe der ischiocruralen Muskulatur (hintere Oberschenkel) immer zu einem Spannungsübertrag in die Oberschenkelvorderseite. Ist dieser Kraftübertrag in andere Körperregionen aufgrund von fehlender oder in der Architektur nicht gut ausgebildeter Fasern gestört, kommt es zu Kraftverlust, Koordinationsstörungen im Bewegungsablauf und entsprechend schädigenden Belastungsspitzen.

Tensegrales Training muss variantenreich sein und die Dreidimensionalität des Gewebes berücksichtigen. Tensegrity Works ist ein erlebnisorientiertes, dreidimensionales Kraft- und Dehn-Spannungstraining.

Spannungsspitzen – Störungen im System

Schon mehrfach sprachen wir über Störungen und schädigende Spannungsspitzen. Vielleicht ist es mittlerweile etwas klarer: wenn die Architektur des Fasernetzwerks gestört oder die Qualität der Grundsubstanz schlecht ist, kann die Energie nicht fließen. Im schlechtesten Fall gerät sie ins Stocken. In der Trainingssäule Fascial Flow besprachen wir, dass so Störungen der Stoffwechselaktivität entstehen. Nun müssen wir den Blick weiten. Wenn die Energie, als physikalische Größe, ins Stocken gerät, entstehen Spannungsspitzen – ein regionales Übermaß an Spannung. Wir können sie als Verspannung spüren oder nehmen sie beim Training als regionale Ermüdung und Spannungsspitze war.

Ein schönes Beispiel ist die Übung Planke.

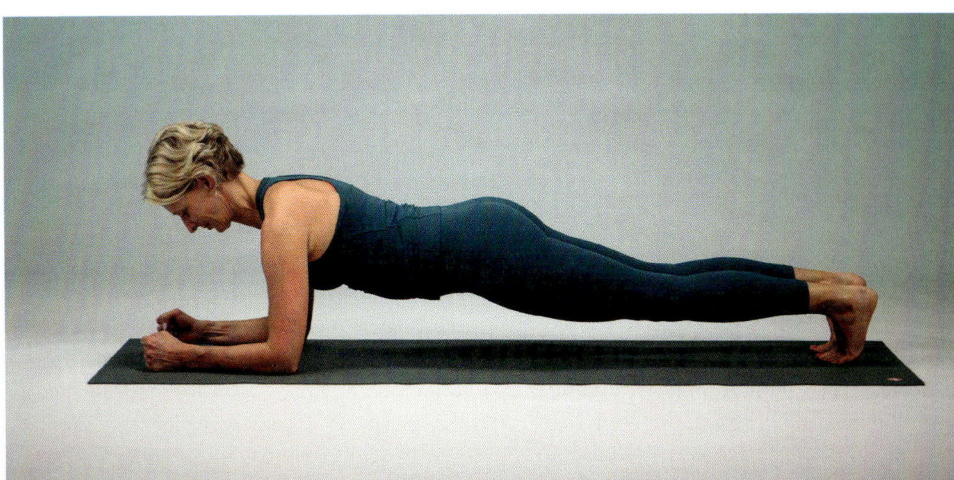

Position der Planke

Der Weltrekord für diese Übung liegt bei über acht Stunden Haltezeit. Für die meisten Übenden ist die Zeitspanne von einer Minute schon recht lang. Mit dem Wissen um das tensegrale fasziale System können wir uns diese Unterschiede nun gut erklären. Die erste Frage ist: Besitzt die Person eine gute multidirektional ausgerichtete Faserarchitektur, sodass dieses Netzwerk die Spannkraft für die Übung zur Verfügung stellen kann? Planking, als statische Übung, produziert Energie. Diese Energie muss ungestört im Körper (keine Staudämme) verteilt werden. Ist der Übende dazu in der Lage, wird er kaum aktive Muskelzellen benötigen, um die Position zu halten. Eine Person, die kein gut trainiertes und architektonisch ausgerichtetes Fasernetzwerk besitzt, wird die aufkommende Energie nicht ausreichend verteilen können und muss mit Muskelkraft unterstützen. Muskeln verbrauchen Energie, sie werden müde und begrenzen damit die Zeitspanne für diese Übung.

Das heißt:

- Faszial gut trainierte Personen halten die Planke lange, teils ewig, ihnen wird eher langweilig, als dass sie ermüden.
- Personen mit Störungen in der faszialen Struktur müssen mit Muskelkraft arbeiten und die Übung abbrechen, wenn der oder die Muskeln ermüdet sind.

Spannend, und vielleicht gerade bei dieser beliebten Übung gut nachvollziehbar, ist, dass die Übenden an unterschiedlichen Regionen ermüden und mal aufgrund der sich meldenden Schultermuskeln, mal wegen der ermüdenden Bauch- oder Beinmuskeln die Übung abbrechen.

Die Lösung für die übungsbegrenzende Region wäre nach dem Tensegrity-Modell nun nicht, die Muskeln in dieser Region zu stärken, sondern die fasziale Störquelle zu eliminieren. Die Ausrichtung des Fasernetzwerks und die Durchlässigkeit für die energiereiche Flüssigkeit ist an dieser Stelle von wesentlich größerem Wert als der Kraftaufbau der Muskulatur.

Beim Tensegrity-Training können wir wie Spürhunde im System aktiv sein. Wir lenken unser wachsames inneres Auge durch unseren Körper, nehmen Spannungsspitzen wahr, speichern sie ab und richten unsere kommenden Trainingseinheiten auf die Lösung dieses „Problems" aus.

Bewegung für die Faszien

Haben wir Spannungsspitzen beim Training ausfindig gemacht, gilt es, Folgendes für diesen Bereich zu tun:

- Dehnen an der Dehngrenze zur Steigerung der Kollagensynthese.
- Multidirektionale Dehn- und Kraftspannungen platzieren, um die Kräfteverteilung zu optimieren.
- Hydrationstechniken anwenden, um diese Region besser zu durchfluten.

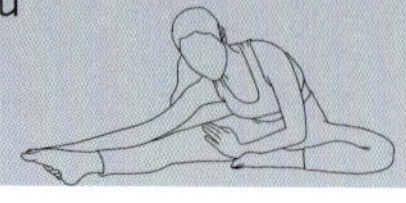

Schon gewusst?

Die tensegrale Arbeit, Tensegrity Works, wird als eigenes Trainingssystem geschult:

- Tensegrity Flow (https://gunda-slomka.de)

Da das Kofferwort „Tensegrity" durch die Bedeutung „Spannung und Einheit" den Fokus auf das Fasernetzwerk legt, fügt der Begriff „Flow" dem System die Bedeutung der fluidalen Eigenschaften der Grundsubstanz zu.

Tensegrity Flow ist ein Training in Spannungsketten. Kraft und Dehnung werden im Einklang trainiert. Als innerer Architekt nehmen wir Einfluss auf die Ausrichtung der Kollagenfasern, durchfluten und versorgen sie, bauen Energie auf und verteilen die Energie im System. Tensegrity Flow verleiht uns die Fähigkeit, Störungen der Faserarchitektur frühzeitig wahrzunehmen und darauf zu reagieren.

Schon gewusst?

Wir alle kennen sicher Turnerinnen, Turner oder rhythmische Sportgymnastinnen, die zu nahezu unfassbaren Kraftleistungen fähig sind. Es ist der Kreuzhang in den Ringen, aber auch das lange Halten eines gestreckten Beins in der Waagerechten. Allen Übungen gemein ist, dass der gesamte Körper der Sportler unter Spannung steht – er ist tensegral aufgespannt. Kräfte können sich optimal verteilen und die Aktiven zu Höchstleistungen führen. Das zielgerichtete Training für Übungen dieser Art ist ein Spannungstraining des faszialen Systems, nicht das Muskelkrafttraining.

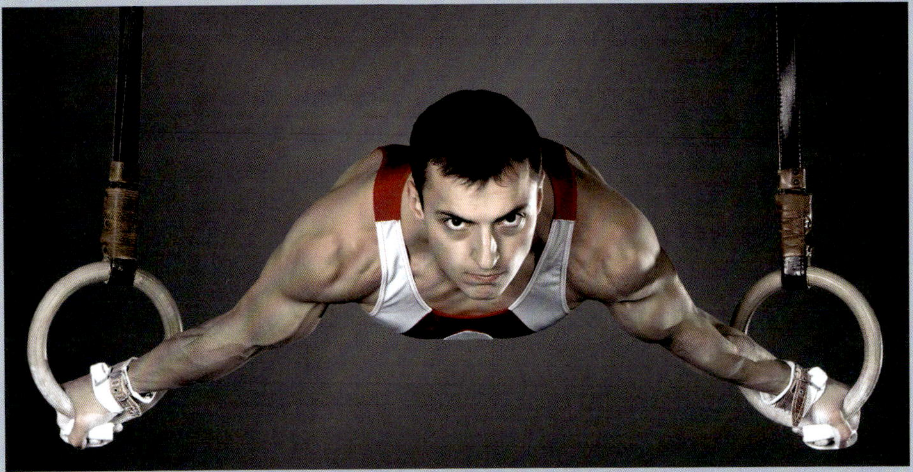

Abb. 84: Turner - Kreuzhang in den Ringen

Schon gewusst?

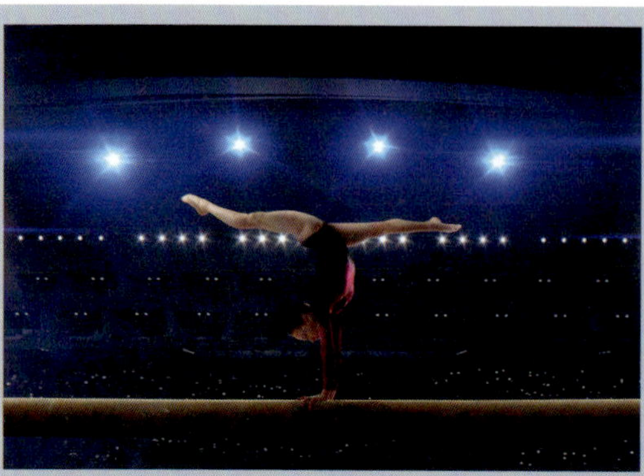

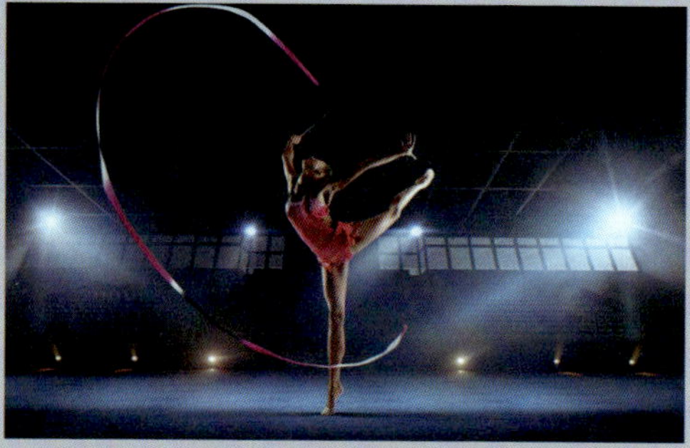

Abb. 85: Turnerin und Rhythmische Sportgymnastin
Turnerinnen, Turner und Rhythmische Sportgymnastinnen verfügen über gute tensegrale Eigenschaften. Die Muskeln sind der Initiator einer Bewegung. Die Haltearbeit erfolgt über die Spannungsverteilung im tensegralen, faszialen, System. Je besser die Kräfteverteilung erfolgt, desto leichter wird die Übung auszuführen sein.

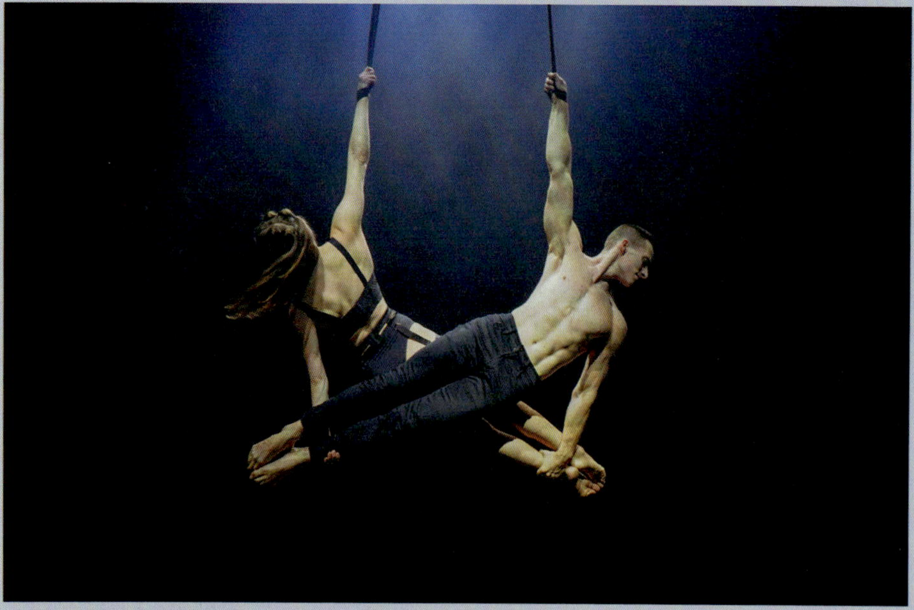

Abb. 86: Akrobatikkünstler
Akrobaten verfügen über sensationelle tensegrale Eigenschaften.

In aller Kürze

Tensegrales Training ist Spannungstraining – Dehnspannungs- oder Kraftspannungsketten werden trainiert. Orientierung finden wir dabei über evidenzbasierte myofasziale Leitbahnen oder sportartspezifische myofasziale Bahnen. Die Spannung/Energie sollte sich optimal verteilen, ohne Spannungsspitzen anzuzeigen. Störfelder (densifizierte Grundsubstanz oder fehlorganisiertes Fasernetzwerk) sollten aufgespürt und behoben werden. Generell sollte ein tensegrales Training den Körper als dreidimensionales System verstehen, in dem alle Spannungen optimal, ebenso dreidimensional, verteilt werden.

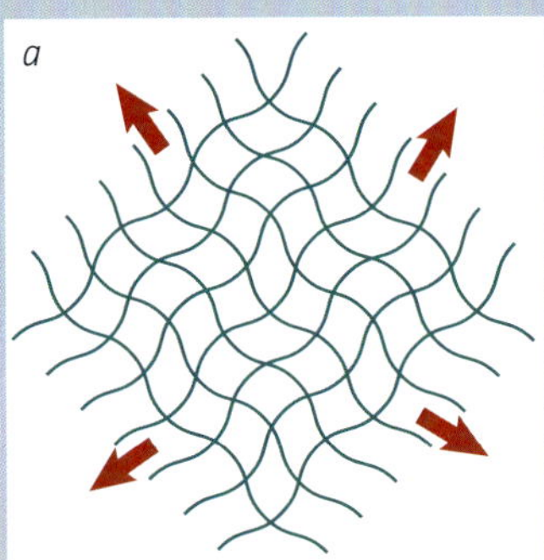

(a) geordnete Gitterfasernetzwerkstruktur

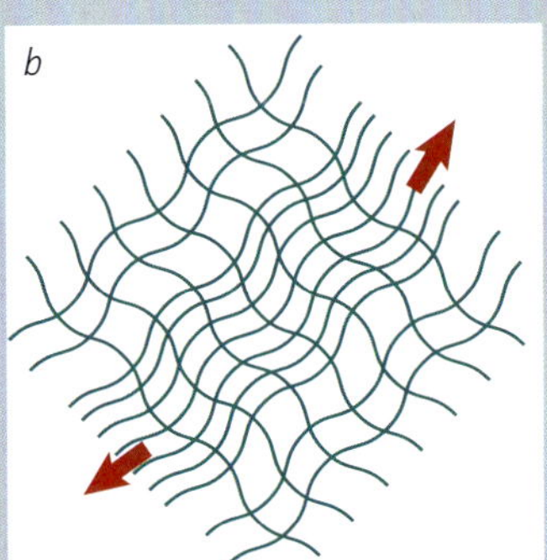

(b) Gitterfasernetzwerkstruktur mit Ausprägung einer myofaszialen Leitbahn

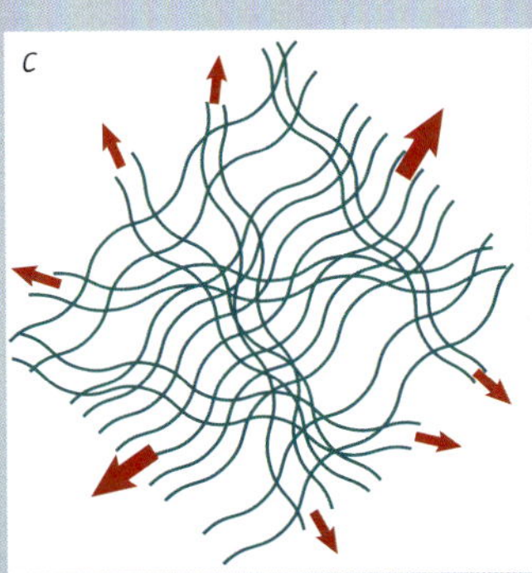

(c) realitätsnähere Gitterfasernetzwerkstruktur mit multidirektional ausgerichteten Fasern und Ausprägung einer myofaszialen Leitbahn

Abb. 87: Architekturmöglichkeiten eines kollagenen Gitterfasernetzwerks

Fascial Sense – Impulse für das Nervensystem

Die fünfte Trainingssäule ist den Rezeptoren unseres Körpers gewidmet. Rezeptoren sind spezialisierte Zellen des Nervensystems, die auf bestimmte Reize wie chemische Veränderungen der Grundsubstanz, Temperaturschwankungen oder mechanische Impulse reagieren, diese in elektrische Signale wandeln und so Reaktionen im Körper auslösen.

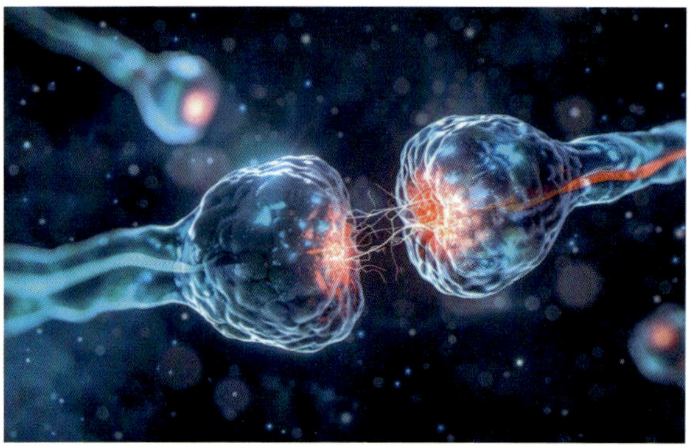

Abb. 88: Rezeptoren des Nervensystems
Rezeptoren kommunizieren mit ihrer Umgebung. Sie nehmen unterschiedliche Reize ihrer Umgebung auf, wandeln sie in elektrische Potenziale, die über das Axon weitergeleitet werden.

Die Nerven steuern die Aktivität und letztendlich die Syntheserate aller Zellen, sind für die Kontraktilität von Muskel- oder Faszienzellen verantwortlich und zeigen sich für nahezu jeden Stoffwechselvorgang im Körper mitverantwortlich. Wir lernten bereits, dass wir über 250 Millionen Rezeptoren im Körper besitzen, die zu einem großen Anteil, es wird von 80 % gesprochen, im faszialen System verortet sind. Eindrücklich wird von über 12 kg Gewicht gesprochen, das die Summe an Nervenzellen im faszialen System ausmacht (Schleip et al., 2021). In der Fascia superficialis allein sind es ca. 200 Rezeptoren pro cm^2. Die Grundsubstanz der EZM könnte man als den Lebensraum, das Wohnzimmer, der Rezeptoren bezeichnen. Dies ist auch der Grund dafür, warum dem Thema Fascial Sense eine Trainingssäule im Konzept „Faszien in Bewegung" zugewiesen wird. Genau genommen sprechen wir über ein fremdes System, nämlich das neuronale System. Da das neuronale System jedoch einen großen Anteil an Informationen aus der EZM erhält, können und wollen wir diese beiden Systeme nicht trennen. Einige Wissenschaftler der aktuellen Faszienforschung bezeichnen das fasziale System sogar als ein sensorisches Organ.

Zunächst wollen wir ein wenig terminologisch aufräumen:

Die Sensorik beschreibt die Gesamtheit aller Sinneswahrnehmungen. Reize aus der Umwelt oder dem eigenen Organismus werden erfasst und interpretiert.

- Die Exterozeption bezieht sich dabei auf die Wahrnehmung von Reizen, die von außerhalb des Körpers kommen, während
- die Interozeption die Wahrnehmung von Reizen beschreibt, die innerhalb des Körpers entstehen.

Die Mechanorezeptoren (einige der Art wurden im Teil I: Foundation beschrieben: Vater-Pacini-Körperchen, Ruffini-Rezeptoren ...) reagieren auf mechanische Veränderungen ihrer Umgebung, gehören also zu den Exterozeptoren.

Über exterozeptive oder auch interozeptive Reize können wir auf die Reaktion unseres Nervensystems Einfluss nehmen. Reize verschiedenster Art werden aufgenommen, modular auf komplexe Art und Weise verarbeitet, weitergeleitet und führen schlussendlich zu einer Reaktion.

Es gibt das somatische Nervensystem (SNS), das willkürliche Reize verarbeitet, wie die Motoneurone, die die Kontraktionen von Muskelzellen hervorrufen, und das autonome Nervensystem (ANS) als Reflex- und Schutzsystem, das sich der willkürlichen Steuerung entzieht. Hier entscheidet die Art des Reizes darüber, ob das sympathische oder das parasympathische Nervensystem aktiviert wird. Sowohl das sympathische als auch das parasympathische Nervensystem sind Zweige des autonomen Nervensystems. Es kontrolliert die „automatischen" Funktionen im Körper wie den Herzschlag, die Verdauung oder die Atmung. Im faszialen System finden wir vermehrt Nervenzellen des autonomen Nervensystems.

Schon gewusst?

Wir gliedern unser Nervensystem in das zentrale (Gehirn und Rückenmark) und periphere (Körper) Nervensystem. Die willkürlichen Vorgänge im Körper, wie Muskelkontraktion, werden von den somatischen Nervenzellen (SNS) gesteuert. Die unwillkürlichen Vorgänge wie der Herzschlag, die Aktivität des Verdauungssystems oder auch die myofasziale Spannung werden vom autonomen Nervensystem (ANS) kontrolliert. Das ANS gliedert sich in zwei Zweige: das sympathische und parasympathische System.

Das sympathische System versetzt den Körper in eine Art „Kampf-oder-Flucht-Modus", die Herzfrequenz erhöht sich und die Energiequellen des Körpers werden aktiviert. Gleichzeitig verlangsamt sich die Verdauung.

Das parasympathische System unterstützt die allgemeine Erholung, fördert die Verdauung, verringert die Herzfrequenz, steigert die Herzratenvariabilität[9] (HRV) und baut Energieressourcen auf.

Die Aktivierung jedes Systems wird durch komplexe Interaktionen gesteuert. Das autonome Nervensystem reagiert auf Signale aus dem Körper und der Umwelt. Der Hypothalamus im Gehirn spielt eine Schlüsselrolle bei der Regulation und Integration dieser Signale.

Siegfried Mense, emeritierter Professor der Universität Heidelberg und international anerkannter Schmerzforscher, spricht davon, dass ca. 40 % der gesamten Faszieninnervation über das sympathische Nervensystem erfolgt (Mense, 2021).

9 Die Herzratenvariabilität (HRV) beschreibt die variable Abfolge (Zeitspanne) von Herzschlägen und damit die Anpassungsfähigkeit des Herzens, auf physische und psychische Belastungen zu reagieren.

In der TLF konnte Mense eine besonders hohe Dichte von Schmerzsensoren (Nozizeptoren) nachweisen (Mense & Hoheisel, 2016). Vielleicht erklärt die hohe Innervation die Tatsache, dass 80 % aller Menschen im Laufe ihres Lebens unter Schmerzen im unteren Rücken (Low Back Pain – LBP) leiden und diese häufig in Zusammenhang mit Stress und damit mit der Aktivierung des Sympathikus stehen. Zudem zeigt sich, dass sich bei den meisten Menschen mit LBP (85 %) mit den heutigen bildgebenden Diagnoseverfahren keine Schäden an den Wirbelsäulenstrukturen nachweisen lassen.

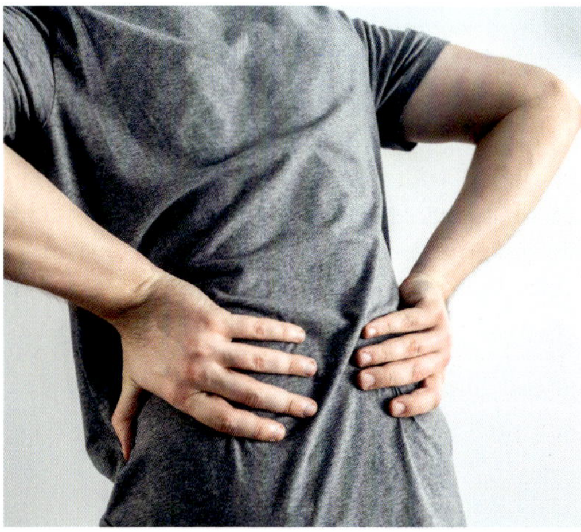

Abb. 89: Schmerz im unteren Rücken

Für Schmerzen im unteren Rücken gibt es oft keine eindeutige Diagnose. Er wird mit unspezifischem Rückenschmerz bezeichnet. Eine Ursache für die Schmerzanfälligkeit liegt in der hohen Rezeptorendichte.

Es ist zu vermuten, dass Verklebungen (Densifikationen/gestörte Kollagenarchitektur) im faszialen Gewebe die Nerven sowohl mechanisch unter Druck setzen wie auch eine chemische Milieuverschiebung der EZM zur Depolarisation (Schmerzauslösung) der Nervenzellen (nozizeptive C-Fasern) führt.

Expertenwissen

Helene Langevin, Professorin an der Harvard Medical School, machte sich zur Aufgabe, die TLF besser zu verstehen und ihre Morphologie in Bezug zu Schmerz zu bringen (Langevin et al., 2018; Langevin et al., 2011; Langevin & Sherman, 2007). Bei den Hintergründen zur studienrelevanten Basistechnik 1 – „Bewegungsumfang" wurde bereits eine ihrer Studien mit Schweinen vorgestellt. Diese Studie zeigte, dass ein eingeschränkter ROM das Schergleitverhalten der Lamina (fasziale Blätter) der TLF beeinträchtigt. Obwohl sich das Gangbild der Tiere schon kurze Zeit nach der Intervention normalisierte, verringerte sich die Verschieblichkeit der Lamina der TLF dauerhaft. Für uns eine wichtige Erkenntnis: rein äußerlich kann nach einer Phase der Immobilisation (Verletzung) die Bewegungsfähigkeit wiederhergestellt sein, Schäden im faszialen System können sich allerdings fast unmerklich manifestieren und die Nerven mechanisch reizen.

Die Axone der Nerven sind von einem bindegewebigen Mantel umgeben – dem Epi-, Peri- bzw. Endoneurium. Innerhalb dieser Nervenhülle sollte das Axon frei verschieblich sein. Die Relativbewegung von Nerven, beispielsweise in den Extremitäten, beträgt 10 mm.

Schon gewusst?

Das Nervensystem an sich, das Gehirn, das Rückenmark oder auch die Neurone selbst besitzen keine Perception (Wahrnehmungs- und Beurteilungsfähigkeit). Das bedeutet, dass sich bei einer eingeschränkten Beweglichkeit eines Nervs durch Adhäsionen, Kompressionen oder Verletzung nicht das Neuron selbst meldet, sondern die Rezeptoren des Epi-, Peri- oder Endoneuriums.

Kurzfristige Kompression, hervorgerufen durch Druck oder Dehnung, kann in den meisten Fällen schadensfrei kompensiert werden. Länger anhaltende Kompression (wie bspw. beim langen Knien bei der Gartenarbeit, langen krummen Sitzen oder bei Bandscheibenvorwölbungen) schädigt das Epi-, Peri- oder Endoneurium. Der komprimierte Nerv reagiert mit einer lokalen Entzündungsreaktion. Eine Schwellung entsteht, die den Druck auf den Nerv vorerst sogar noch verstärkt. Durch die Schwellung wird die Durchblutung des Nervengewebes reduziert. Am Tag kann diese Minderversorgung durch Bewegung kompensiert werden. Fehlt in der Nacht die Bewegung, steigt die Reaktion der Nozizeptoren im faszialen Mantel – die Schmerzwahrnehmung steigt.

Verschieblichkeit, die Gleiteigenschaft der faszialen Strukturen gegeneinander, steht für Versorgung und geringe mechanische Belastung. Bei ausreichender Fluidität kann der Körper gesund und schmerzfrei sein. Im Umkehrschluss führt jede Bewegungseinschränkung zur Störung und final zu Schmerz und Degeneration. Auch im System der Neurone wird uns dieses Ursache-Wirkungs-Prinzip deutlich.

Expertenwissen

Eine Übersichtsarbeit (Metaanalyse/Systematic Review) einer kanadischen Forschergruppe verglich die Wirksamkeit regionalspezifischer Übungen im Vergleich zu allgemeinen Übungsansätzen bei Kreuzschmerzen (n = 1096), Nackenschmerzen (n = 313) und Kniearthrose (n = 310) (Ouellet et al., 2021). Die Gruppe fand heraus, dass es statistisch keine signifikanten Unterschiede zwischen regionalspezifischen und allgemeinen Übungen gab in Bezug auf die Verringerung von Schmerzen und Behinderungen bei Erwachsenen mit Wirbelsäulenerkrankungen oder Kniearthrosen. Eine Schmerzminderung durch Bewegung wurde mit beiden Herangehensweisen erreicht.

Diese im ‚Expertenwissen' vorgestellte kanadische Studie aus 2021 unterstützt die Ergebnisse bezüglich der Steigerung der subjektiven Befindlichkeit (Schmerz- und Spannungsreduktion) der Studienarbeit zur Überprüfung der Wirksamkeit eines Multikomponentenprogramms (Mobility Routine) auf die myofaszialen Strukturen des Rückens und der Extremitäten (Slomka, 2024). Auch hier kam es zu einer Reduktion von Schmerzen und Verspannungen von ± 80 %.

In aller Kürze

Ein großer Anteil aller Rezeptoren des Körpers ist in faszialen Strukturen verortet. Einige Autoren gehen so weit und bezeichnen das fasziale System als sensorisches Organ. Das Nervensystem an sich wird in ein zentrales und peripheres Nervensystem unterteilt. Das periphere Nervensystem besitzt somatische (SNS) und autonome (ANS) Nervenzellen. Das ANS kann nicht willkürlich angesteuert werden. Es ist ein Reflexsystem zur Regulation und zum Schutz des Körpers. Es teilt sich in zwei Zweige:

Das sympathische und parasympathische Nervensystem. Diese beiden oft antagonistisch wirkenden Systeme haben ihre zentrale Leitstelle im Hypothalamus - einer Region im Zwischenhirn.

Das sympathische System wird oft als Kampf-und-Flucht-System bezeichnet und bereitet den Körper auf stressige Situationen vor, während das parasympathische Nervensystem für die Entspannung und die Verdauung verantwortlich ist.

Neurone selbst besitzen keine Perception (Wahrnehmungs- und Beurteilungsfähigkeit). Alle Wahrnehmungen sind in der Nervenhülle, dem Epi-, Peri- oder Endoneurium verortet. Das Neuron selbst muss in seinem faszialen Mantel frei gleiten können. Länger anhaltende Kompressionen oder eine Verminderung der Gleitfähigkeit führen zu einer gesteigerten Nervenaktivität (Spannung), Verspannung und Schmerz.

Als wirksamstes Mittel gegen Schmerz steht also an allererster Stelle die Bewegung selbst. In Step zwei gewinnt die Spezifik der Bewegung an Bedeutung.

Wir leben in einer hektischen Zeit. Alles muss schnell und schneller gehen. Effizienz und Effektivität sind gefragt. Zeitgleich wird der Wunsch nach einem balancierten Leben zwischen Arbeit und Freizeit immer größer. Sowohl die hohe Arbeitsbelastung, die Geschwindigkeit, in der Dinge erledigt sein sollen, als auch die Bewusstheit darüber, dass Pausen und freie Zeiten fehlen, führen zu Stress. Kurzfristiger Stress, das kurzfristige Hochfahren des sympathischen Nervensystems mit all seinen Reaktionen in Gefolgschaft, ist als positiver Stress zu werten. Die Herzfrequenz steigt, zellaktivierende Botenstoffe werden in die Umlaufbahnen entsandt, wir werden wach, mutig und aktiv. Auch die Laune steigt. Erst der Stress, der sich chronifiziert, der Zustand der dauerhaften Überlastung und Überforderung zum Beispiel, hält böse Folgen für unseren Körper parat. Dauerhaft hohe Herzfrequenzen, niedrige Herzratenvariabilität und gedrosselte Körperfunktionen wie die Verdauung sind die Folgen. Die Grundsubstanz verändert ihr chemisches Milieu, der pH-Wert sinkt, das System wird sauer. Stille Entzündungen entstehen und wirken durch das stetige Köcheln auf kleiner Flamme pathologisch informativ.

Expertenwissen

Eine Forschungsarbeit von Hoheisel et al. untersuchte den Einfluss von Immobilisationsstress bei Ratten (Hoheisel et al., 2015). Den Tieren wurde phasenweise ihre Bewegungsfreiheit genommen, indem sie für eine Stunde am Tag, für eine Dauer von 12 Tagen, in einem engen (durchsichtigen und nach vorne und hinten offenen) Röhrensystem fixiert wurden. Überprüft wurde das Stresslevel mit Mikroelektroden im Rücken (Spinalsegment L2). Im Ergebnis stieg bei allen Tieren die Aktivität in den Mikroelektroden während der Immobilisation und darüber hinaus. Ebenso zeigten die Tiere ein zunehmend ängstliches Verhalten auch außerhalb der Fixierung. Die Studie zeigt, dass ein erhöhtes Stresslevel ausreicht, um Hinterhornneurone zu sensibilisieren. Auch dieses Ergebnis ist ein ernstzunehmender Faktor im multifaktoriellen Erklärungsansatz zur Entstehung von Schmerz. Die Reduzierung von chronischem Stress muss priorisiert werden.

Die Kernaufgabe von Fascial Sense ist es, chronischen Überlastungen, stillen Entzündungen und erhöhten Spannungen entgegenzutreten. Spannung ist dabei nicht ausschließlich ein Thema der Neurone. Auch die Faszienzelle (Myofibroblast), die Muskelzelle oder die Grundsubstanz können Träger hoher elektrischer Spannung sein. Es geht darum, Spannung zu nehmen, zu detonisieren und das parasympathische System zu aktivieren.

Schon gewusst?

Nervus Vagus

Ein besonders spannender Akteur im parasympathischen System ist der Nervus Vagus. Als 10. Hirnnerv leitet sich sein Name aus dem Lateinischen von vagari „umherschweifen" ab. Wörtlich übersetzt heißt er also der „umherschweifende" Nerv.

Dieser Nerv spielt eine Schlüsselrolle in der Regulation von Stress und Entspannung. Wenn wir uns gestresst fühlen, übernimmt der Sympathikus das Ruder, und wenn wir uns entspannen, tritt der Parasympathikus, insbesondere über die Steuerung der Nervus Vagus, in Aktion.

Nahezu glorifizierend wird er als der Selbstheilungsnerv bezeichnet und übernimmt große Impulskraft für das parasympathische Nervensystem. Ist der Nervus Vagus aktiv:

- senkt sich die Herzfrequenz,
- wird die Verdauung gesteigert,
- sinkt der Blutdruck,
- sinkt sogar der Blutzuckerspiegel
- u. v. m.

Nun stellt sich die Frage: Wie schaffen wir es, diesen Teil, der für die Entspannung und Regeneration des Körpers zuständig ist, zu aktivieren? Im Teil I: Foundation wurden Rezeptoren vorgestellt, die für die Entspannung im Körper zuständig sind. Es sind vor allem die Ruffini-Rezeptoren, die Merkel'schen Tastscheiben und Meißner'schen Tastkörperchen. Erinnern wir uns, aktiv werden sie sie bei langanhaltendem Druck, diagonal wirkenden Scherungen, Schaukelungen oder Vibration. In jedem Fall lieben sie es langsam!

Massagen wirken in der Regel in hervorragender Art und Weise über die Rezeptoren des autonomen Nervensystems Parasympathikus-aktivierend und damit entspannend.

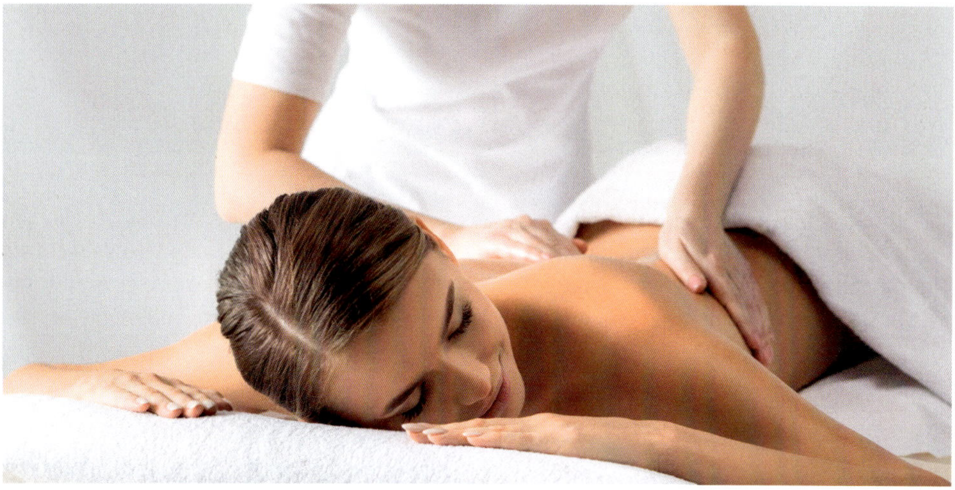

Abb. 90: Wellness-Massage

Massage steigert das Wohlbefinden. Sanfter Druck, Scherungen, Vibration stimulieren die Ruffini-Körperchen, aktivieren das parasympathische System und führen in die Entspannung.

Es sind Bewegungen wie ein sanftes Streichen, Streicheln, sanftes Drücken, die das parasympathische System aktivieren. Eine wohltuende Wellness-Massage ist eine von vielen Möglichkeiten.

Expertenwissen

Eine US-amerikanische neurowissenschaftliche Forschergruppe ging der Frage nach, wie sich Druck, hier als oszillierende Kompressionsmanschette, auf die Hirnaktivität auswirkt (Case et al., 2021). Angenommen wurde, dass tiefer Druck über die Haut, wie er bei Massagen üblich ist, gemeinhin als angenehm und beruhigend empfunden wird. Die Annahme konnte bestätigt werden. Es wurden dieselben Hirnregionen aktiviert, die auch auf sanftes Streicheln reagieren. Schlussfolgernd bedeutet es, dass auch eine intensivere Berührung über die Haut den Körper entspannt.

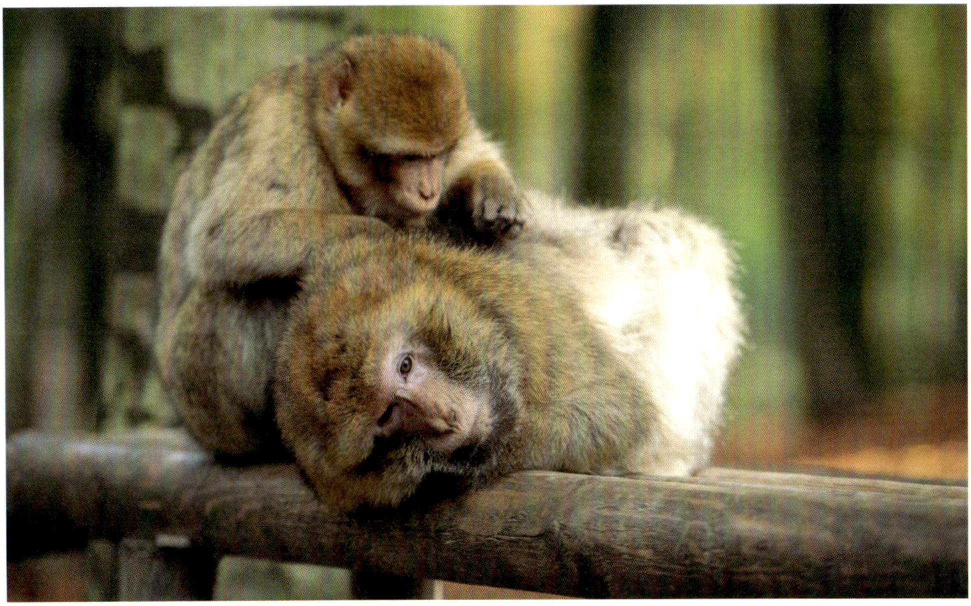

Abb. 91: Fellpflege der Affen
Affen wissen, wie es geht. Bei der gegenseitigen Fellpflege geht es um weit mehr als das Entlausen.

Schon gewusst?

„Fellpflege“ ist eine Form von sozialer Hygiene!

Entscheidend dabei ist, dass die Interventionen langsam erfolgen und dass Behandelter und Behandler im Einklang sind, sich mögen, im guten Rapport zueinanderstehen.

Nun ist es schön und entspannend, wenn wir uns verwöhnen lassen. Viele Techniken können wir aber auch ohne Partner umsetzen. Wir kennen es als myofascial Self-Release.

Bei den myofascial Self-Release-Techniken suchen wir nach Reizen, die eigenständig auszuführen sind und das parasympathische System aktivieren.

Entspannung durch Druck

Es gibt mittlerweile unfassbar viele unterschiedliche Tools zur myofaszialen Selbstbehandlung. Am populärsten sind Bälle und Rollen jeglicher Größe und Härte.

Wie wir gelernt haben, ist die Härte des Tools und die Intensität der Behandlung dabei gar nicht von großer Bedeutung. Die Rezeptoren können zarte Pinselstreichungen wahrnehmen und sehr intensive Kompressionen. Solange die Art der Behandlung langsam ist, keinen Schmerz provoziert und in einer angenehmen Umgebung stattfindet, wo sich die Person, die sich entspannen soll, gut fühlt, wird die Intervention erfolgreich sein und die Spannung in den Zellen, der Grundsubstanz und den Nervenzellen selbst reduzieren. Die Größe und die Form der Tools orientieren sich an der zu behandelnden Körperregion.

Speziell die Foam Rolls (FR) (Schaumstoffrollen) haben seit 2008, den Jahren der intensiven Faszienforschung, an Popularität gewonnen. Unzählige Studien weisen ihre Wirksamkeit in Bezug auf sehr unterschiedliche Zielstellungen nach. Auf der anderen Seite werden immer wieder Stimmen laut, die den FR ein Gefahrenpotenzial nachsagen.

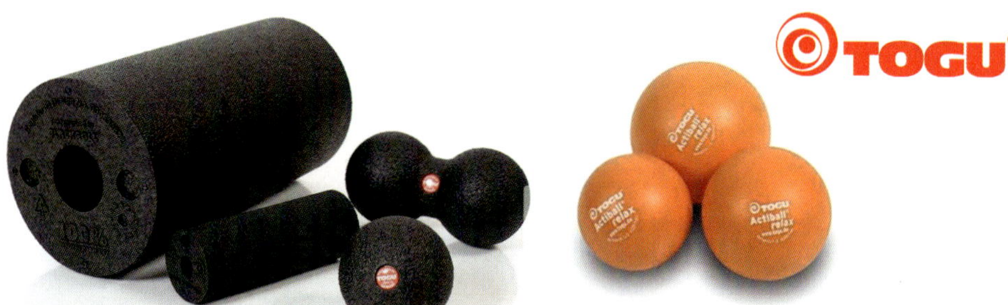

a *b*

Abb. 92: (a) Foam Rolling Set und (b) Actiball® Relax der Firma TOGU® (https://www.togu.de/)
Foam Rolls, Foam Balls oder luftgefüllte Bälle dienen der myofaszialen Selbstbehandlung.

Schon gewusst?

Die Studienlage zum Foam Rolling (FR) ist erstaunlich groß. Es gibt kaum ein anderes Behandlungsgerät, das ein so umfangreiches wissenschaftliches Interesse erzeugte wie dieses Myofascial-Selfrelease-Tool. Viele Interventionsstudien wiesen einen Nutzen durch die Anwendung von FR nach. Bspw. stieg die Leistungsfähigkeit nach einer Anwendung von FR, der ROM (Beweglichkeitsumfang) nahm zu, es reduzierte sich der Schmerz oder verringerte sich der Muskelkater. Einige Metaanalysen – Übersichtsarbeiten – führten die Ergebnisse zu spezifischen Fragestellungen zusammen und zeigten ein recht heterogenes Bild (Su et al., 2017; Wiewelhove et al., 2019; Wilke et al., 2020).

Das Gesamtergebnis erlaubt zwei Aussagen:

- FR führte zu einer minimalen Sprunghöhenveränderung direkt im Anschluss an das FR.
- FR steigerte geringfügig den ROM (Beweglichkeitssteigerung) direkt im Anschluss an das FR.

Die Arbeit von Wilke (Wilke, Müller et al., 2020) ergänzte, dass Stretching einen größeren Einfluss auf den ROM nimmt.

Schon gewusst?

Grundsätzlich sollte auch erwähnt sein, dass die Stichproben der meisten Arbeiten sehr klein (n = 15-25) waren, die Kohorten ein Durchschnittsalter von 23 Jahren hatten und eine passive Vergleichsgruppe gewählt wurde. So behandelte sich eine Gruppe mit einer FR und die Vergleichsgruppe saß. Im Ergebnis war die FR-Gruppe nach der Intervention bspw. beweglicher als die sitzende Gruppe, was die Frage aufdrängt, wie es sich mit der Beweglichkeit verhalten hätte, wenn die Vergleichsgruppe parallel ein Aufwärmprogramm absolviert hätte. Die meisten Studien waren von kurzer Dauer (single intervention study). In Summe muss gesagt werden, dass die Ergebnisse vieler Arbeiten diskutiert werden sollten und Folgestudien mit gleicher Fragestellung, größeren Kohorten diversen Alters sowie Mittel- und Langzeitinterventionen wünschenswert sind.

Mein Anliegen an dieser Stelle ist es, die Studien, denen man Glauben schenken möchte, genau zu prüfen, ob das Studiendesign und das Ergebnis zu dem passen, was ich für meine Behandlung als sinnvoll erachte.

Eine weitere Tatsache erscheint auf den ersten Blick erstaunlich. In den Datenbanken für wissenschaftliche Forschung sind lediglich Studien zu finden, die einen potenziellen Nutzen nachweisen. Keine Arbeit beschäftigte sich mit einer Gefährdung durch FR oder wies gar eine Kontraindikation nach. Dass die Datenbanken diesen Nachweis über Interventionsstudien nicht liefern, heißt nicht, dass es kein Gefährdungspotenzial gibt. Geplante Studien bedürfen der Genehmigung eines Ethikausschusses. Studien, die in ihrer Hypothese die Überprüfung eines Schädigungspotentials durch FR haben, werden aus guten Gründen nicht zugelassen. Schon allein der Verdacht verbietet jedwede Anwendung. Prinzipiell ist das eine gute Maßnahme, allerdings lag und legt es den Fokus auf den Nutzen und mögliche Schädigungen durch FR wurden bisher nicht ausreichend überprüft. Es wird beim FR mit hohem Druck gearbeitet, der bspw. den höchstzugelassenen Druck von Kompressionsstrümpfen auf das Gewebe bei weitem übersteigt.

Seit 2019 nimmt sich eine Expertengruppe (Prof. Dr. Schleip, Prof. Dr. Freiwald, Prof. Dr. Hoppe, Prof. Dr. Wilke, Prof. Dr. Egner, Dr. Baumgart, Dr. Slomka, Dr. Bartsch) der Untersuchung des Auftretens von unerwünschten Ereignissen und Kontraindikationen durch FR an. Mit Fragebogenstudien werden verschiedene Personenkreise – (a) Akademiker/Autoren (Bartsch et al., 2021), (b) Praktiker/Multiplikatoren, (c) Mediziner – unterschiedlicher Fachrichtungen befragt. In den kommenden Jahren werden weiterführende Ergebnisse erwartet.

Zum heutigen Zeitpunkt stützen wir uns auf gut gemeinte Ratschläge von Experten.

Einige davon rufen zur Vorsicht auf:

- FR komprimiert während der Anwendung kleinste Gefäße (Vasa Vasorum) der Arterienwände. Eine Versorgungsstörung der Gefäßwand stellt die Hauptursache für Gefäßerkrankungen (Ablagerungen, Thrombenbildung, Bluthoch-

Schon gewusst?

druck) dar (Haverich, 2017). Es wird befürchtet, dass die Unterbrechung der Mikrozirkulation der Gefäßwand durch wiederholtes FR ähnliche Folgen mit sich bringt.

- Immer wieder wird der Einfluss von FR auf Venenklappen diskutiert. Venenklappen sind feine, kleine Häutchen, die wie Ventile den Rückfluss des venösen Blutes in Richtung Herz erleichtern. Schließen sie sich nicht vollständig, kommt es zum Reflux (Rückstrom) und infolgedessen zur Ödembildung in den Beinen. Es wird befürchtet, dass ein wiederholtes FR die Venenklappen verhärtet und der Venenklappenschluss nicht mehr vollständig erfolgen kann.
- Weiterhin wird ein Thromboserisiko postuliert. Unentdeckte Thromben, bspw. in den Beinen, können sich durch FR lösen, wandern, und im schlechtesten aller Fälle verschließen sie eine Koronararterie (Herzinfarkt) oder Kopfarterie (Hirninfarkt).
- Wir kennen alle die Hornhaut, die sich am Fußballen reibungsbedingt entwickelt, wenn wir viel laufen. Ähnliches ist durch FR vorstellbar und aus Fallberichten bekannt. Wiederholtes FR führte zu einer Art Hornhautbildung der Faszie. Beobachtet wurde die fibrotische Veränderung einer Bursa (Schleimbeutel) der Hüfte durch wiederholtes FR.
- Andere Fallberichte berichteten von Rippenbrüchen beim FR oder von lang anhaltenden sensorischen Störungen (Taubheitsgefühl) in den behandelten Regionen.

Es bleibt nun spannend zu beobachten, welche der solitär aufgetretenen unerwünschten Ereignisse oder ausgerufenen Postulate der Experten sich als ernst zu nehmende Risiken manifestieren. Bis dahin muss jeder für sich selbst entscheiden und das Risiko einer Schädigung durch FR für sich ganz persönlich abwägen.

Für dieses Buch entschied ich mich für kleine Bälle (Actiball® Relax der Firma TOGU®) zur myofaszialen Selbstbehandlung über die Komponente Druck. Die Bälle sind sowohl in der Größe als auch im Härtegrad variabel und so individuell gesteuert einsetzbar.

Entspannung durch Dehnung

Mit Dehnungen sind wir in der Lage, die Zellsynthese anzuregen und den Kollagenfasern ihre Richtung zuzuweisen. Dazu braucht es intensive Dehnreize (an der individuellen Dehngrenze). Um die Kollagenarchitektur zu verändern und damit die Beweglichkeit zu steigern, sind es die wiederkehrenden Reize, mehrfach pro Woche, die ausschlaggebend sind. Nun verfolgen wir ein anderes Ziel und damit ändert sich die Dehntechnik. Zur Aktivierung des parasympathischen Systems sollten die Dehnungen langsam und mit geringer Intensität erfolgen. Wir sprechen von 30 % der maximalen Dehnfähigkeit, der Dehnschwelle. Die Dehnschwelle ist die Wahrnehmungsgrenze, an der uns der Körper erstmalig signalisiert: hier wird gedehnt. Das sanfte Dehnen mit aufmerksamer Innenschau (Interoception) senkt den Muskel- und Gewebetonus, die Herzfrequenz sinkt und die Herzratenvariabilität sowie die Verdauungsaktivität steigen. Geradezu perfekt zum Entspannen und Regenerieren.

Entspannung durch Scherung

Scherkräfte, diagonal wirkende Kräfte, erzeugen Zugspannung im kollagenen Netzwerk. Wie wir es bei der zuvor besprochenen Technik gelernt haben, können wir über Dehnung (Zug) entspannen, so lange die Dehnspannung gering intensiv erfolgt. Wir können die Wirkung von Scherung entsprechend teilweise aus dem vorherigen Abschnitt übertragen. Wir lernten allerdings auch die Wirkung von wiederkehrender Rotation und Scherung kennen. Diese Basistechnik für Mobilisationstrainings erklärte uns das Phänomen des „Entknäulens" von Makromolekülen der Grundsubstanz, das eine gesteigerte Fluidität im Gewebe nach sich zieht. Wiederkehrende, sanfte Rotations- und Scherbewegungen reduzieren die Viskosität, steigern die Stoffwechselaktivität, fördern damit u. a. den Abtransport von inflammatorischen (entzündungsfördernden) Botenstoffen und unterstützen die Regeneration und Entspannung.

Entspannung durch Schüttelungen

Es gibt eine Meditationstechnik der Bioenergetik, die sich Schüttelungen zu eigen macht, um zu entspannen, loszulassen, das Körperbewusstsein zu fördern, den Energiefluss aufzubauen und zu regenerieren – die Osho-Aktiv-Meditation. Es sind sanfte rhythmische Bewegungen des Körpers, die fast wie ein Zittern aussehen. Teilweise werden diese Techniken mit mehr als 10 Minuten Dauer durchgeführt. Diese sanften Schüttelungen wirken auf die Nervenzellen des parasympathischen Nervensystems aktivierend – der Körper entspannt. Die Technik „Entspannen durch Schüttelungen" kann als meditative Technik körperübergreifend eingesetzt werden, ist jedoch genauso wirkungsvoll bspw. beim Schütteln nur eines Armes, der Beine oder des vornüber geneigten Rumpfes. Gerade am Ende eines Trainings ist es eine wunderbare Technik, um die im Training aufgebaute Spannung zu lösen und die Regeneration einzuleiten. Auch in Partnerarbeit wirken Schüttelungen sensationell.

Entspannung durch Vibration

Vibration soll an dieser Stelle von den Schüttelungen unterschieden werden. Während wir bei Schüttelungen versuchen, die Eigenschwingung des Körpers aufzunehmen, geben Vibrationen (immer von außen wirkend) eine bestimmte Schwingung (in Hertz/HZ) vor. In der Energiearbeit sind Oszillationsplattformen wie die Chi-Maschinen bekannt. Diese Geräte schwingen sanft zwischen 1 und 15 HZ. Oft werden die Chi-Maschinen zur Entspannungsförderung und Energetisierung so eingesetzt, dass die Person am Boden liegend die Fußgelenke in das Gerät legt und der Körper damit sanft diese Schwingungen aufnimmt. Heute sind andere Geräte mit Vibrationsfunktion bekannt.

Als Beispiel sei hier eine Vibrationspistole genannt.

Diese Geräte vibrieren mit einer sehr viel größeren Schwingung als die Chi-Maschinen. Genaue Angaben in Hertz werden nicht vorgenommen. Letztendlich ist das auch nicht von Bedeutung, da die Forschung in diesem Bereich noch nicht fein genug ist, um zu wissen, bei welchen Hertz-Frequenzen das sympathische oder parasympathische System reagiert. Mit hoher Wahrscheinlichkeit reagiert jeder individuell.

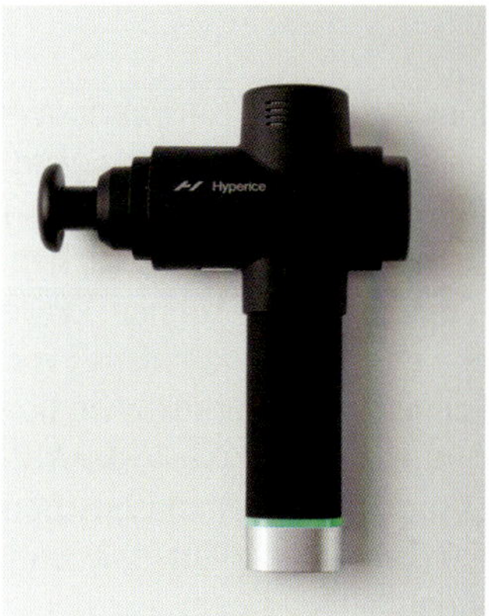

Die Gerätehersteller ermöglichen meist unterschiedliche Geschwindigkeitsstufen, so dass jeder für sich entscheiden kann, welche Intensität ihn zur Entspannung führt.

Abb. 93: Vibrationspistole Hypervolt der Firma Hyperice (© Hyperice, mit freundlicher Genehmigung)

Abb. 94: Vib.innovation-Roll

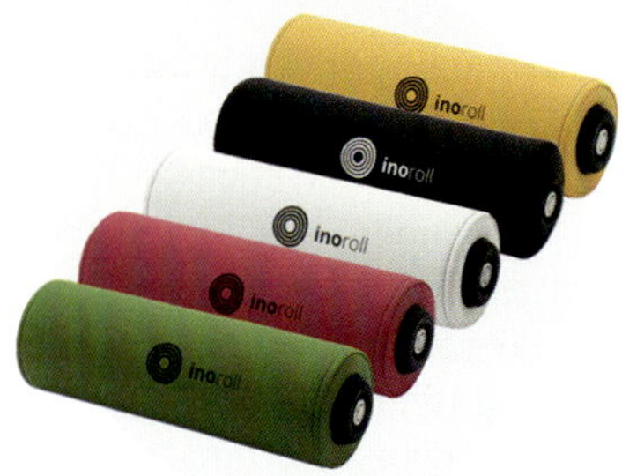

Entspannung durch Schaukeln und Schwingen

Möchten wir ein Baby beruhigen, sorgt unsere Intuition dafür, dass wir es schaukeln. Hier greift unser ureigener Instinkt. Liegen wir auf dem Boden, die Knie zum Körper gezogen oder in der Position des „glücklichen Babys" und wiegen unseren Körper von rechts nach links, so entspannt es uns – Muskeln und Gewebe lassen los, das Kreuzdarmbein gliedert sich entspannt in der Beckenschaufel ein. Auch ein Arm, der locker an der Körperseite schwingt, entspannt die Nackenmuskeln. Ganz bewusst können wir lockeres Schwingen und sanftes Schaukeln zur Entspannung einsetzen.

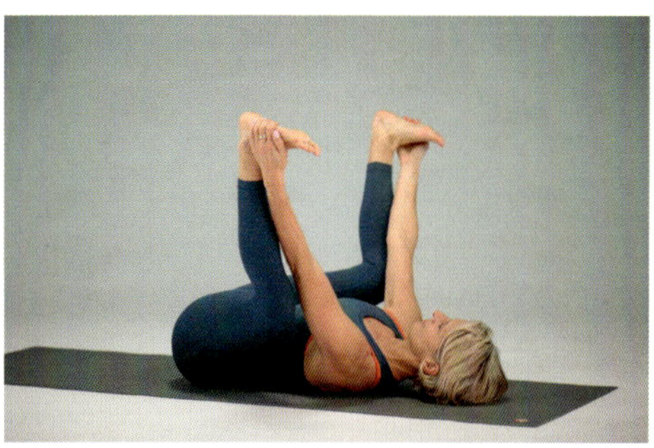

Position des glücklichen Babys
Die Übungsbeschreibung finden Sie auf Seite 442.

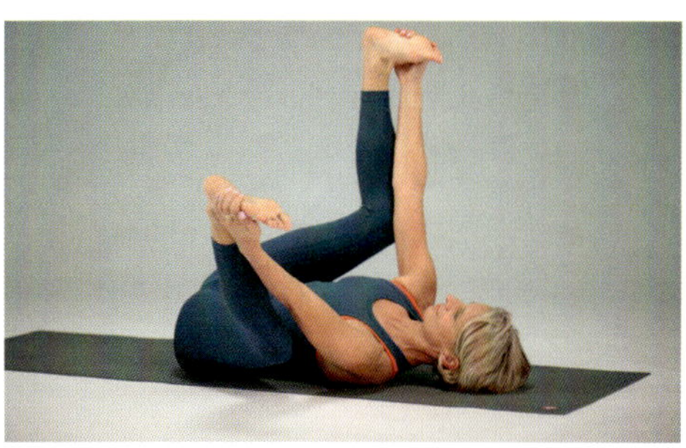

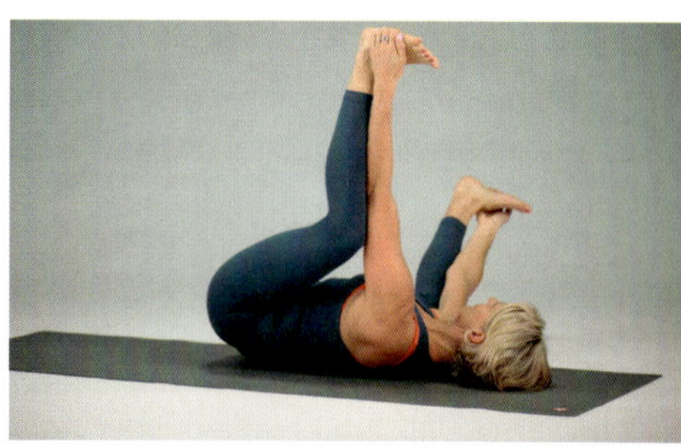

Entspannung durch Atmung

Seit tausenden von Jahren wird die Atemmeditation zur Entspannung praktiziert. Besonders in den asiatischen Lebensräumen ist man sich der Wirkung von Atmung auf die Gesundheit, zur Kompensation der Alltagsbelastung, sehr wohl bewusst. Über den Atemzyklus haben wir die Möglichkeit, willkürlich auf das unwilkürliche, autonome Nevernsystem Einfluss zu nehmen - und zwar auf beide Zweige: den Sympathikus und den Parasympathikus.

Die Einatmung stimuliert das sympathische System, die Herzfrequenz steigt und die Körperfunktionen werden auf „Anspannung" gestellt. Das Ausatmen, oder besser gesagt, das Entspannen nach der Einatemphase, nimmt auf die Aktivität des parasympathischen Systems Einfluss. Bereits nach 15 Sekunden bewusster Ausatemphase ist ein gesteigerter Acetylcholin-Ausstoß (Botenstoff des parasympathischen Systems) im synaptischen Spalt nachweisbar. Der Körper entspannt. Eine logische Konsequenz dieses Wissens ist, dass ein bewusstes und tiefes Einatmen uns eher aktiviert, während eine verlängerte und bewusste Ausatemphase ein Mittel zur Entspannung ist.

Eine besondere Entspannungsatemtechnik ist das kohärente Atmen. Die Ein- und Ausatmung folgt dabei einem bestimmten gleichförmigen Rhythmus. Dabei werden die Ein- und Ausatemphase gleich lang gewählt und über einen längeren Zeitraum (über mehrere Minuten) durchgeführt.

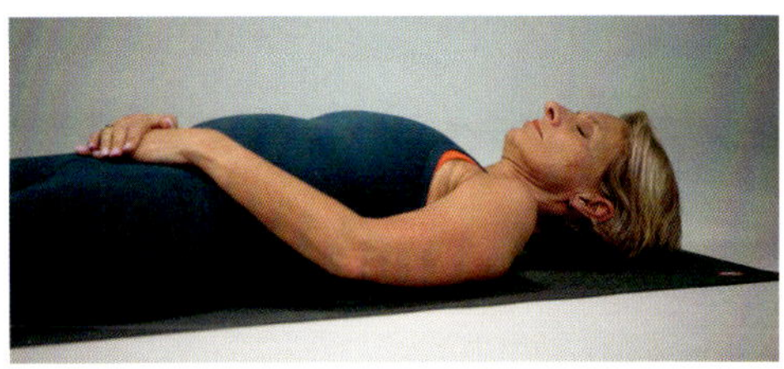

Atementspannung

Herzratenvariabilität (HRV)

Schon gewusst?

Eine Messgröße für die Aktivität des parasympathischen Systems ist die Herzratenvariabilität (HRV). Unter Herzratenvariabilität versteht man die Fähigkeit des Körpers, die Abstände zwischen zwei Herzschlägen zu verändern. Je größer die Variabilität der Herzfrequenz ist, desto flexibler kann der Körper auf veränderte Belastungsanforderungen des Alltags reagieren. Ein höherer Grad an Herzratenvariabilität wird oft als Zeichen für ein gesundes und gut reguliertes Herz-Kreislauf-System betrachtet. Wenn das Herz flexibel zwischen den Herzschlägen variiert, deutet dies auf eine dynamische Anpassungsfähigkeit und gutes Stressmanagement hin. Eine hohe HRV steht stellvertretend für eine gute Gesundheit, wobei die absolute Höhe der HRV individuell sehr verschieden sein kann.

Fascial Sense nutzt das reichhaltige System der Rezeptoren im faszialen System und möchte die Empfindsamkeit, das bewusste Wahrnehmen, die Innenschau trainieren. Wo strömt es? Wo bitzelt und kribbelt es? Welches Körperteil benötigt genau jetzt deine Aufmerksamkeit? Wie fühlt sich dein Bein an? Es geht darum, dass der Körper nicht nur passiver Empfänger von Informationen, sondern aktiv an der Verarbeitung von Reizen beteiligt ist. Es ist eine Form von „sich im Körper zu Hause fühlen", als ein Teilbereich der Lehre des Embodiment.

Unsere Körpersysteme sollen im Einklang miteinander stehen. Wir benötigen die Aktivität ebenso sehr und vor allem im gleichen Maße wie die Entspannungsfähigkeit. Fascial Sense öffnet uns das Tor zur Entspannung.

In aller Kürze

Die Kernaufgabe von Fascial Sense ist es, zu entspannen und über die Aktivierung des parasympathischen Nervensystems Spannung zu nehmen und die regenerativen Funktionen des Körpers zu fördern. Wir besitzen besondere Rezeptoren im Körper, die ihre Signale an das parasympathische Nervensystem senden. Es sind die Ruffini-Körperchen, die Merkel'schen Tastscheiben und Meißner'schen Tastkörperchen. Diesen Rezeptoren ist es wichtig, dass die Stimulation langsam erfolgt. Die Intensität der Intervention spielt eine untergeordnete Rolle, wichtiger ist die Umgebung - der Wohlfühlort und Menschen, die uns guttun.

Folgende Techniken können das Reflexsystem aktivieren:

- Druck,
- Dehnung,
- Scherung,
- Schüttelungen,
- Vibration,
- Schaukeln, Schwingen sowie
- Atemtechniken.

Ziele des Fünf-Säulen-Programms Faszien in Bewegung – In aller Kürze

Die anatomischen und physiologischen Grundlagen in die Praxis zu überführen, ein Training gezielt und gesteuert zu planen und für jede Bewegung eine Idee der Wirkung zu entwickeln, erweist sich als durchaus komplex, was die vorangegangenen Kapitel deutlich zeigten. Hier die wichtigsten Fakten im Überblick:

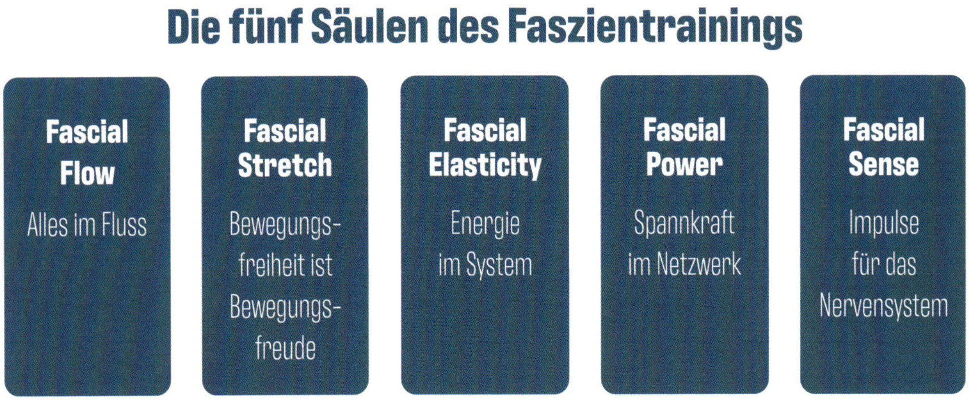

Abb. 95: Die fünf Säulen des Faszientrainings

Fascial Flow

Alles ist im Fluss!

Es geht um die Versorgung, die gesteigerte Stoffwechselaktivität, die fluidalen Eigenschaften des Fasziensystems. Stagnation bedeutet Krankheit.

Die Hydrationstechniken für die Bewegung sorgen für mehr Versorgung:

- Wärme – erzeugen und halten
- Durchblutung – fördern
- Flow – im Fluss der Bewegung trainieren
- Scherung & Rotation – wiederkehrende Rotations- und Scher-Gleitbewegungen
- Druckschwankungen – über Power, Stretch & ROM planen

Fascial Stretch

Fascial Stretch verfolgt unterschiedliche Ziele. Wir können über Fascial Stretch die Beweglichkeit steigern, versorgen, entspannen, Entzündungen reduzieren oder auch regenerieren. Jedes Ziel verlangt nach einer eigenen Technik und vor allem Intensität.

- Zur Beweglichkeitssteigerung sind intensive Dehnreize (an der Dehngrenze) wichtig, um die Kollagensynthese zu steigern.
- Zur Regeneration oder gesteigerten Versorgung sind es eher dynamische Methoden, die gewählt werden sollten, im mittleren Intensitätsbereich.
- Antientzündliche und entspannende Wirkung haben passive Dehnmethoden niedriger Intensität.

Mit Fascial Stretch nehmen wir Einfluss auf den Faseranteil und die Faserausrichtung. Wir sind die inneren Architekten unseres Körpers:

- Wir dehnen multidirektional, erlebnisorientiert, spüren beweglichkeitseingeschränkte Bereiche auf, orientieren uns an den alltagsrelevanten myofaszialen Bahnen und sportartspezifischen Linien. Wir dehnen mit voller Aufmerksamkeit und nehmen den Körper als dreidimensionales Gebilde wahr.

Fascial Elasticity

Elastizität ist eine Kompetenz des Fasziensystems.

Das Fasermolekül Elastin hat zwar elastische Eigenschaften, ist aber nicht für die Elastizität des Fasziensystems verantwortlich.

Elastizität ist das Ergebnis piezoelektrischer Eigenschaften der Grundsubstanz in Kooperation mit einem gut organisierten Kollagenfasernetzwerk.

Wie können wir die elastischen Eigenschaften unserer Faszien nutzen und verbessern?

- Oszillierendes, rhythmisches Federn wie sportliches Seilspringen oder meditative Schüttelungen schenken uns Energie und unterstützen dabei, so wird es angenommen, die Wellung der tripelhelialen Kollagenfaser aufzubauen.
- Durch gehaltene Dehnspannung können wir Energie aufbauen und als eine Art Startenergie plötzlich frei werden lassen: Startposition beim Sprinter oder Schwimmer; Squat jump (Teil III: Praxis).
- Aus der Trainingslehre kennen wir den Dehnungs-Verkürzungs-Zyklus. Durch eine Vordehnung entsteht ein höheres Energiepotenzial, das direkt für die Bewegung genutzt werden kann: Handball Sprungwurf; Countermovement jump.
- Dynamisches, intensives Schwingen oder Federn im End-Range-Bereich einer Bewegung setzt große Rückfederungskräfte frei und wirkt mit großer Wahrscheinlichkeit positiv auf die Qualität der Kollagenhelix.

- Hydrationstechniken müssen jedem elastischen Training vorausgehen und es begleiten, da der Anteil und Qualität der Grundsubstanz die elastische Kompetenz erst möglich machen.

Die Faszien wirken wie ein „Jungbrunnen" für unseren Körper. Sind die Faszien elastisch, schwingen sie dynamisch bei jedem Schritt, verleihen uns einen jugendlichen Gang und ein jugendliches Erscheinungsbild.

Fascial Power

Den Trainingsbaustein Fascial Power teilen wir in zwei Trainingssysteme:

- Power im System und
- Tensegrity Works

Power im System

In diesem Trainingsbaustein geht es um die Ausdifferenzierung des Aktinmoleküls in der Faszienzelle und deren kontraktile Eigenschaften.

Veränderungen im chemischen Milieu aufgrund von Training oder auch Entzündung führen dazu, dass sich die angelegten Aktinfilamente in einem Fibroblasten ausbilden und diese Zelle zu einem Myofibroblasten wird. Ähnliche Botenstoffe sind es auch, die das Aktinfilament zur Kontraktion veranlassen.

Es sollte immer ein Gleichgewicht zwischen Anspannung und Erholung angestrebt werden. Eine Trainingspause von 48 bis 72 Stunden und/oder aktive wie passive Regenerationsmaßnahmen sind von großer Bedeutung, um Dauerspannungen, Überlastung und Schmerz zu vermeiden.

Aktive Myofibroblasten erhöhen die Steifigkeit des Gewebes und wirken wie ein Kompressionsstrumpf, der die Kraftentwicklungsmöglichkeiten der Muskelzellen steigern kann.

Tensegrity Works

Faszien haben ein eigenes Energiesystem. Die EZM kann Spannung aufbauen und diese weiterleiten. Sowohl der Energieaufbau als auch das Weiterleiten von elektrischen Potenzialen ist die Aufgabe der Grundsubstanz. Die Richtung des Energieflusses wird durch die Ausrichtung der Kollagenfasern bestimmt. Je mehr Fasern einen gemeinsamen Richtungsverlauf haben, desto schneller erfolgt der Energietransport (Myofascial Lines), bis ein Zuviel an Fasern die Leitfähigkeit erschwert oder sogar unmöglich macht. Auch ein chaotisch organisiertes Fasernetzwerk oder eine hoch densifizierte Grundsubstanz führen zu Störfeldern, die schädigende Spannungsspitzen hervorrufen können.

Tensegrity Works trainiert und überprüft die Spannungslinien des Körpers.

Fascial Sense

Das Ziel von Fascial Sense ist die Entspannung und Regeneration. Dazu bedienen wir uns eines Zweiges des autonomen Nervensystems, dem parasympathischen System. Über Bewegung, Massage, Partnerarbeit oder Atmung sind wir in der Lage, das parasympathische System zu aktivieren. Techniken wie:

- Druck,
- Dehnung,
- Scherung,
- Schüttelungen,
- Vibration,
- Schaukeln, Schwingen und
- Atemtechniken

wirken entspannend und regenerierend, sobald sie langsam, in angenehmer Atmosphäre und mit nach innen gerichteter Aufmerksamkeit ausgeführt werden.

Expertenbeitrag: Yoga & Faszien von Dr. Katja Bartsch

Katja Bartsch ist Yogalehrerin und Sportwissenschaftlerin; außerdem ist sie im Bereich der Strukturellen Integration von Tom Myers und seinem Anatomy Trains Team ausgebildet. Im Rahmen ihrer wissenschaftlichen Arbeit ist Katja Bartsch an der TU München tätig und widmet sich mit Robert Schleip und einem internationalen Netzwerk von Forschenden dem Thema Faszien. Sie ist Autorin zahlreicher Buchkapitel in faszialen Lehrbüchern und wissenschaftlichen Publikationen und gibt Ausbildungen, Workshops und Vorträge in ganz Europa.

Yoga & Faszien in Bewegung

Ein Blick in die Yogastudios und -konferenzen von Europa über Amerika bis nach Asien zeigt: Modernes Yoga vereint Zielsetzungen und Ideen verschiedener Traditionen und Denkschulen. Lebensstil-Empfehlungen aus dem Ayurveda und die Mythologie des Hinduismus teilen nicht nur ihre indischen Wurzeln mit der Yogapraxis, sondern finden vielerorts auch Einzug in den Yogaunterricht und -lifestyle. Elemente aus der Traditionellen Chinesischen Medizin (TCM) und dem Tibetischen Buddhismus inspirieren das Yoga von heute genauso wie neueste wissenschaftliche Erkenntnisse aus westlicher Medizin, Sportwissenschaft und Psychologie. Diese vielschichtige Auslegung und Evolution von Yoga mag mancherorts kritisiert werden; an dieser Stelle soll uns diese Beobachtung aber nicht als philosophisch-definitorischer Diskussionszündstoff dienen. Vielmehr zeigt uns die konzeptionelle Fülle auf, dass zeitgemäßes Yoga vielfältige Ansatzpunkte bietet, Faszienwissen und Bewegungspraxis erfolgreich zu vereinen.

Basis für diese Überlegungen ist die körperorientierte Yogapraxis, das sogenannte Hatha Yoga, auf dem so gut wie alle Yogastunden in westlichen Yogastudios und Fitnesscentern aufbauen. Hatha Yoga bezeichnet sowohl einen Yoga-Weg als auch einen Yoga-Stil. Es werden verschiedene Yoga-Wege unterschieden (je nach Autor finden sich vier bis acht Wege), die allesamt die Erleuchtung (moksha) als Ziel formulieren, wenngleich grundlegend unterschiedliche Methoden eingesetzt werden (Feuerstein, 2008). Am bekanntesten sind die folgenden Yoga-Wege:

- Bhakti Yoga: Yoga der Hingabe und Praxis der bedingungslosen Liebe
- Karma Yoga: selbstloses Dienen ohne Anhaftung an die Ergebnisse des eigenen Handelns
- Jnana Yoga: Studium religiöser Schriften, Erleuchtung durch intellektuelle Erkenntnis
- Raja Yoga: Fokus auf die Kontrolle des Geistes mittels meditativer Introversion
- Hatha Yoga: Weg der Körperbeherrschung

Hatha Yoga etablierte sich im Mittelalter als eigener Yoga-Weg und folgt der Annahme, dass Erleuchtung in diesem Leben, mit diesem Körper möglich ist. Die meisten Yoga-Stile, die heute im Westen praktiziert werden, basieren auf Hatha Yoga. Als prägend in der Entwicklung des modernen Hatha Yoga werden T. Krishnamacharya (1888-1989) und Bishnu Gosh (1903-1970) genannt. Einige ihrer Schüler und die Yogastile, die aus ihren Lehren hervorgingen, sind in Abbildung 96 aufgezeigt.

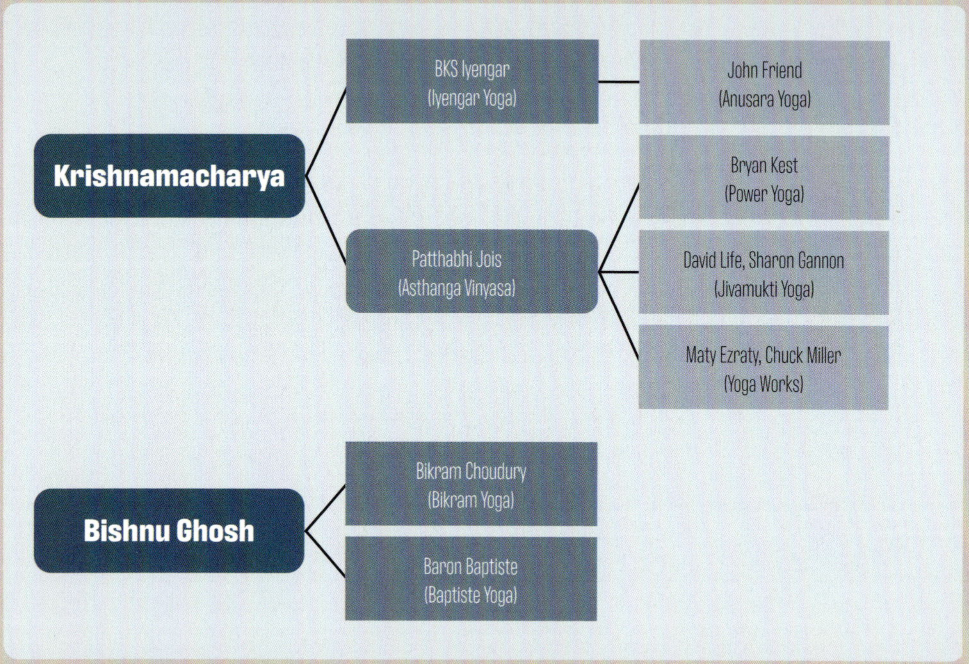

Abb. 96: Beispiele namhafter Begründer von modernen Yogastilen

Auf den Hatha-Yoga-Weg sind demnach eine Vielzahl moderner Yoga-Stile zurückzuführen. Als Überbegriffe dieser Yoga-Stile finden sich beispielsweise Hatha Yoga (Praktizieren einzelner Yoga-Asanas, ohne diese zu einem Flow zu verbinden), Vinyasa Yoga (kontinuierlicher Fluss von einer Yogastellung zur nächsten) und Yin/restoratives Yoga (Halten von passiven Yogahaltungen für mehrere Minuten; Fokus auf entspannende Qualitäten). Ein weiterer moderner Yoga-Stil ist das Kundalini Yoga (feste Übungsreihe mit dynamischen Übungen, die meist für mehrere Minuten ausgeführt werden, um Energien freizusetzen), das an mancher Stelle ebenfalls als Yoga-Weg beschrieben wird.

Innerhalb der verschiedenen Yoga-Stile gibt es mittlerweile zahlreiche Konzepte, die Faszientraining und Yogaelemente in unterschiedlicher Breite und Tiefe verbinden, um ein resilientes, vitales Fasziengewebe zu fördern.

Nachstehend sind einige Yoga-Stile und deren Kernkompetenzen in Hinblick auf Bewegung und Faszien-Trainingsprinzipien zusammengestellt; die genannten Punkte sind als Beispiele zu verstehen und zielen nicht auf Vollständigkeit ab.

Yogastil	Kernkompetenzen in Hinblick auf das Fasziengewebe	Effekte auf das Fasziengewebe
Vinyasa Yoga	➠ dynamische Bewegungen ➠ vielfältige Übergänge zwischen Positionen	➠ Versorgung durch die Grundsubstanz ➠ Veränderung der Hydration & Gleiteigenschaften, bzw. der Mobilität zwischen Gewebeschichten ➠ Erzeugung von Scherkräften und Wärme
Kundalini	➠ Integration von dynamischen Bewegungen (Wippen, Federn, Schwingen)	➠ Training der Elastizität
Yin Yoga	➠ entspannende, niedrig-schwellige statische Dehnungen	➠ Entspannung, Körperwahrnehmung ➠ Entzündungshemmung

Abb. 97: Kernkompetenzen und Effekte verschiedener Yogastile in Hinblick auf das Fasziengewebe

Neben diesen bewegungsorientierten Aspekten bietet Yoga weitere Elemente, die interessante Verknüpfungen zum faszialen Gewebe zeigen:

- ➠ Entspannung und Stressreduktion
- ➠ Atemarbeit (Pranayama)
- ➠ Energetische Aspekte (TCM & Meridiane)

Entspannung und Stressreduktion

Dass Yoga entspannend wirkt, ist nicht nur im Volksmund allgemein bekannt, sondern auch gut erforscht: Zahlreiche Übersichtsarbeiten untersuchten Yoga als Mittel der Stressbewältigung, als Intervention für Depression, psychologische Traumata, und weitere Therapiefelder, die mit dem autonomen Nervensystem in Verbindung stehen können (beispielsweise Bluthochdruck) (z. B. Cocchiara et al., 2019; Cramer et al., 2013; Della Valle et al., 2020; Taylor et al., 2020; Tyagi & Cohen, 2014; Wang & Szabo, 2020; Zou et al., 2018).

Das angenehme Gefühl der Entlastung und Erleichterung, von dem Yogapraktizierende nach ihrer Einheit auf der Matte berichten, kann dabei auch mit unseren Faszien in Zusammenhang stehen. Der deutsche Anatomieprofessor Jochen Staubesand (1921-2012) sagte einmal: „Jede Intervention an den Faszien ist auch eine Intervention an unserem autonomen Nervensystem" (Schleip, 2003, S. 108). Konkret ergibt sich diese Verbindung über drei Wege:

- Sensorische Nervenendigungen des somatischen Nervensystems,
- Innervierung des autonomen Nervensystems und
- Gewebetonus durch Zytokin-vermittelte Kontraktilität der Myofibroblasten.

Sensorsiche Nervenendigungen des somatischen Nervensystems

Die bereits erwähnten Ruffini-Rezeptoren (s. Teil I: Foundation, Kap. Zellen - Nervenzellen) können bei Aktivierung - zum Beispiel durch sanfte Dehnungen und leichte Scherkräfte im Gewebe - die Sympathikus-Aktivität reduzieren und die Balance des autonomen Systems dadurch mehr in Richtung Parasympathikus-Aktivität und Entspannung lenken. Im Yoga finden wir solche mechanischen Inputs zum Beispiel bei Dehnungen oder Rotationsbewegungen in den Asanas. Auch die freien Nervenendigungen können den Tonus des parasympathischen Systems erhöhen und somit ein tiefes Empfinden von Entspannung hervorrufen. In Yoga-Asanas können beispielsweise feine und kleine Bewegungen die Kommunikation der freien Nervenendigungen anregen.

Innervierung des autonomen Nervensystems

Darüber hinaus spielen die Nervenbahnen des autonomen Nervensystems selbst eine interessante Rolle. So fand Mense (2019) heraus, dass ca. 40 % der gesamten Innervierung der thorakolumbalen Faszie Fasern des Sympathikus sind. Da Rückenschmerz-Patienten häufig über eine Verschlechterung ihrer Symptome berichten, wenn sie unter psychologischem Stress leiden, ist dies ein durchaus interessanter Befund. Entspannende Yogapraktiken wie Atemübungen, Meditation, restoratives Yoga und Yin Yoga können hier einen Beitrag leisten, um Stress zu reduzieren und die Balance des autonomen Nervensystems zu unterstützen. Der Zusammenhang zwischen Yogapraktiken, faszialem Gewebe und dort entstehenden neuronalen Inputs bietet einen möglichen Zugang, chronischem Stress und möglichen verbundenen Beeinträchtigungen wie Rückenschmerzen zu begegnen.

Gewebetonus durch Zytokin-vermittelte Kontraktilität der Myofibroblasten

Myofibroblasten können in geringem Maße kontrahieren und so den Gewebetonus erhöhen. Die bereits beschriebene Studie von Klingler und Schleip (2019) berichtete über einen engen Zusammenhang zwischen dem Grad der Myofibroblasten-Kontraktilität und dem Zytokin TGF ß-1 (transforming growth factor beta 1). Dieser Botenstoff kann vom sympathischen Nervensystem beeinflusst werden, was auf eine Verbindung zwischen Fasziensteifigkeit und sympathischer Aktivierung hindeutet. Wie bereits beschrieben, zielen viele traditionelle Yogatechniken auf Entspannung ab und unterstützen so die Balance des autonomen Nervensystems. Indirekt kann Yoga hier einen Einfluss auf den Gewebetonus nehmen.

Expertenwissen

Gewebesteifigkeit & Depression

In einer Studie von Michalak und Kollegen (2022) zeigten Patienten mit klinischer Depression eine höhere Gewebesteifigkeit im Bereich des oberen Trapezmuskels als gesunde Kontrollpersonen. Gemessen wurde die Gewebesteifigkeit mittels Indentometrie; 40 Patienten mit Depression wurden mit 40 nicht depressiven Teilnehmern verglichen. Die Autoren brachten die erhöhten Steifigkeitswerte mit den faszialen Gewebeschichten in Verbindung. Da das Fasziengewebe an der Modulation der Krafterzeugung und der mechanosensorischen Feinabstimmung des Bewegungsapparats beteiligt ist, könnten langfristige Steifigkeitsveränderungen zu einer chronischen Erhöhung der Körperspannung führen. Die Autoren schlussfolgerten, dass die veränderten Gewebeeigenschaften für die zusammengesackte Körperhaltung, den reduzierten Armschwung und die verringerte vertikalen Auf- und Abwärtsdynamik beim Gehen, die allesamt für Depressionen typisch sind, verantwortlich sein könnte. Dies wiederum kann im Rahmen einer negativen Feedback-Schleife in das psychologische System rückkoppeln und den Weg für negative Gedanken und Emotionen bahnen. Entsprechend deuten die Ergebnisse der Studie darauf hin, dass das myofasziale Gewebe Teil einer dysfunktionalen Feedbackschleife sein könnte, die Depressionen aufrechterhält. Inwiefern Steifigkeitsveränderungen im Bereich des oberen Rückens und Nackens mit faszialen Veränderungen in anderen Körperregionen in Verbindung stehen und direkten Einfluss auf Haltung und komplexe Bewegungsmuster des gesamten Körpers nehmen könnten, sollte allerdings in zukünftigen Studien näher beleuchtet werden. Darüber hinaus sollten die biomechanischen Gewebeeigenschaften verschiedener Gewebeschichten (z. B. des subkutanen Bindegewebes, der tiefen Faszie, der Muskeln) evaluiert werden.

Atemarbeit (Pranayama)

Atemarbeit (Pranayama) ist eine zentrale Säule der Yogapraxis. Als Atemarbeit ist die bewusste Kontrolle des Atems zur Förderung der mentalen, emotionalen und körperlichen Gesundheit zu verstehen. Innerhalb der Yogatradition findet sich eine Vielzahl verschiedener Techniken, die sich zusammensetzen aus unterschiedlichen Ausprägungen hinsichtlich:

- Veränderung von Atemrhythmus und -tiefe (z. B. Samavritti, Kapalabhati),
- Integration von Atempausen (z. B. Viloma),
- Nutzung verschiedener Atemwege (z. B. Nadi Shodana, Sitkali, Sitkari) und
- Erzeugen von Tönen (Bhramari).

Ausgangspunkt der Pranayama-Praxis ist die Atembeobachtung sowie eine langsame, entspannte Zwerchfellatmung.

Schon gewusst?

Das Zwerchfell (Diaphragma)

Das Zwerchfell ist unser Hauptatemmuskel und ähnelt in seiner Form einer Fallschirmartigen Kuppel. Das Diaphragma hat fasziale Verbindungen zu Muskeln des tiefen Bauchraums (M. psoas, M. quadratus lumborum, M. transversus abdominis) sowie zu verschiedenen Organen und ihren bindegewebigen Hüllen (Perikard, Leber, Nieren, Magen, Milz, Lungenpleura). Während einer Einatmung im Ruhezustand bewegt sich das Zwerchfell etwa 3–5 cm nach unten; unter Anstrengung (z. B. beim Sport) kann sich das Zwerchfell bis zu 10 cm in Richtung Bauchraum ziehen.

Auch die Ausatemphase beinhaltet interessante fasziale Aspekte: In Ruhe ist die menschliche Ausatmung ein passiver Prozess – das bedeutet, dass das kontrahierte Zwerchfell bei der Ausatmung entspannt und allein durch die elastischen Fähigkeiten der Bindegewebsstrukturen des Zwerchfells und des Brustkorbs zurück in seine Ausgangsposition kehrt. Muskelkraft ist hierfür im Kontext der Ruheatmung nicht erforderlich. Erwähnenswert ist in diesem Zusammenhang darüber hinaus die Beobachtung, dass Frauen im Vergleich zu Männern mit vergleichbarem Alter und vergleichbarer Körpergröße durchschnittlich ein um etwa 9 % kürzeres Diaphragma haben (Bellemare et al., 2003) – geschlechtsspezifische Unterschiede im Hinblick auf die elastische Rückfederkapazität im Kontext der Atmung sind daher denkbar.

Im Yoga stellt die Zwerchfellatmung und die entsprechende Rückfederung der faszialen Gewebe wie bereits erwähnt die Ausgangsbasis des Pranayama-Übens dar. Atemarbeit kann somit auch als fasziales Training verstanden werden.

Energetische Aspekte & Faszien: Östliche Lehren treffen westliche Wissenschaft

Viele Yoga-Stile und Denkschulen berücksichtigen energetische Aspekte. Die heutige Yoga-Philosophie beinhaltet verschiedene Lehren aus dem östlichen Kulturkreis. Eine enge Verbindung besteht bspw. zum Hinduismus und Veda und den verwandten Konzepten der Energiezentren (Chakras), Hüllen des Energiekörpers (Koshas) sowie Energiekanälen (Nadis).

Berührungspunkte zwischen energetischen Aspekten und dem Feld der Faszien ergeben sich insbesondere in Zusammenhang mit den Energie-Meridianen der Traditionellen Chinesischen Medizin (TCM), die – im Gegensatz zu den Nadis – konkrete Entsprechungen im physischen Körper aufweisen (Dale, 2009, S. 273).

Das Meridiansystem der TCM enthält 12 Meridiane, die mit bestimmten Organen bzw. Organsystemen in Verbindung stehen. Die Meridiane werden als Kanäle betrachtet, die den Fluss der Energie (des Qi) erleichtern, der für die Aufrechterhaltung der Gesundheit unerlässlich ist. Akupunkturpunkte sind spezifische Punkte auf den Meridianen, die im Rahmen von Akupunktur oder Akupressur stimuliert werden, um den Energiefluss zu regulieren. Im Yoga stehen die TCM-Meridiane im Fokus der Yin Yoga Praxis, bei der durch mehrminütige Dehnungen der Energiefluss in den Energieleitbahnen angeregt werden soll.

Die physikalische Natur der Energie wird in der TCM allerdings nicht spezifiziert (Bai et al., 2011; Langevin & Yandow, 2002). In den vergangenen Jahrzehnten versucht die Forschung, eine Brücke zwischen östlichen energetischen Konzepten und westlicher Anatomie und Physiologie zu schlagen; in diesem Rahmen nehmen Forscher auch die Verbindung zwischen den Meridianen der TCM und Faszien in den Blick. Einige Theorien und Beobachtungen deuten auf mögliche Zusammenhänge hin:

- **Anatomische Korrelate der Meridiane und Akupunkturpunkte:** Einige Forscher schlagen vor, dass bestimmte fasziale Ebenen und Strukturen mit den Meridianen und Akupunkturpunkten der TCM übereinstimmen und dass Faszien entsprechend als physisches Substrat für den Fluss von Energie dienen können. Beispielsweise untersuchten Langevin und Yandow (2002), inwiefern Akupunkturpunkte entlang von Faszienebenen oder -schichten im menschlichen Arm liegen. Die Autoren fanden eine 80-prozentige Übereinstimmung zwischen der Lage der Akupunkturpunkte und inter- oder intramuskulären faszialen Gewebeebenen in einem Modell mit postmortalen Gewebeschnitten. Darüber hinaus weisen Untersuchungen darauf hin, dass Akupunkturpunkte eine „topografische" Kongruenz mit der Lage von myofaszialen

Triggerpunkten aufweisen. Analysen von Dorsher und Fleckenstein (2008a) zeigen, dass 238 der 255 gebräuchlichen Triggerpunkte (93,3 %) den klassischen Akupunkturpunkten entsprechen (dabei lagen 37 % der Triggerpunkt-Akupunkturpaare, die identifiziert wurden, näher als 1 cm zusammen; 45 % der Paare lagen zwischen 1 und 2 cm beieinander; weitere 13 % waren zwischen 2 und 3 cm voneinander getrennt). Die Autoren beschreiben weiterhin, dass Triggerpunkte und Akupunkturpunkte im Kontext der klinischen Behandlung von Schmerzen und somatoviszeralen Störungen mit hoher Wahrscheinlichkeit dieselben physiologischen Phänomene beschreiben (Dorsher & Fleckenstein, 2008b; Dorsher, 2008).

- **Wirkmechanismen von Akupunktur:** Im Rahmen einer Akupunkturbehandlung wird eine Akupunkturnadel eingeführt, typischerweise kombiniert mit einer kurzen manuellen Manipulation der Nadel (z. B. durch schnelle Rotation oder Auf-und-Ab-Bewegung). Der Akupunkteur zielt darauf ab wahrzunehmen, dass die Nadel durch einen sanften Zug vom Gewebe festgehalten wird (sog. „needle grasp"-Phänomen). Untersuchungen von Langevin und Kollegen (2002) zeigen, dass dieses Phänomen das fasziale Bindegewebe involviert: Die bindegewebigen Strukturen winden sich um die Akupunkturnadel, was ein mechanisches Signal im Gewebe auslöst. Dies wiederum kann zu Veränderungen biochemischer, bioelektrischer und zellulärer Informationen (Mechanotransduktion) führen und so Gewebemodifikationen in der extrazellulären Matrix nach sich ziehen (Langevin & Yandow, 2002; Richarz et al., 2020). Die Wirksamkeit von Akupunktur hängt also womöglich von der Interaktion mit Faszien ab.
- **Flüssigkeitsräume und -kanäle:** Die TCM erkennt die Bedeutung von Flüssigkeiten (wie z. B. Blut) für die Gesundheitserhaltung an. In den vergangenen Jahrzehnten wurden verschiedene Theorien untersucht, die leitungsähnliche Strukturen oder Flüssigkeitskanäle (engl. „conduits", „fluid channels") vorschlugen, die die Veränderung von Energieflüssen entlang der Meridiane erklären könnten (Li et al., 2021). Die extrazelluläre Matrix bzw. das Interstitium beschreibt ebenfalls flüssigkeitsgefüllte Räume; einige Theorien leiten daraus ab, dass der Fluss der interstitiellen Flüssigkeit (ISF) zur Bewegung des Qi im Körper beitragen könnte. Beispielsweise konnte der ISF-Fluss von Akupunkturpunkten entlang kutaner Flüssigkeitskanäle und bindegewebigen Hüllen von Nerven und Gefäßen mittels verschiedener Untersuchungsmethoden nachgewiesen werden (Li et al., 2021). Diesen Erkenntnissen folgend arbeiten Forscher an einem umfassenden Verständnis eines Netzwerks, das Akupunkturpunkte und ISF-Fluss verbindet.

Die Korrelation zwischen den energetischen Konzepten der TCM und anatomischen Strukturen der westlichen Medizin bleibt Gegenstand aktueller Untersuchungen – einen allgemein anerkannten Konsens gibt es in diesem Bereich aktuell nicht. Das fasziale Gewebe kann als vielversprechender Erklärungsansatz für TCM-Meridiane und Akupunktur-Mechanismen betrachtet werden (Richarz et al., 2020). Yoga bietet an dieser Stelle eine wunderbare Schnittstelle, die modernes Wissen aus Medizin und Sport mit der Offenheit für energetische Ideen und Vorstellungen vereint.

Zusammenfassung

Modernes Yoga stellt eine Fusion aus verschiedenen kulturellen Traditionen und Denkschulen dar. Zahlreiche moderne Yoga-Stile haben ihre Wurzeln im körperorientierten Hatha Yoga. Die Verbindung von Yoga und Faszientraining wird in verschiedenen Yoga-Stilen praktiziert; neben verschiedenen Bewegungselementen spielen dabei insbesondere Entspannung und Atemarbeit eine Rolle. In Bezug auf energetische Konzepte stellen die Faszien ein potenzielles physisches Substrat für den Energiefluss dar, was vor allem in Untersuchungen zu TCM-Meridianen und Akupunktur erforscht wird. Yoga bildet als ganzheitliche Praxis eine Schnittstelle zwischen westlichem medizinischen (Faszien-)Wissen und östlichen energetischen Konzepten. Dies unterstreicht die Vielseitigkeit von zeitgenössischem Yoga.

Ressourcen

Bai Y, Wang J, Wu JP, Dai JX, Sha O, Tai Wai Yew D, Yuan L, Liang QN. Review of evidence suggesting that the fascia network could be the anatomical basis for acupoints and meridians in the human body. *Evid Based Complement Alternat Med.* 2011;2011:260510. doi: 10.1155/2011/260510. Epub 2011 Apr 26. PMID: 21584283; PMCID: PMC3092510.

Bellemare F, Jeanneret A, Couture J. Sex differences in thoracic dimensions and configuration. *Am J Respir Crit Care Med.* 2003 Aug 1;168(3):305–12. doi: 10.1164/rccm.200208-876OC. Epub 2003 May 28. PMID: 12773331.

Cocchiara RA, Peruzzo M, Mannocci A, Ottolenghi L, Villari P, Polimeni A, Guerra F, La Torre G. The Use of Yoga to Manage Stress and Burnout in Healthcare Workers: A Systematic Review. *J Clin Med.* 2019 Feb 26;8(3):284. doi: 10.3390/jcm8030284. PMID: 30813641; PMCID: PMC6462946.

Cramer H, Lauche R, Langhorst J, Dobos G. Yoga for depression: a systematic review and meta-analysis. Depress Anxiety. 2013 Nov; 30(11):1068–83. doi: 10.1002/da.22166. Epub 2013 Aug 6. PMID: 23922209.

Dale C. *The Subtle Body: An Encyclopedia of Your Energetic Anatomy.* 2009. Sounds True, Boulder, Colorado.

Della Valle E, Palermi S, Aloe I, Marcantonio R, Spera R, Montagnani S, Sirico F. Effectiveness of Workplace Yoga Interventions to Reduce Perceived Stress in Employees: A Systematic Review and Meta-Analysis. *J Funct Morphol Kinesiol.* 2020 May 26;5(2):33. doi: 10.3390/jfmk5020033. PMID: 33467249; PMCID: PMC7739364.

Dorsher PT. Can classical acupuncture points and trigger points be compared in the treatment of pain disorders? Birch's analysis revisited. *J Altern Complement Med.* 2008 May;14(4):353-9. doi: 10.1089/acm.2007.0810. PMID: 18576919.

Dorsher PT, Fleckenstein J. Trigger Points and Classical Acupuncture Points: Part 1: Qualitative and Quantitative Anatomic Correspondences. *Deutsche Zeitschrift für Akupunktur.* 2008a; 51(3): 15-24. doi: 10.1016/j.dza.2008.07.004

Dorsher PT, Fleckenstein J. Trigger Points and Classical Acupuncture Points: Part 2: Clinical Correspondences in Treating Pain and Somatovisceral Disorders. *Deutsche Zeitschrift für Akupunktur.* 2008b; 51(4): 6-11. doi: 10.1016/j.dza.2008.10.001

Feuerstein G. *The Yoga Tradition: Its History, Literature, Philosophy and Practice.* 2008. Hohm Press. Prescott, Arizona.

Langevin HM, Churchill DL, Wu J, Badger GJ, Yandow JA, Fox JR, Krag MH. Evidence of connective tissue involvement in acupuncture. *FASEB J.* 2002 Jun; 16(8):872-4. doi: 10.1096/fj.01-0925fje. Epub 2002 Apr 10. PMID: 11967233.

Langevin HM, Yandow JA. Relationship of acupuncture points and meridians to connective tissue planes. *Anat Rec.* 2002 Dec 15; 269(6):257-65. doi: 10.1002/ar.10185. PMID: 12467083.

Li HY, Wang F, Chen M, Zheng ZJ, Yin YJ, Hu J, Li H, Sammer A, Feigl G, Maurer N, Ma C, Ji FS. An acupoint-originated human interstitial fluid circulatory network. *Chin Med J (Engl).* 2021 Sep 21;134(19):2365-2369. doi: 10.1097/CM9.0000000000001796. PMID: 34561330; PMCID: PMC8509956.

Mense S. Innervation of the thoracolumbar fascia. *Eur J Transl Myol.* 2019 Sep 6;29(3):8297. doi: 10.4081/ejtm.2019.8297. PMID: 31579474; PMCID: PMC6767935.

Michalak J, Aranmolate L, Bonn A, Grandin K, Schleip R, Schmiedtke J, Quassowsky S, Teismann T. Myofascial Tissue and Depression. *Cognit Ther Res.* 2022;46(3):560-572. doi: 10.1007/s10608-021-10282-w. Epub 2021 Dec 21. PMID: 34955570; PMCID: PMC8688142.

Richarz U, Schütz U, Klingler W. Das fasziale Bindegewebe - ein Medium für die Akupunktur? *Deutsche Zeitschrift für Akupunktur.* 2020; 63(1): 2-7. doi: 10.1007/s42212-019-0228-5

Schleip R. Fascial plasticity - a new neurobiological explanation Part 2. *Journal of Bodywork and Movement Therapies.* 2003; 7(2): 104-116. doi: 10.1016/S1360-8592(02)00076-1

Taylor J, McLean L, Korner A, Stratton E, Glozier N. Mindfulness and yoga for psychological trauma: systematic review and meta-analysis. *J Trauma Dissociation.* 2020 Oct-Dec;21(5):536-573. doi: 10.1080/15299732.2020.1760167. Epub 2020 May 26. PMID: 32453668.

Tyagi A, Cohen M. Yoga and hypertension: a systematic review. *Altern Ther Health Med.* 2014 Mar-Apr; 20(2):32-59. PMID: 24657958.

Wang F, Szabo A. Effects of Yoga on Stress Among Healthy Adults: A Systematic Review. *Altern Ther Health Med.* 2020 Jul;26(4):AT6214. PMID: 32088671.

Zou L, Sasaki JE, Wei GX, Huang T, Yeung AS, Neto OB, Chen KW, Hui SS. Effects of Mind-Body Exercises (Tai Chi/Yoga) on Heart Rate Variability Parameters and Perceived Stress: A Systematic Review with Meta-Analysis of Randomized Controlled Trials. *J Clin Med.* 2018 Oct 31;7(11):404. doi: 10.3390/jcm7110404. PMID: 30384420; PMCID: PMC6262541.

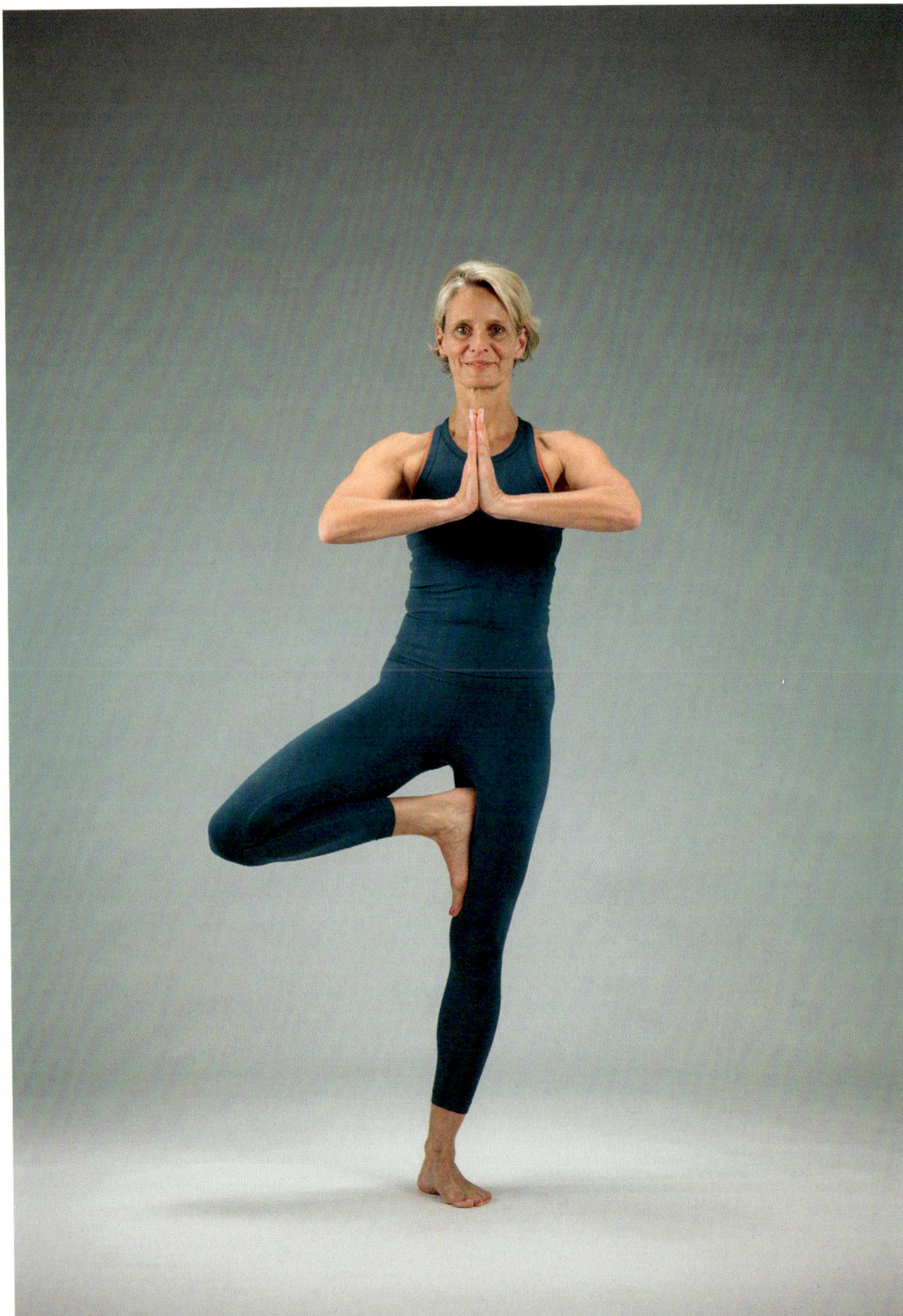

Teil III

Faszien in Bewegung

Praxis

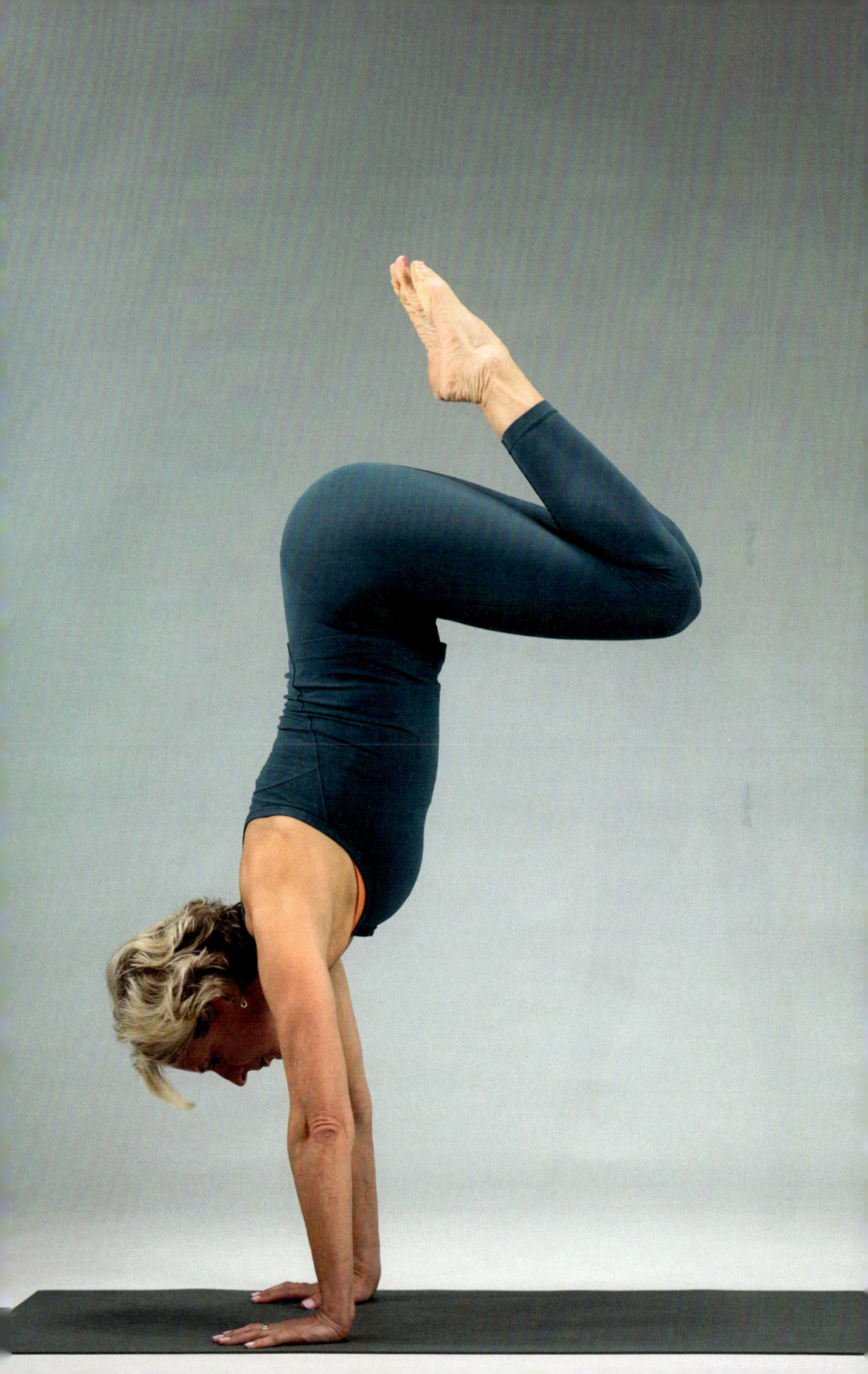

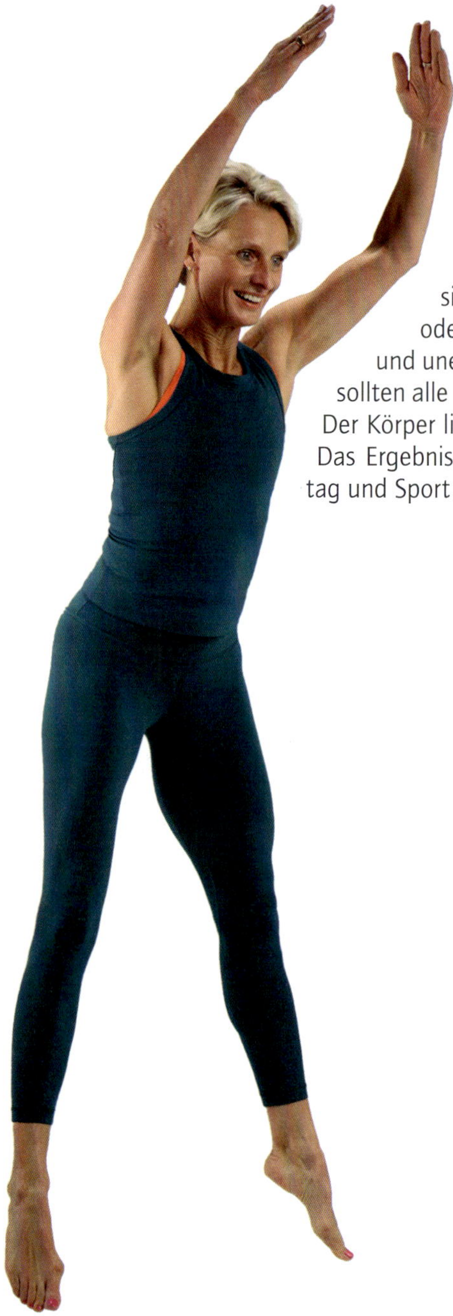

Der nun beginnende Teil III des Buches freut alle Personen der Bewegung. Es folgen praktische Beispiele zu allen Trainingssäulen und allen gelernten biologischen Grundlagen des faszialen Systems. Die vorgestellten Übungen gelten als Beispiele. Sie liefern erste Ideen zur Umsetzung. Ist die Anatomie und Physiologie der faszialen Strukturen verstanden, sind der Kreativität und Übungsvielfalt nahezu keine Grenzen gesetzt.

Unser Körper ist für Bewegung konstruiert. Wir besitzen einen Bewegungsapparat. Bewegungsarmut oder auch monotone Bewegungen schaffen starre, feste und unelastische Strukturen. Besonders im Sinne der Faszien sollten alle Bewegungen abwechslungs- und variantenreich sein. Der Körper liebt die Herausforderung, immer neu, immer anders. Das Ergebnis ist die uneingeschränkte Bewegungsfreude im Alltag und Sport sowie die solide Basis der Salutogenese.

Die fünf Säulen

Faszien in Bewegung

Für jede Trainingssäule werden eine Vielzahl von Übungen vorgestellt und beschrieben. Sie orientieren sich in der Reihenfolge an den fünf Säulen des Faszientrainings.

Die fünf Säulen des Faszientrainings

Fascial Flow	**Fascial Stretch**	**Fascial Elasticity**	**Fascial Power**	**Fascial Sense**
Alles im Fluss	Bewegungsfreiheit ist Bewegungsfreude	Energie im System	Spannkraft im Netzwerk	Impulse für das Nervensystem

Fascial Flow

Trainingsprinzipien – Fascial Flow

Reminder: Die Trainingssäule Fascial Flow basiert auf fünf Hydrationstechniken.

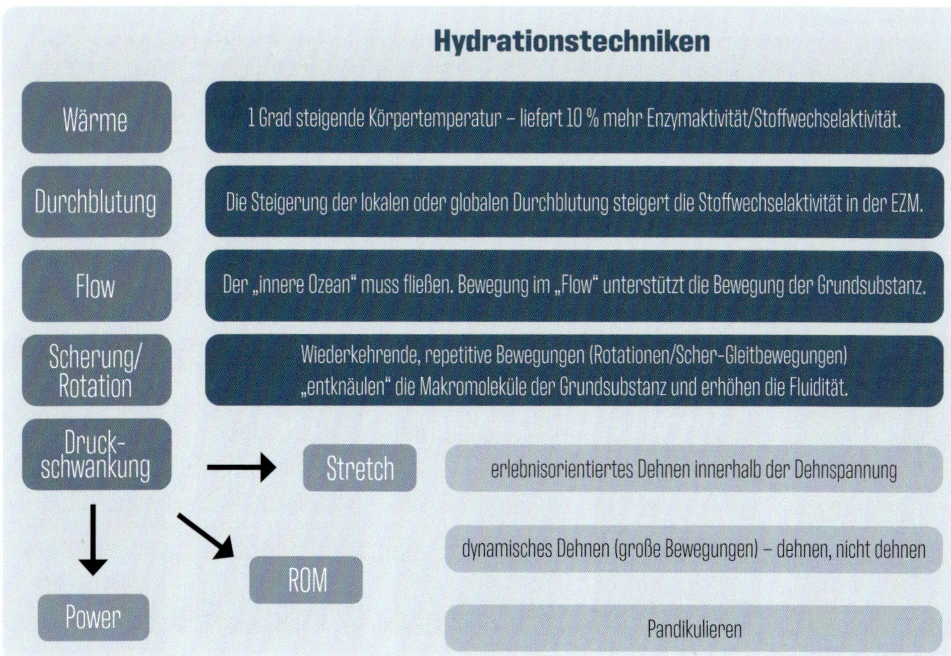

Abb. 98: Hydrationstechniken der Trainingssäule Fascial Flow

Diese fünf Hydrationstechniken sollten sich alle Trainer und Menschen der Bewegung gut einprägen.

Wir benötigen sie in jedem Warm-up, als Pausen zwischen intensiven Trainingsphasen, am Ende jeder Trainingseinheit und schlussendlich zur Regeneration. Sie dienen dem Durchfluten und Versorgen, besonders braditropher Körperregionen.

Sie sind von großer präventiver Bedeutung.

Innerhalb der Hydrationstechnik „Druckschwankung" können wir mit großem Variantenreichtum über die Bewegung agieren:

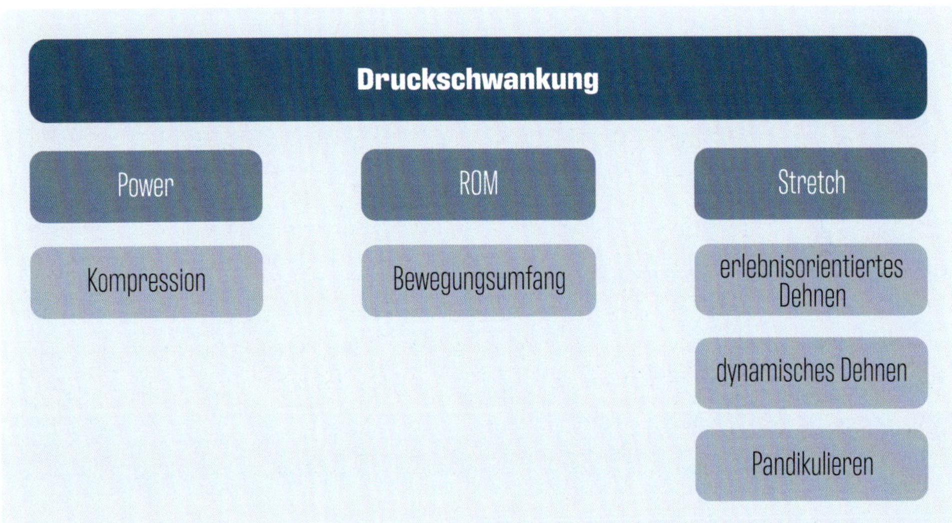

Abb. 99: Hydrationstechnik Druckschwankung mit ihren Ausführungsvarianten

Die fünfte Hydrationstechnik - Druckschwankung - bedient sich unterschiedlicher Techniken nach demselben Wirkungsprinzip.

Bei allen Techniken geht es darum, über Kompression, Flüssigkeit aus den belasteten Gewebsregionen zu pressen, die im Anschluss an die Kompression erneut eintreten (diffundieren) kann.

Ob die Kompression dabei über Druck, durch Last (Power und ROM) oder durch Dehnung (Stretch) herbeigeführt wird, ist dem Gewebe schlussendlich egal.

Es geht um Austausch.

Es geht um Versorgung.

Übungs-Pool Fascial Flow

Hydrationstechnik 1: Wärme

Übung 1
Squat

Ausgangsposition
aufrechter Stand

Durchführungsvarianten

1.1 enger Squat
Rumpfkniebeuge; hüftgelenksschmale Fußstellung

1.2 weiter Squat
Rumpfkniebeuge; mehr als beckenbreite Fußstellung

1.3 Split Squat
Kniebeuge in der Schrittstellung

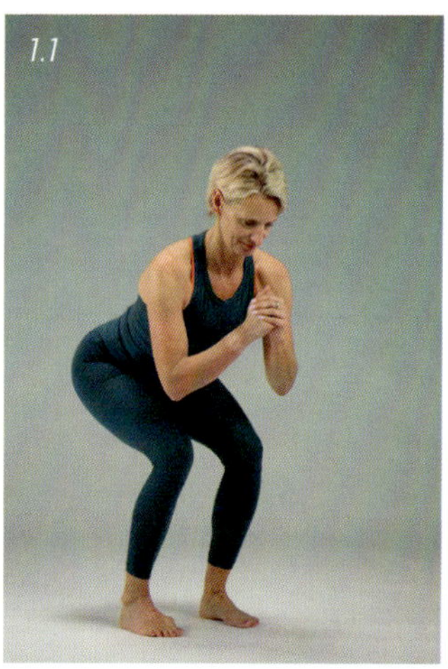

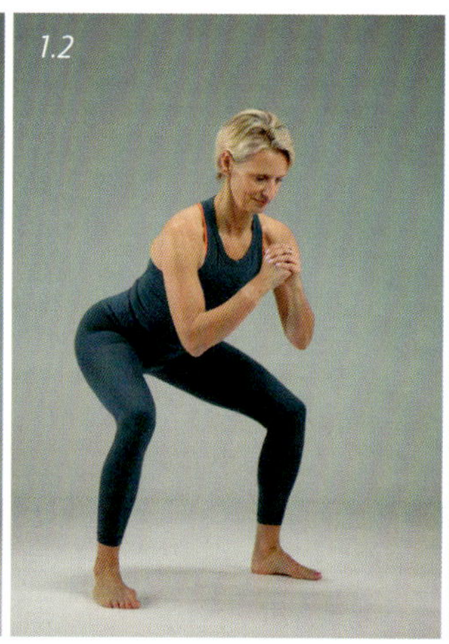

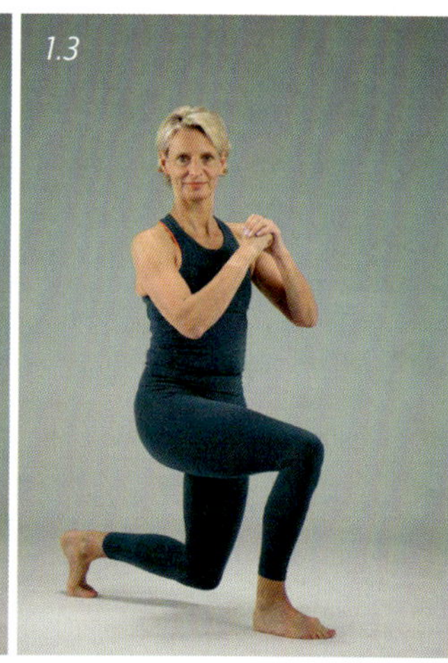

Übung 2 Pendelschritt

Ausgangsposition

mehr als beckenbreiter aufrechter Stand

Durchführungsvarianten

2.1 Gewichtsverlagerung/Pendelschritt

Die Füße bleiben am Boden und das Gewicht wird von rechts nach links verlagert.

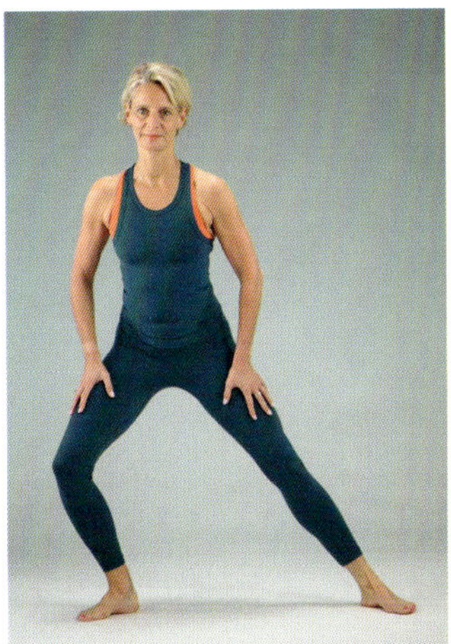

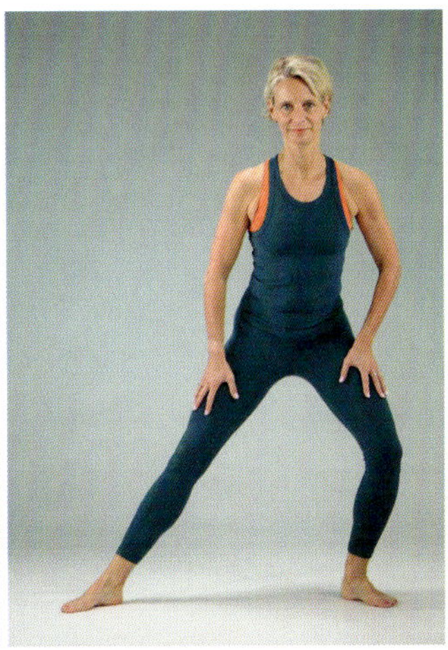

2.2 Gewichtsverlagerung/Side to side

Der Fuß des gewichtsfreien Beins wird ge„tapt".

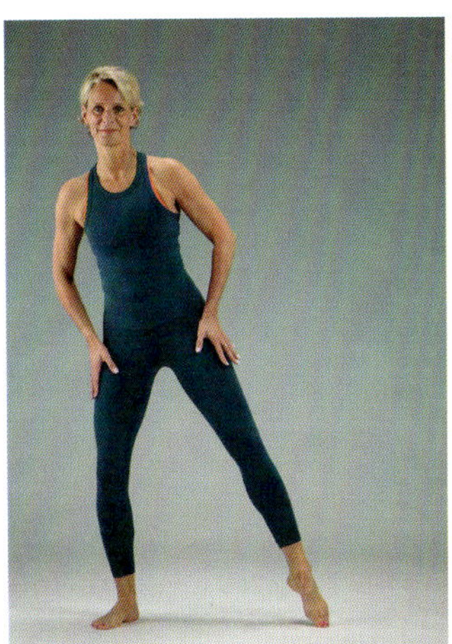

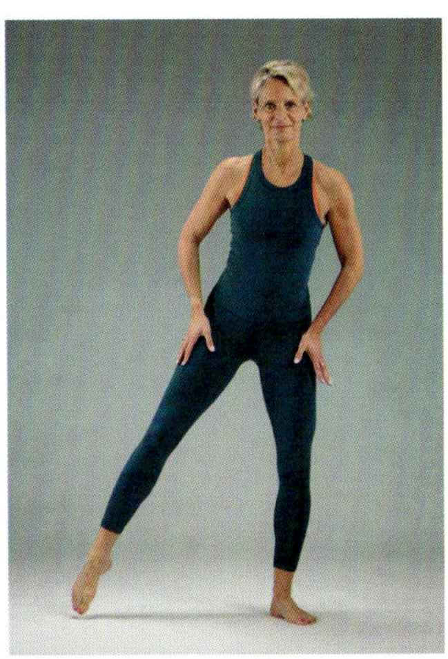

2.3 Gewichtsverlagerung/Side to side mit lift
Das Knie des gewichtsfreien Beins wird gehoben (step knee lift).
Die Ferse des gewichtsfreien Beins wird gehoben (step leg curl).
Das gestreckte, gewichtsfreie Bein wird gehoben (step leg lift).

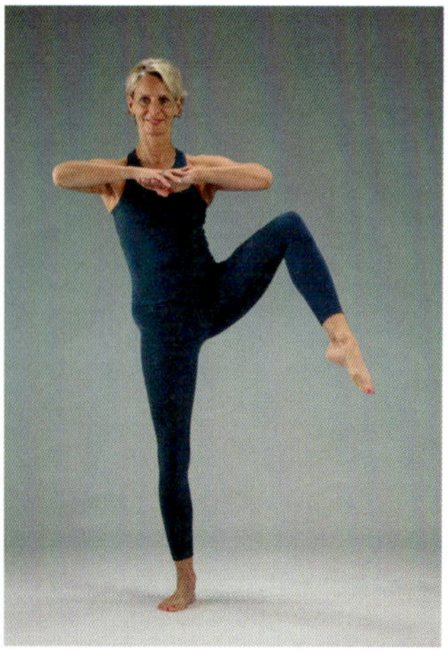

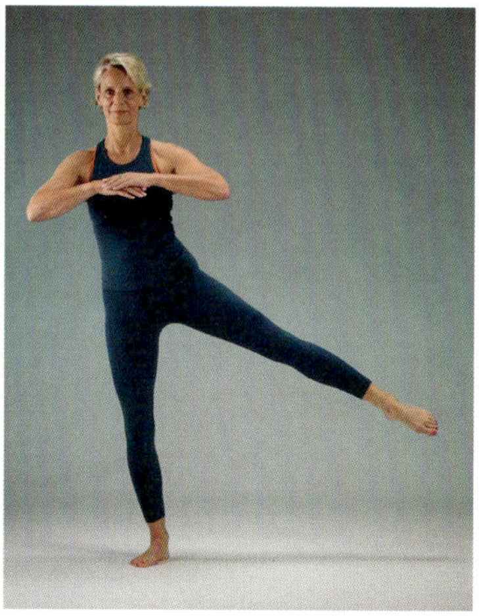

Übung 3 Walking

Ausgangsposition
aufrechter Stand

Durchführungsvarianten
3.1 Gehen am Ort/Walking on the spot (ots)
Marschieren am Ort.

3.2 Out out – in in
Nach außen und innen marschieren.

3.3 Easy walk
Nach vorne und zurück marschieren.

Walking-Varianten – Hydrationstechnik: Steigerung der Körperwärme

Hier geht es zum Video

Besonderer Hinweis:

Übergreifend für alle Übungen (Ü1 bis Ü3 und mehr) der Hydrationstechnik „Wärme" gilt: Der Einsatz von Bein- und Gesäßmuskeln, großen Muskelgruppen des Körpers, ruft eine gesteigerte Durchblutung hervor, die einen Wärmeanstieg mit sich bringen.
Der Variation und dem Einfallsreichtum sind hier keine Grenzen gesetzt.

Hydrationstechnik 2: Durchblutung

Übung 1 bis unendlich

Besonderer Hinweis:

Für die Hydrationstechnik „Durchblutung" ist der Einsatz großer Muskelgruppen (s. o.) von Bedeutung. Je mehr Muskelmasse im Einsatz ist, desto mehr Muskelzellen müssen durchblutet werden. Die Durchblutung steigt.
Zusätzlich ist variantenreiches Arbeiten von großem Nutzen.
Auch Techniken wie das Cupping (s. Expertenbeitrag) steigern die Durchblutung.

Variantenreiche Beispiele der Hydrationstechnik Durchblutung zeigt das Beispielvideo zu einem vollständigen Warm-up auf der Seite 267.

Hydrationstechnik 3: Flow

Übung 1 bis unendlich mit fließenden Bewegungsübergängen

Besonderer Hinweis:

Bewährt hat sich das Flow-Training nach dem Loop-System:
Eine Bewegung, ein Bewegungsmuster, wird gelernt und geübt, eine zweite Bewegung wird angehängt, Bewegung eins und zwei werden zusammengehängt, Bewegung drei wird geübt, Bewegungen eins bis drei werden zusammengehängt.

Es entstehen Bewegungsverbindungen von unterschiedlicher Länge und Dauer.

Weiche, harmonische Übergänge erzeugen einen „inneren Flow" der Körperflüssigkeiten. Die wiederkehrenden Bewegungsmuster können bei jeder Wiederholung Ihren ROM erweitern.

Hydrationstechnik 4: Scherung und Rotation

Übung 1
Schulter & Schultergürtel

Ausgangsposition
aufrechter Stand

Durchführungsvarianten
1.1 Innen- und Außenrotation
Die Arme hängen seitlich an der Rumpflinie.

Die Schultern rotieren ein- und auswärts.

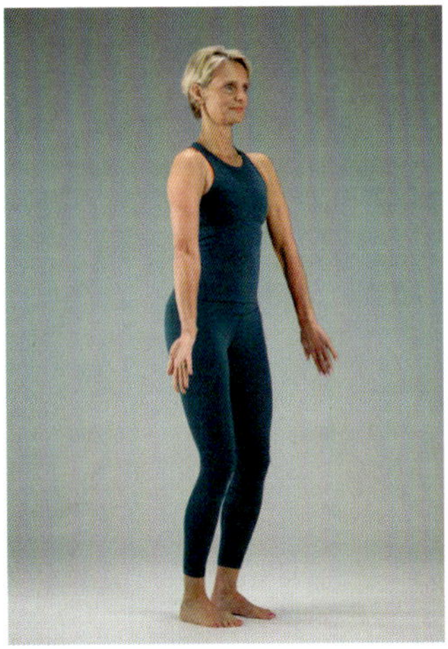
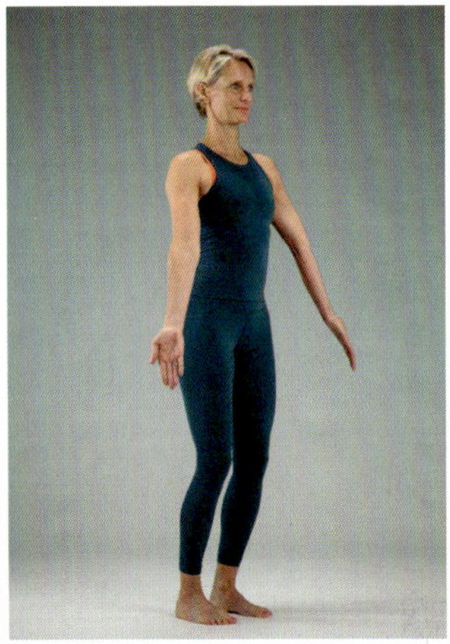

Besonderer Hinweis:

Bei diesen Übungsvarianten wird ausschließlich das Schultergelenk bewegt, der Schultergürtel, die Schulter, steht ruhig. Um dies zu überprüfen, könnte man mit einer Hand die Schulter des Bewegungsarms fixieren; unter der Hand ist dann die Schultergelenksarbeit gut zu spüren.

1.2 Armpendel

Ein Arm pendelt (wahlweise pendeln beide Arme) an der Körperseite.

1.3 Achterschleifen

Ein Arm zieht (wahlweise ziehen beide Arme) an der Körperseite Schleifen (nach vorne-innen und hinten).
Side to side; ein Arm pendelt vor dem Körper und geht in eine Achterschleifenbewegung über.

Armpendel-Varianten – Hydrationstechnik: Scherung und Rotation

Hier geht es zum Video

Übung 2
Beine & Becken

Ausgangsposition
aufrechter Stand auf einem Bein

Durchführungsvarianten

2.1 Achterschleife Hüfte
Ein Bein zieht Schleifen (einem Unendlichkeitszeichen gleich) unter dem Becken.

2.2 Beinpendel
Das freie Bein pendelt vor und zurück.

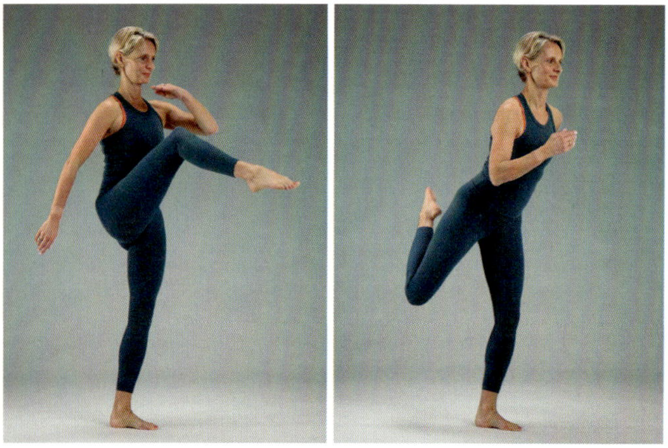

2.3 Kniependel
Die Ferse des freien Beins wird mehrfach in Richtung Gesäß gezogen, das freie Bein kickt locker nach vorn.

Besonderer Hinweis:

Scherungen und Rotationen zeigen einen besonders großen Effekt, wenn die bewegte Körperregion unbelastet ist.

Hüft- und Kniependel – Hydrationstechnik
Scherung und Rotation für die Hüfte und das Knie

Hier geht es zum Video

Übung 3 Wirbelsäule

Ausgangsposition
aufrechter Stand

Durchführungsvarianten

3.1 Schultergürtel – lockere, sanfte Rotation

Die Hände auf die jeweils gegenüberliegende Schulter legen und den Schultergürtel leicht nach rechts und links rotieren (wiegen, wie ein Baby).

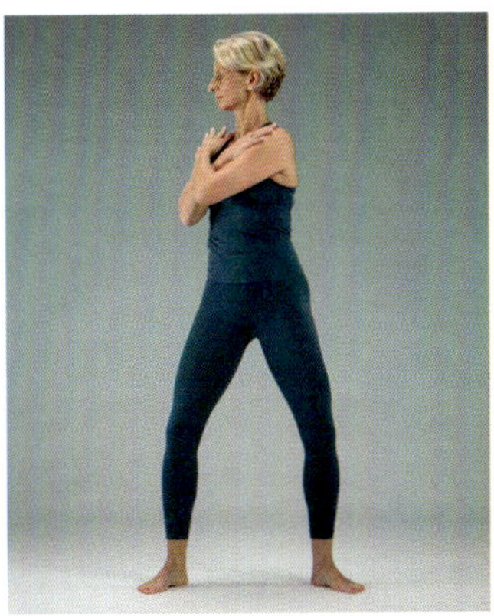
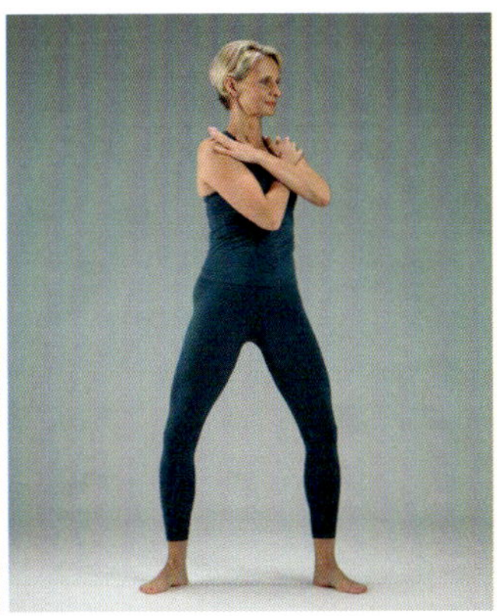

3.2 Pfeil & Bogen spannen

geöffnete Grundstellung
Arme auf Schulterhöhe (siehe z. B. S. 252, Dynamischer Kanadier)
Ein Arm wird weit nach vorne ausgestreckt, während das Ellenbogengelenk des zweiten Arms weit nach hinten zieht (als wollte man einen Pfeil im Bogen aufspannen).

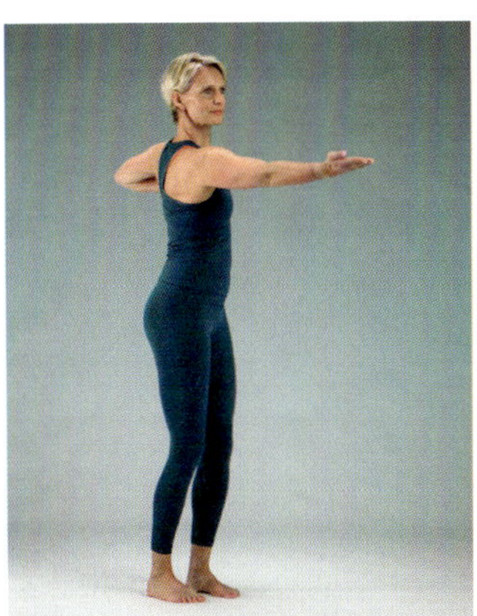
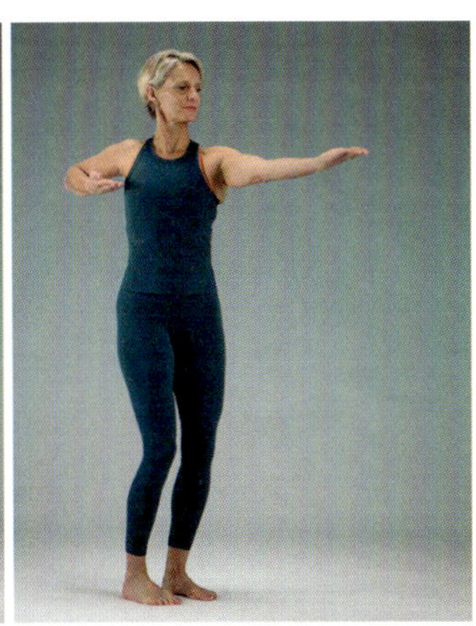

Pfeil und Bogen – Hydrationstechnik:
Scherung und Rotation (Brustwirbelsäule)

Hier geht es
zum Video

3.3 Wasserbecken

geöffnete Grundstellung
In der Vorstellung steht man bis zur Schulter in einem Wasserbecken und lässt die Arme auf der Wasseroberfläche nach vorne und zurück treiben.

Hydrationstechnik 5: Druckschwankung

Prinzip Power – Kompression durch Druck

Übung 1 Wirbelsäule

Ausgangsposition
aufrechter Stand

Durchführungsvarianten

1.1 Flexion

Flexionsbewegungen der Wirbelsäule (Flexion, Extension und Lateralflexion zu beiden Seiten)

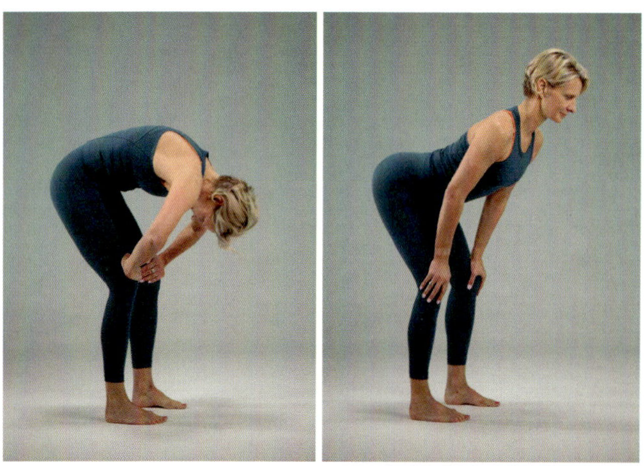

Flexions- und Extensionsbewegug der Wirbelsäule

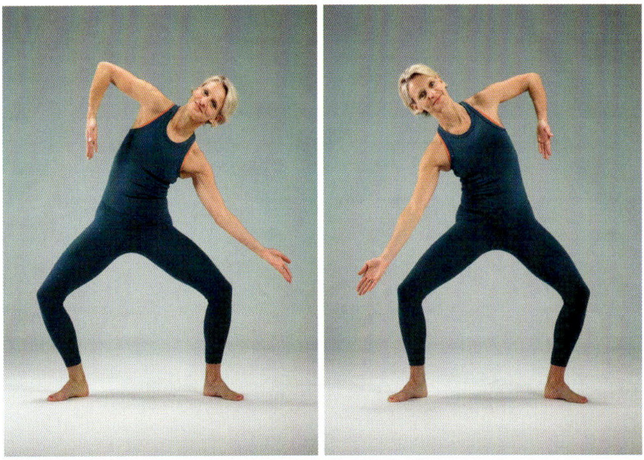

Lateralflexion der Wirbelsäule zu beiden Seiten

1.2 Tanz der Wirbelwelle

Jeden Wirbelkörper unabhängig von seinem Partner darüber und darunter bewegen.

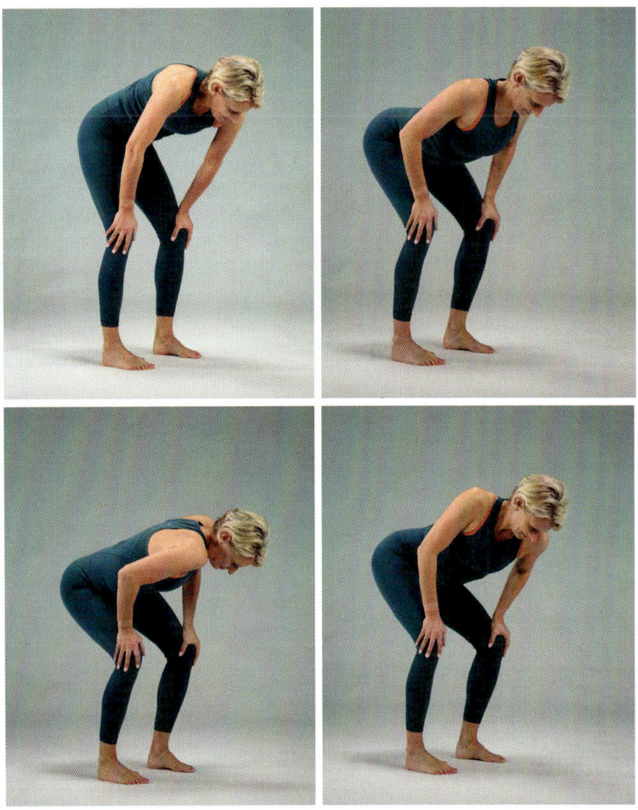

1.3 Körperwelle

Die Wirbelsäule wie eine Welle bewegen.

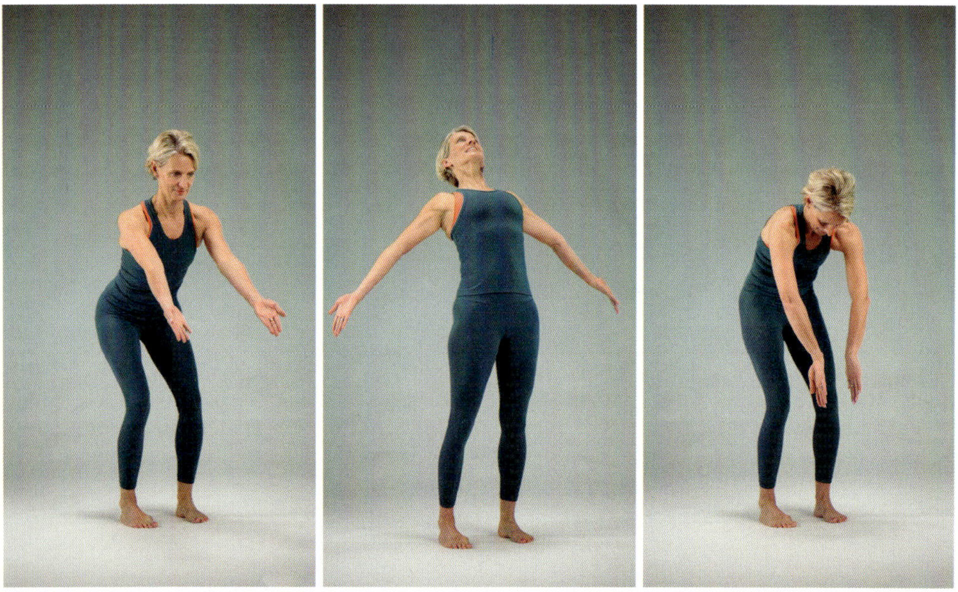

Variationen der Wirbelsäulenbewegung: die Körperwelle – Hydrationstechnik: Druckschwankung

Hier geht es zum Video

1.4 Heiligenschein

Die Hände über dem Kopf verschränken und die Handflächen zum Himmel drehen,
zunächst einen kleinen Kreis, einem Heiligenschein gleich, über dem höchsten Punkt des Scheitels ziehen,
den Kreis stetig größer werden lassen und nach und nach den Brustkorb in die Bewegung integrieren.

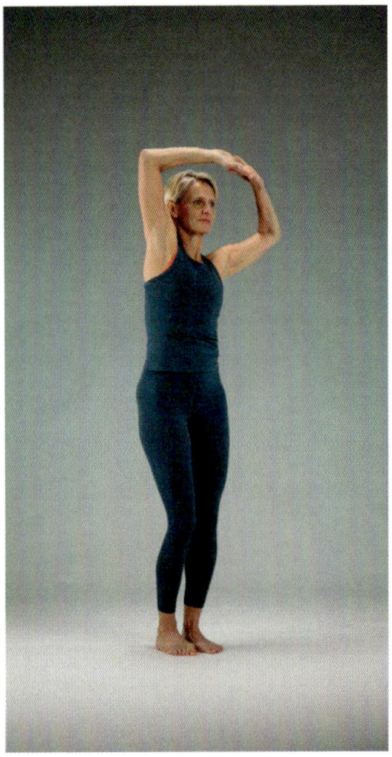

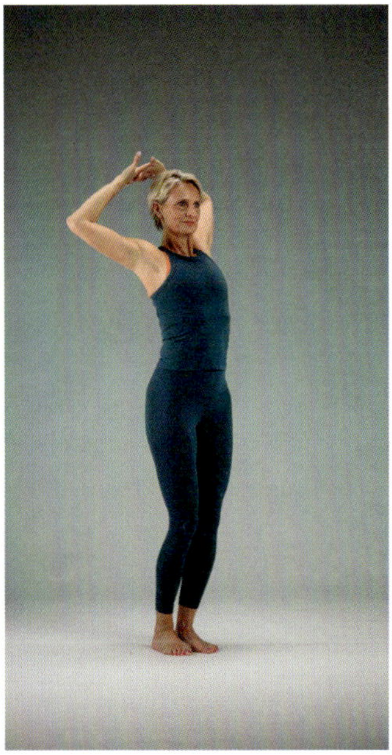

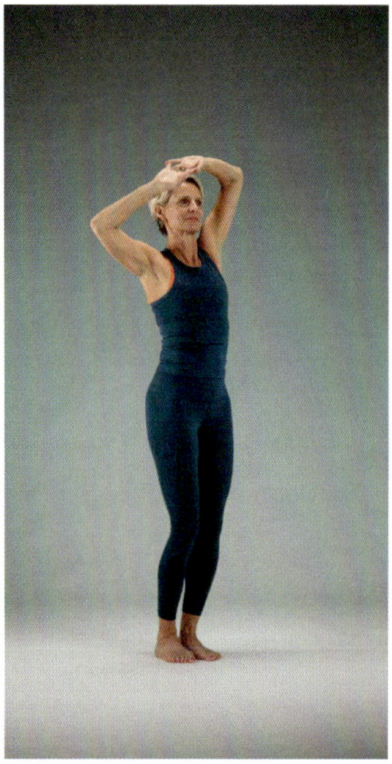

Variationen der Wirbelsäulenbewegung: der Heiligenschein – Hydrationstechnik: Druckschwankung

Hier geht es zum Video

Übung 2
Hüfte & Knie

Ausgangsposition
aufrechter Stand

Durchführung
Squat (Rumpfkniebeuge)

Verschiedene Höhen, bis zur tiefen Hocke (indische Hocke), auch einbeinig, üben.

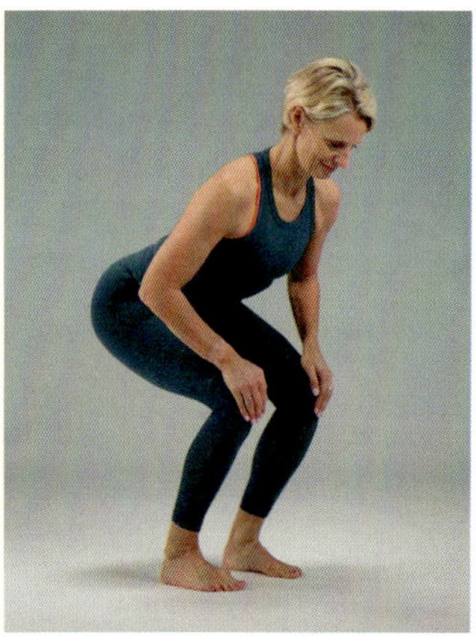

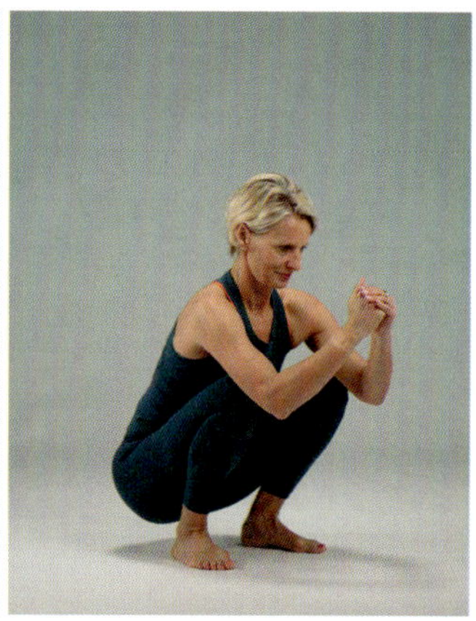

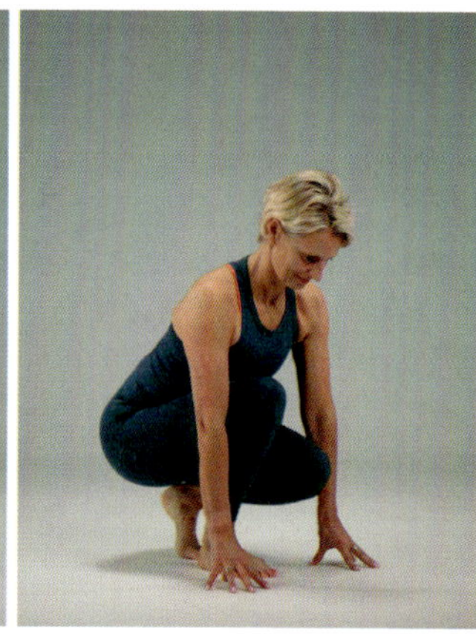

Besonderer Hinweis:

Es muss für dieses Trainingsprinzip unbedingt dynamisch geübt werden.

Prinzip ROM – Kompression in den Randzonen eines Gelenks

Übung 1 Schulter

Ausgangsposition
aufrechter Stand

Durchführung
Schulterkreisen (gebeugter oder gestreckter Arm)

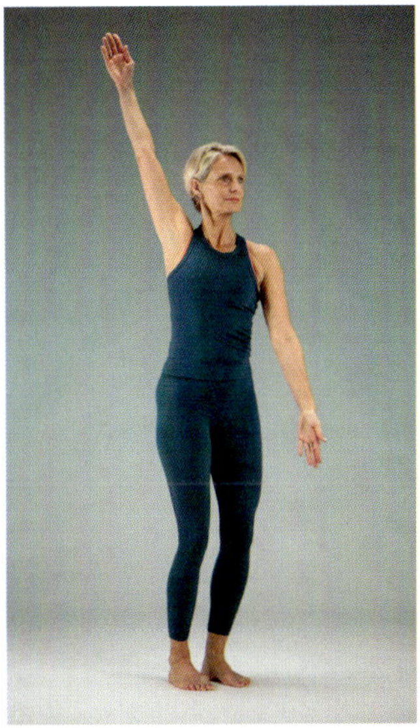

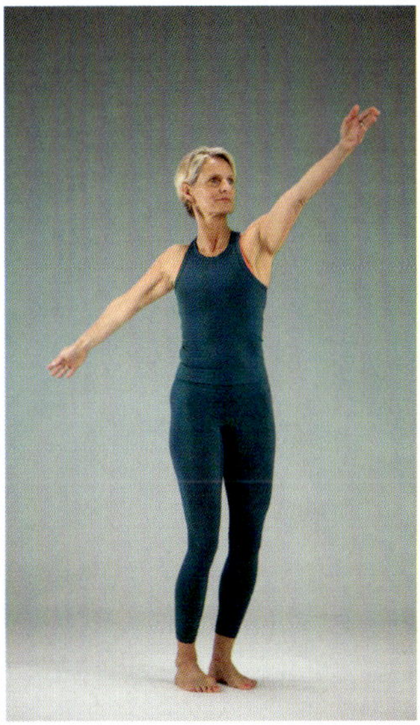

Besonderer Hinweis:

Besonderen Fokus auf das Gelenk legen und mit maximalem Bewegungsumfang im Gelenk arbeiten.

Schultergelenksrotation – Hydrationstechnik: Druckschwankung

Hier geht es zum Video

Übung 2 Hüfte

Ausgangsposition
aufrechter Stand auf einem Bein

Durchführungsvarianten

2.1 Hüftgelenkskreisen

Das Knie zieht unter dem Körper eine liegende Acht, Achterschleife.

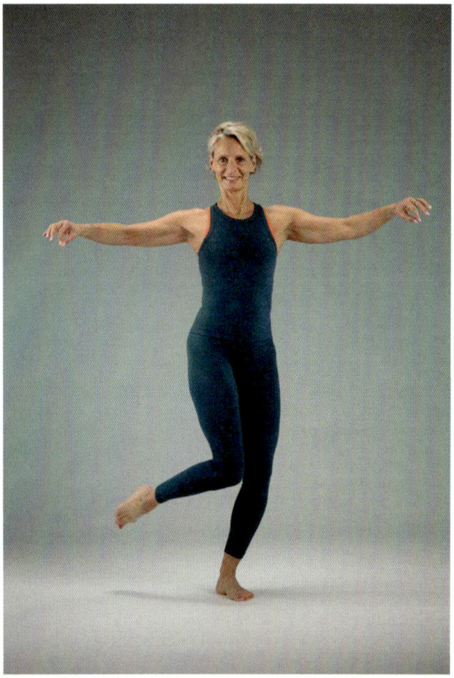

2.2 Dynamischer Kanadier

Tiefer Läufer; hinteres Knie am Boden. Das Gewicht vor- und rückverlagern.

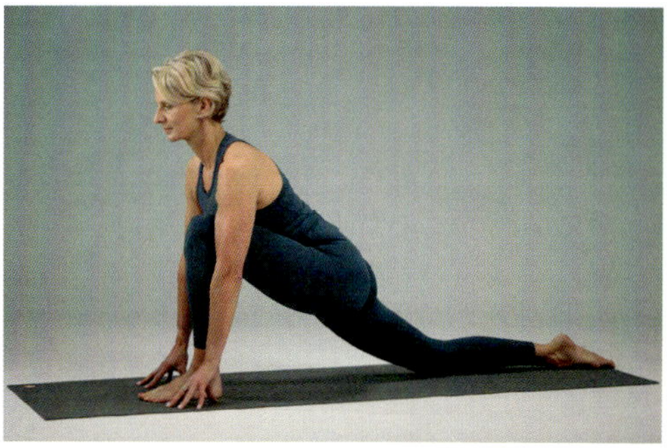

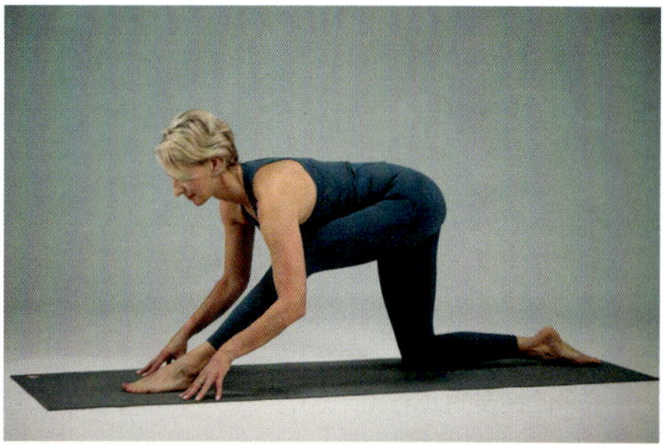

Achterschleife für die Hüfte – Hydrationstechnik: Druckschwankung

Hier geht es zum Video

Dynamischer Kanadier – Hydrationstechnik: Druckschwankung (Hüfte)

Hier geht es zum Video

Prinzip Dehnung – Kompression durch Dehnung

A Erlebnisorientiertes Dehnen innerhalb der Dehnspannung

Übung 1 Brustkorbseite

Ausgangsposition
Seitneige mit gehobenem Arm

Durchführung
Der gehobene Arm zieht vor und zurück,
die Spannung im Brustkorb (LL & SPL) bleibt während der gesamten Übung erhalten, lediglich die Spannungslinien variieren.

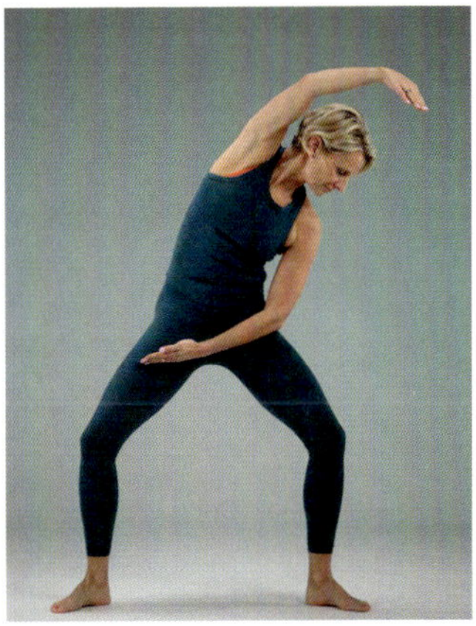

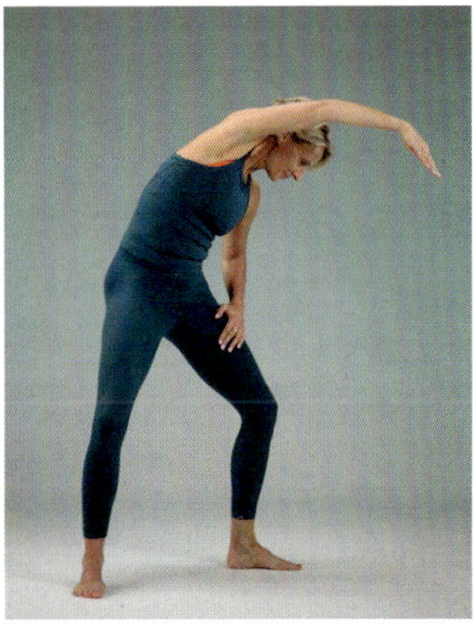

Besonderer Hinweis:

Durch den Wechsel der Spannungslinien kann verdrängte Flüssigkeit immer wieder in die Bereiche zurückfließen, bei denen die Spannung nachlässt.

Dynamische Seitneige – Hydrationstechnik: Druckschwankung (Rumpf)

Hier geht es zum Video

Übung 2
Fersentreten im Berg

Ausgangsposition
Bergposition

Durchführung
Die Fersen treten wechselseitig und variantenreich in Richtung Boden.
Die Beine, das Becken und die Wirbelsäule dürfen innerhalb der Dehnspannung der Fußbewegung folgen.

Fersentreten in der Bergposition – Hydrationstechnik: Druckschwankung

Hier geht es zum Video

Übung 3
Gegenbewegung zur Beugehaltung (GbzBh)

Ausgangsposition
Siegerposition mit flektierten Händen

Durchführung
Die gestreckten und außenrotierten Arme ziehen in einem großen Halbkreis unter Beibehalten der Dehnspannung nach hinten-unten.

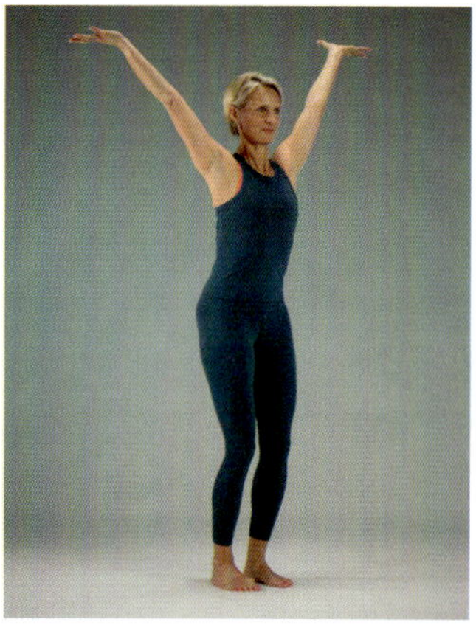

Gegenbewegung zur Beugehaltung – Hydrationstechnik: Druckschwankung

Hier geht es zum Video

B Dynamisches Dehnen als ein Wechselspiel von Dehnpositionen (eine Dehnposition einnehmen, lösen und anschließend erneut dehnen)

Übung 1 Armpendel

Ausgangsposition
aufrechter Stand

Durchführung
Ein Arm zieht (wahlweise ziehen beide Arme) nach oben außen in die Diagonale (Dehnspannung), im Anschluss an die Dehnungen den Arm (die Arme) nach unten auspendeln lassen, das Aufspannen nach oben sollte in allen Ebenen oberhalb und unterhalb der Schulterhöhe erfolgen.

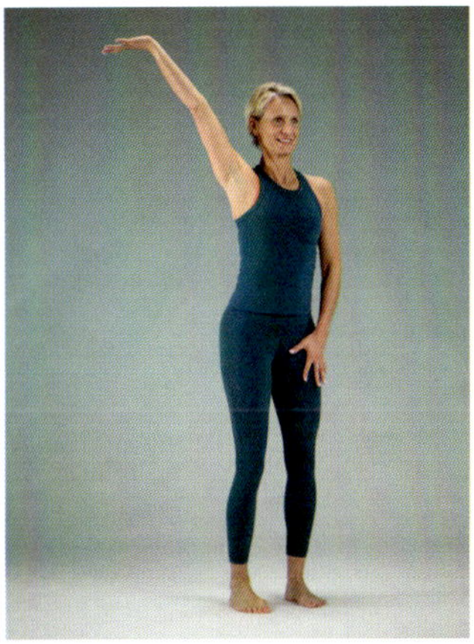

Armpendel: Aufspannen – Entspannen (Schwingen) als Hydrationstechnik

Hier geht es zum Video

Übung 2
Tiefer rotierter Läufer

Ausgangsposition

tiefer Läufer
Die Schultergürtelachse rotiert und ein Arm zieht gestreckt zum Himmel.

Durchführung

Ein Arm zieht aus der rotierten Ausgangsstellung in die Gegenrichtung nach unten,
der Arm senkt sich,
die Übung alternierend durchführen (Flow).

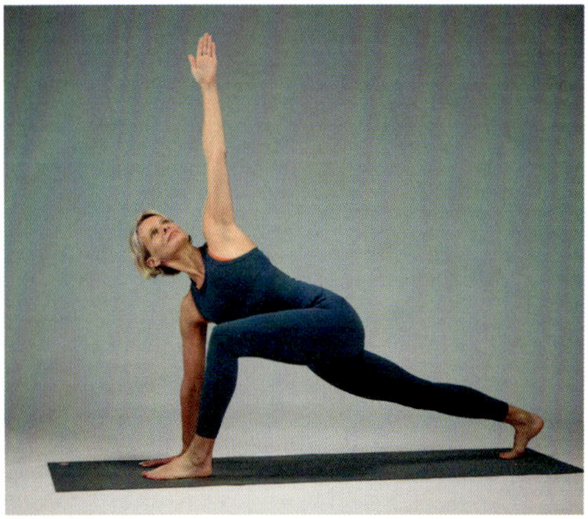
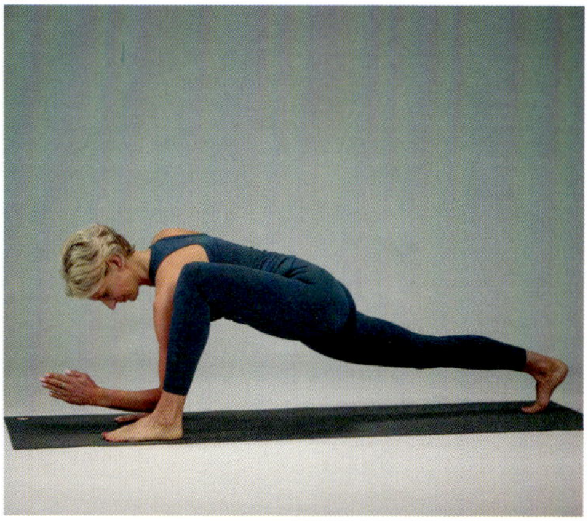

Den vorderen Fuß weit vorn unter dem Knie und neben der Stützhand platzieren – das hintere Bein ist gestreckt und „tensgral" mit dem Becken verspannt.

Besonderer Hinweis:

Die dynamische Dehnung soll überwiegend im Rumpf ihre Hydrationswirkung haben. Dazu ist es wichtig, dass die Schultergürtelachse rotiert, nicht nur die Schulter und der Arm.

Übung 3
Pyramide

Ausgangsposition
tiefer Läufer
Beide Hände sind am Boden, das Becken möglichst weit gekippt, die Wirbelsäule gestreckt und der Brustkorb aufgerichtet.

Durchführung
Das vordere Bein strecken (Pyramide) und wieder beugen,
die Übung alternierend durchführen (Flow).

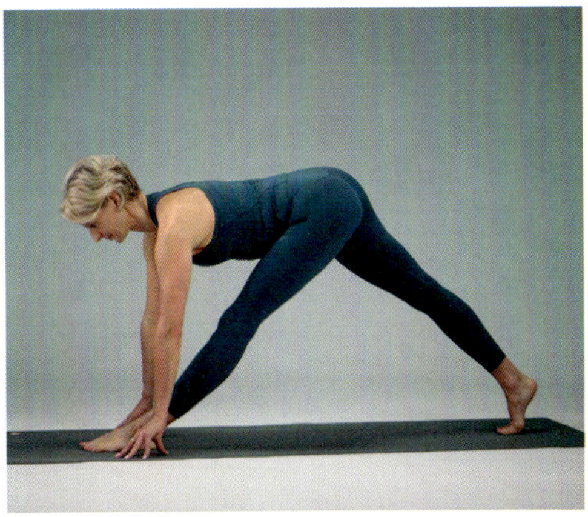

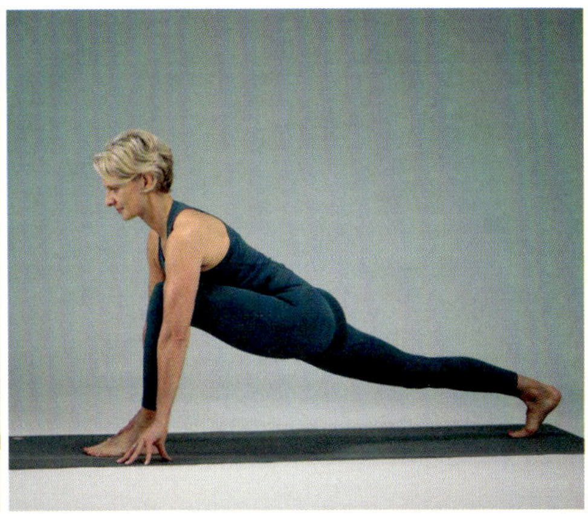

Dynamische Dehnung der Beinrückseite während der Beinstreckung – Dehnung der Beckenvorderseite während der Beugung (Läufer-Position).

Besonderer Hinweis:

Damit die Dehnspannung der Beinrückseite bis zum Sitzbeinhöcker wirkt, sollte das Becken während des gesamten Übungsablaufs maximal gekippt sein.

Übung 4
Child – Hammoc – Berg

Ausgangsposition

Position des Kindes (Child position)
Die Arme sind lang nach vorn gestreckt.

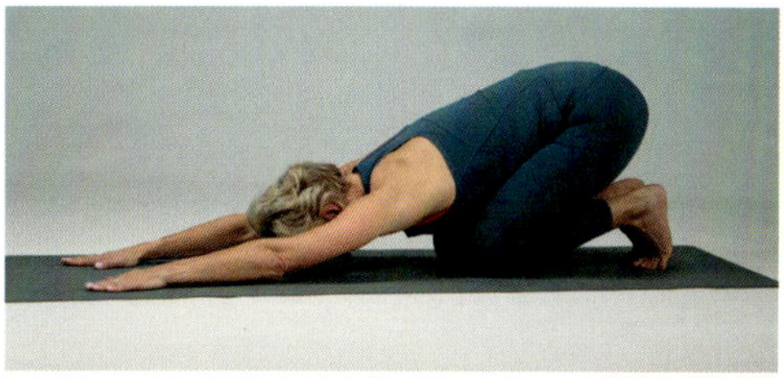

Position des (langgestreckten) Kindes

Durchführung

Aus der Child position aufrollen und zur Position der Planke strecken.
Aus der Planke das Becken kontrolliert senken, sodass sich eine Dehnspannung vom Schambein zum Brustbein entwickelt (Hammoc).

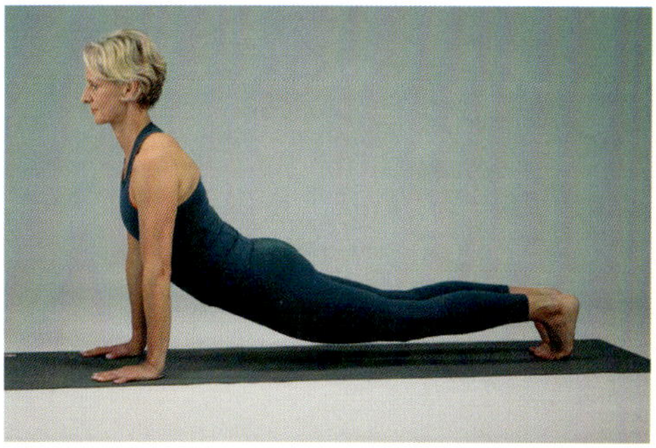

Hammoc

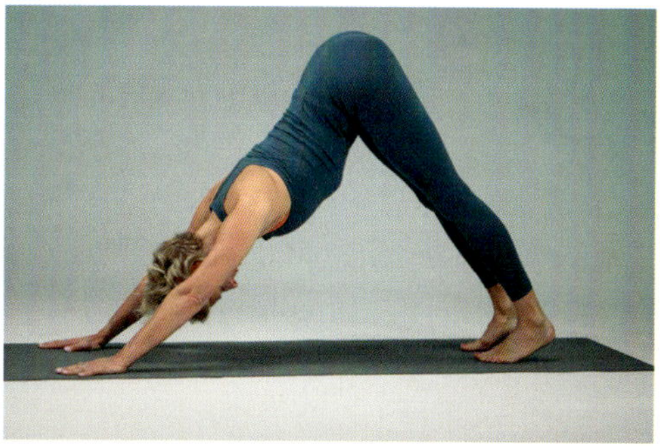

Berg

Aus der Position Hammoc das Becken heben und zur Position des Berges wechseln.

Aus der Position des Berges über die Position Planke in die Child position zurückkehren.
Die Abfolge mehrfach wiederholen (Flow).

Child – Hammoc – Berg – Flow als Hydrationstechnik

Hier geht es zum Video

Übung 5
Standspagat

Ausgangsposition
Rumpfvorneige (Full stretch)
Die Hände stützen am Boden (wahlweise erhöht auf einem Yoga-Block).

Durchführung
Ein Bein zum Himmel strecken,
das Standbein ebenso maximal weit strecken.

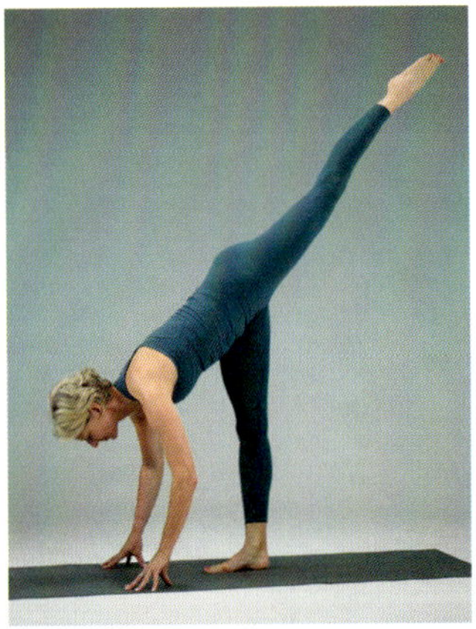

Standspagat

Das freie Bein senken und insgesamt den Köper zu einer tiefen Hocke beugen.

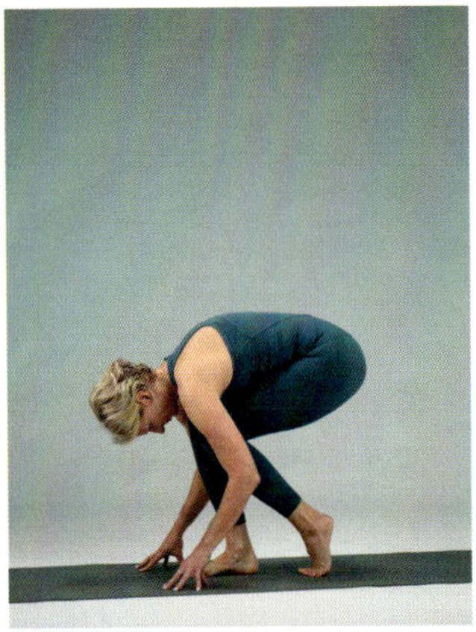

Tiefe Hocke – Rücken aufspannen

Alternierend üben (Flow).

Übung 6
Table top

Ausgangsposition

horizontale Rumpfvorneige (Table top)
Die Hände stützen auf den Oberschenkeln.

Durchführung

Die Wirbelsäule runden und nach oben aufspannen (Flexion) und wieder in die Table-top-Position zurückführen.

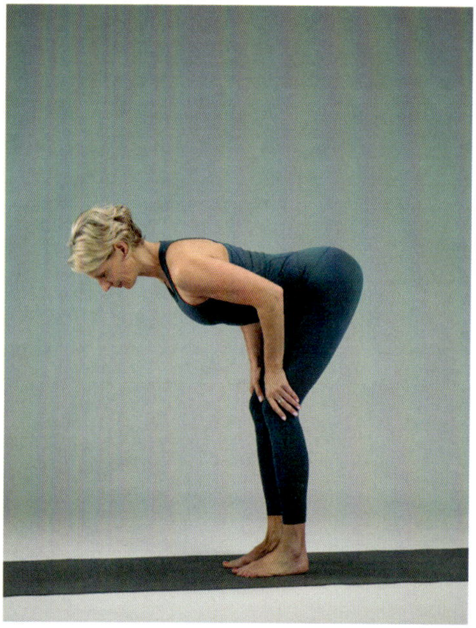

Table-top-Position

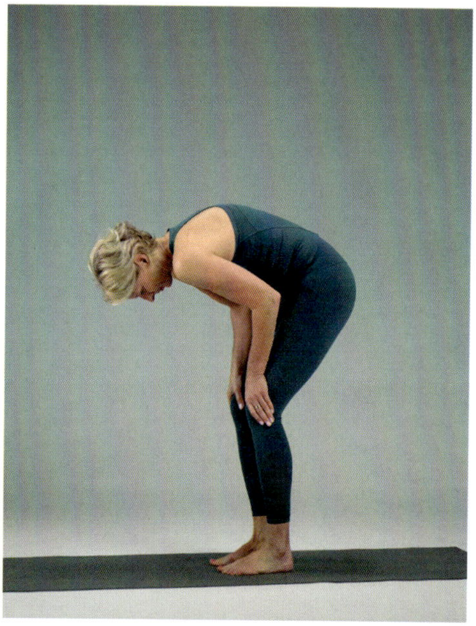

Flexion der Wirbelsäule

Alternierend üben (Flow).

C Pandikulieren

Innerhalb der Dehnspannung wird erlebnisorientiert mit der Dehnspannung „gespielt".

Übung 1
Recken und Strecken im Stand

Ausgangsposition
aufrechter Stand mit gehobenen Armen

Durchführung
Innerhalb der Dehnspannung zum Himmel recken und strecken.

Die Arme nach vorne in die Diagonale ziehen,
die Arme nach hinten in die Diagonale ziehen,
dreidimensional die Arme in den Raum ziehen
(auch unterhalb der Beckenlinie).

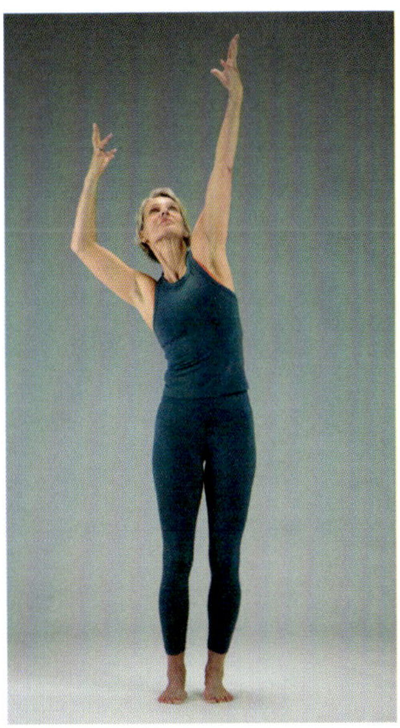

Himmelwärts recken und strecken (Pandikulieren)

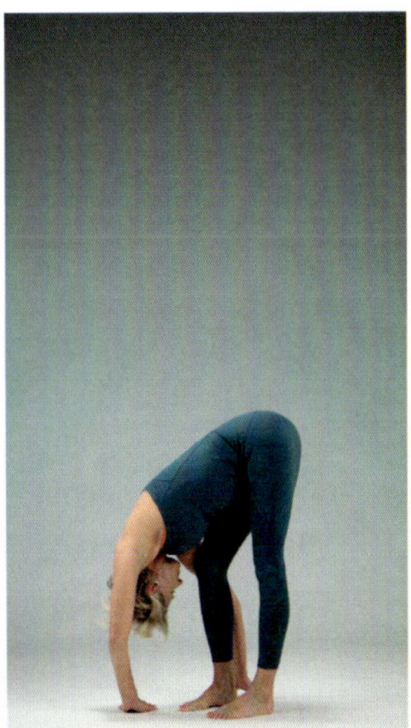

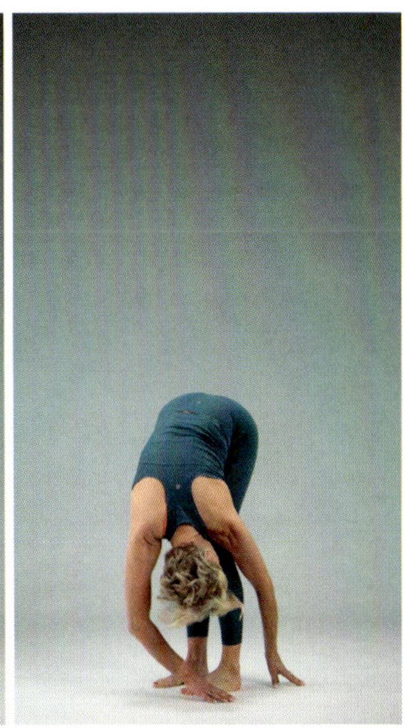

Dreidimemsionales Recken und Strecken (Pandikulieren 3D)

Pandikulieren im Stand als Hydrationstechnik – Recken und Strecken in alle Himmelsrichtungen als Hydrationstechnik

Hier geht es zum Video

Übung 2
Recken und Strecken am Boden

Ausgangsposition
Rückenlage
Die Arme sind über dem Kopf ausgestreckt.

Durchführung
Recken und Strecken innerhalb der Körperachse.

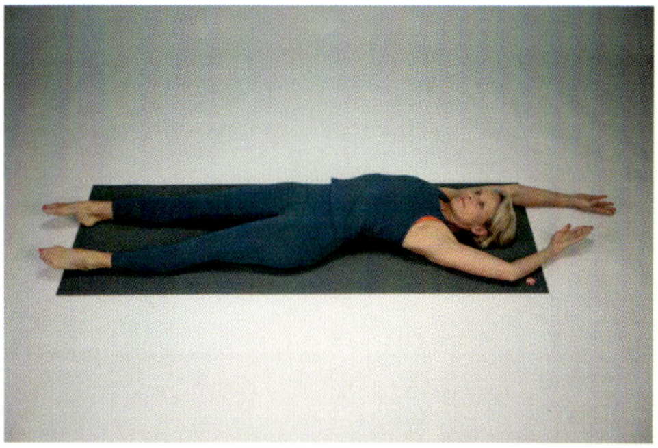
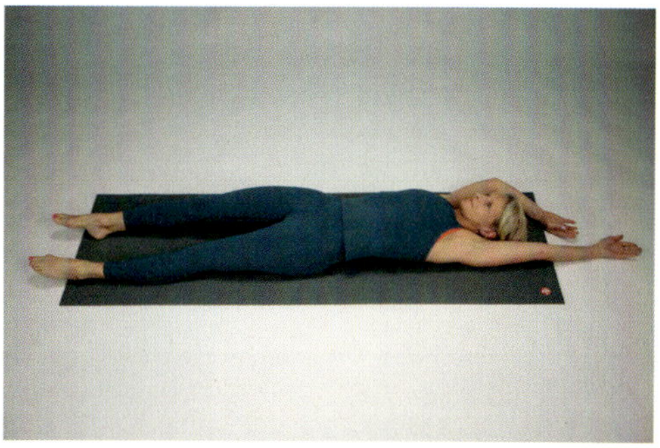

Recken und Strecken am Boden (Pandikulieren)

Recken und Strecken in alle Himmelsrichtungen.

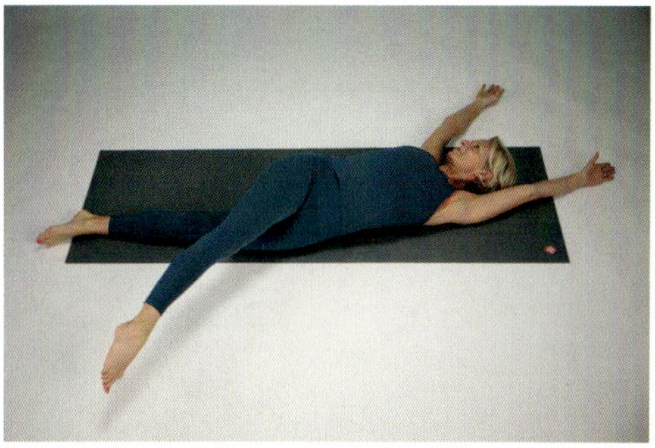
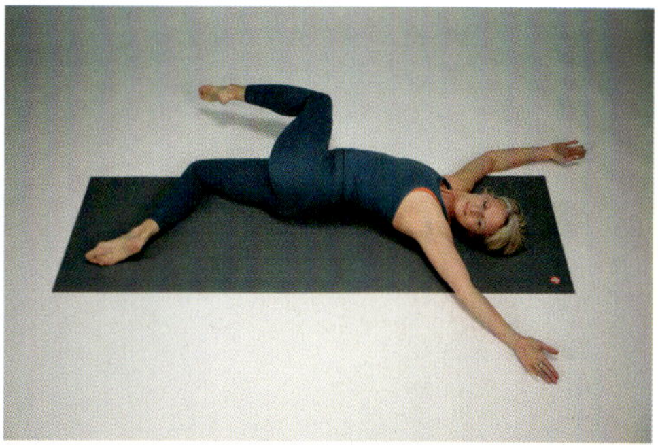

Recken und Strecken in alle Himmelsrichtungen (Pandikulieren 3D)

Pandikulieren am Boden als Hydrationstechnik – Recken und Strecken in alle Himmelsrichtungen als Hydrationstechnik

Hier geht es zum Video

Thorakolumbale Faszie im Rampenlicht

Die hohe Rezeptorendichte, die große Anzahl von Nozizeptoren (Schmerzsensoren), die besondere Morphologie (drei separate Lamina) und die dadurch entstehende Bereitschaft, große Kräfte aufzunehmen und weiterzuleiten, führt die thorakolumbale Faszie, als derbe Aponeurose der Körpermitte, immer wieder ins Rampenlicht. In den vorangegangenen Kapiteln wurden der Aufbau und mögliche Störungen als Mitverursacher von Rückenschmerz ausführlich behandelt. Jetzt ist es Zeit für ihr Training. An erster Stelle ist es wichtig, dass die unterschiedlichen Lamina frei verschieblich sind, aneinander vorbei gleiten können und Adhäsionen jeglicher Art vermieden werden. Zweitens ist die Faserausrichtung der einzelnen Schichten von Bedeutung.

Die „Schleife für die thorakolumbale Faszie" folgt dem Trainingsprinzip Fascial Flow und integriert einige der oben genannten Hydrationsprinzipien (Flow, Scherung, Dehnung). Allerdings setzt sie ebenso Dehnspannungsreize, die für die Ausrichtung der Kollagenfasern von Bedeutung sind und damit ein Inhalt der folgenden Trainingssäule Fascial Stretch sind. Wir sehen, dass die Trainingssäulen nicht immer voneinander zu trennen sind. Das ist auch nicht das Ziel von „Faszien in Bewegung". Es darf ein harmonisches Miteinander sein, ein sich gegenseitiges Integrieren, ohne das jeweilige Trainingsziel aus den Augen zu verlieren.

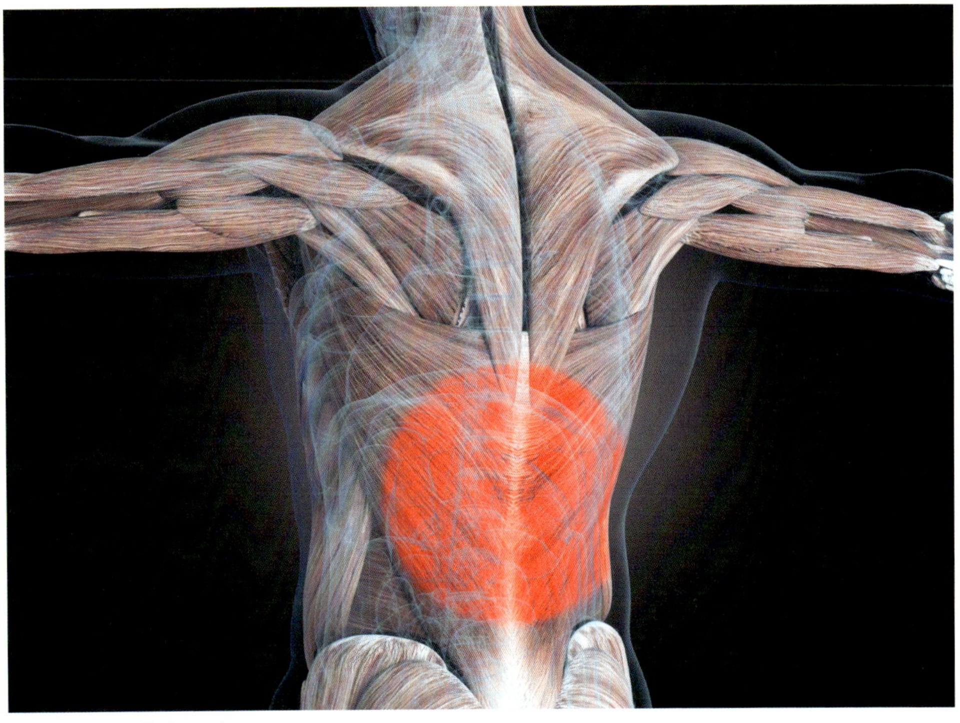

Fokus thoralumbale Fazie

Übung 1
Eine Schleife für die thorakolumbale Faszie

Teilübung 1
Lateralflexion

Ausgangsposition
geöffnete Grundstellung

Durchführung
Linken Arm heben,
Oberkörperseitneige nach rechts.
Beide Seiten üben.

Besonderer Hinweis:

Der untere Rippenbogen und der Beckenkamm der gedehnten Seite entfernen sich maximal weit voneinander.

Dehnung der transversalen Anteile der TLF

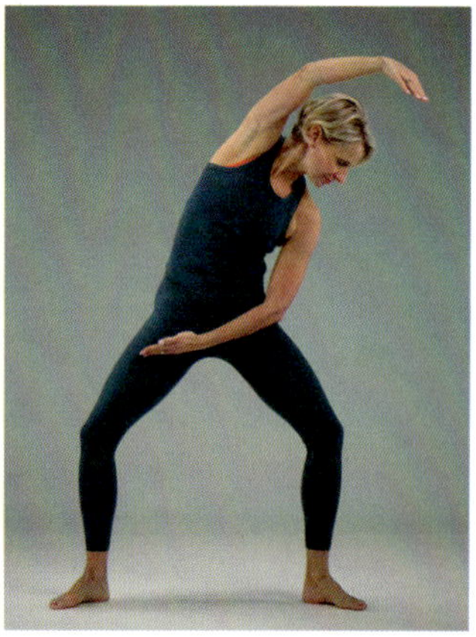

Lateralflexion

Teilübung 2
Imaginären körpergroßen Ball umarmen/Diagonalzug

Ausgangsposition
geöffnete Grundstellung

Durchführung
Aus der Oberkörperseitneige nach rechts den linken Arm diagonal nach vorne ziehen, Bauch höhlen und den Rücken runden.
Wir stellen uns vor, wir würden einen körpergroßen Ball umarmen.

Besonderer Hinweis:

Das Schambein aktiv in Richtung des Brustbeins ziehen. Die Fingerspitzen entfernen sich maximal weit von dem gleichseitigen Beckenkamm.

Dehnung der diagonalen Anteile der TLF (M. latissimus dorsi - M. glutaeus maximus - Schlinge)

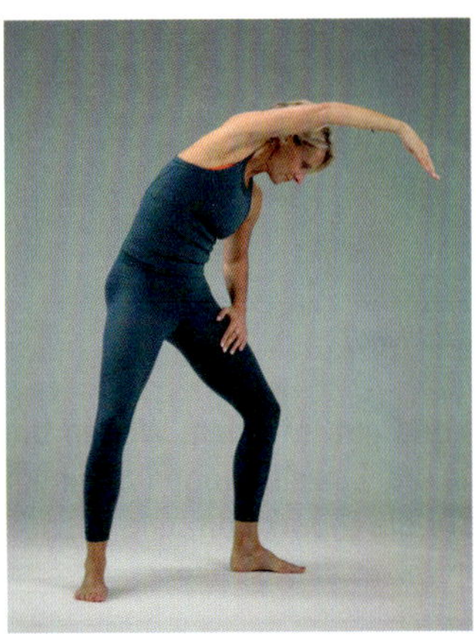

Dehnung der diagonalen Anteile der TLF (imaginären großen Ball umarmen)

Übungs-Pool Fascial Stretch

Der folgende Übungs-Pool zum Fascial Stretch zeigt zunächst eine Basisübung mit einigen Tipps zur korrekten Ausführung. Im Anschluss daran werden Varianten der Übung beschrieben oder in einem hinter dem QR-Code hinterlegten Video gezeigt. Erst die Varianten mit Hinweis zur Dehnmethode und Dehnintensität bestimmen das Dehnungsziel.

Die Übungen sind nach myofaszialen Bahnen und Funktionseinheiten geordnet.

Myofasziale oberflächliche Rückenlinie (ORL)

Übung 1
Bergposition (umgekehrtes V)

Ausgangsposition
Position der Planke

Durchführung
Aus der Planke die Sitzbeinhöcker in Richtung des Himmels ziehen, sodass ein umgekehrtes V/ein Berg entsteht.
Die Arme und die Wirbelsäule in einer verlängerten Linie ausrichten,
das Becken maximal weit kippen,
die Beine so weit wie möglich strecken und die Fersen in Richtung des Bodens schieben.

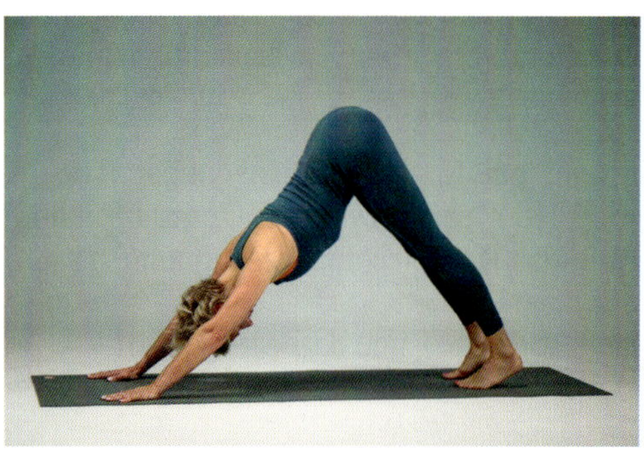

Bergposition

Durchführungsvarianten

1.1 Easy Easy stretch

Der Berg im Easy stretch (geringe Intensität) verfolgt das Ziel der Regeneration und Entspannung.

1.2 Fersentreten

Der Berg mit Fersentreten kann je nach Intensität der Ausführung sein Ziel verändern. Er kann der Entspannung und Regeneration dienen oder auch die Kollagensynthese ankurbeln und die Faserausrichtung positiv beeinflussen.

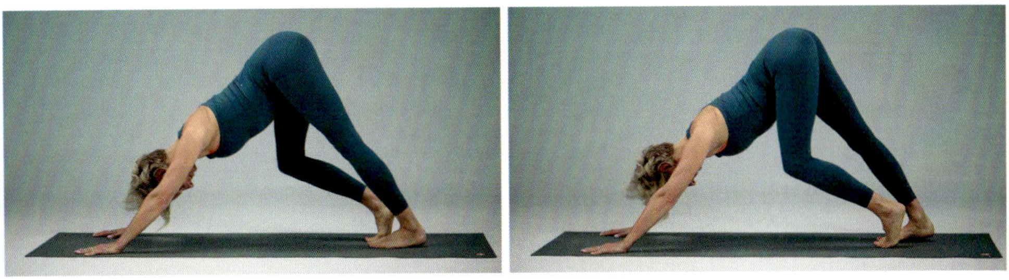

Fersentreten im Berg

Aus der Bergposition den ganzen Körper zu erlebnisorientierten Bewegungen innerhalb der Dehnspannung einladen.

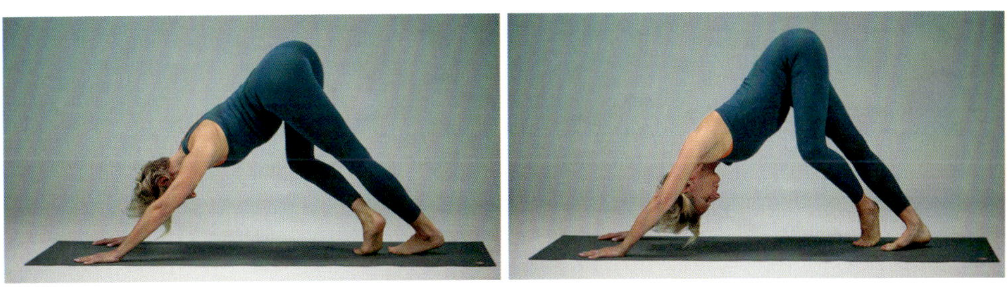

Multidirektionales, erlebnisorientiertes Bewegen in der Bergposition

Besonderer Hinweis:

Die Sitzbeinhöcker sollten die höchsten Punkte der Bewegung sein.

Dehnvarianten für die oberflächliche myofasziale Leitbahn des Rückens (ORL) in der Bergposition

Hier geht es zum Video

Schon gewusst?

Als Umkehrhaltung wirkt der Berg nicht nur auf das kardio-vaskuläre System (Kopf unter Herzhöhe), sondern auch auf die Bandscheiben durch veränderte Druckgradienten (Hydrationstechnik) positiv.

Übung 2
Full stretch (Rumpfvorbeuge) – „Wasserfall"

Ausgangsposition
aufrechter Stand

Durchführung
Bei gestreckten Beinen den Oberkörper nach vorn-unten neigen.

2.1 Easy stretch (hängen lassen oder dynamisch) – „Wasserfall"

Der Full stretch im Easy stretch (geringe Intensität) verfolgt das Ziel der Regeneration und Entspannung.
Dabei dürfen die Knie gebeugt sein,
der Oberkörper hängt entspannt,
federt sanft oder
nutzt schwingend, federnd unterschiedliche Raumrichtungen.

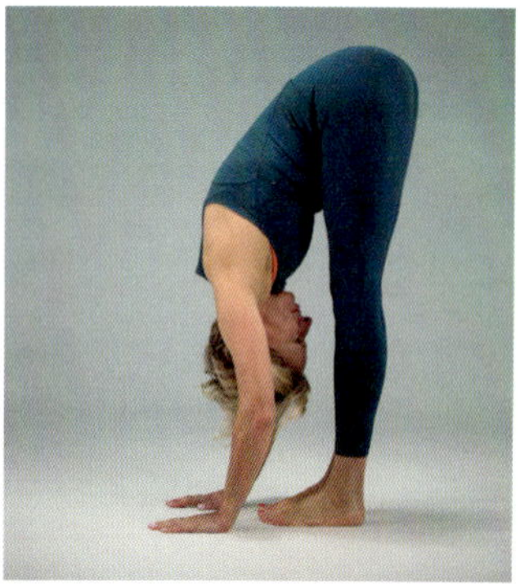

Full stretch/Rumpfvorneige

Full stretch (Rumpfvorbeuge) – Wasserfall

Hier geht es zum Video

Besonderer Hinweis:

Da bei ggf. längerer Haltedauer die Übung dehydrierend auf die Bandscheiben wirkt, ist eine vorausgehende Hydration der Wirbelsäule (Fascial Flow) von Bedeutung, die eventuellen Überlastungen vorbeugt.

2.2 Alternating stretch Beine

Aus dem Full stretch alternierend die Beine strecken und beugen.

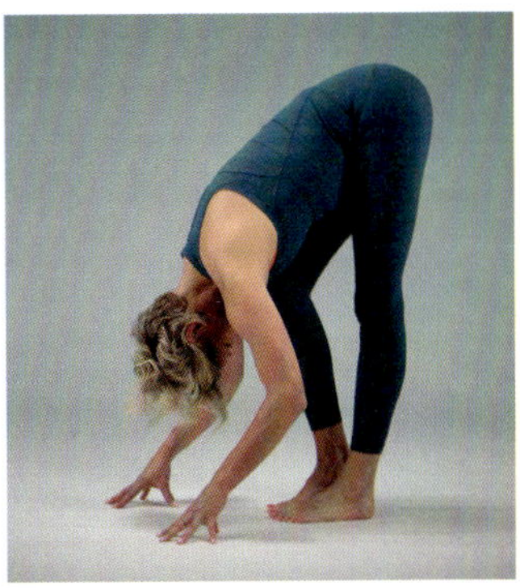

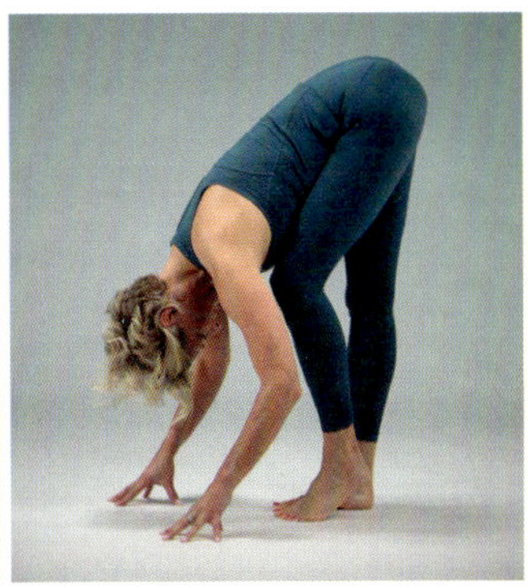

Alternating Stretch/wechselseitges Strecken und Beugen der Beine

2.3 Full body dance

Aus dem Full stretch variantenreich die Arme und Beine innerhalb der Dehnspannung bewegen.

2.4 Widerlager Oberschenkel - aufspannen

Die Beine beugen und den Oberkörper auf die Oberschenkel legen. Die Arme umschlingen die Oberschenkel und bilden damit ein Widerlager, gegen das der Oberkörper nach oben aufgespannt wird.

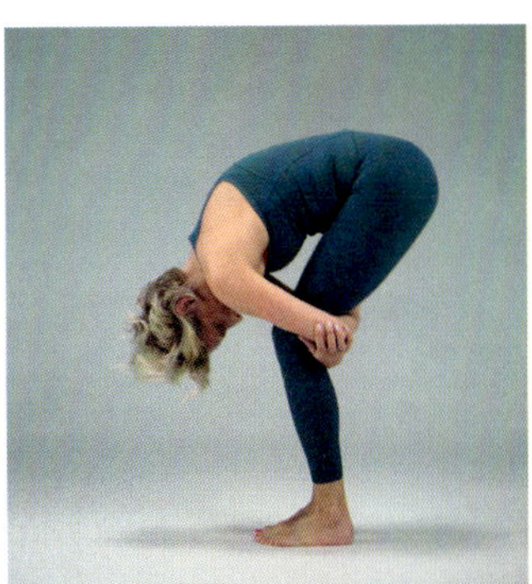

Rückenstretch mit Widerlager der Arme

Übung 3
Child pose/Position des Kindes

Ausgangsposition

Fersensitz

Den Oberkörper auf den Oberschenkeln ablegen.

Die Stirn nach Möglichkeit auf dem Boden ablegen.

Durchführung

Atmung in die Lende lenken und/oder aktiv aufspannen.

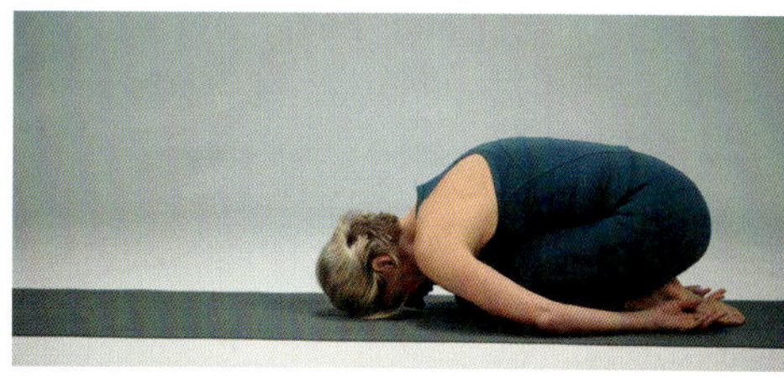

Child pose/Position des Kindes

3.1 Dynamisches gestrecktes Kind

Aus der statisch gehaltenen Position des Kindes die Arme wechselseitig nach vorne ziehen.

Durchführung

Aus der Position des Kindes die Arme nach vorne aktiv ausstrecken.

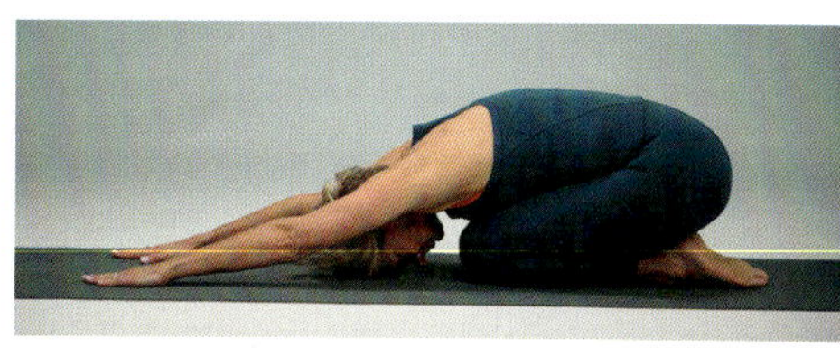

Gestreckte Position des Kindes

3.2 Päckchen-Position

Personen mit vorgeschädigten Knien, die eine starke Flexion des Knies mit zusätzlichem Druck des Körpergewichts nicht tolerieren können, legen sich auf den Rücken und ziehen die Knie so eng an den Rumpf heran, bis die myofaszialen Gewebe des unteren Rückens unter Dehnspannung stehen.

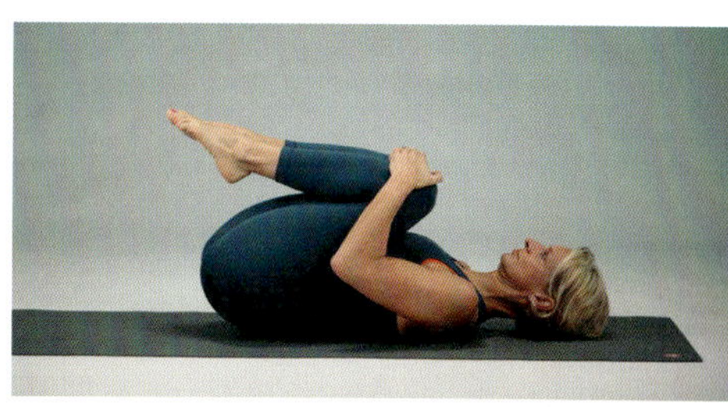

Päckchen-Position

Besonderer Hinweis:

Bei Knieproblemen die Übung „Päckchen" (s. u.) wählen.

Übung 4
Kanadier mit Rückverlagerung

Ausgangsposition
halber Kniestand
Oberkörper auf dem vorderen Oberschenkel ablegen.

Durchführung
Das Becken nach hinten verlagern,
dabei Oberkörper und Oberschenkel in Kontakt stehen lassen.
Ggf. den Oberkörper unter Kontakt zum Oberschenkel aufrichten und Becken vermehrt kippen.

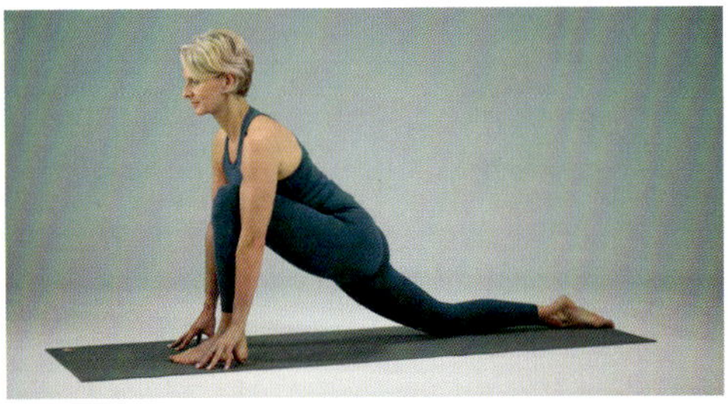
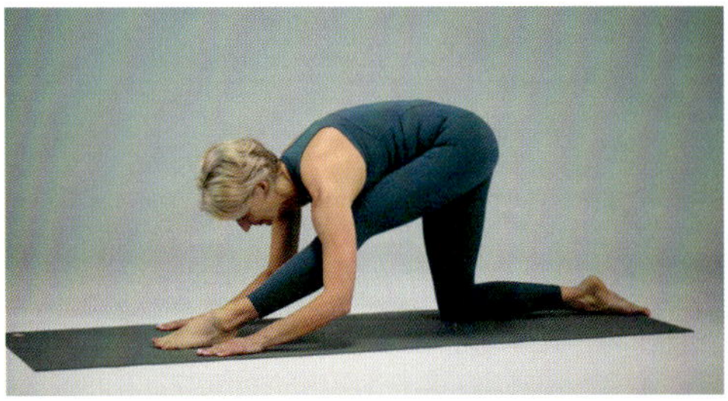

Kanadier mit Rückverlagerung und engem Hüftwinkel

Besonderer Hinweis:

Der enge Hüftwinkel und die Kippung des Beckens sind von Bedeutung, nicht die Streckung des vorderen Beins.

4.1 Kanadier dynamisch
Aus der rückverlagerten Dehnposition das Gewicht vor- und anschließend erneut rückverlagern.

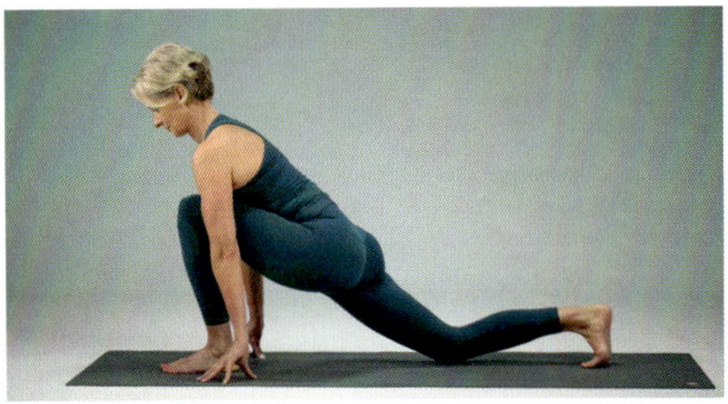

Kanadier dynamisch mit Rückenverlagerung

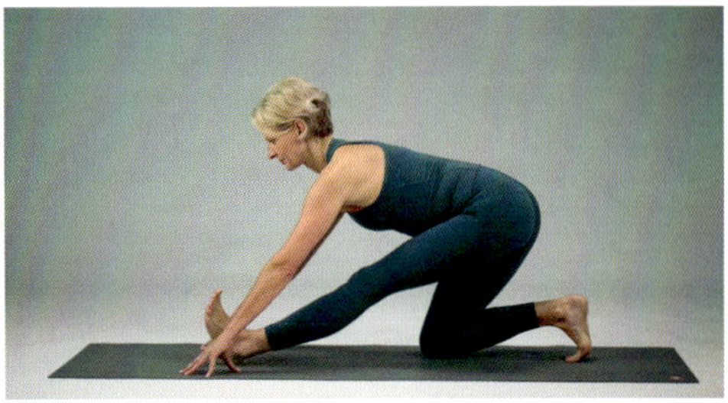

Kanadier dynamisch – Variante gestreckt

Wirkung
easy - versorgend (Fascial Flow)
intensiv - strukturgebend; beweglichkeitserweiternd (Fascial Stretch)

4.2 Kanadier gestreckt

In der rückverlagerten Dehnposition halten, die Hände auf die Fingerkuppen stellen (Kronenhände) und die Wirbelsäule maximal weit strecken.
Kleine erlebnisorientierte Winkelveränderungen üben (Becken bewegen, über die Fußposition die Hüftrotation variieren).

Übung 5 Strecksitz Rumpfneige

Ausgangsposition
Mit lang ausgestreckten Beinen und aufrechtem Oberkörper sitzen.

Durchführung
Den Oberkörper nach vorne neigen.

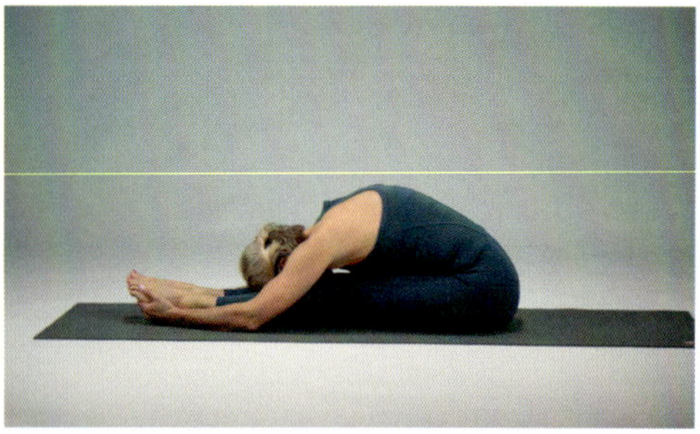

Strecksitz mit Rumpfvorneige/gestreckte Füße

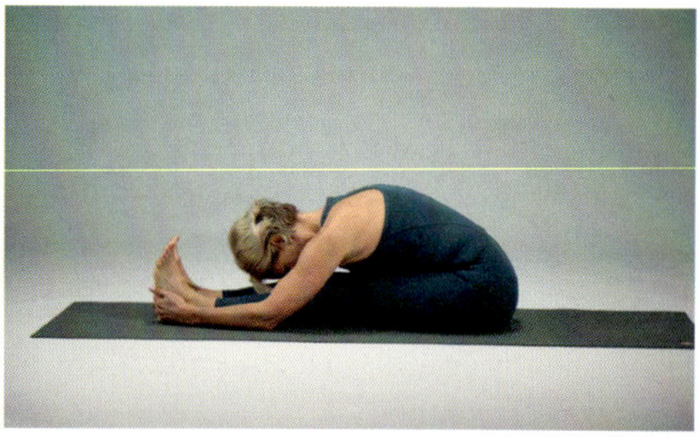

Strecksitz mit Rumpfvorneige/flektierte Füße

Besonderer Hinweis:

Da bei ggf. längerer Haltedauer die Übung dehydrierend auf die Bandscheiben wirkt (s. Full stretch im Stand), ist eine vorausgehende Hydration der Wirbelsäule (Fascial Flow) von Bedeutung, die eventuellen Überlastungen vorbeugt.

5.1 Rumpfneige easy bis intensiv – Trainingsprogression

Strecksitz mit abgestützten Kronenhänden hinter dem Becken. Die Knie zunächst leicht gebeugt und das Becken nach vorne gekippt.

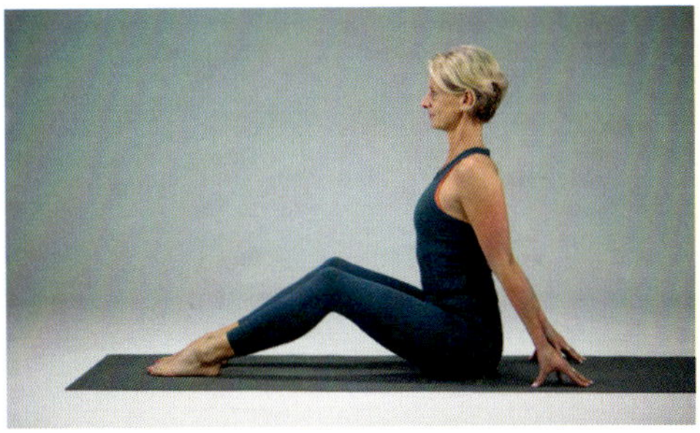

Einstiegsposition zum aufrechten Strecksitz

Strecksitz mit abgestützten Kronenhänden hinter dem Becken. Die Knie zunehmend strecken.

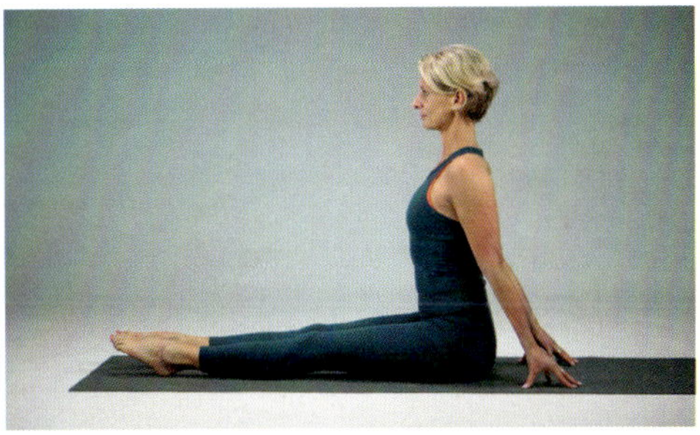

Strecksitz

Die Hände neben den Oberschenkeln, der Oberkörper möglichst gestreckt, mit gekippten Becken nach vorne neigen.

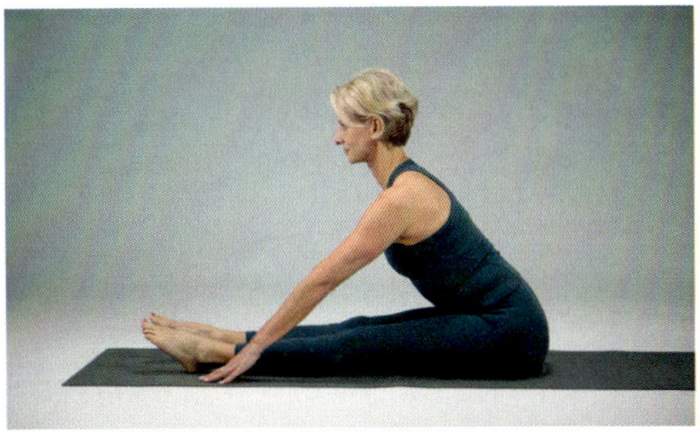

Strecksitz mit gestreckter Rumpfneige vorwärts

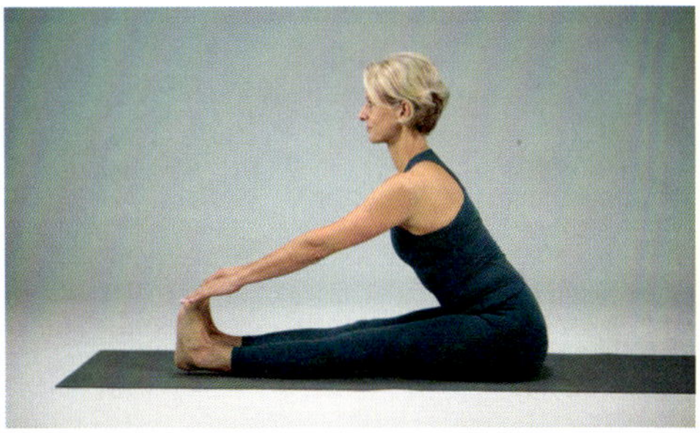

Strecksitz mit gestreckter Rumpfneige vorwärts/ Fußfassung

Die Scherkräfte in der Lendenwirbelsäule minimieren sich, wenn sich der Oberkörper zunächst nach vorne streckt und längt, bevor die Rumpfneige erfolgt.

Besonderer Hinweis:

Die Fußposition nimmt Einfluss auf den beteiligten Anteil der ORL an der Dehnung. Die Dehnspannung erweitert sich bis in die Plantarfaszie, wenn die Fußspitze angezogen (der Fuß flektiert) ist. Auch die Nerven sind intensiver in den Stretch involviert.

5.2 Rumpfneige mit Variation
Aus dem Strecksitz (Full stretch) die Hände variantenreich nach vorne ziehen und/oder die Füße bewegen.

Strecksitz Rumpfneige easy bis intensiv – statisch und dynamisch

Hier geht es zum Video

Übung 6
Rumpfflexion reverse (Pflug)

Ausgangsposition
Rückenlage
Die Knie zum Körper (Päckchen-Position) heranziehen.

Durchführung
Die Knie so eng an den Rumpf ziehen, bis sich das Becken vom Boden löst.

Besonderer Hinweis:

Die Basisübung gilt für beweglichkeitseingeschränkte Personen. Recht schnell kann zu einer weiterführenden Variante gewechselt werden. Bei allen Folgeübungen sollte der Fokus auf die Lende gelegt werden.

6.1 Pflug

Die Arme seitlich neben den Körper legen, das Becken anheben und die Beine strecken. Die Beine, der Schwerkraft folgend, in Richtung Rumpf „sacken" lassen.
Bewusst die Lende aufspannen.

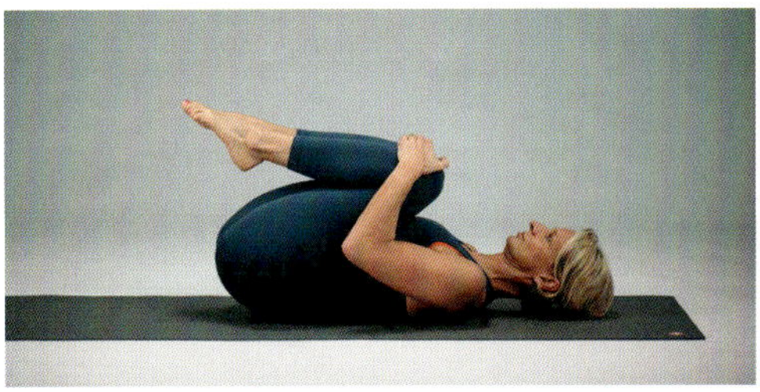

Päckchen-Position

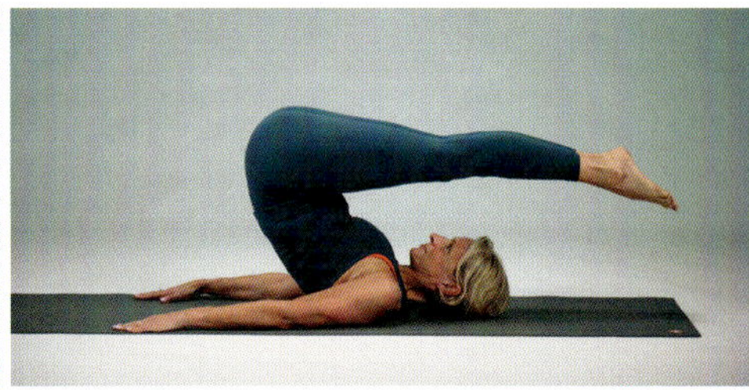

Pflug

Besonderer Hinweis:

Das Gewicht des Körpers vom Schultergürtel tragen lassen. Die Halswirbelsäule und der Kopf sind nahezu gewichtsfrei.

6.2 Pflug (Trainingsprogression)

Aus der vorherigen Position die Beine weiter in Richtung Boden führen, bis die Zehenspitzen den Boden berühren.
Bewusst die Lende aufspannen und das Körpergewicht auf dem Schultergürtel halten.

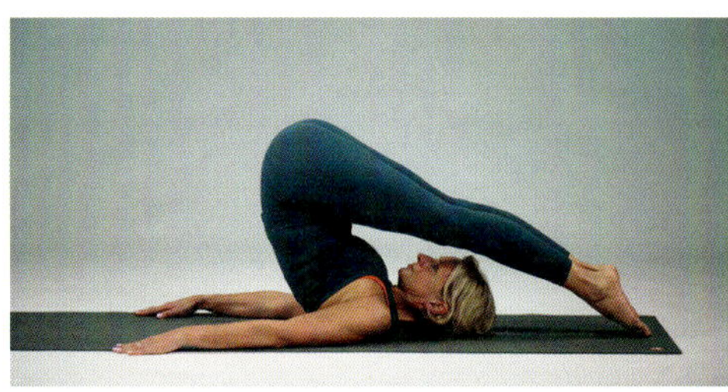

Pflug – erweitert

6.3 Pflug mit Support

Die Hände stützen von hinten das Becken, die Beine gestreckt über dem Körper schweben lassen, bewusst die Lende aufspannen.

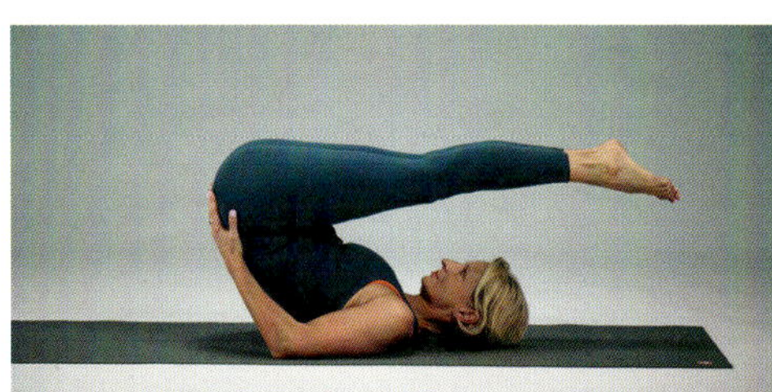

Pflug mit Support

Fuß im Fokus

Der Fuß – ein fasziales, muskuläres, neuronales Kunstwerk.

Im Laufe eines Lebens laufen wir ein- bis zweimal um die Erde, das sind ca. 20 Millionen Schritte.

Der Fuß bildet unsere stabile Basis, leistet unermüdliche Arbeit bei jedem Schritt, er trägt uns durchs Leben und federt jede noch so intensive Belastung elastisch ab.

Schon gewusst?

1000 kg fangen die Füße, bei einem Eigengewicht von ca. 1,2 kg, beispielsweise bei einem Weitsprung ab.

Die Körperhaltung beeinflusst die Fußbelastung.
Die Fußbelastung beeinflusst die Körperhaltung.
Eine gute Körperhaltung korreliert mit Schmerzfreiheit im myofaszialen und Gelenksystem.

Kümmern wir uns also gut um ihn.

Wir sprechen von 28 Knochen, 33 Gelenken und über 100 Bändern, die das Baugerüst für die Stabilisation und Fortbewegung unseres Körpers bilden.

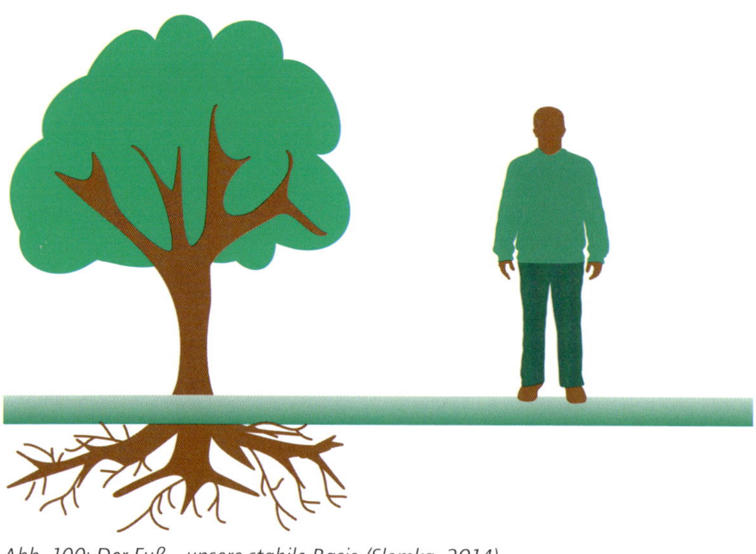

Abb. 100: Der Fuß – unsere stabile Basis (Slomka, 2014)

Übung 1 Zehenspreizer

Ausgangsposition
aufrechter Stand

Durchführung
Zehen heben und spreizen.

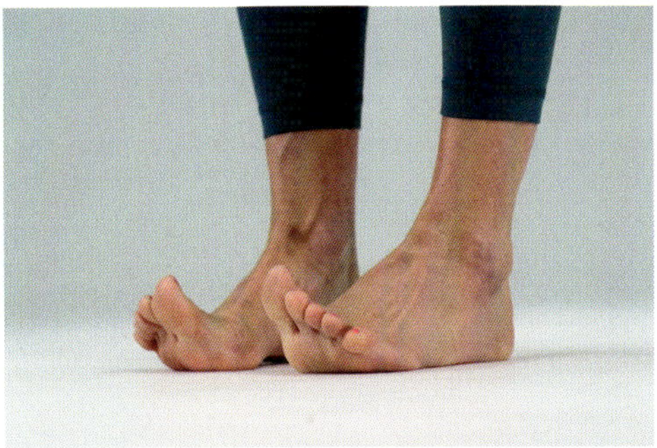

Zehenspreizer

Besonderer Hinweis:

Eine isolierte Ansteuerung einzelner Zehen fördert die Gleichgewichtsfähigkeit und die Wahrnehmung und unterstützt damit die aufrechte Körperhaltung. Entsprechend auch einmal nur einzelne Zehen heben und senken.

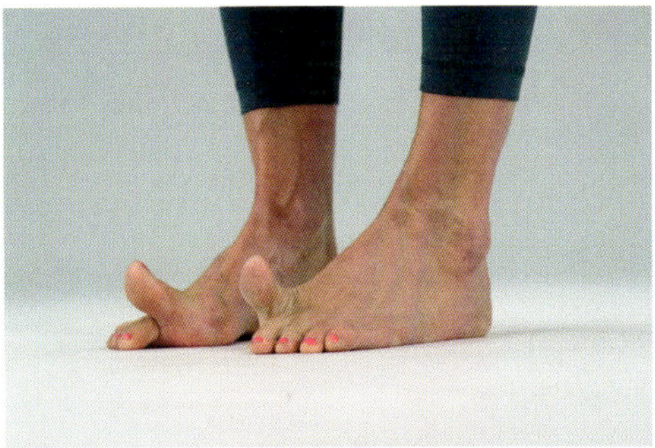

Isolationsübung Großzeh

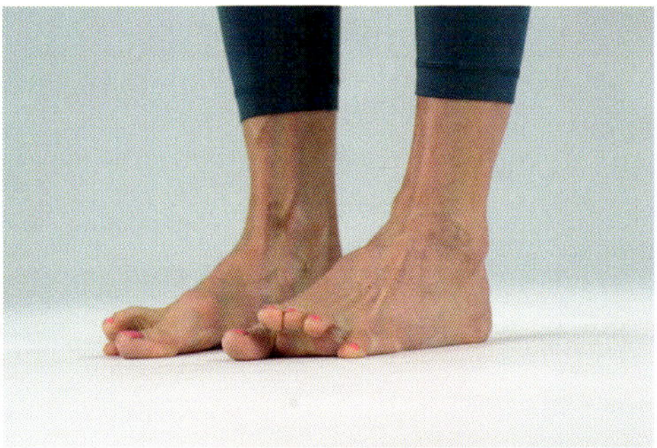

Isolationsübung Groß- und Kleinzeh

Übung 2
Zehengrundgelenke

Ausgangsposition
aufrechter Stand

Durchführung
Die Ferse eines Fußes heben und die Zehengrundgelenke dehnen.
Variabel die Dehnung mal mehr in Richtung des Großzehengrundgelenks legen und mal mehr in Richtung der kleinen Zehen.

Besonderer Hinweis:

Besonders das Großzehengrundgelenk neigt dazu, seinen natürlichen ROM im Laufe des Lebens zu verlieren. Der Zeh steift ein und verändert sogar seine Ausrichtung (Halux valgus).

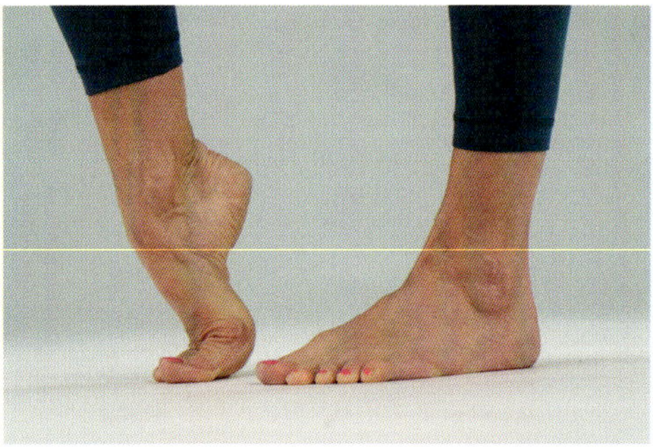

Dehnung der Zehengrundgelenke

Übung 3 Fußspanndehnung

Ausgangsposition
aufrechter Stand

Durchführung
Den Fuß über die Zehenkuppen hinweg rollen, um den Fußspann in Dehnspannung zu führen.

Besonderer Hinweis:

Die Ferse neigt bei der Übung dazu, nach außen auszuweichen. Sie sollte in einer Linie zum zweiten großen Zeh ausgerichtet sein.

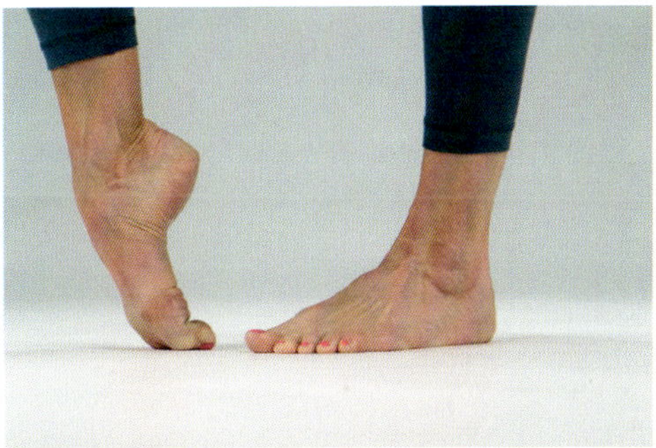

Dehnung für den Fußspann

Übung 4
Fersentreten im Berg

Ausgangsposition

Bergposition

Durchführung

Die Fersen wechselseitig und variantenreich in Richtung Boden führen.

Besonderer Hinweis:

Die Übung erfolgt ganz weich, spürsam, erlebnisorientiert, um die vielfältigen Bewegungsmöglichkeiten des Fußes bewusst zu erleben.

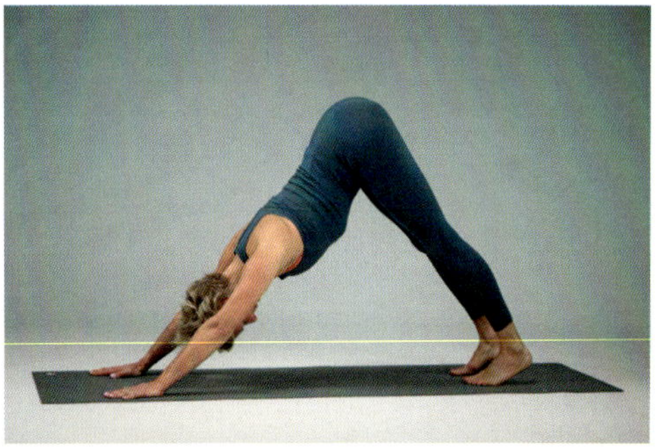

Bergposition

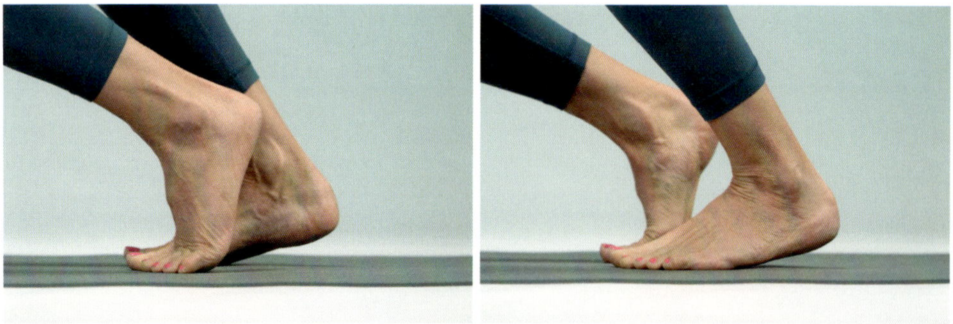

Fersentreten

Übung 5
Tiefe einseitige Hocke

Ausgangsposition
tiefe Hocke
Einen Fuß aufstellen und das zweite Bein auf dem Unterschenkel ablegen.
Die Hände vor den Füßen am Boden platzieren.

Durchführung
Den Oberkörper auf den Oberschenkel des aufgestellten Beins legen, das Körpergewicht aktiv nach vorne verlagern, ohne dass sich die Ferse vom Boden löst.

Besonderer Hinweis:

Je weiter sich das am Boden liegende Bein nach vorne verlagert, desto intensiver wird die Dehnung für die Gewebeeinheit Plantarfaszie – Fersenbein – Achillessehne.

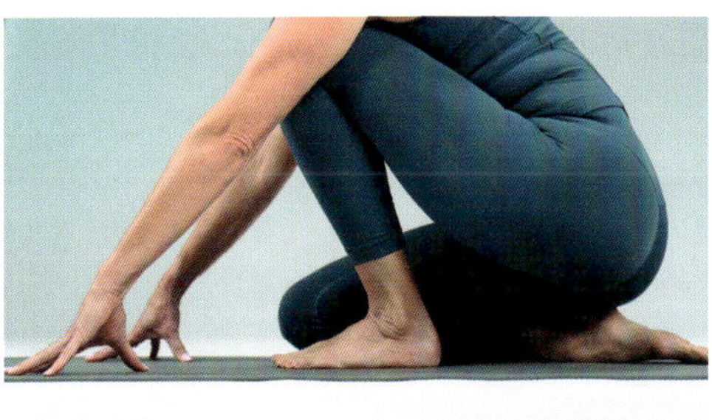

Dehnung Achillessehne – Wade/sanftes Level

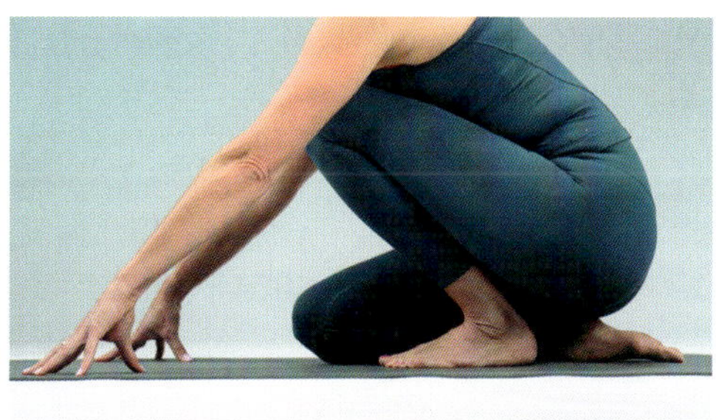

Dehnung Achillessehne – Wade/intensives Level

Lende im Fokus & thorakolumbale Faszie

Eine Schleife für die thorakolumbale Faszie.

Die thorakolumbale Faszie stand in der Trainingssäule Fascial Flow bereits im Fokus. Ebenso wurde darauf verwiesen, dass die Übung „eine Schleife für die thorakolumbale Faszie" nicht nur versorgenden, sondern auch faserausrichtenden Charakter besitzt. In dieser Trainingssäule, Fascial Stretch, soll nun eine zweite Variante dieser Übung vorgestellt werden.

Übung 1 Grätschwinkelsitz

Ausgangsposition
Grätschwinkelsitz

Durchführungsvarianten
1.1 Seitneige
Die Wirbelsäule nach individuellen Möglichkeiten maximal aufrichten.
Den rechten Arm heben, Seitneige des Rumpfes nach links. Der linke Arm liegt vor dem linken Oberschenkel auf dem Boden.
Klare seitliche Ausrichtung beachten, Becken- und Schultergürtelachse sind parallel in der Frontalebene ausgerichtet (Rotation der Schultergürtelachse nach vorne vermeiden).
Im Endpunkt der Seitneige die ggf. sich vom Boden gelöste Beckenseite wieder senken und damit den Raum zwischen unterer Rippe und Beckenkamm weiten.

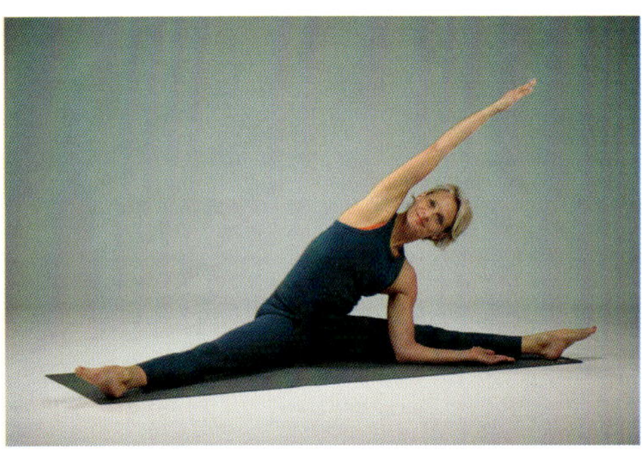

Grätschwinkelsitz - Seitneige

1.2 Rotation

Der linke Arm wird auf das linke Schienbein gelegt.
Der rechte Arm zieht durch das Dreieck Rumpf – Oberschenkel – linker Arm und fixiert sich an der Außenseite des linken Oberschenkels.
Die Schultergürtelachse rotiert, sodass die rechte Schulter in Richtung des Bodens zieht.
Der Rücken spannt sich gegen das gebildete Widerlager der fixierten Hand auf.
Die Lendenfaszie wird diagonal zwischen unterem Rippenbogen und Beckenkamm gespannt.

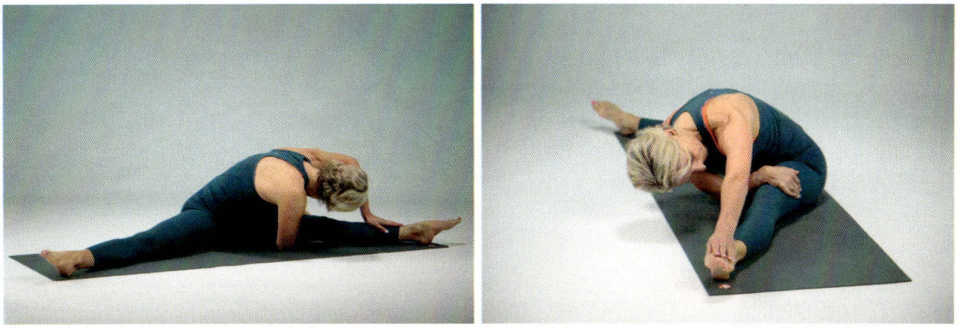

Grätschwinkelsitz mit Seitneige und Rotation

1.3 Strecksitz – Full stretch

Die Beine gestreckt schließen.
Den Oberkörper nach vorne neigen.

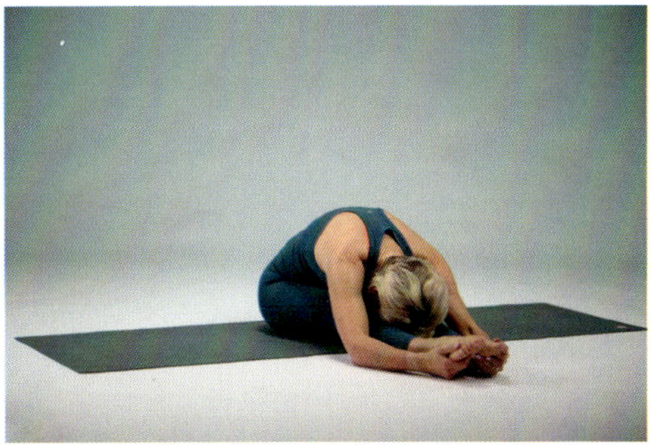

Strecksitz mit Rumpfvorneige (Full stretch)

Beide Seiten üben.

Grätschwinkelsitz/Strecksitz – Rumpfneige seitlich und nach vorne mit Wirkung auf die Kollagenfaserausrichtung der Lamina der TLF (der „innere Architekt“)

Hier geht es zum Video

Oberflächliche Frontallinie (OFL)

Diese myofasziale Linie hat eine anatomische Besonderheit und muss für die Trainingssäule Fascial Stretch in zwei Anteile geteilt werden.

Für den oberen Anteil - Verlauf vom Schambein bis zum Kopf - sollte das Becken natürlich oder verstärkt nach vorne gekippt sein, während das Becken für die Dehnung des unteren Anteils - Verlauf vom Beckenkamm abwärts bis zum Fußspann - aufgerichtet werden muss.

Schwerpunkt: oberer Anteil

Eine Dehnung des oberen Anteils der oberflächlichen Frontallinie verlangt eine Rückbeuge des Oberkörpers, die eine zunehmende Kompression besonders der unteren Bandscheibensegmente und Facettengelenke nach sich zieht. Zwei Dinge sind zu beachten:

- Die Wirbelsäule muss über Hydrationstechniken auf die Übungen mit Rückbeuge vorbereitet sein.
- Jede Rückbeuge benötigt direkt im Anschluss an die Kompression eine kompensatorische Bewegung in Form einer Vorbeuge (Rehydrierung).

Übung 1
Aufrechter Stand mit Rückbeuge

Ausgangsposition
aufrechter Stand

Durchführung
Die Arme als Widerlager nach vorn auf Schulterhöhe ausstrecken.
Unter Anspannung der Bauchmuskeln das Brustbein heben und den Brustkorb aufspannen.
Der Oberkörper gerät dabei in eine Rücklage.

Besonderer Hinweis:

Die Spannung der Bauchmuskeln schützt über die tensegrale Spannungsverteilung vor einer Überlastung der Bandscheiben der Lende.

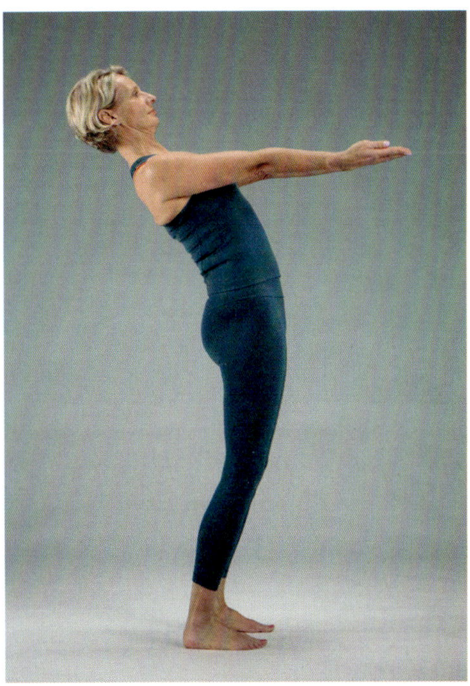

Aufrechter Stand mit Rückbeuge

Übung 2
Kanadier mit Rückbeuge

Ausgangsposition
Kanadier mit weitem Knieabstand

Durchführung
Einen Arm in die Waagerechte ausstrecken.
Den anderen Arm zum Himmel strecken.
Gemeinsam Arm und Oberkörper nach hinten neigen.

Besonderer Hinweis:

Eine lange Spannungslinie (Längsspannung) von den Fingerspitzen bis zum Schambein aufbauen.

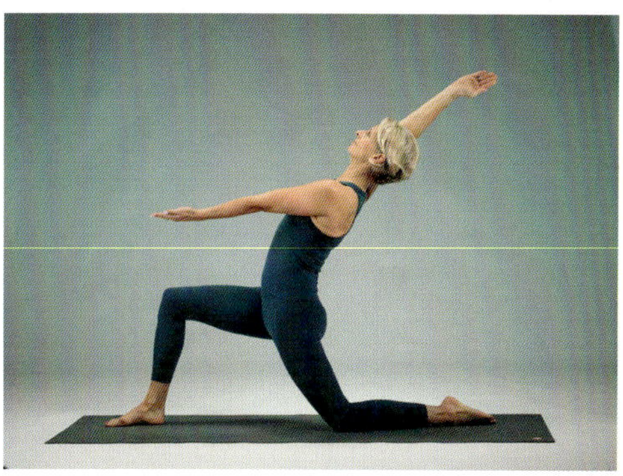

Kanadier mit Rückbeuge

2.1 Split squat mit Rückbeuge

Die oben beschriebene Übung mit schwebenden Knien (Split squat) ausführen, dabei den Beckenschub nach vorne intensivieren.

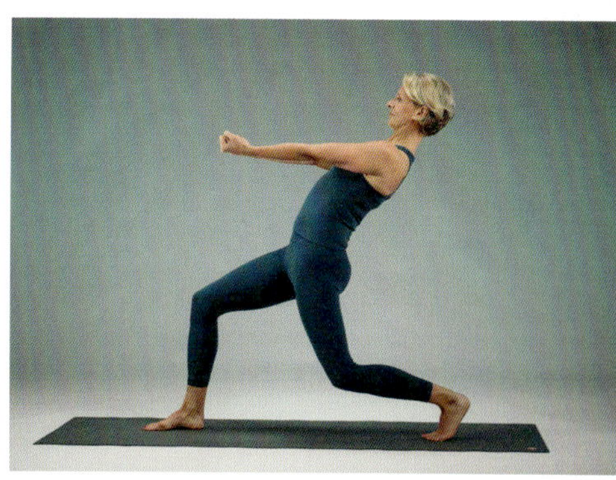

Split squat mit Rückbeuge

Übung 3
Kobra

Ausgangsposition

Bauchlage
Hände auf Brusthöhe abstützen.
Blick zum Boden wenden.

Durchführung

Unter Bauch- und Rückenmuskelspannung den Brustkorb heben und aktiv in eine kleine Rückbeuge ziehen.
Die Linie vom Schambein zum Brustbein entwickelt eine Dehnspannung.

Besonderer Hinweis:

Den Fokus auf eine Längsspannung in der Bauchlinie legen, um eine starke Kompression der LWS zu vermeiden. Die Hände tragen kaum Belastung.

Durchführungsvarianten

3.1 Easy Kobra

Die Basisübung mit niedriger Dehnspannung ausführen.

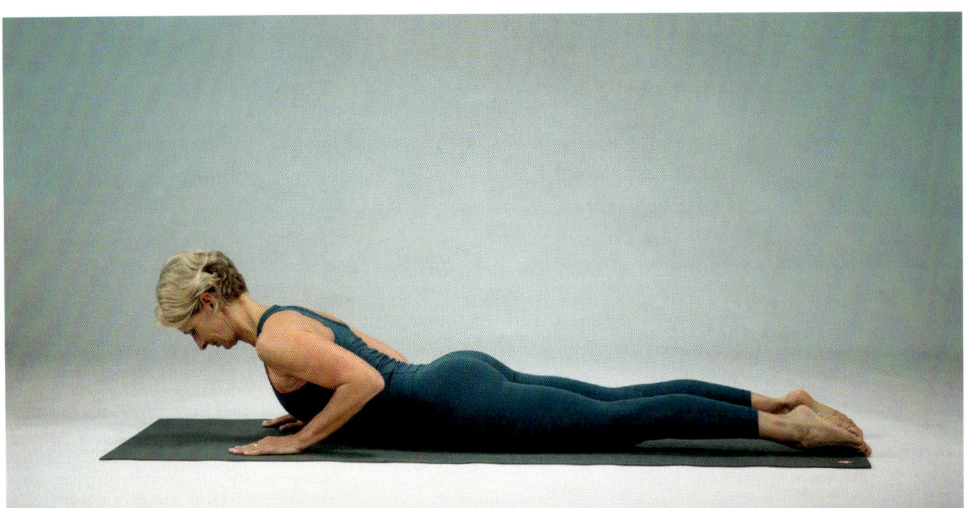

Kobra

3.2 Erhabene Kobra

Die Basisübung wird intensiviert, indem der Oberkörper weiter aufsteigt und die Dehnungslinie an Spannung zunimmt.

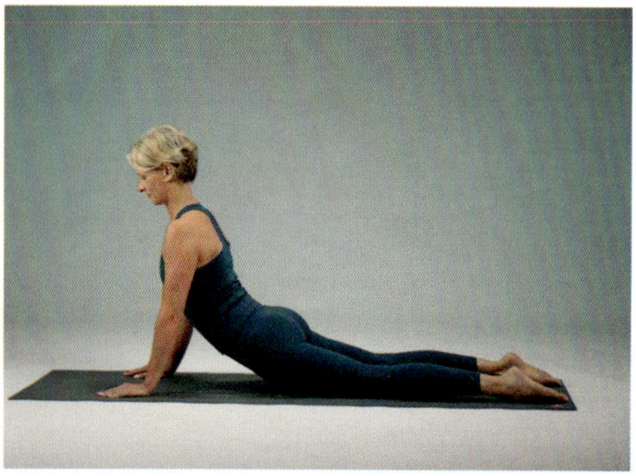

Erhabene Kobra

3.3 Kobra mit Variation

Startend in der Ausgangsposition, wird die Kobra beim Aufsteigen gedreht. Mal steigt die rechte Schulter zuerst auf, mal die linke Schulter.
Die Übung kann statisch oder fließend dynamisch geübt werden.

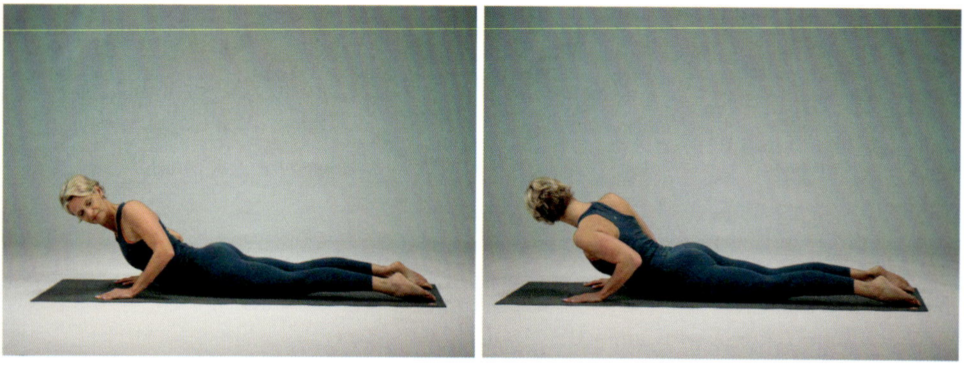

Kobra mit Variation

Position der Kobra mit einigen Varianten

Hier geht es zum Video

Übung 4
Hammoc (Hängematte)/Kuh

Ausgangsposition
Bankstellung
Die Hände und Knie stützen am Boden.

Durchführung
Den Brustkorb heben, das Becken kippen und die Linie vom Schambein zum Brustbein aufspannen.

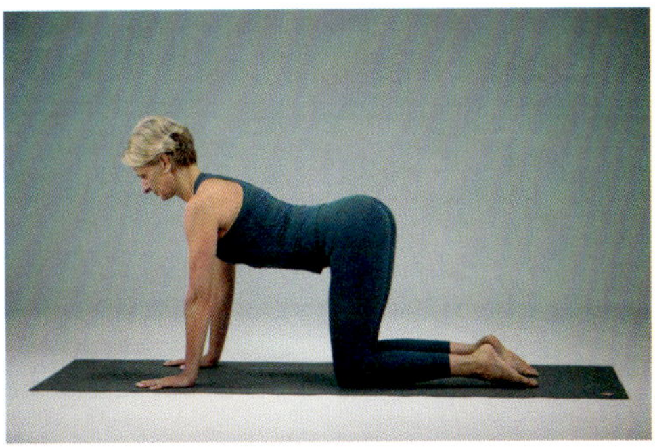
Hammoc (Hängematte)/Kuh

Besonderer Hinweis:

Besonders eignet sich die Übung im Wechselspiel (dynamische Ausführung) mit der Flexion der Wirbelsäule (Katzenbuckel).

4.1 Hammoc aus der Planke
Die Dehnübung kann intensiviert werden, wenn sie aus der Plank-Position heraus geübt wird.

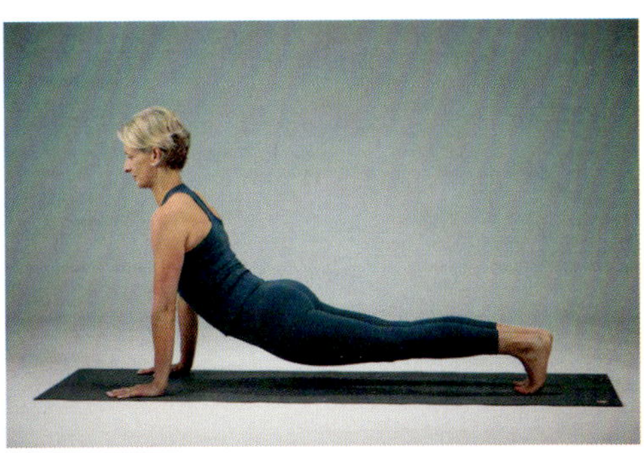
Hammoc aus der Planke

Schwerpunkt: unterer Anteil der Frontallinie – Beckenkamm bis Fuß

Übung 1
Stand – Läufer-Stretch

Ausgangsposition
aufrechter Stand

Durchführung
Den Fußspann eines Fußes greifen, die Ferse in Richtung Gesäß ziehen, während das gebeugte Knie sich zum Boden ausrichtet und das aufgerichtete Becken nach vorne schiebt.

Besonderer Hinweis:

Diese myofasziale Einheit verbindet den vorderen oberen Beckenkamm mit den Zehengrundgelenken (Fußspann). Anders als einige Jahre gelehrt wurde, werden bei dieser Dehnung bewusst die faszialen Strukturen des Fußes (Sehnen und Bänder) integriert.

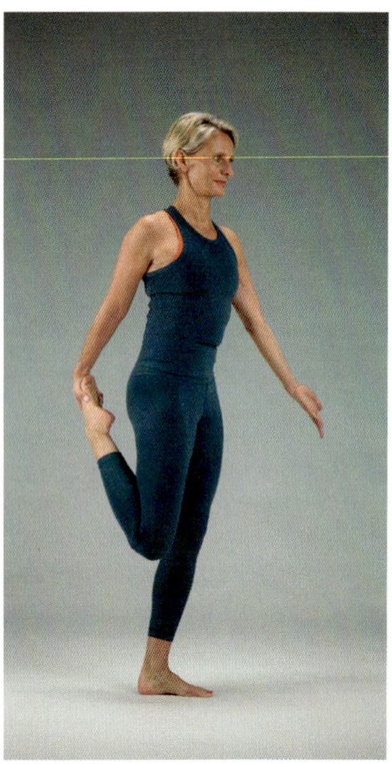

Läufer-Stretch

Übung 2
Oberschenkeldehnung im Kanadier (Fuß zum Körper)

Ausgangsposition

Kanadier mit weitem Knieabstand

Durchführung

Das Becken weit nach vorne in die Hüftstreckung schieben.
Die gegenüberliegende Hand des vorne stehenden Beins stützt am Boden.
Die zweite Hand zieht im großen Halbkreis auf Schulterhöhe hinter den Körper.
Das hintere Knie beugen und die Ferse in Richtung Gesäß ziehen.

2.1 Mit einem Handtuch/Yoga Belt den Fußspann greifen.

2.2 Mit der Hand den Fußspann greifen.

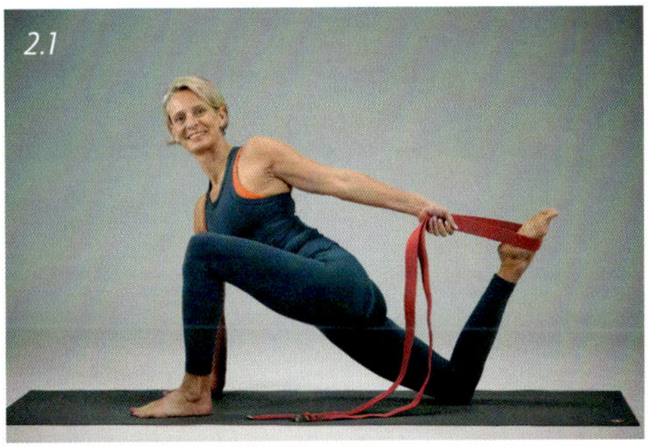

Oberschenkeldehnung im Kandier mit Yoga Belt

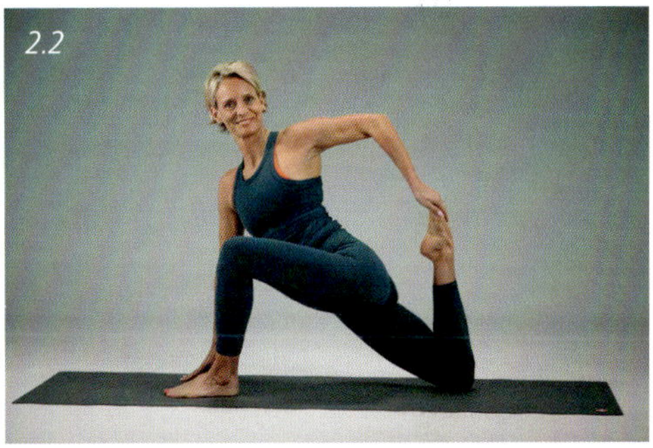

Oberschenkeldehnung im Kandier mit Handfassung

Besonderer Hinweis:

Wichtig ist, dass die Hüfte maximal gestreckt und das Becken aufgerichtet ist.
Das hintere Knie liegt auf den Oberschenkel-Kondylen (vor der Kniescheibe). Ist diese Position aufgrund einer Beweglichkeitseinschränkung nicht möglich, sollte eine der anderen Übungen für diese myofasziale Einheit geübt werden.

Übung 3
Tiefer Läufer

Ausgangsposition
Großer Ausfallschritt
Die Hände stützen am Boden (Kronenhände) und der Oberkörper ist aktiv gestreckt.

Durchführung
Das Becken weit nach unten in die Hüftstreckung schieben und sanft aufrichten.

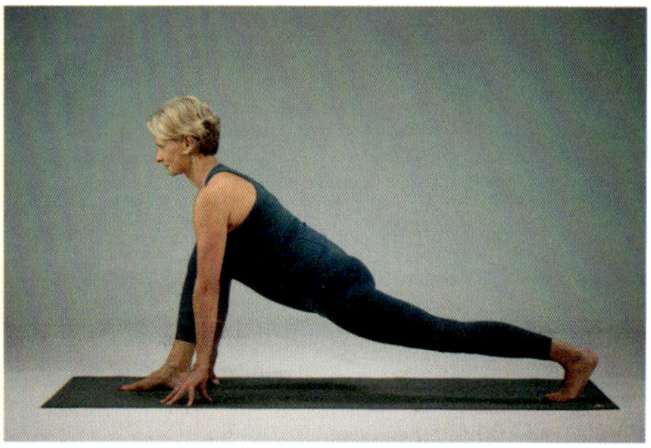

Tiefer Läufer-stretch

Besonderer Hinweis:

Das hinten stehende Bein strecken (Kniebeugung vermeiden).

Durchführungsvarianten

3.1 Tiefer Läufer – Easy stretch
Die Basisübung mit geringer Intensität üben und leichte Winkelveränderungen integrieren.

3.2 Tiefer Läufer – Intensive stretch
Die Hände vom Boden lösen und auf dem vorderen Oberschenkel platzieren.
Die Dehnung intensivieren, indem die Oberkörperrückbeuge die Beckenaufrichtung erleichtert.

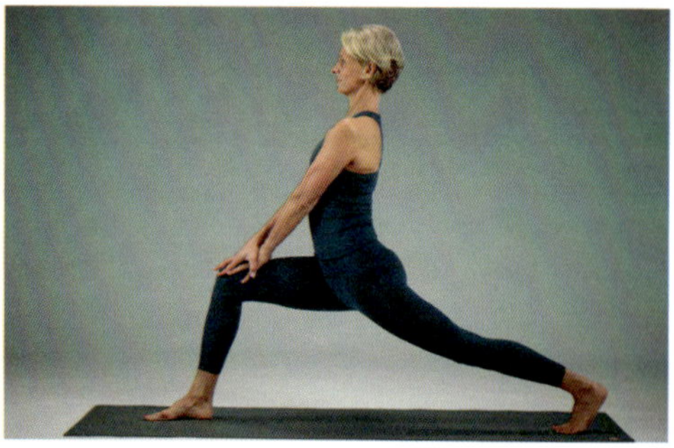

Tiefer Läufer-stretch – intensiv

Übung 4
Tänzer

Ausgangsposition
einbeiniger Stand mit Fußfassung am Fußspann des freien Beins

Durchführung
Den Fußspann aktiv in die Handfläche pressen.
Das Becken aufrichten.
Den Oberkörper aus der Hüfte heraus nach vorne neigen und dabei den Kniewinkel des freien Beins leicht öffnen.

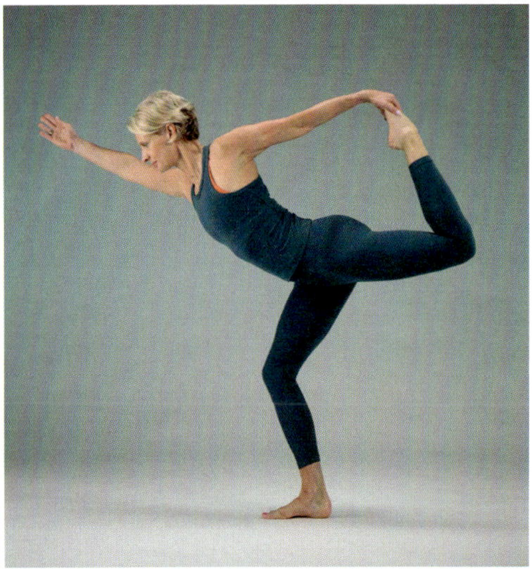

Tänzer

Besonderer Hinweis:

Der Fokus liegt auf der myofaszialen Einheit des Beins, es ist nicht von Bedeutung, wie weit die Rückbeuge des Oberkörpers ist oder wie weit sich der Oberkörper nach vorne neigt.

Übung 5
Schulterbrücke

Ausgangsposition

Rückenlage
Die Füße sind einen Fuß lang entfernt vom Gesäß aufgestellt.
Die Arme liegen seitlich des Körpers.

Durchführung

Das Becken aktiv in Richtung des Himmels heben und sanft aufrichten.

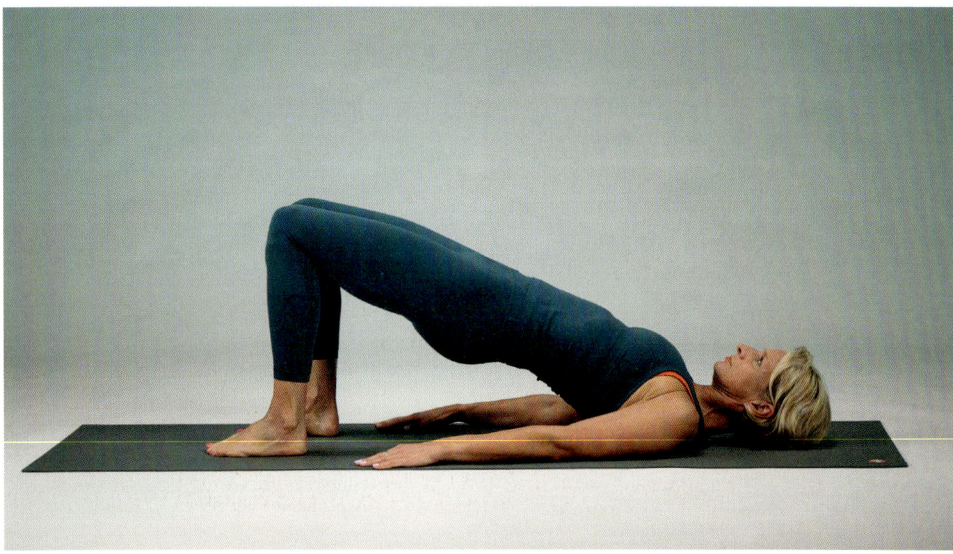

Schulterbrücke

Besonderer Hinweis:

Die Übung ist für nahezu alle Personen als sanfte Dehnung und Kompensation der Hüftbeugung nach langem Sitzen ein Geschenk.

Laterallinien/LL

Obwohl lediglich für den unteren Anteil der Laterallinien eine gute Evidenz nachgewiesen wurde, trainieren wir die Ausbildung und Ausrichtung der kollagenen Strukturen auch beckenübergreifend und integrieren den Oberkörper in die Übungen. Dabei ist eine klare Ausrichtung zur Seite von Bedeutung. Sobald die Schultergürtelachse rotiert, gehen die Trainingsreize in die Spirallinie über. Allerdings stellt das bei Übungsverbindungen eine schöne und sinnvolle Kombination dar.

Übung 1
Stand – Lateralflexion

Ausgangsposition
aufrechter Stand

Durchführung
Den Oberkörper zur Seite neigen und die gedehnte Oberkörperseitenlinie durch einen Arm verlängern.

Besonderer Hinweis:

Der ausgestreckte Arm zieht diagonal nach oben in Richtung Himmel.

Durchführungsvarianten

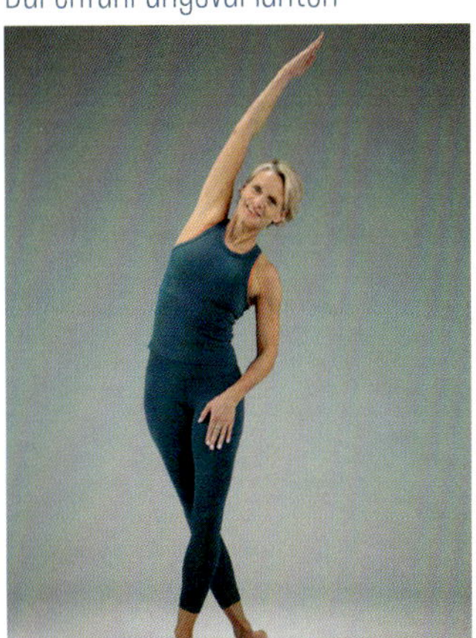

Lateralflexion mit gekreuzten Beinen

1.1 Lateralflexion mit gekreuzten Beinen
Das Bein der gedehnten Körperseite kreuzt hinter das Standbein und verlängert damit die Dehnspannungslinie.
Nach anatomischer Vorgabe der Laterallinie kann es von Vorteil sein, den Fuß dabei auf dem Außenrist zu platzieren.

1.2 Lateralflexion erlebnisorientiert

In der Endposition der Dehnungsübung Lateralflexion rotiert der Oberkörper minimal nach vorne und hinten, um multidirektionale Dehnreize für diese myofasziale Linie zu kreieren.

1.3 Palme im Wind

Aufrechte Grundstellung mit horizontal ausgestreckten Armen. Der Oberkörper neigt sich nach links, während der rechte Arm zum Himmel zieht und die Seitenlinie verlängert. Anschließend die zweite Seite üben.
Einen Bewegungs-Flow entstehen lassen.

Flow – „Palme im Wind"/Rumpfseitneige

Hier geht es zum Video

Übung 2 Lateralzug

Ausgangsposition
Aufrechter Stand mit weiter Fußstellung.
Die Knie sind gebeugt.

Durchführung
Den Oberkörper zur Seite neigen und die gedehnte Oberkörperseitenlinie durch den Zug eines Ellenbogens in Richtung Himmel verlängern.
Der zweite verstärkt die Dehnung durch einen aktiven Zug nach unten.

Besonderer Hinweis:

Die Vorstellung, dass beide Hände mit einem starken Gummi verbunden sind, das auseinandergezogen wird, kann die Dehnspannung erhöhen.

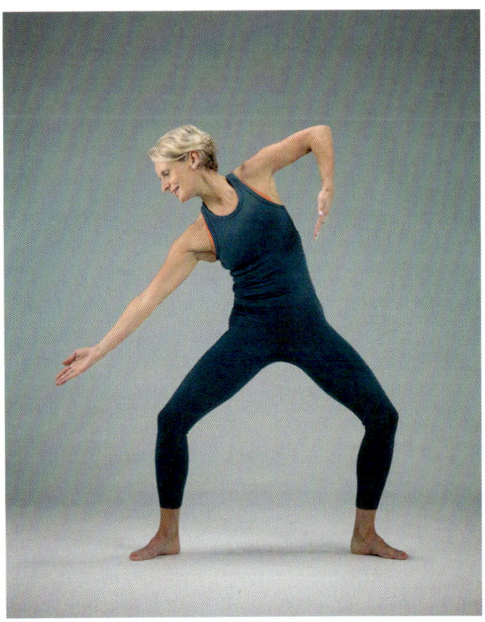

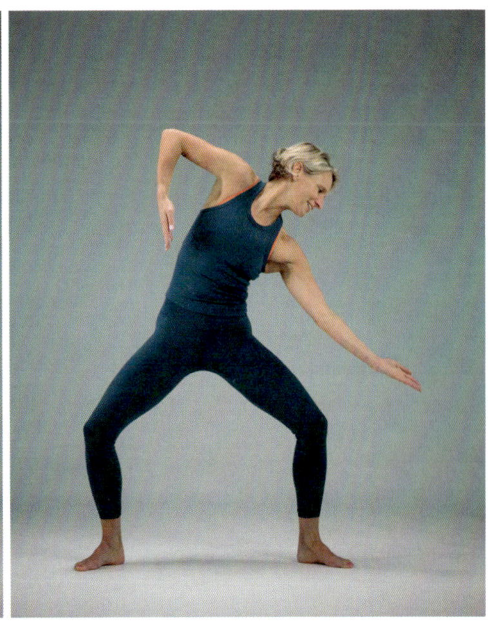

Lateralzug nach rechts und links

Übung 3
Halbmond im Kniestand

Ausgangsposition

seitlicher Kniestand
Ein Knie steht am Boden.
Ein Bein ist lang ausgestreckt.
Der untere Arm stützt am Boden.

Durchführung

Mit dem oberen Arm die Körperlinie verlängern.
Das Becken aktiv zum Himmel schieben und die Seitneige des Oberkörpers verstärken.

Besonderer Hinweis:

Der Fußaußenrist kann in Richtung Boden gezogen werden, erlebnisorientiertes Arbeiten ist möglich.

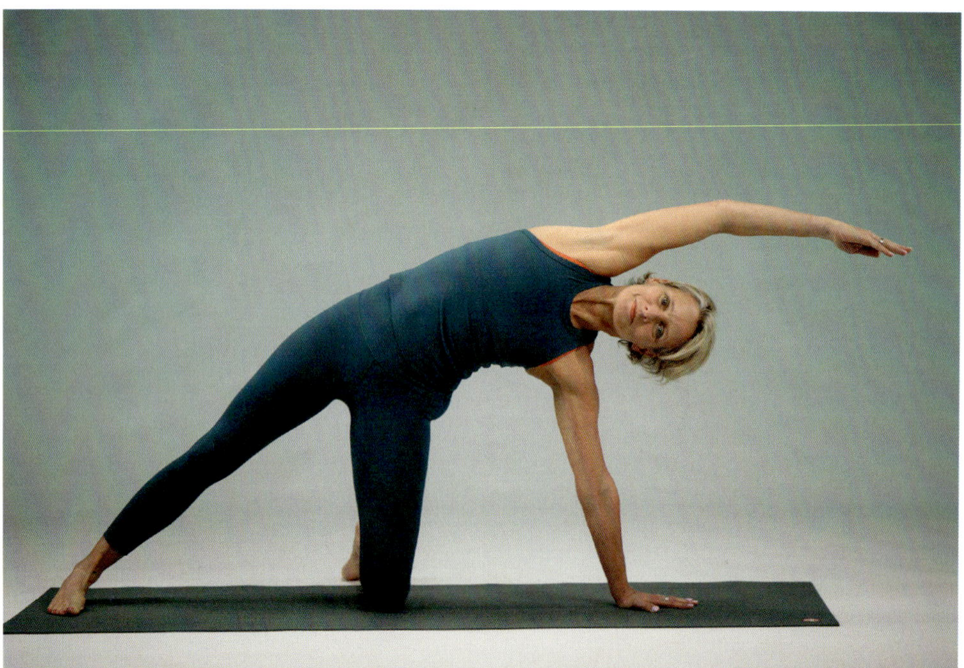

Halbmond im Kniestand

Übung 4
Halbmond am Boden

Ausgangsposition
Rückenlage
Die Beine sind gestreckt.
Die Arme lang über dem Körper ausgestreckt.

Durchführung
Sowohl die Arme wie auch die Beine werden zu einer Seite gezogen, sodass der Körper einen Halbmond bildet.

Besonderer Hinweis:

Die Becken- und Schultergürtelachse am Boden fixieren.

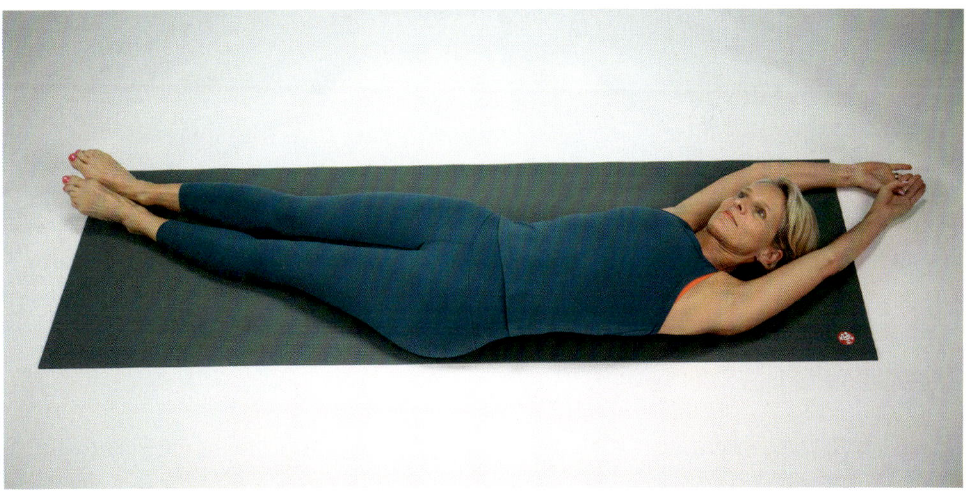

Halbmond am Boden

Übung 5
Halbmond – Bankposition

Ausgangsposition

Bankposition
Gleichseitig ein Bein und einen Arm ausstrecken.
Fuß- und Fingerspitzen berühren den Boden.

Durchführung

Das langgestreckte Bein und der langgestreckte Arm ziehen in die Diagonale, sodass die Körperseite aufgespannt wird.

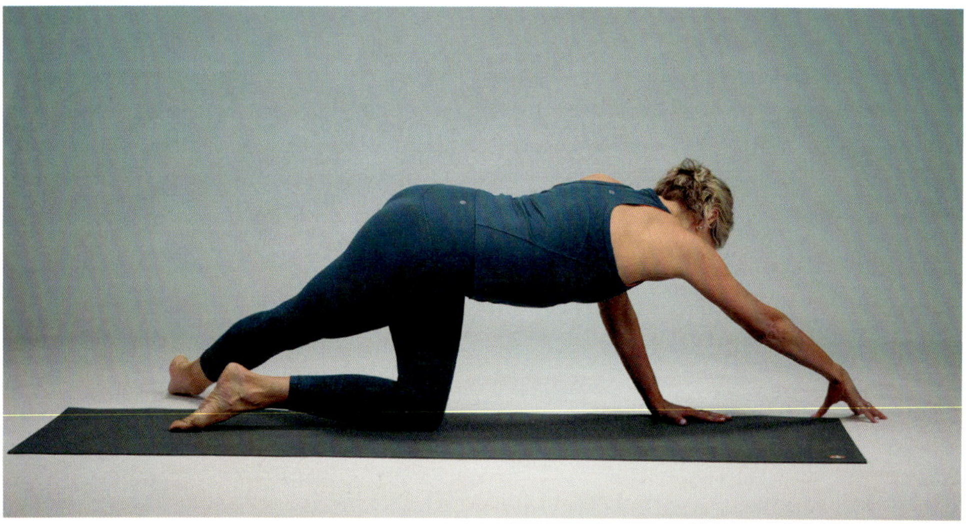

Halbmond in der Bankposition

Spirallinien/SPL

Um die myofaszialen Spirallinien zu trainieren, hilft eine Regel: verschraube die Schultergürtelachse im Verhältnis zur Beckenachse. Stabilisiere beispielweise die Beckenachse (punctum fixum) und bewege die Schultergürtelachse (punctum mobile) oder andersherum. Dabei ist es wichtig zu bedenken, dass die Spirallinien sowohl die Oberkörpervorderseite wie die -rückseite umspannen. Ein gut funktionierender Kräftetransport um den Oberkörper und das Becken ist für die Stabilisierung bis ins hohe Alter von großer Bedeutung.

Übung 1
Drehdehnlagerung (Krokodil)

Ausgangsposition
Rückenlage
Die Arme sind auf Schulterhöhe seitlich lang ausgestreckt.
Ein Bein ist gestreckt, ein Fuß aufgestellt (rechts).

Durchführung
Das Becken leicht anheben und nach rechts versetzen.
Das rechte Knie zur linken Seite ziehen und dabei das Becken zur Rotation einladen (punctum mobile).
Die Schultergürtelachse bildet das punctum fixum und bleibt „satt" am Boden liegen.

Besonderer Hinweis:

Das anfängliche Versetzen des Beckens zur Seite ermöglicht eine achsengerechte Rotation der Wirbelsäule.

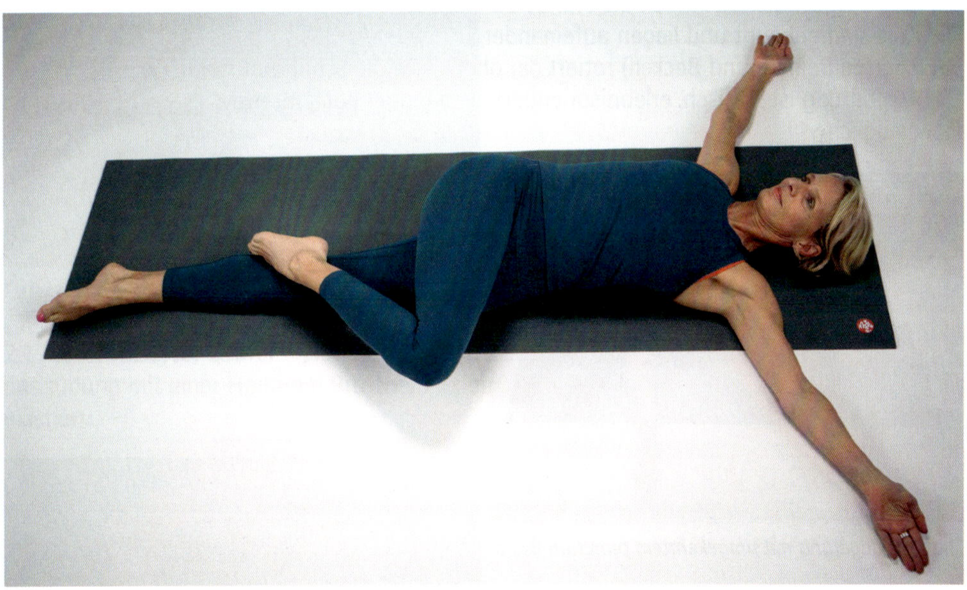

Drehdehnlagerung

Übung 6
Grätschwinkelsitz

Ausgangsposition
Grätschwinkelsitz

Durchführung
Den Oberkörper zur Seite neigen (Lateralflexion).
Eine Hand auf das Schienbein legen.
Den Schultergürtel nach vorne rotieren.
Die zweite Hand an der Außenseite des Oberschenkels fixieren und die Schulter weiter in Richtung des Bodens rotieren.
Seitenwechsel.

Besonderer Hinweis:

Beide Sitzbeinhöcker des Beckens fest am Boden fixieren.

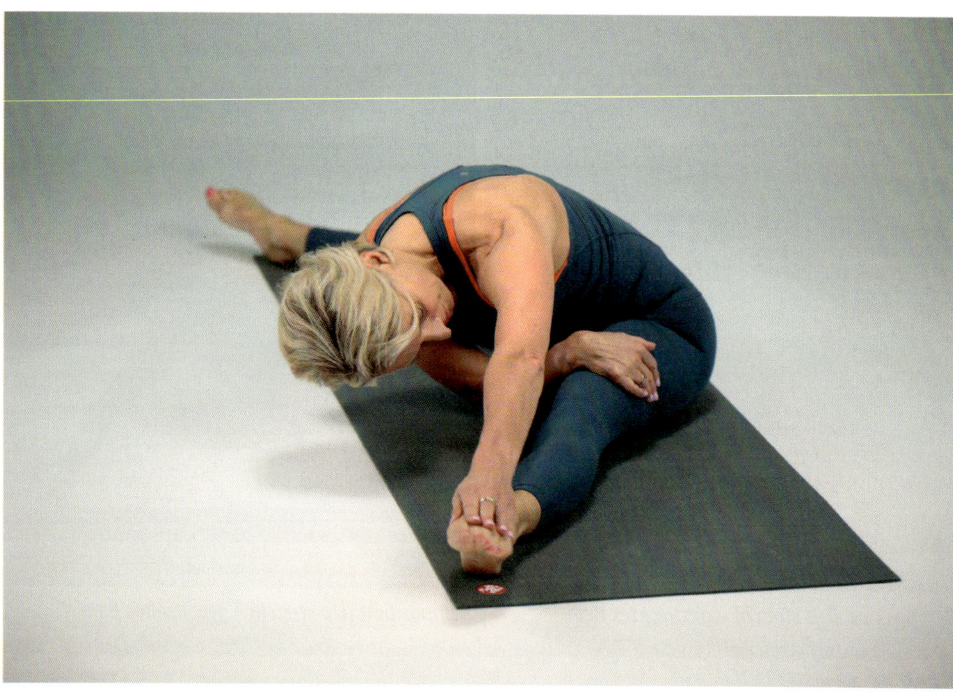

Grätschwinkelsitz mit Rotation

Arm-Rumpf-Linien

Die Arm-Rumpf-Linien wurden bisher in diesem Buch noch nicht behandelt, folgen jedoch den grundsätzlichen Gesetzmäßigkeiten der myofaszialen Bahnen. Sie verbinden den Rumpf mit den oberen Extremitäten (Armen). Die Dehnreize, besonders mit dem Ziel der architektonischen Ausrichtung des kollagenen Netzwerks und des Erhalts des natürlichen ROM sowie der Beweglichkeitssteigerung, sind für die Körperhaltung wichtig.

Übung 1 Rutschhalte

Ausgangsposition
Bankstellung

Durchführung
Die Arme ziehen gestreckt weit nach vorne.
Das Becken bleibt über den Knien fixiert.
Den Schultergürtel/das Brustbein zum Boden senken,
die Stirn darf abgelegt werden.

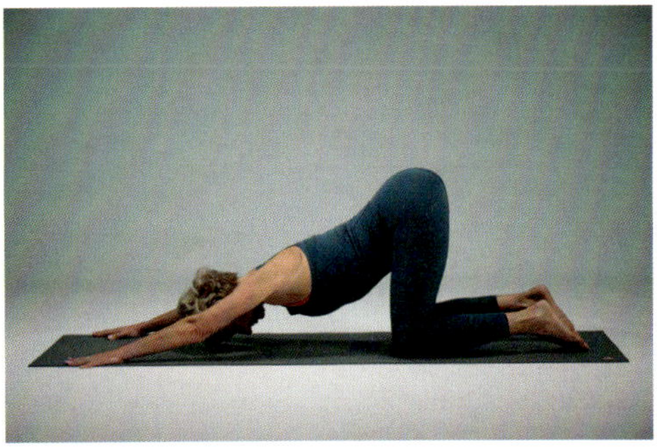
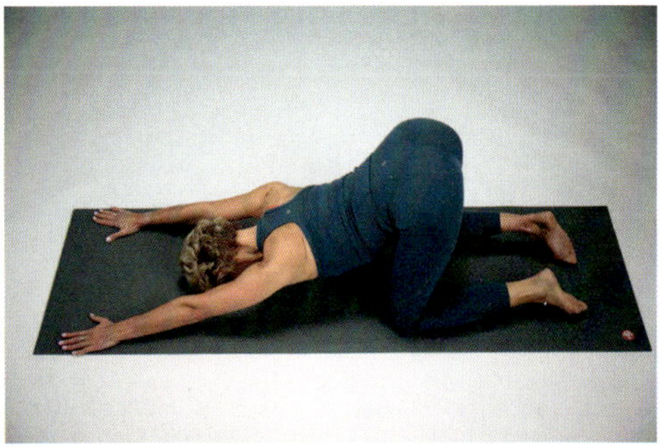

Rutschhalte

Durchführungsvarianten

1.1 Rutschhalte – Easy stretch
wenig intensiv mit regenerativem Charakter

1.2 Rutschhalte – Intensive stretch
intensiv und variantenreich für faserausrichtende Reize

1.3 Rutschhalte – einarmiger Stretch
easy oder intensiv

1.4 Rutschhalte - Variation

Viele Armvarianten sind erwünscht.

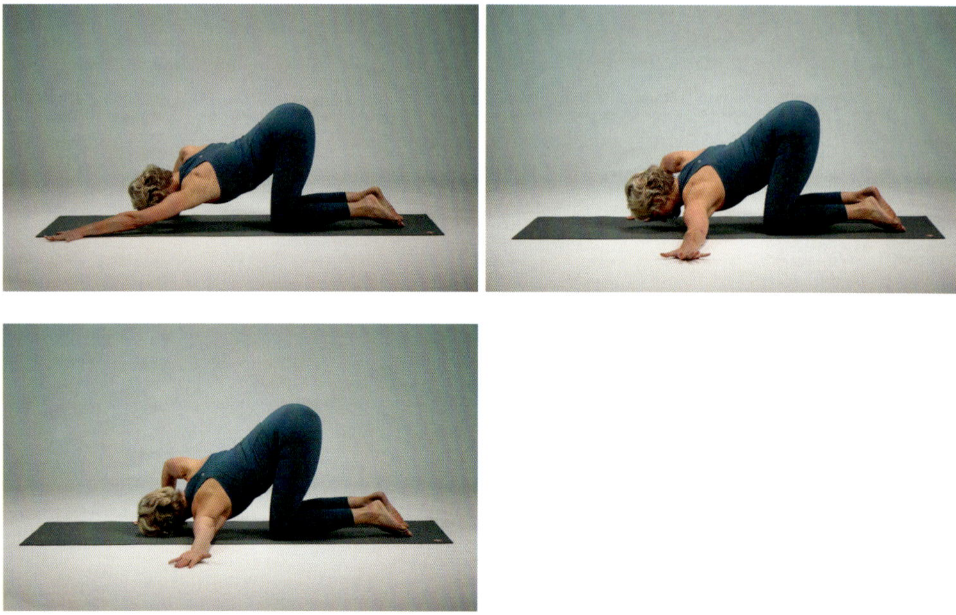

Rutschhalte mit Variation

Übung 2
Siegerposition & Armkreis

Ausgangsposition

aufrechter Stand

Durchführung

Die Arme nach oben in die Diagonale heben.
Stolz und kraftvoll stehen, einem „Sieger" gleich.
Unter Anspannen des Bauches die Arme hinter der Körperlinie aufspannen.

Besonderer Hinweis:

Das Brustbein bildet das punctum fixum (steht stabil). Eine Überstreckung der Brustwirbelsäule ist zu vermeiden.

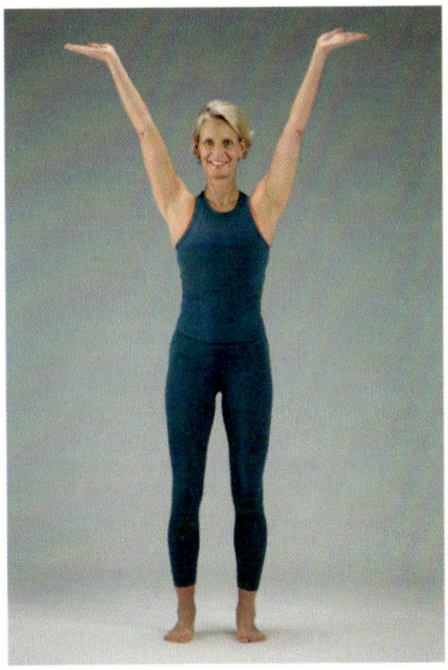

Gegenbewegung zur Beugehaltung
Siegerposition als Einstieg zum Armkreis.

2.1 Armkeis

Die Hände in der gehobenen Position flektieren (gespreizte Fingerspitzen) und in Richtung des Bodens ziehen. Den Oberkörper gesteckt leicht nach vorne neigen (10° Inklination). Die Arme ziehen, unter Beibehalten der Zugspannung, einen großen Halbkreis hinter der Körperachse nach unten bis zum Becken.

> Gegenbewegung zur Beugehaltung – GbzBh

Hier geht es zum Video

Durchführungsvariante

2.2 Einarmige Gegenbewegung zur Beugehaltung

Die Basisübung mit einem Arm ausführen; die Schultergürtelachse bleibt frontal ausgerichtet.

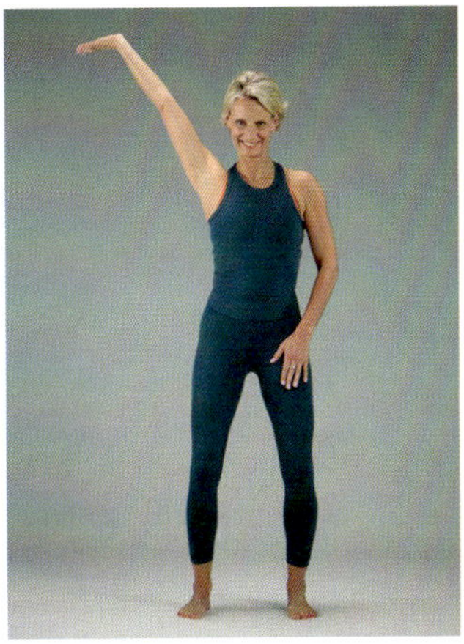

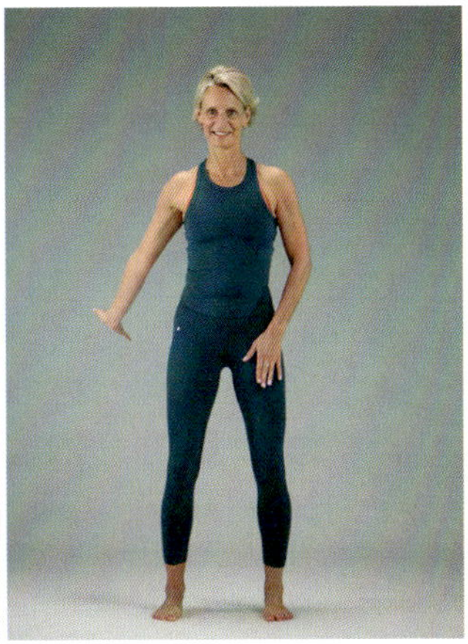

Einarmige Gegenbewegung zur Beugehaltung

Übung 3
Brustwirbelsäulen-Flexion

Ausgangsposition
aufrechter Stand

Durchführung
Die Hände verschränken und auf Schulterhöhe nach vorne ziehen.
Die Brustwirbelsäule rundet sich und die Schulterblätter ziehen weit von der Wirbelsäule weg.

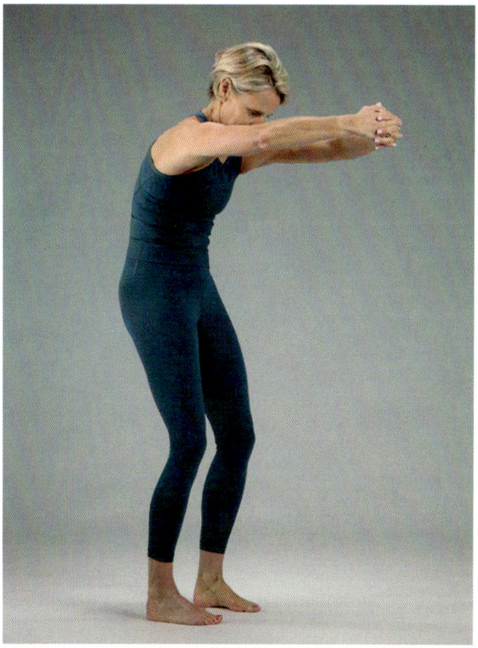

Brustwirbelsäulen-Flexion

Fascial Stretch Flows

Fascial Flow ist ein stetiger Begleiter von Fascial Stretch, da sowohl die regenerierenden Reize als auch die beweglichkeitssteigernden Reize in Abhängigkeit von der Hydration des Gewebes stehen. Für ein Training Fascial Stretch bietet sich das Trainieren im Flow-System an. Zwei Beispiele sind hier via QR-Code hinterlegt:

Beispiel für einen Stretch-Flow für die Flexion und Extension der Wirbelsäule und intensive Dehnungswirkung auf die ORL

Hier geht es zum Video

Beispiel für einen Stretch-Flow für die Rotation der Wirbelsäule, Streckung der Hüfte sowie Öffnung des Brustkorbes

Hier geht es zum Video

Fascial Elasticity

Trainingsprinzipien – Fascial Elasticity

Erinnern wir uns: Fascial Elasticity beruht auf der Fähigkeit des Körpers, elektrische Energie aufzubauen und diese in mechanische Bewegungsenergie zu wandeln (piezoelektrische Eigenschaften). Elastische Fähigkeiten stehen in direkter Abhängigkeit von dem Anteil und der Qualität der Grundsubstanz (Gewebswasser) und der Qualität bzw. dem Aufbau der Tripelhelix der Kollagenfaser. Ein ausreichend hydriertes Gewebe ist elastisch. Deswegen sollten einem elastischen Training immer Hydrationstechniken aus der Trainingssäule Fascial Flow vorausgehen. Da die Trainingssäule Fascial Stretch sowohl auf die Kollagenausrichtung wie auch auf deren Synthese Einfluss nimmt, ist es durchaus sinnvoll, den Übungen des Übungskatalogs Fascial Stretch elastische Trainingsreize hinzuzufügen. So kann im Endpunkt einer Übung rhythmisch, oszillierend gefedert oder bei dynamischen Übungen im Endpunkt ein kleiner Katapult-Effekt integriert werden. Die Trainingssäulen bedingen einander. „Faszien in Bewegung" ist ein holistisches Trainingssystem. Die Säulen dürfen und sollen sich ergänzen.

Im Überblick kann elastisches Training:

- oszillierend und rhythmisch innerhalb der Dehnspannung sein,
- es können gehaltene Dehnspannungen sein, bei denen explosiv die aufgebaute Energie freigesetzt wird,
- es können dynamische Dehnungen sein, bei denen der jeweilige Umkehrpunkt zum Energieaufbau genutzt wird und wie ein Katapult die Gegenbewegung beschleunigt und
- auch intensives Schwingen oder Federn im Endpunkt einer Bewegung baut elastische Kräfte auf.

Übungs-Pool Fascial Elasticity

Für das Trainingsprinzip Fascial Elasticity gilt einmal mehr der Grundsatz:

Use it, or loose it!

Im Kindesalter springen, federn und hüpfen wir. Es macht Spaß. Es schenkt uns Energie. In der Schule und spätestens in der Arbeitswelt hat das Springen und Hüpfen keinen großen Stellenwert mehr oder ist sogar verboten („Bitte in den Schulfluren nicht laufen"). Unser Körper baut systematisch seine elastischen Fähigkeiten ab.

Um weiterhin ein elastisches Gewebe zu besitzen, ein jugendliches Erscheinungsbild, einen jugendlich, federnden Gang, um weiterhin das fasziale System als Energieressource zu nutzen, sollten wir unser Gewebe regelmäßig elastisch trainieren.

Viele Ideen zur Schulung der Elastizität folgen auf den nächsten Seiten zur Trainingssäule Fascial Elasticity.

Der Übungskatalog Fascial Elasticity ist nach Körperregionen gegliedert. Für alle Übungen gilt: Die elektrische Ladung wird aktiv und willkürlich aufgebaut, die elastische Reaktion, ob klein und pulsierend oder groß und explosiv, erfolgt zu einem großen Teil passiv, wie von selbst. Die Muskeln haben lediglich unterstützenden Auftrag.

Fuß & Wade

Übung 1
Toe tap

Ausgangsposition
aufrechter Stand

Durchführung
Der Ballen eines Fußes tippt alternierend oder mehrfach wiederholend vor dem Körper auf.

Besonderer Hinweis:

Es muss Körpergewicht auf den tippenden Fuß verlagert werden, das Quergewölbe (Querverbindung Großzehballen und Kleinzehballen) nimmt die Belastung auf, die Ferse schwebt, die elastische Rückfederung erfolgt aus der gesamten Plantarfaszie.

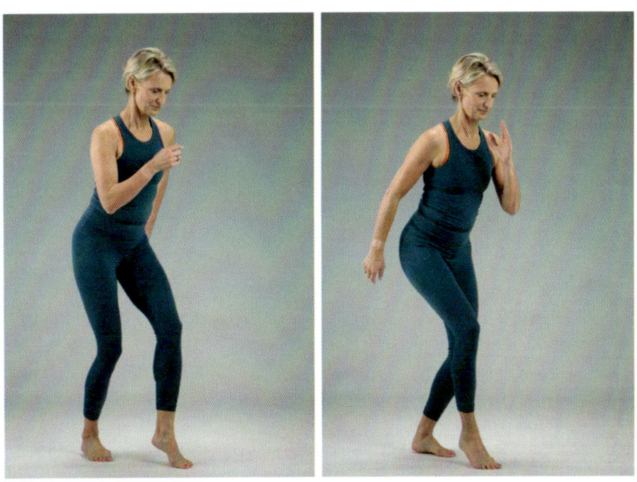

Elastischer Toe tap

elastischer Toe tap – Spannungsaufbau in der Plantarfaszie mit Rückfederung

Hier geht es zum Video

Übung 2
Federn & Hüpfen

Ausgangsposition
aufrechter Stand

Durchführung
Auf dem Vorfuß federn (ohne Flugphase).
Kleine Sprünge auf dem Vorfuß (mit Flugphase) durchführen.

Besonderer Hinweis:

Bei beiden Varianten schwebt die Ferse. Die elastische Rückfederung erfolgt aus der gesamten Plantarfaszie.

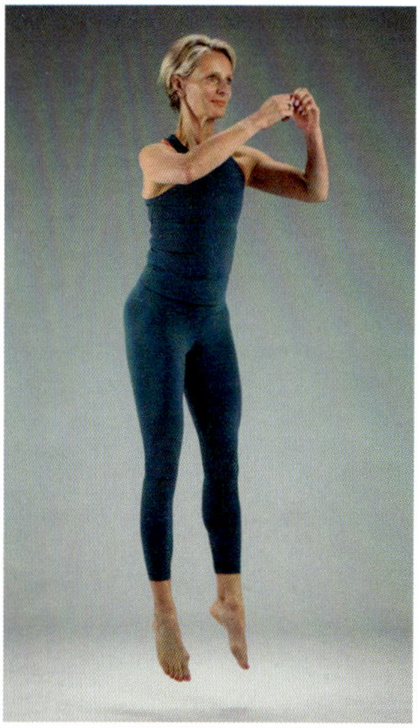

Springen, Federn, Hüpfen

vom Federn zum Hüpfen zum Springen – Elastizität benötigt Trainingsprogression

Hier geht es zum Video

Übung 3
Step touch bis Skater jump

Ausgangsposition
Step touch

Durchführungsvarianten
Leichtes Nachfedern in den Umkehrpunkten der Bewegung.
Leichtes Hüpfen in den Umkehrpunkten der Bewegung (Pony).
Die vorherige Übung intensivieren.
Skater jump – Absprung und einbeiniges landen.

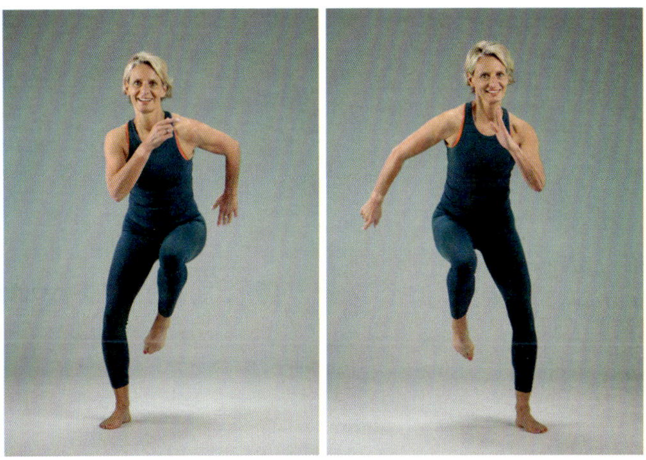

Skater jump

Der Step touch kann auch nach vorne ausgeführt werden (Step touch front). Wenn hinten das Bouncen reduziert wird, kann es vorne intensiviert werden (Einsprung – Aussprung). Siehe Video.

Besonderer Hinweis:

Die Landephase erfolgt im Vorfuß, sodass die Plantarfaszie elastisch reagieren kann.

vom Step touch bis zum Skater jump

Hier geht es zum Video

Übung 4
Bounce bis Repeater

Ausgangsposition
Ausfallschritt
Die Belastung ist vermehrt auf dem vorderen Bein.
Hintere Beinbelastung auf dem Vorfuß, die Ferse ist frei.

Durchführungsvarianten
Der hintere Fuß bounced (federt).
Der hintere Fuß bounced 3 Mal, dann erfolgt ein Abdruck und ein Knee raise.
Das hintere Knie zieht wiederholt nach vorne (Repeater).

Besonderer Hinweis:

Immer mit Vorspannung aus der Plantarfaszie üben.

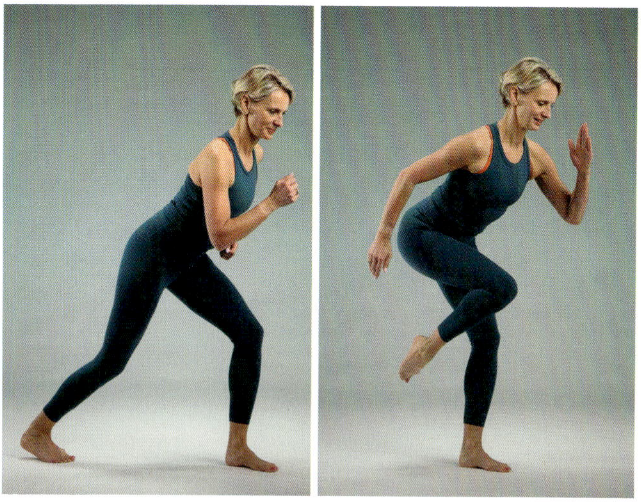

Reapeater mit Vorspannung aus der Plantarfaszie

vom Bouncen bis zum Repeater

Hier geht es zum Video

Übung 5
Bank mit gestrecktem Bein

Ausgangsposition
Bankposition
Ein Bein lang austrecken und den Vorfuß am Boden platzieren.

Durchführungsvarianten
Die Ferse des ausgestreckten Beins federt in Richtung Boden.

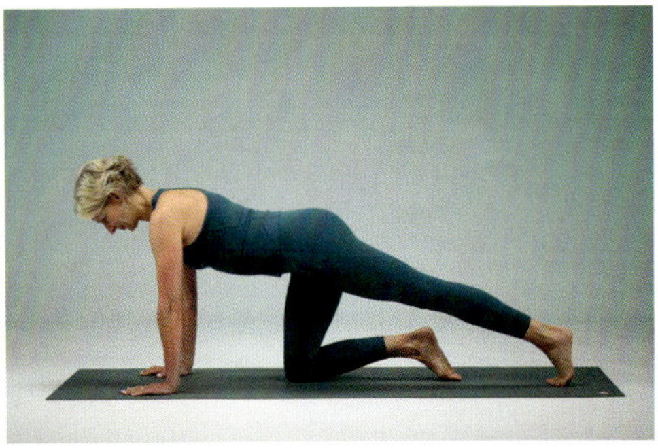
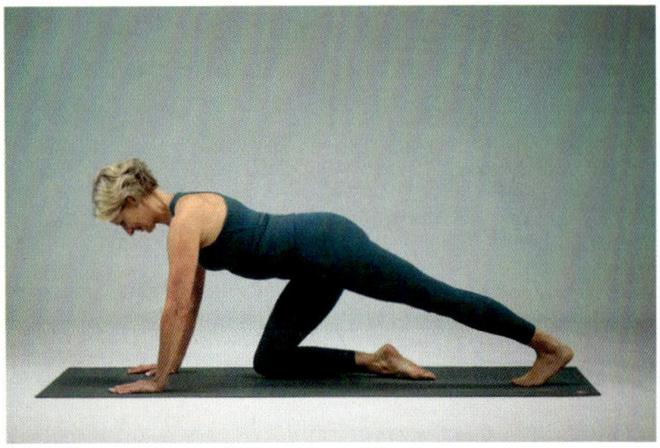

Elastischer Fersenschub

Fersenbounce – Elastizitätstraining für den Plantarfaszien-, Fersen-, Achillessehnen-, Wadenübergang

Hier geht es zum Video

Übung 6
Jump der hohen Bank

Ausgangsposition

Die Knie sind in der Bankposition vom Boden gelöst und das Becken ist in Richtung Himmel geschoben.

Durchführungsvarianten

Federn auf dem Vorfuß.
Kleine Jumps üben.
Große Jumps üben.

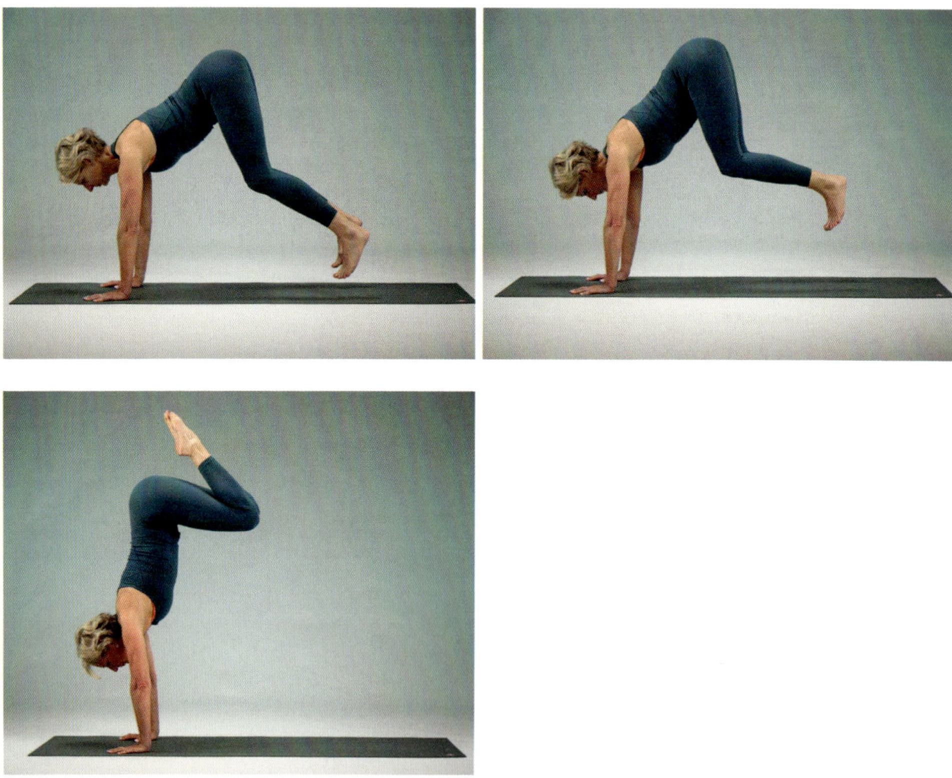

Jump aus der hohen Bank mit Trainingsprogression

Bankposition mit schwebenden Knien – jump

Hier geht es zum Video

Beine & Becken

Übung 1
Countermovement jump

Ausgangsposition
aufrechter Stand

Durchführung
Zügige Rumpfkniebeuge (Squat) durchführen – „elastisch aufladen".
Explosiv aufrichten – Strecksprung.

Besonderer Hinweis:

Der Countermovement jump wird häufig als Gegenbewegungs-Sprungtest zur Vergleichsmessung der Sprungkraft im Sport genutzt. Energetisch gesehen wird mit der Gegenbewegung ein elektrisches Potenzial aufgebaut, das in der direkten Anschlussbewegung genutzt wird (Vorspannung).

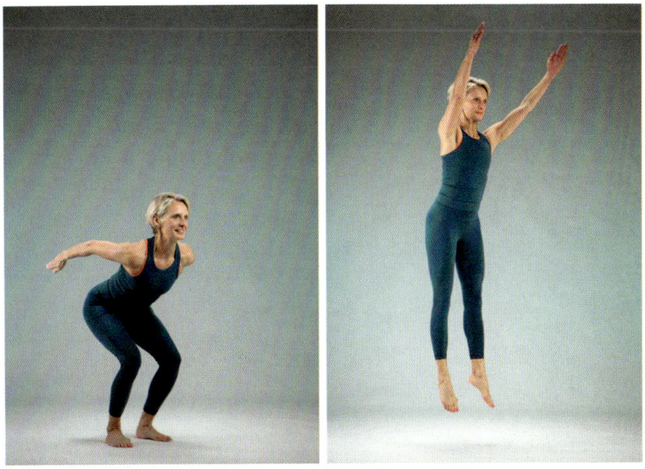

Countermovement jump

Countermovement jump

Hier geht es
zum Video

Übung 2
Squat jump

Ausgangsposition
aufrechter Stand

Durchführung
Aus der gehaltenen Rumpfkniebeuge (Squat) einen Strecksprung ausführen.

Besonderer Hinweis:

Der Countermovement jump und der Squat jump sind beides Übungen zur Vergleichsmessung der Sprungkraft im Sport. Beim Squat jump wird die entstehende Kompressionsenergie durch die längere Haltephase verzögert genutzt.

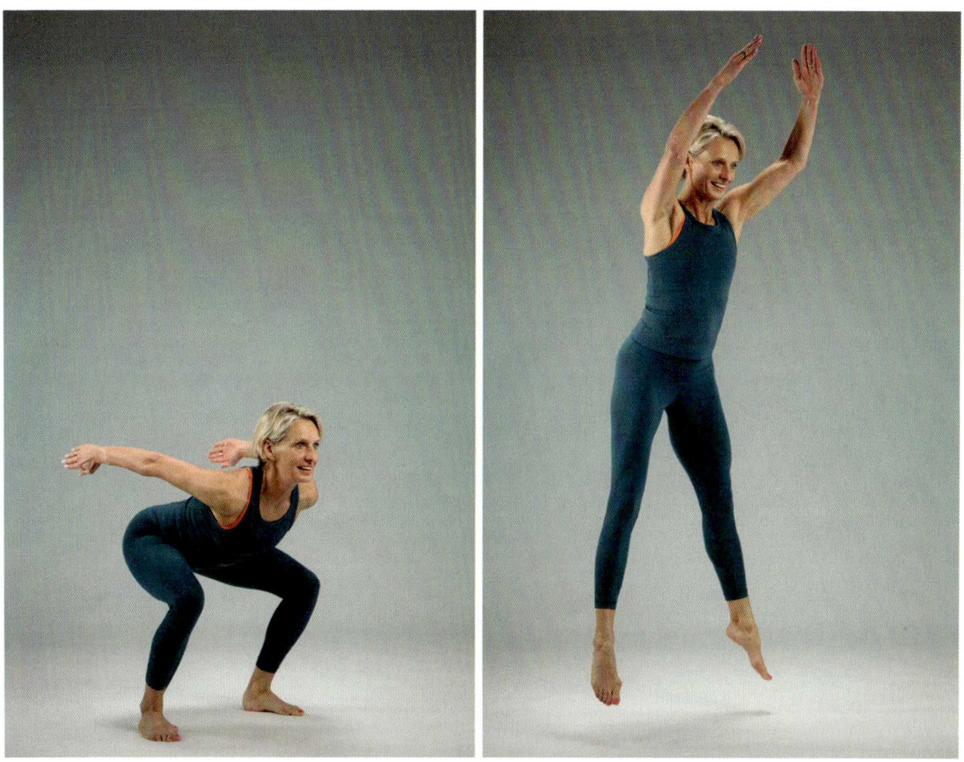

Squat jump

Übung 3
Open squat – bounce

Ausgangsposition

3.1. Breite Grundstellung (frontal)
3.2 Split squat

Durchführungsvarianten

3.1 Tiefer Open squat – 3 x unten federn – dann explosiv aufrichten.
3.2 Im Split squat unten mit Vorschub der Hüfte federn.

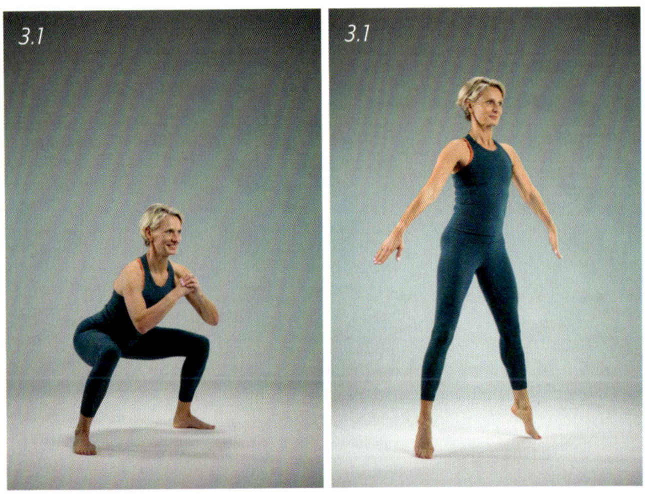

Open squat – bounce

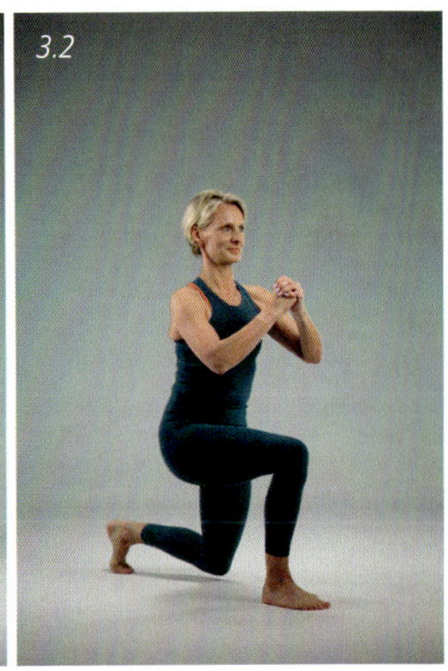

Elastischer Split squat

Besonderer Hinweis:

„Aufladen" durch endgradig rhythmisches Federn.

energetisches Aufladen der Beinfaszien mit anschließendem explosiven Energietransport in Richtung Hüfte

Hier geht es zum Video

Übung 4 Beinpendel

Ausgangsposition (div.)

4.1 Aufrechter Stand
einbeinig, zweiter Fuß tippt unbelastet neben dem Standbein

4.2 Berg
einbeinig, zweiter Fuß tippt unbelastet neben dem Standbein

4.3 Rückenlage

Durchführungsvarianten

4.1
Das belastungsfreie Bein pendelt vor und zurück.
Der elastische Impuls wird in der Umkehrbewegung des Rückschwungs im Gewebe der Becken-Hüftregion gesucht.
Das Pendelbein wird als Bein der Vorschwungbewegung gestreckt.
Der elastische Impuls wird in der Umkehrbewegung des Vorschwungs im Gewebe der Beinrückseite gesucht.

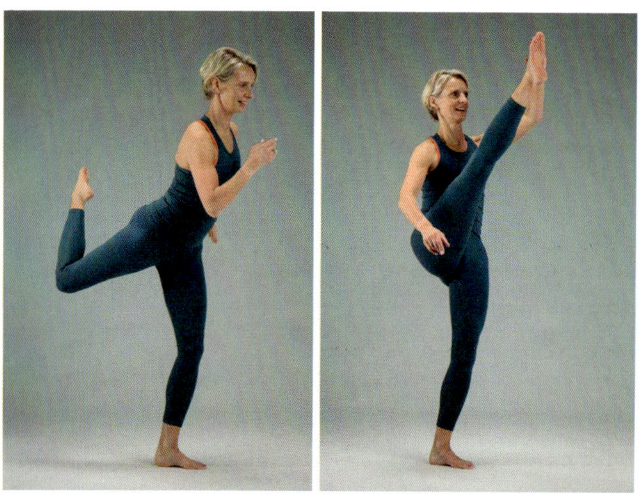

Beinpendel

Beinpendel mit Varianten für die vordere und hintere myofasziale Kette

Hier geht es zum Video

4.2
Das belastungsfreie Bein pendelt in der Bergposition schwungvoll hoch und wieder zurück. Eine Bewegungserweiterung durch einen Ganzkörpereinsatz (Berg – Plank) ist möglich.

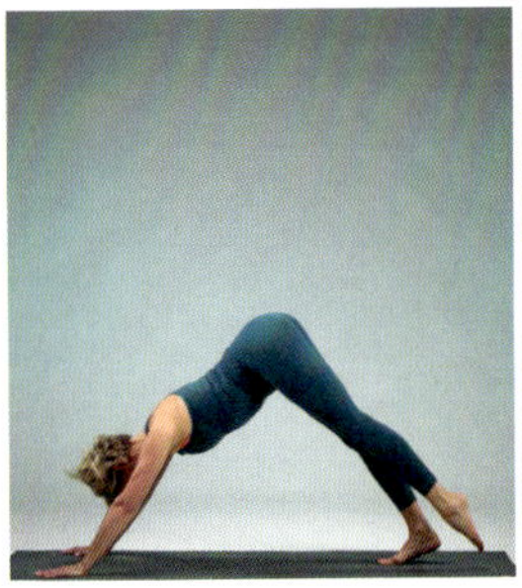
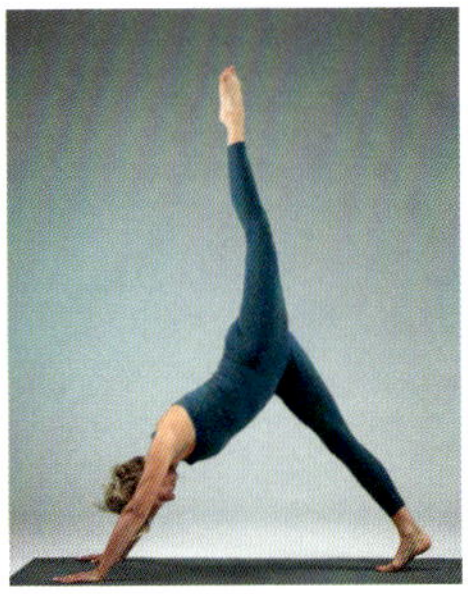

Beinpendel in der Bergposition

Varianten des Beinpendels in der Position des Berges

Hier geht es zum Video

4.3
Aus der Rückenlage pendelt ein Bein schwungvoll hoch und wieder zurück. Der Fuß des zweiten Beins ist aufgestellt.In der Endposition (Leg stretch) kann zusätzlich gehalten und rhythmisch pulsierend gearbeitet werden.

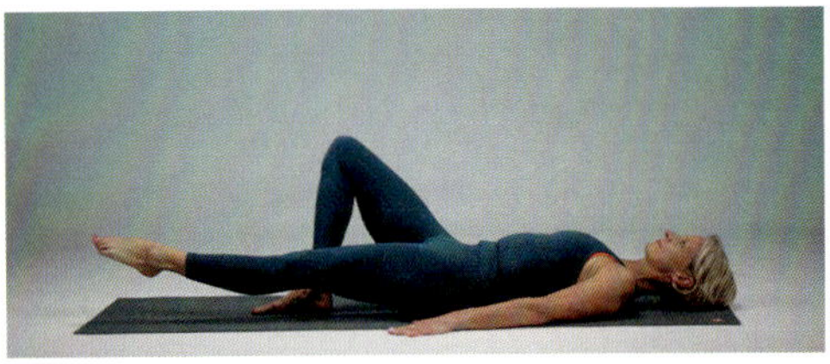
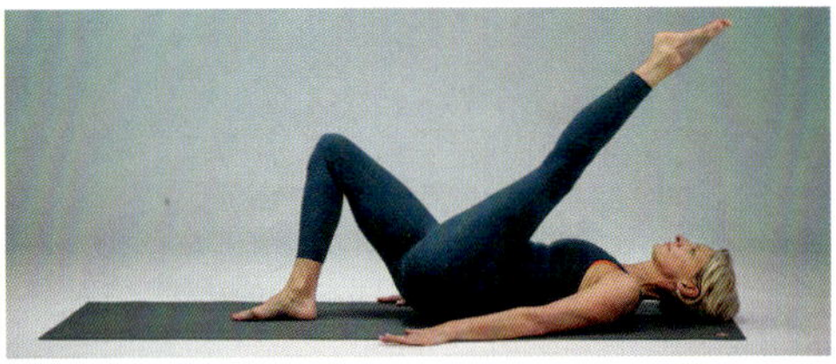

Beinpendel in Rückenlage

Besonderer Hinweis:

Das schwungvolle dynamische Arbeiten benötigt eine gute Körperkontrolle. Besonders die Körpermitte muss gut stabilisiert sein, damit keine schädigenden Reize durch hohe, wiederkehrende Kräfte wirken.

Beinpendel in der Rückenlage

Hier geht es zum Video

Übung 5
Kick

Ausgangsposition

aufrechter einbeiniger Stand
Der zweite Fuß tippt unbelastet neben dem Standbein.

Durchführungsvarianten

Kick front – elastischer Impuls in der Umkehrbewegung vorne, nahe der Kniestreckung.
Kick side – elastischer Impuls in der Umkehrbewegung seitlich, nahe der Kniestreckung.
Kick back – elastischer Impuls in der Umkehrbewegung hinten, nahe der Kniestreckung.

Besonderer Hinweis:

Für das Elastizitätstraining ist es von Bedeutung, dass mit dem freien Bein bis zur „fast"-Streckung dynamisch geübt wird. Die kniegelenksumspielenden faszialen Einheiten sollen den elastischen Impuls erfahren und energetisch zurückfedern. Bei allen Kicks im Kampfsport ist die elastische Kompetenz der Beinfaszien von großer Wichtigkeit, um Geschwindigkeit in der Rückzugbewegung aufzubauen.

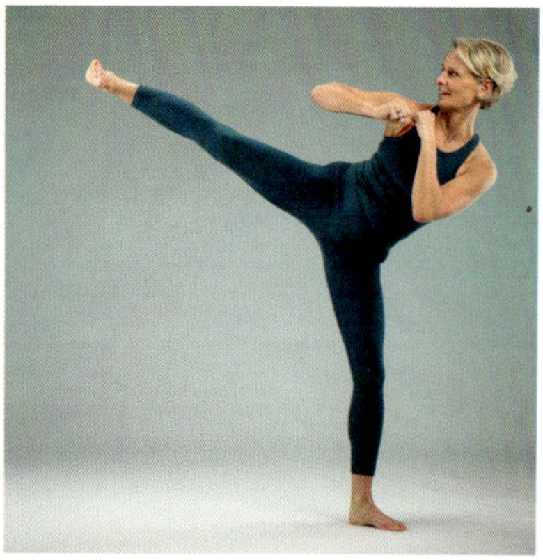

Kick side

Kicks in Variation mit elastischer Rückfederung

Hier geht es zum Video

Übung 4
Adduktoren

Ausgangsposition
Rückenlage
Beine senkrecht zum Himmel strecken.

Durchführung
Die Beine in eine Grätschposition öffnen und im Endpunkt der Bewegung elastisch federn.

Besonderer Hinweis:

Die Beckenposition darf bei der Übung variieren, um unterschiedliche myofasziale Einheiten elastisch zu trainieren.

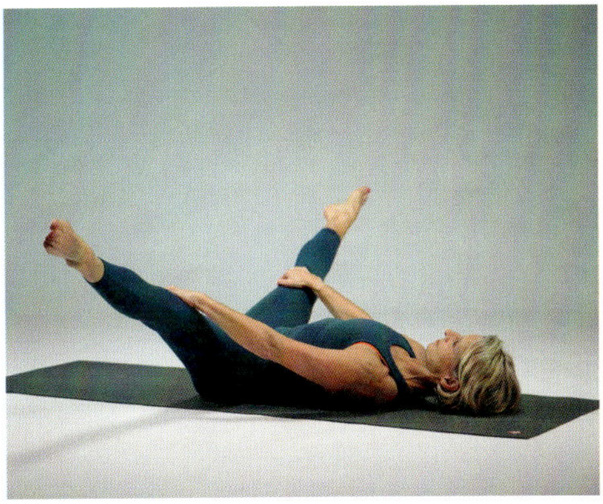

Federungen in der Grätschposition in Rückenlage

Rumpf

Übung 1
Wasserfall

Ausgangsposition
Rumpfvorneige bei gebeugten Beinen

Durchführungsvarianten

1.1
Die Hände greifen das gegenüberliegende Ellenbogengelenk. Der Oberkörper pulsiert im tiefen Endpunkt der Übung.
Das „Einfedern" nach unten erfolgt intensiver, sodass auch die reaktive Bewegung nach oben an Bewegungsumfang zunimmt.
Das Einfedern so weit intensivieren, dass die reaktive Bewegung bis zum Stand führt.

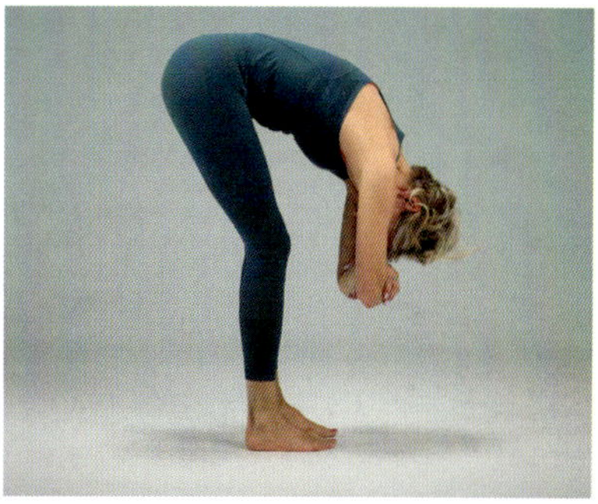

Federungen im Wasserfall

1.2
Aus der aufrechten Grundstellung den Oberkörper neigen (Brustwirbelsäule), sanft Einfedern und zum aufrechten Stand zurückkehren.
Die Bewegung intensivieren und den Bewegungsumfang steigern.

Besonderer Hinweis:

Es ist von Bedeutung, die verschiedenen Flexionswinkel der Wirbelsäule zu üben, um die elastischen Eigenschaften im gesamten Verlauf der Wirbelsäule zu trainieren. Auf Höhe der Lendenwirbelsäule (lumbal) besitzen wir die größten faszialen Anteile, deswegen sind die elastischen Rückstellkräfte in dieser Region am größten.

elastisches Rückfedern der Rückenfaszien (auch TLF) mit verschiedenen Intensitäten und Schwerpunkten

Hier geht es zum Video

Übung 2 Seitneige

Ausgangsposition (vgl. Ü1 Fascial Stretch/LL – myofasziale Laterallinie)
aufrechter Stand

Durchführung
Lateralflexion (Seitneige)
Der Arm der aufgespannten Körperseite verlängert die Seitenlinie.
Ggf. ist ein Bein rückzukreuzen.
Im Endpunkt der Bewegung federn.

Besonderer Hinweis:

Das Kreuzen des Beins fixiert das Becken und verlängert die Spannungslinie. Kleine Bewegungsvariationen integrieren.

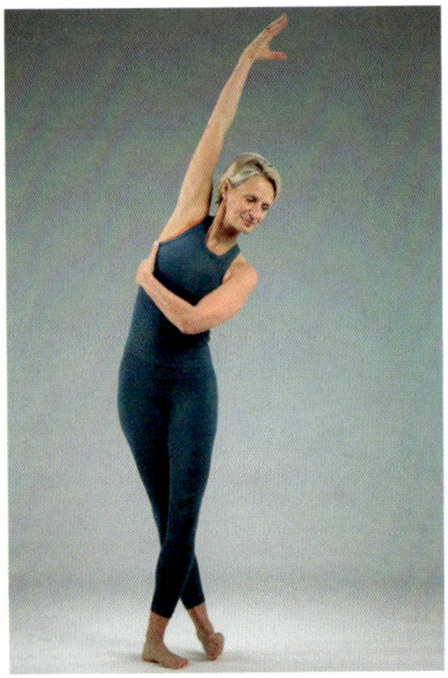

Federungen in der Seitneige

Übung 3
Halbmond im Kniestand

Ausgangsposition (vgl. Ü2 Fascial Stretch/LL – myofasziale Laterallinie)
seitlicher Kniestand
Ein Knie stützt am Boden.
Ein Bein ist lang ausgestreckt.
Der untere Arm stützt am Boden.

Durchführung
Mit dem oberen Arm in Körperlinie verlängern.
Im Endpunkt der Bewegung federn.

Besonderer Hinweis:

Erlebnisorientiertes Arbeiten ist möglich.

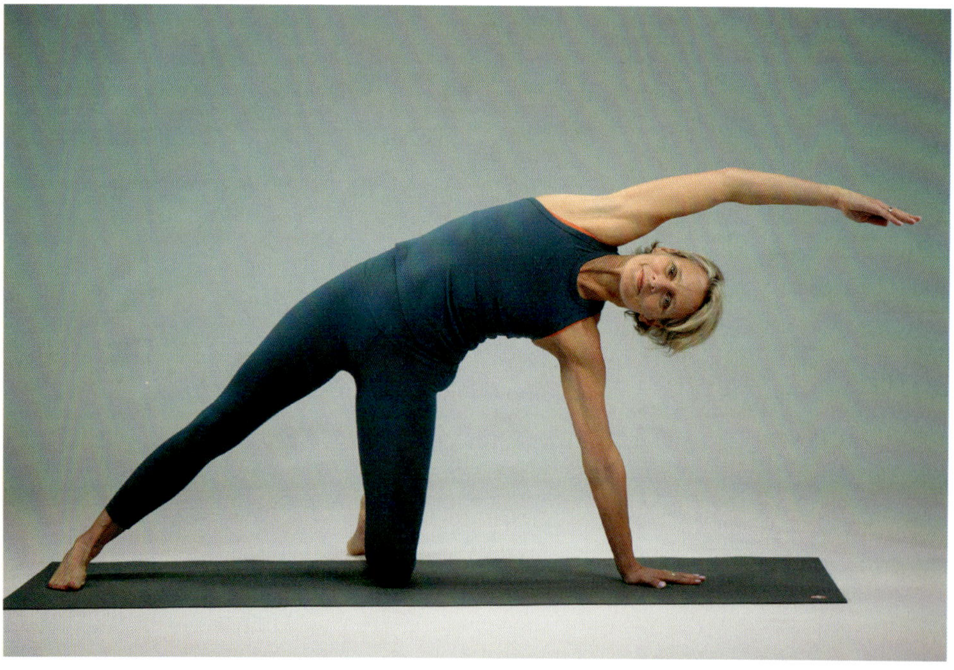

Federungen im knieenden Halbmond

Übung 4
Pfeil & Bogen

Ausgangsposition
aufrechter Stand

Durchführung
Als wollte man einen Pfeil im Bogen aufspannen: Man zieht ein Ellenbogengelenk auf Schulterhöhe nach hinten, während der zweite Arm gestreckt weit vorzieht.
Im Endpunkt der Bewegung federn.
Seitenwechsel.

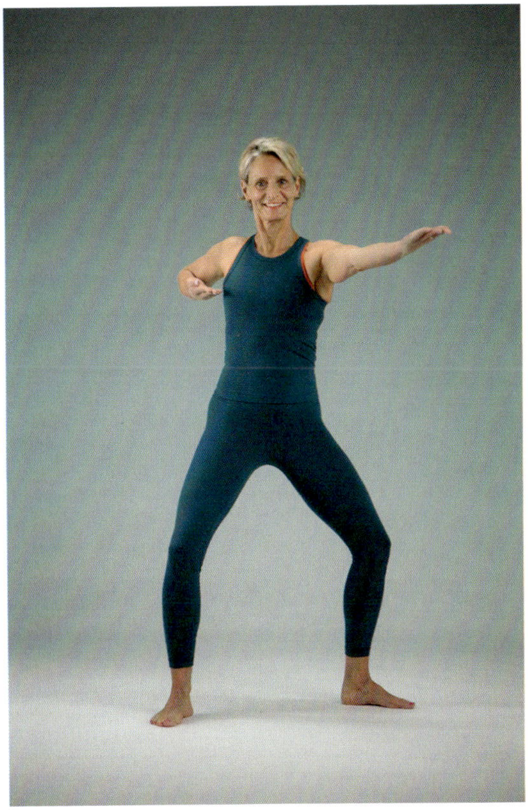

Federungen in den Endpunkten der Übung „Pfeil & Bogen"

Pfleil & Bogen-Bewegung mit elastischen Komponenten im Endpunkt der Bewegung

Hier geht es zum Video

Übung 5
Loaded beast

Ausgangsposition
Bergposition

Durchführung
Aus der Bergposition heraus die Knie beugen, das Gesäß senken und nach hinten verlagern. Den Rücken runden und die Rückenfaszie „aufladen".
Die Arme sind im Endpunkt gestreckt.
Im Endpunkt, der Position der höchsten Spannung, die Bewegung explosiv nach vorne auflösen und den Körper in die Planke strecken.

Besonderer Hinweis:

Die Übung ist auch aus der schwebenden Katze/Bank möglich.
Von Bedeutung ist die Intensität des „Aufladens" und das schnelle Auflösen der Spannung.

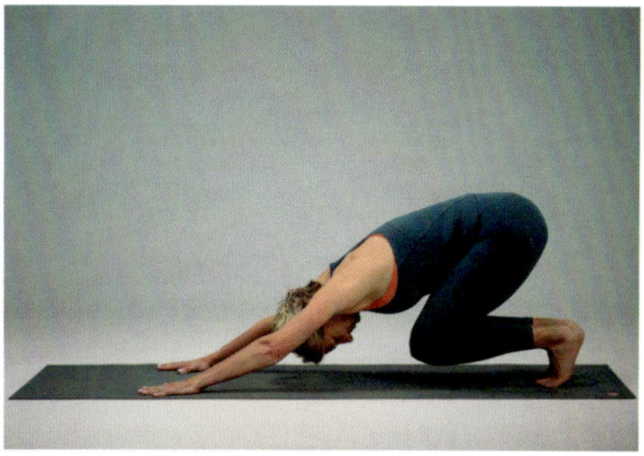

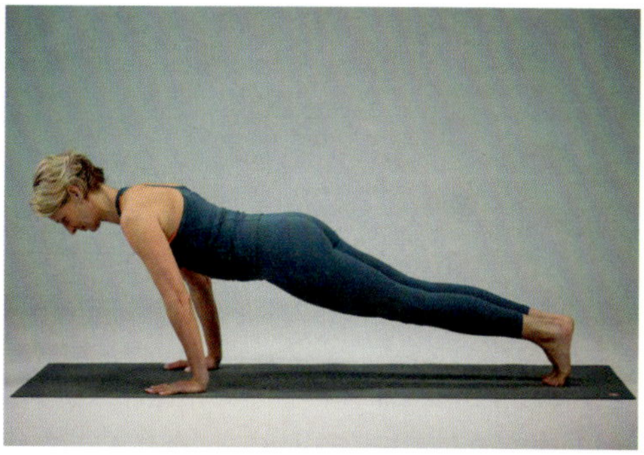

Loaded beast

Loaded beast – Aufspannen der Rückenfaszie (energetisches Aufladen) und Nutzung der Energie für den explosiven Vorschub zur Planke

Hier geht es zum Video

Übung 6
Elastischer Crunch

Ausgangsposition

sitzend

Die Beine sind angewinkelt, die Füße aufgestellt und ein Redondo® Ball (ø 26 cm) im Rücken platziert.

Durchführung

6.1 Elastischer Crunch

Den Rücken über den Ball in eine aktiv gehaltene Rückbeuge (Hyperextension) führen – „aufladen".

Im Endpunkt mit verschiedenen Bewegungsumfängen elastisch trainieren.

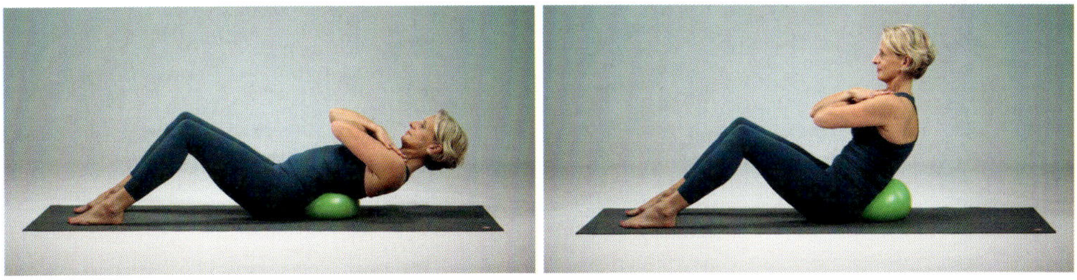

Elastischer Crunch mit Redondo® Ball

elastischer Crunch mit Redondo® Ball

Hier geht es
zum Video

6.2 Diagonaler elastischer Crunch

Den Rücken diagonal nach hinten über den Ball aufspannen – „aufladen".

Rechts und links im Umkehrpunkt der Bewegung elastisch in die Mitte, leicht aufgerichtet, zurückfedern.

Die Hände können vor der Brust gehalten und die Ellenbogengelenke rechts und links in Richtung Boden geführt werden.

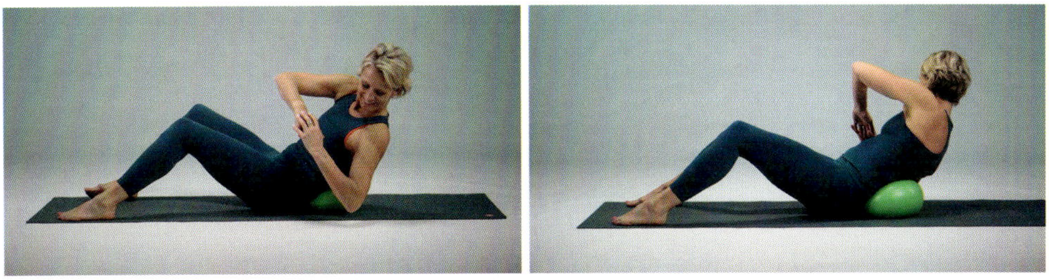

Diagonaler elastischer Crunch mit Redondo® Ball

Besonderer Hinweis:

Die Körpermitte muss gut stabilisiert sein, damit keine schädigenden Reize durch hohe, sich wiederholenden Kräfte wirken.

diagonaler elastischer Crunch mit Redondo® Ball

Hier geht es zum Video

Arme & Schultergürtel

Übung 1
Armpendel

Ausgangsposition
aufrechter Stand

Durchführung
Ein Arm wird nach oben in die Diagonale geführt, die Rumpf-Arm-Schlinge aufgespannt, und pendelt im Anschluss neben dem Körper aus.
Beide Arme werden diagonal nach oben aufgespannt und pendeln im Anschluss neben dem Körper aus.

Besonderer Hinweis:

Die Intensität des Aufspannens, damit auch die der Rückfederung, sowie die Armposition dürfen variieren.

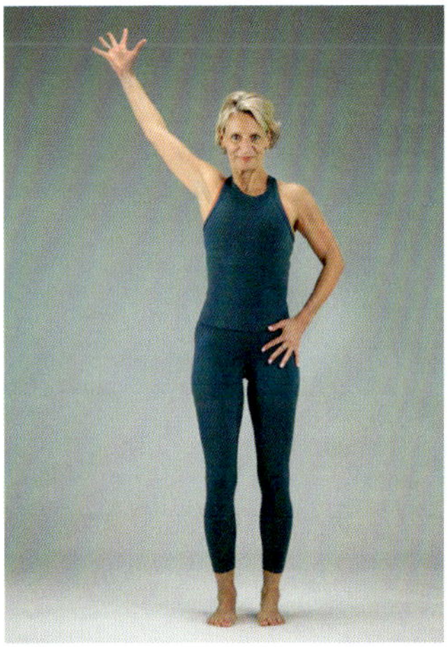

Armpendel

elastisches Aufspannen der Arm-Rumpf-Linie

Hier geht es zum Video

Übung 2
Armpendel in der Schrittstellung

Ausgangsposition

Schrittstellung mit gebeugten Beinen
Der Oberkörper ist nach vorne geneigt und durch einen Arm abgestützt.

Durchführung

Der freie Arm pendelt unter dem Körper,
er wird nach unten intensiv mit Rückfederung ausgeschüttelt.
Er schwingt so weit zurück, dass die faszialen Strukturen der vorderen Schulter elastisch reagieren.

Besonderer Hinweis:

Da die Schulter einen großen Anteil faszialer Strukturen besitzt (Bänder, Sehnen, Gelenkkapsel), sollte mit geringen Wiederholungen bei intensivem elastischem Training gearbeitet und zwischenzeitig ausreichend hydriert werden.

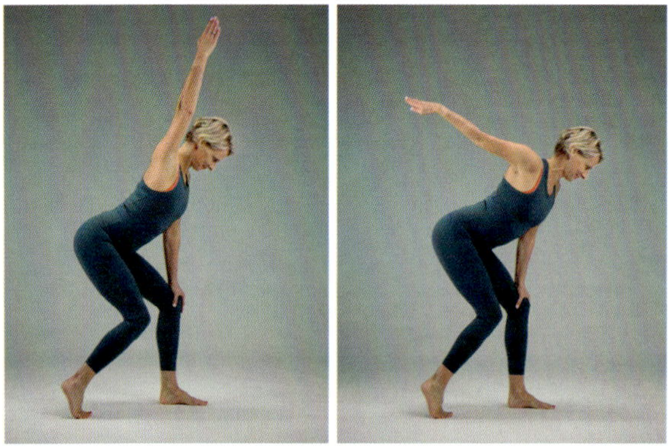

Armpendel in der Schrittstellung

elastische Armpendelvarianten im Split squat

Hier geht es zum Video

Übung 3
Flying sword

Ausgangsposition

aufrechter, offener oder geschlossener Stand

Durchführung

Beide Arme werden nach oben in die Diagonale geführt und in die Arm-Rumpf-Linie aufgespannt,
als elastische Reaktionsbewegung schwingen die Arme, inklusive Oberkörper, nach unten.
Es ist möglich, alleinig die Brustwirbelsäule zu runden und elastisch rückzufedern
oder die Bewegung wird im vollen Bewegungsumfang bis nach tief unten ausgeführt.
Wichtig: Die Bewegung fühlt sich immer federleicht und schmerzfrei an.

Besonderer Hinweis:

Vorübungen gab es mit der Übung „Wasserfall" zur Körperregion „Rumpf", das Flying sword ist die Königsdisziplin und setzt gute elastische Eigenschaften der Rückenfaszien voraus. Nach ein bis zwei Jahren Trainingskontinuität könnte sogar ein geführtes Zusatzgewicht zusätzlichen Nutzen bringen.

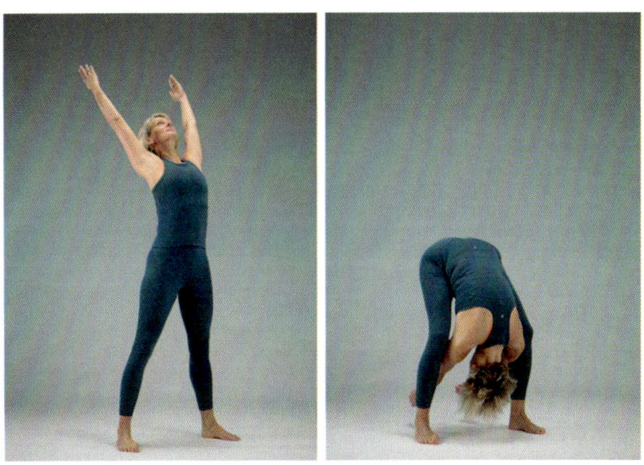

Flying sword

> Flying sword mit Trainingsprogression und unterschiedlichen Zielstellungen

Hier geht es zum Video

Übung 4 Skispringer

Ausgangsposition

aufrechter Stand

Durchführung

Rumpfkniebeuge. Die Arme ziehen seitlich am Körper zurück (Skispringer Ausgangsposition). Die Arme ziehen vor und stützen den Körper am Boden in der schwebenden Katze (Knie schwebend).

Schneller Abdruck der Hände zurück in die Ausgangsposition.

Besonderer Hinweis:

Die Hände und Handgelenke sind erfahrungsgemäß weder besonders kräftig noch elastisch. Es ist ratsam, mit geduldiger Trainingsprogression zu arbeiten und das verlagerte Körpergewicht angemessen zu dosieren.

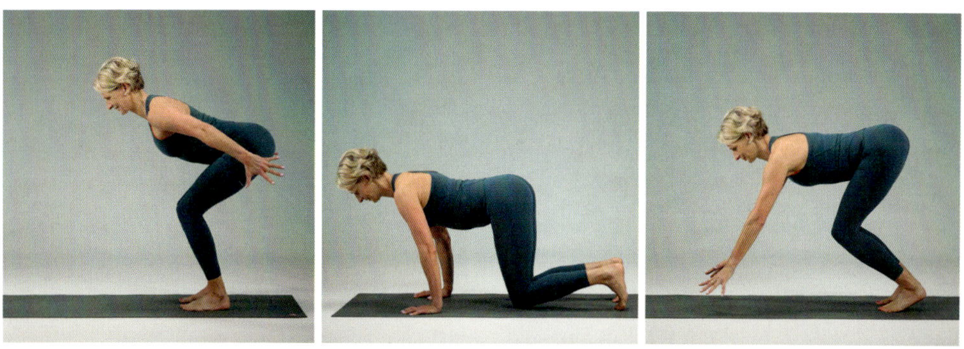

Elastische Rückferdung der Arme aus der Skispringer-Position

Skispringer (Ausgangsposition) – Elastizitätstraining für Hände, Arme und Schultergürtel

Hier geht es zum Video

Fascial Power

Trainingsprinzipien – Fascial Power

Die Trainingssäule Fascial Power verfolgt zwei Trainingsziele:

A Die Ausdifferenzierung und Bildung aktiver Myofibroblasten.
B Die Überprüfung und Bildung tensegraler myofaszialer Funktionsketten.

A Ausdifferenzierung und Bildung von Myofibroblasten

Zunächst einmal wissen wir, dass jeder Fibroblast die Anlage besitzt, Aktinfilamente randständig auszubilden und damit zu einem Myofibroblasten zu werden. Zudem können spezifische Reize Satellitenzellen aktivieren und eine Ausdifferenzierung zu Myofibroblasten forcieren. Das Krafttraining der Trainingskomponente A im System „Fascial Power" zielt darauf ab, die Anzahl der Myofibroblasten zu erhöhen, damit über die Kompressionswirkung des „faszialen Muskelmantels" dieser in der Lage ist, größere Kräfte zu mobilisieren. Chemotaktische Reize sind notwendig, damit sich eine größere Anzahl von Myofibroblasten in der Faszie zeigt. Es sind sowohl die hochintensiven Kraftreize (intensive mechanische Verformung der Satellitenzellen im Muskel-Sehnen-Übergang) sowie eine durch Muskelermüdung hervorgerufene chemische Veränderung des Milieus der Grundsubstanz. Das Training für „Power im System" findet entsprechend an der Ermüdungsgrenze des Muskels statt und setzt in den ermüdeten Zustand des Muskels intensive mechanische Impulse.

Als Beispiel absolvieren wir ein ermüdendes Training für den Rückenstrecker (s. Übung 2, S. 347 ff.). An der Ermüdungsgrenze werden nun kurze Endkontraktionen im kurzen und langen Endbereich der Übung absolviert. Die Ermüdung führt zur impulsgebenden Veränderung des chemischen Milieus über die Ansammlung von Stoffwechselendprodukten und Entzündungszytokinen. Die Endkontraktionen fügen dem Training die finale mechanische Komponente hinzu.

B Tensegrity Works – Bildung tensegraler myofaszialer Funktionsketten

Das tensegrale Training schult das fasziale Kommunikationssystem. Es geht um den Aufbau von Spannung (Energie). Es geht um das gerichtete und schnelle Weiterleiten von Spannung (Energie). Es geht um myofasziale Funktionsketten, um myofasziale Leitbahnen, letztendlich um das dreidimensionale fasziale System, das alles mit allem in Verbindung stellt und lichtgeschwindigkeitsgleich Informationen durch den Körper leitet. Tensegrity Works spürt Störungen im Energietransport auf. In regionalen Störfeldern sammelt sich die Energie, es entstehen Spannungsspitzen, die dem Übenden dieses Störfeld reflektieren. Darüber hinaus wirken die beim tensegralen Training entstehenden Spannungsfelder richtungsweisend für das Kollagen. Myofasziale Leitbahnen werden kreiert.

Das Trainingssystem Tensegrity Works kann in drei Trainingssäulen gegliedert werden:

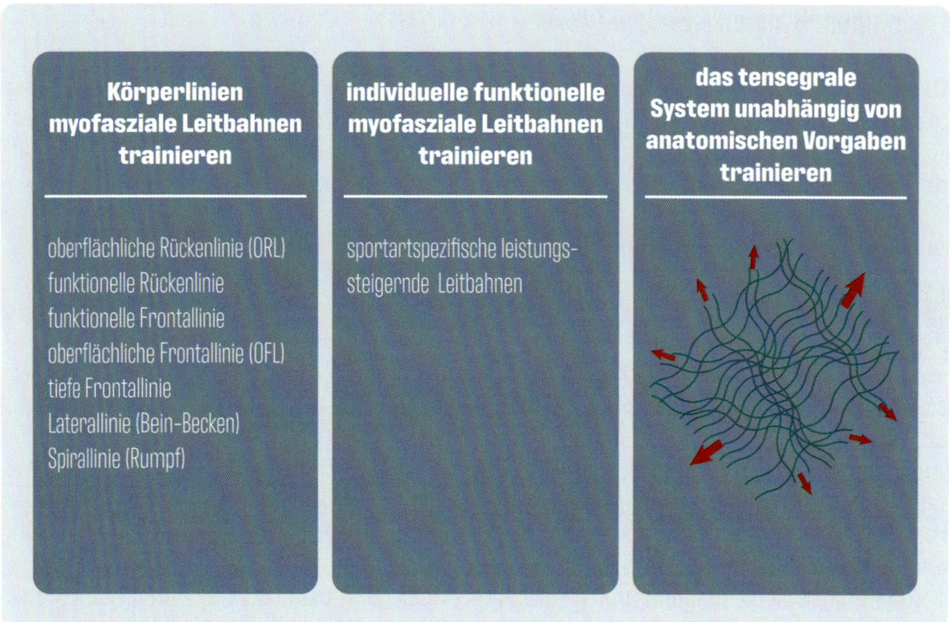

Drei Trainingssäulen für tensegrales Training

Tensegrity Works ist ein Training, das Kraft und Dehnung im Einklang trainiert. Der Körper reagiert auf die durch das Training initiierte Spannung und unterscheidet nicht nach Kraft oder Dehnung. Besonders effektiv ist es im Kraftschluss zu trainieren. Hier werden durch Gegendruck oder Zug die Spannungen produziert.

Die folgenden Übungen verdeutlichen die verschiedenen Trainingssysteme von Fascial Power.

Übungs-Pool Fascial Power

A Ausdifferenzierung und Bildung von Myofibroblasten

Für den Übungskatalog A gilt es zunächst einen Muskel, eine Muskelkette über Krafttraining zu ermüden (metabolischer Reiz). An der Ermüdungsgrenze setzt der fasziale Trainingsreiz ein. Es sind Endkontraktionen oder kleine pulsierende Federungen, die Spannungsspitzen besonders in den Muskelsehnenübergängen initiieren (mechanischer Reiz).

Übung 1
Einbeiniger Squat

Ausgangsposition

aufrechter Stand

Einen Fuß mit geringer Belastung hinter der Körperachse platzieren.

Durchführung

Rumpfkniebeuge bis zur Muskelermüdung ausführen.

Die geöffnete Beinstellung erlaubt eine individuell gelevelte Belastungsanpassung:

- enge Beinstellung: Gewichtsverteilung 60:40 % = leicht;
- weite Beinstellung: Gewichtsverteilung 80:20 % = schwer

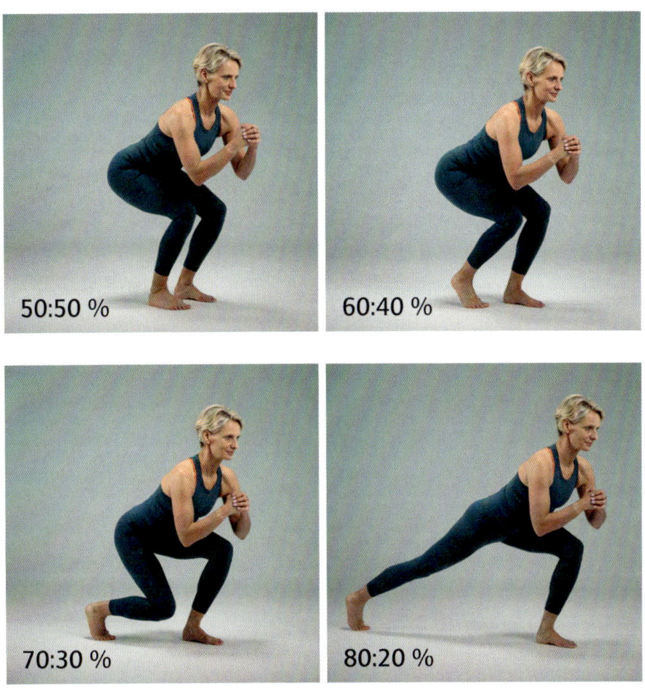

Level einer Rumpfkniebeuge zur individuellen Muskelermüdung

Übung bis zur Muskelermüdung durchführen.
Beine schließen, tiefer Squat – pulsieren.

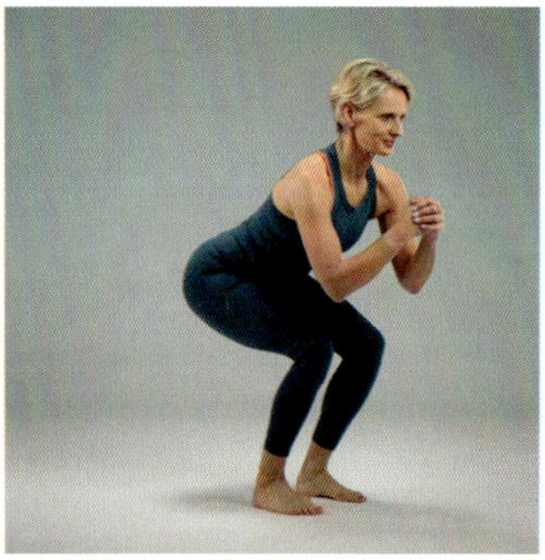

Squat – elastische Belastungsspitzen im langen Endbereich

Mehrfaches explosives Aufrichten oder Squat jump.

Besonderer Hinweis:

Im Anschluss an die muskuläre Ermüdung (einbeinig) ist es sinnvoll, die Beine zum geschlossenen Squat zu versetzen. Die kleinen pulsierenden Bewegungen in der „Skifahrerhocke" stellen für das fasziale Gewebe Dehnspannungsreize im langen Endbereich des Muskels dar (Oberschenkelstrecker – Kniesehne; Oberschenkelbeuger – oberer Sehnenansatz Os pubis (Sitzbeinhöcker)).

Squat/Split squat bis zu Muskelermüdung und darüber hinaus – Fascial Power Training an der Ermüdungsgrenze im langen und kurzen Endbereich des Muskels

Hier geht es zum Video

Übung 2
Back extension

Ausgangsposition
Table-top-Position
Den Oberkörper horizontal strecken und die Beine leicht beugen.

Durchführung
Den Bauch höhlen.
Das Schambein und das Brustbein aufeinander zuführen und den Rücken runden.
Die Schultern und Arme sind innenrotiert.
Kraftvolle Gegenbewegung – Extension der Wirbelsäule; Schultern und Arme unterstützend auswärts rotieren.

Die Übung bis zur Muskelermüdung ausführen.

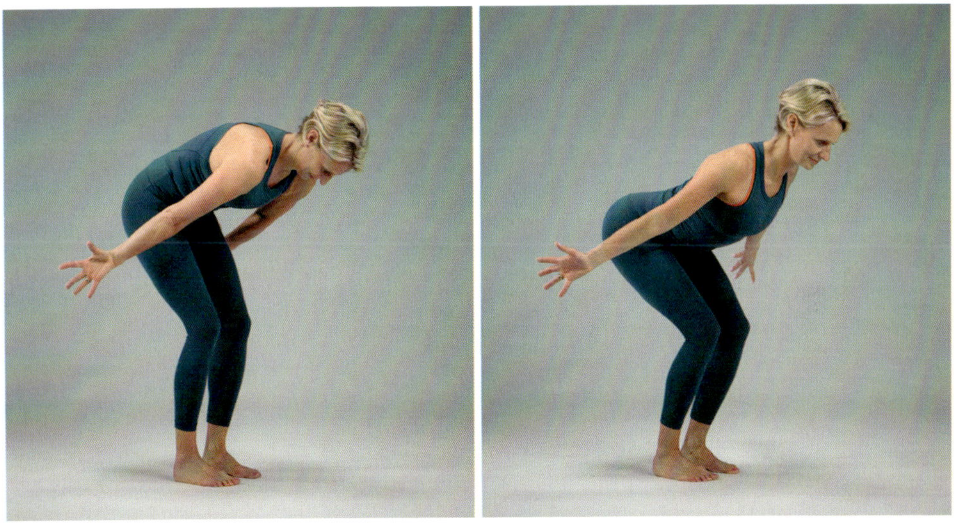

Flexion und Extension der Wirbelsäule als Übung zur Muskelermüdung

Zunächst Endkontraktionen in der Extension üben.
Dann den Bauch höhlen, Rücken runden und den Oberkörper nach unten federn.

Besonderer Hinweis:

Eine Levelsteuerung ist über eine Unterstützung der Hände auf den Oberschenkeln möglich, um die Übung zu erleichtern.

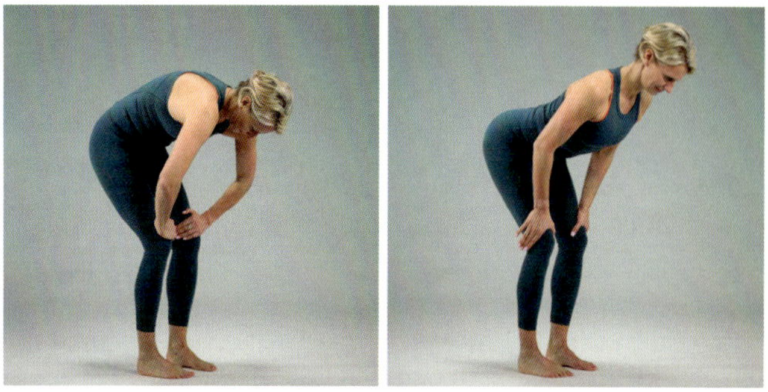

Leveltraining – Erleichterung der Übung durch Hand-Support

Bei dem Wunsch einer Intensitätssteigerung können ein Arm, oder auch beide, während der Streckphase den Oberkörper nach vorne verlängern (Hebelwirkung).

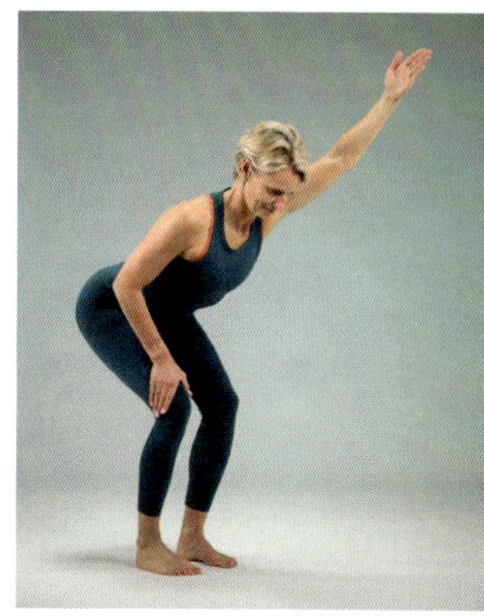

Leveltraining – Erschwerung der Übung durch Verlängerung des Hebels (Armeinsatz)

Oder die Übung mit einem Redondo® Ball unterstützen.

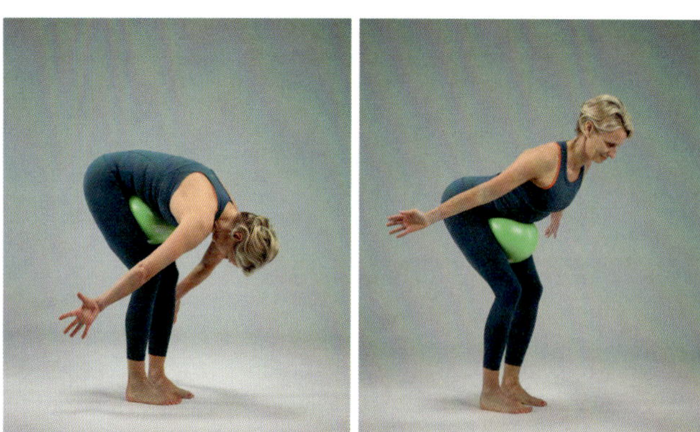

Variante der Übung mit Redondo® Ball (taktiler Support)

Back extension bis zu Muskelermüdung und darüber hinaus. Fascial Power Training an der Ermüdungsgrenze im langen und kurzen Endbereich des Muskels. Mit und ohne Redondo® Ball.

Hier geht es zum Video

Übung 3
Hip extension

Ausgangsposition
Rückenlage
Die Füße hüftgelenksschmal einen Fuß lang vom Gesäß entfernt aufstellen.

Durchführung
Das Becken in Richtung Himmel schieben (maximale Hüftgelenksstreckung) und wieder senken.

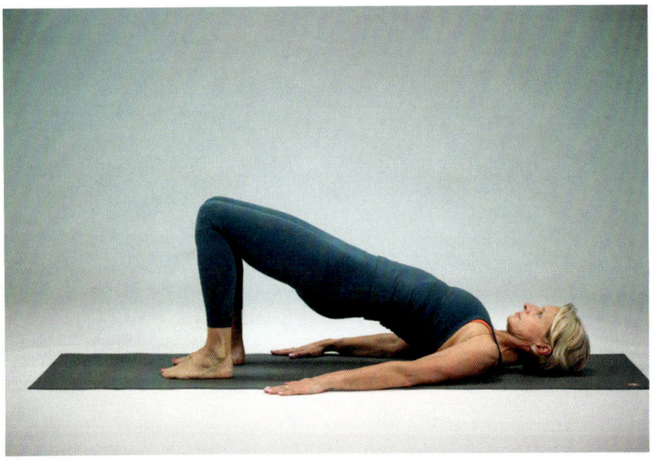

Hip extension (Hip thrust)

Ein Knie rechtwinklig über die Hüfte stellen und die Übung einbeinig durchführen.
Schwerer wird es, wenn der diagonale Arm gegen den gehobenen Oberschenkel drückt.

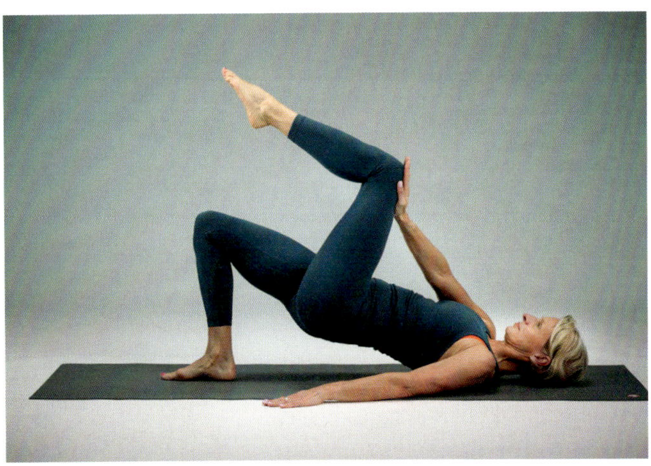

Leveltraining – Erschwerung der Übung durch einseitiges Arbeiten und Gegendruck

Übung bis zur Muskelermüdung durchführen.
Endkontraktionen in der Hüftstreckung mit beiden Füßen am Boden (kurzer Endbereich) üben.
Langer Endbereich: In Päckchenposition die Knie zum Körper ziehen, pulsieren.

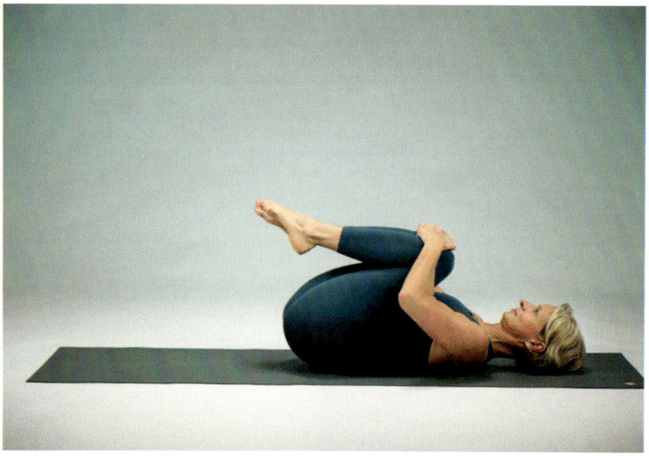

Schlusskontraktionen im langen Endbereich in der Päckchenposition

Besonderer Hinweis:

Die Schlusskontraktionen sollten intensiv sein, so auch das Pulsieren in der Päckchenposition, damit entsprechende Spannungsspitzen das Gewebe erreichen. Die Bilder zeigen ein leichtes und ein sehr schweres Level. Im Video werden weitere Level-Varianten vorgestellt.

Hip extension bis zur Muskelermüdung. Elastische Endkontraktionen im langen und kurzen Endbereich des Muskels

Hier geht es zum Video

Übung 4
Crunch mit Redondo® Ball

Ausgangsposition

Sitz mit gewinkelten Beinen
Einen Redondo® Ball im unteren Rücken positionieren.
Den Oberkörper über den Ball nach hinten aufspannen.

Durchführung

Die Lendenwirbelsäule drückt sich aktiv in den Redondo® Ball.
Das Brustbein und das Schambein nähern sich an (Crunch).
Die Übung bis zur Muskelermüdung durchführen.
Endkontraktionen im kurzen Endbereich üben.

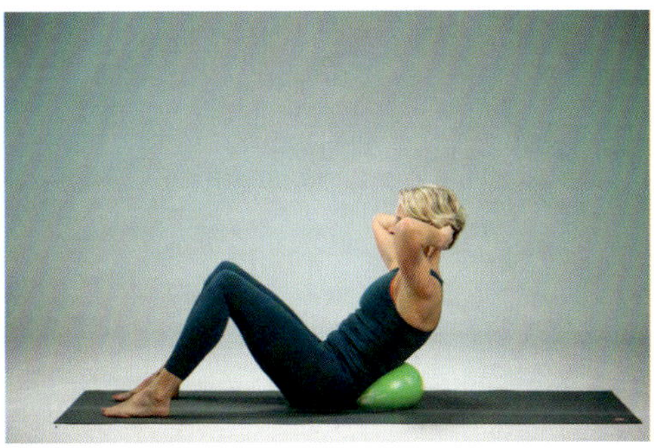

Crunch mit Redondo® Ball - Endkontraktionen im kurzen Endbereich

Endkontraktionen im langen Endbereich (aktiv gehaltene Hyperextension)

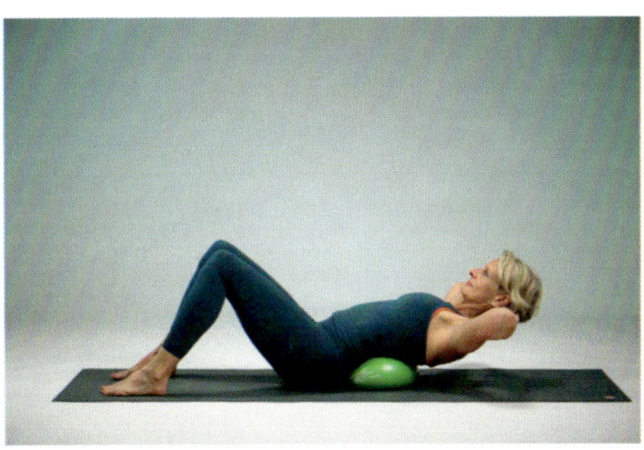

Crunch mit Redondo® Ball - Endkontraktionen im langen Endbereich

Besonderer Hinweis:

Die Schlusskontraktionen im langen Endbereich (Hyperextension) benötigen etwas Übung und eine gute Körperkontrolle. Die Armposition kann die Übung erleichtern oder erschweren (Levelsystem).

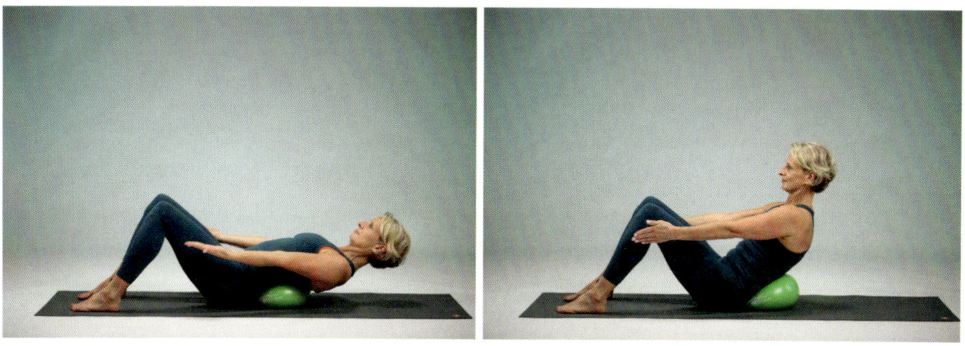

Crunch mit Redondo® Ball – Endkontraktionen im kurzen und langen Endbereich (leichteres Level)

Je weiter die Arme vom Körperzentrum entfernt werden, desto schwerer wird die Übung. Die Arme seitlich neben den Beinen zu führen erleichtert die Übung.

Weitere Level-Varianten werden im Video vorgestellt.

Crunch mit Redondo® Ball aus der Vorspannung bis zu Muskelermüdung. Elastische Endkontraktionen im kurzen und langen Endbereich des Muskels

Hier geht es zum Video

Das Trainingssystem mit einem Krafttraining bis zur Muskelermüdung und anschließenden pulsierenden Spannungsreizen zur Myofibroblasten-Synthese ist auf eine Vielzahl von Übungen des klassischen Krafttrainings übertragbar. Einige Beispiele an Kraftgeräten oder Gewichten zeigen dies:

Übung 5
Beinpresse

Ausgangsposition

Sitzposition im Gerät
Die Füße hüftgelenksschmal aufstellen.
Der Kniewinkel beträgt ca. 90°.

Durchführung

Stemmbewegung der Beine gegen Widerstand.
Übung bis zur Muskelermüdung durchführen.
Endkontraktionen im langen Endbereich (Kniebeuge) üben.
Explosive Beinstreckbewegungen als Syntheseimpuls für den kurzen Endbereich (für Geübte kann sogar die Explosivbewegung bis zum Lösen der Füße von der Gewichtsplatte führen, der ein exzentrisches Abfangen der Platte folgt).

Besonderer Hinweis:

Ggf. ist ein „Strippen" des Gewichts (Gewichtsreduzierung) im Anschluss an die Muskelermüdung, vor dem faszialen Trainingsimpuls, sinnvoll.

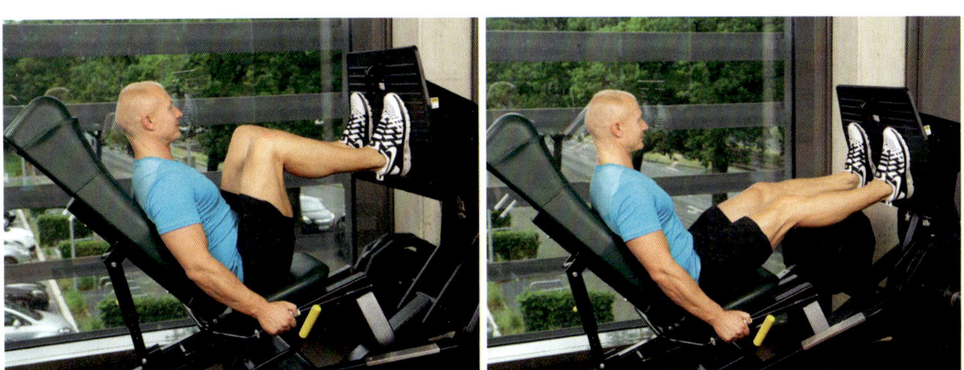

Beinpresse mit Endkontraktionen im langen und kurzen Endbereich

Übung 6
Latzug

Ausgangsposition

sitzend im Gerät

Bei fixiertem Schultergürtel die Arme weit nach oben strecken und eine Vor(dehn)spannung des M. latissimus dorsi herbeiführen.

Durchführung

Die Hände unter Gerätewiderstand zur Schulter ziehen und in der Negativbewegung nach oben aktiv bremsen.

Übung bis zur Muskelermüdung durchführen.

Endkontraktionen im kurzen Endbereich (unten).

Endkontraktionen im langen Endbereich (oben).

Besonderer Hinweis:

Unter faszialen Gesichtspunkten darf besonderes Augenmerk auf die Streckung der Arme mit Zugspannungsübertrag der Muskelfaszien bis in die thorakolumbale Faszie gelegt werden.

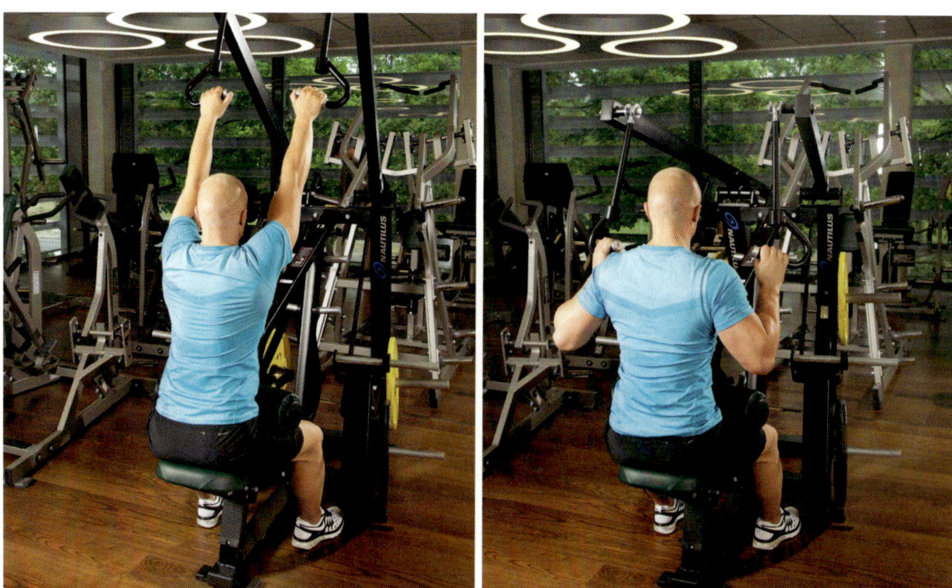

Latzug mit Endkontraktionen im kurzen und langen Endbereich

Expertenwissen

Eine in 2022 veröffentlichte Studie untersuchte die Wirkung von aktiven stabilisierenden Rumpfmuskeln (Core Stability Muscles), paravertebralen Muskeln (M. erector spinae und M. psoas major) und dem M. latissimus dorsi als Spanner der thorakolumbalen Faszie auf die Wirbelsäulenstabilität. Ihr Ergebnis zeigt, dass der M. latissimus die größten Stabilisationswirkung übernimmt (75 % – wenn er alleinig angesteuert wird), während die Core-stabilisierenden Muskeln (M. transversus abdominis, M. obliquus internus abdominis, Beckenbodenmuskeln, Zwerchfellmuskel, Mm. mulitifidii ...) nur 25 % der Stabilisationswirkung erzielen. Die paravertebrale Muskulatur kann 54 % Stabilisationsanteil übernehmen. In Addition aller Muskeln erreichen wir eine Wirbelsäulenstabilisation von über 90 % (Bojairami & Driscoll, 2022).

Übung 7
Butterfly & Bankrücken

Ausgangsposition

Rückenlage Langhantelbank

Die Arme auf Schulterhöhe öffnen (Butterfly) oder bis zum Brustkorb senken (Bankdrücken).

Durchführung

7.1 Butterfly: Arme auf Schultergürtelhöhe schließen.

7.2 Bandrücken: Arme auf Schultergürtelhöhe strecken.

Übung bis zur Muskelermüdung durchführen.

Endkontraktionen im langen Endbereich (unten) üben.

Besonderer Hinweis:

Sinnvolle Endkontraktionen für den kurzen Endbereich ergeben sich bei dieser Übung nicht.

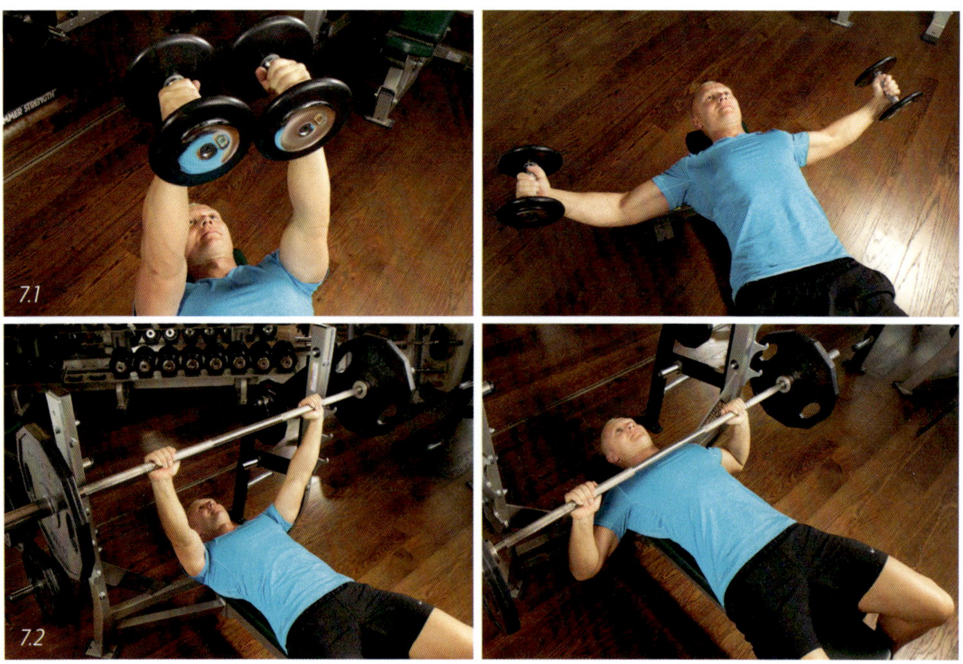

Endkontraktionen im langen Endbereich beim Butterfly oder dem Bankdrücken im Anschluss an ein muskelermüdendes Training

B Tensegrity Works – Bildung tensegraler myofaszialer Funktionsketten

Der Übungskatalog B zeigt Übungsbeispiele für das Trainingssystem Tensegrity Works. Wir erreichen die myofaszialen Energietransportstrecken über Kraftspannungsübungen, aber auch über Dehnspannungsübungen. Die Kraftspannungsübungen überwiegen in diesem Übungsteil, passend zur Trainingssäule Fascial Power. Einige Dehnspannungsübungen sind ergänzt und finden ihre Fortführung im Übungspool zu Fascial Stretch.

Die im Fokus stehende myofasziale Einheit ist zu jeder Übungsvariante vermerkt.

Legende zur Region:

OFL	oberflächliche Frontallinie
tFL	tiefe Frontallinie
ORL	oberflächliche Rückenlinie
LL	Laterallinie (Seite)
SPL	Spirallinie
fRL	funktionelle Rückenlinie
fFL	funktionelle Frontallinie

Beschrieben wird in vielen Fällen ein sogenannter „Kraftschluss". Das bedeutet, dass über Gegendruck oder -zug Spannungskräfte(/-energie) über große Strecken innerhalb nahezu geschlossener Ketten transportiert wird.

Übung 1
Knee lift mit Kraftschluss von oben

Ausgangsposition
aufrechter Stand auf einem Bein

Durchführungsvarianten

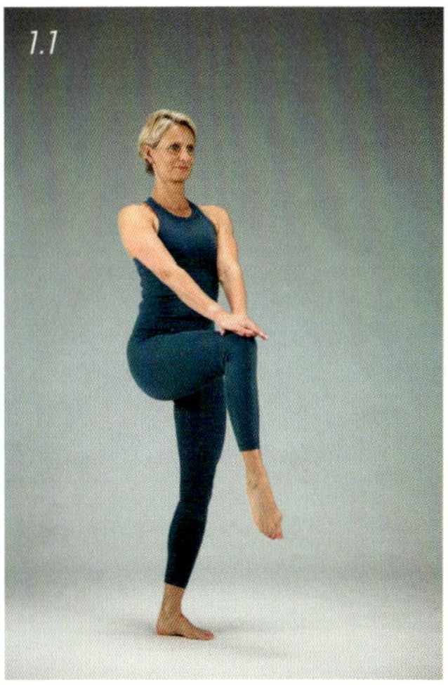

Knee lift mit Kraftschluss von oben

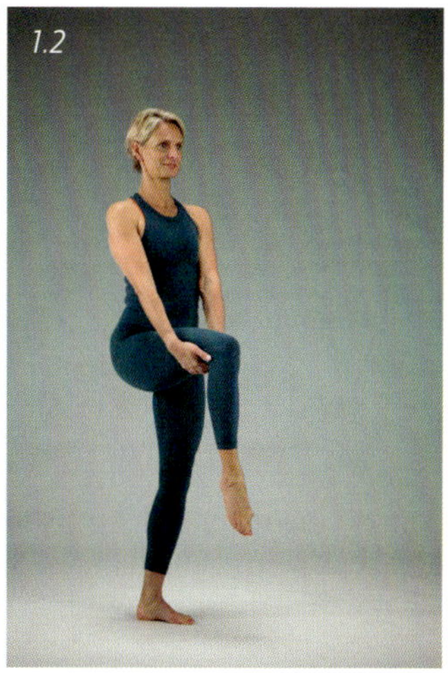

Knee lift mit Kraftschluss von unten

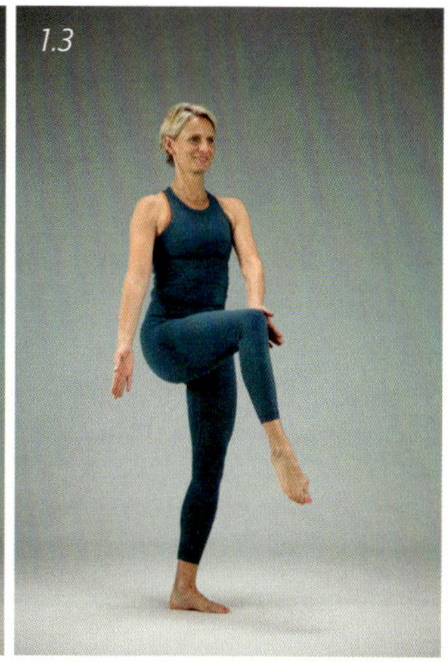

Knee lift mit Kraftschluss von innen

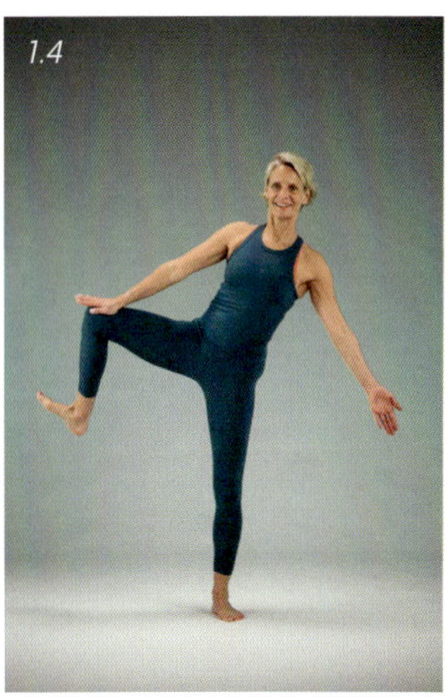

Side knee mit Kraftschluss

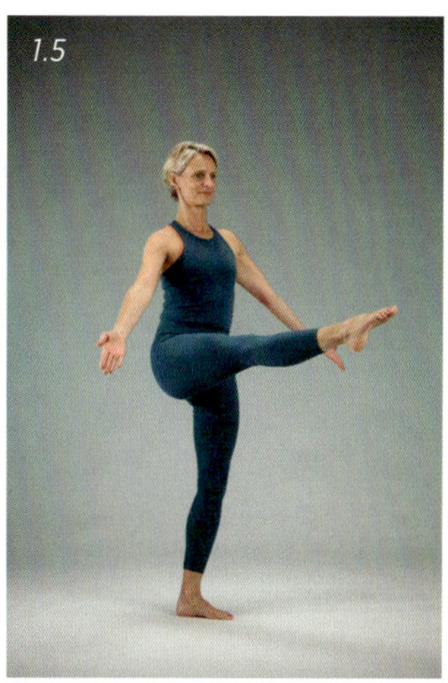

Exercise – Front leg lift

1.1 Knee lift mit Kraftschluss von oben

Das Knie des freien Beins auf Hüfthöhe anheben.
Die diagonale Hand, oder beide Hände, pressen von oben auf das Knie.
Gegenspannung/Kraftschluss Knie-Hand aufbauen.
Der Oberkörper bleibt aufrecht und das Becken ist neutral gekippt.
➡ OFL; tFL, fFl

1.2 Knee lift mit Kraftschluss von unten

Das gehobene Bein mit beiden Händen knienah an der Beinrückseite fassen.
Druck der Oberschenkelrückseite in die Hände.
Der Oberkörper bleibt aufrecht und das Becken neutral gekippt.
➡ ORL; fRL

1.3 Knee lift mit Kraftschluss von innen

Das Knie des freien Beins auf Hüfthöhe anheben.
Die diagonale Hand von innen gegen das Knie pressen.
Gegenspannung/Kraftschluss Knie-Hand aufbauen.
Der Oberkörper bleibt aufrecht und das Becken ist neutral gekippt.
➡ tFL

1.4 Side knee mit Kraftschluss

Das Knie des freien Beins seitlich anheben.
Die gleichseitige Hand von innen auf das Knie pressen.
Gegenspannung/Kraftschluss Knie-Hand aufbauen.
Der Oberkörper ist in der Frontalebene seitlich gekippt.
➡ LL

1.5 Exercise - Front leg lift

Das freie Bein gestreckt anheben und halten.
Der Oberkörper bleibt aufrecht, die Beckenkämme symmetrisch gehalten und das Becken neutral gekippt.
➡ OFL; tFL

Übung 2
Rücken-Bein-Linie

2.1 Galoppierendes Pferd

Ausgangsposition

Ausfallschritt
Das hintere Bein ist gestreckt.
Die hintere Ferse initiiert einen Vorschub.

Durchführung

Arme, Rumpf und das hintere gestreckte Bein in eine Linie bringen.
Der Vorschub der Ferse initiiert den Spannungsübertrag bis in die Fingerspitzen – von einem Körperende zum anderen.

➠ ORL; fRL

Besonderer Hinweis:

Der Titel der Übung „galoppierendes Pferd" soll den Vorschub des Körpers in der Übung verdeutlichen: Vor dem Übenden steht ein imaginärer Oxer, den es zu überspringen gilt.

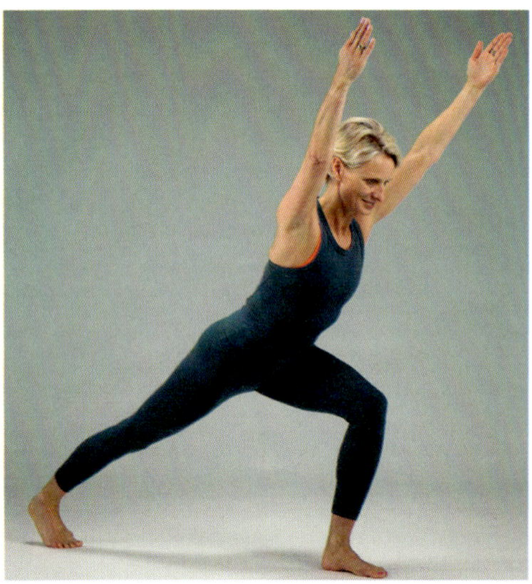

Galoppierendes Pferd

2.2 Standwaage

Ausgangsposition
einbeiniger Stand
Das freie Bein und der Oberkörper bilden eine Linie.

Durchführung
Das freie Bein heben und den Oberkörper nach vorne kippen - diagonal oder horizontal.
Die Linie Oberkörper-Bein bleibt erhalten.
➡ ORL; fRL

Besonderer Hinweis:

Damit der Spannungsübertrag vom Oberkörper zum Bein gewährleistet ist und damit auch die Stabilität in dieser Position, ist es von großer Bedeutung, dass die Lendenlordose aktiv erhalten bleibt und der Brustkorb geweitet ist (aktive Aufrichtung des Oberkörpers). Die Kippbewegung des Oberkörpers erfolgt ausschließlich aus der Hüfte des Standbeines.

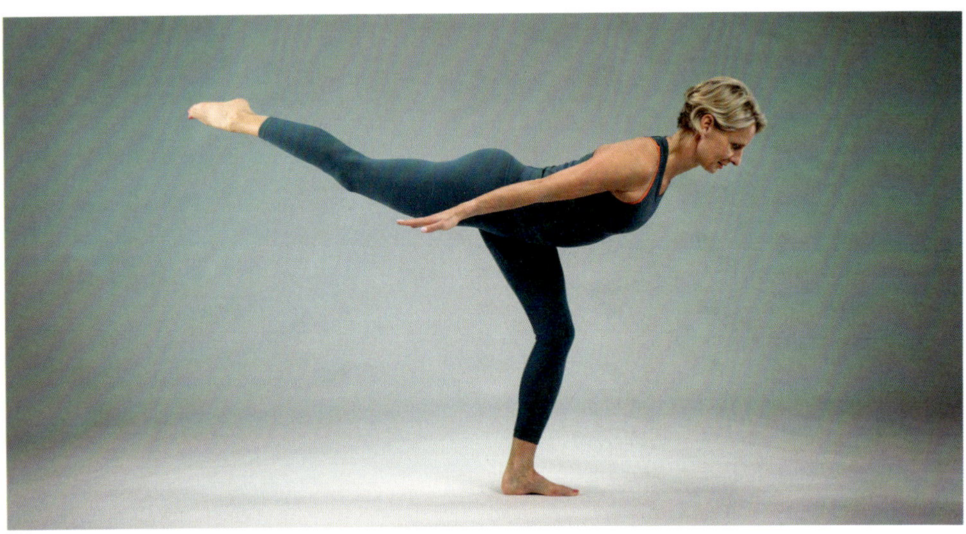

Standwaage

2.3 Diagonale Bank

Ausgangsposition
Bankposition

Durchführung
Diagonal ein Arm und Bein ausstrecken.
Arm und Bein bis in die Fingerspitzen und Zehen strecken.
➡ ORL; fRL

Besonderer Hinweis:

Die Übung gilt als der „Klassiker" in Wirbelsäulengymnastikstunden, ist ein Dauerbrenner der funktionellen Gymnastik und auch nach neuesten wissenschaftlichen Erkenntnissen hocheffektiv.

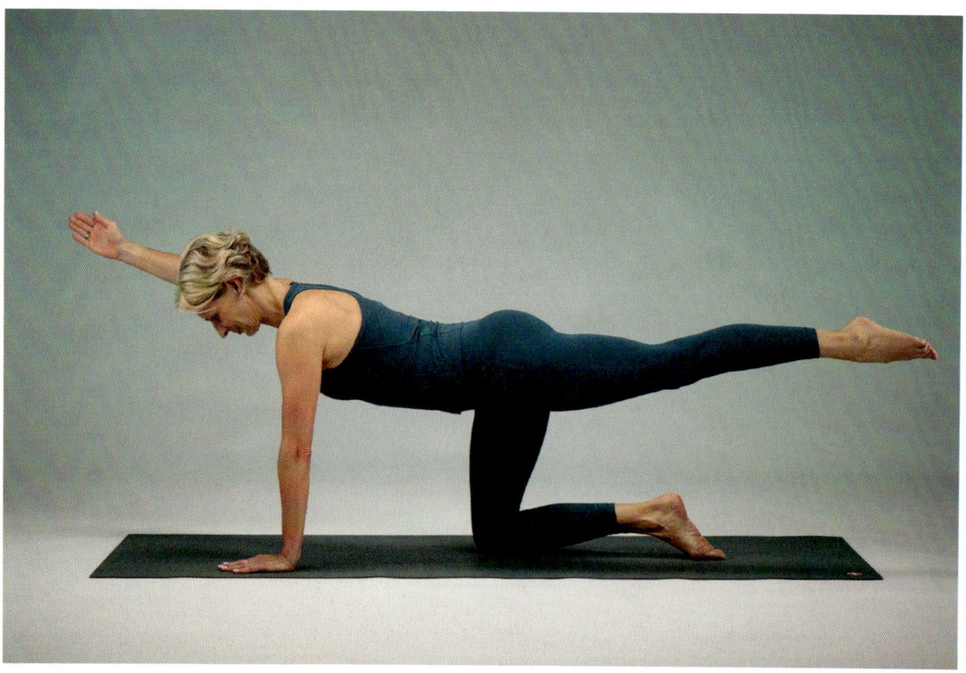

Bank – diagonale Arm- und Beinstreckung

2.4 Bauchlage – Extension

Ausgangsposition

Bauchlage
Arme und Beine in Rumpfverlängerung ausstrecken.

Durchführung

Diagonal ein Bein und einen Arm heben.
➡ ORL; fRL

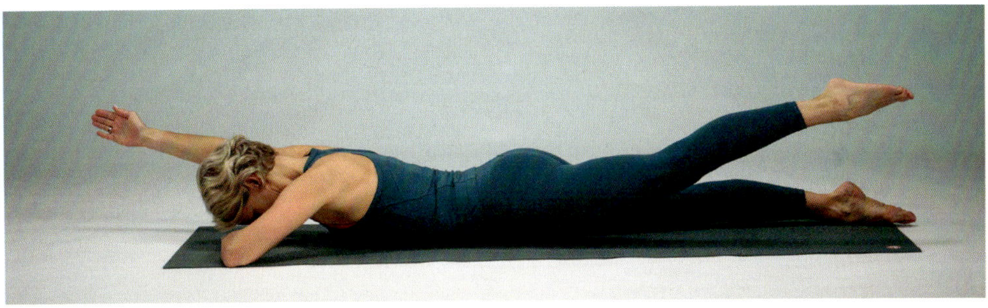

Diagonales Aufspannen – Arm und Bein

Alle vier Extremitäten heben.

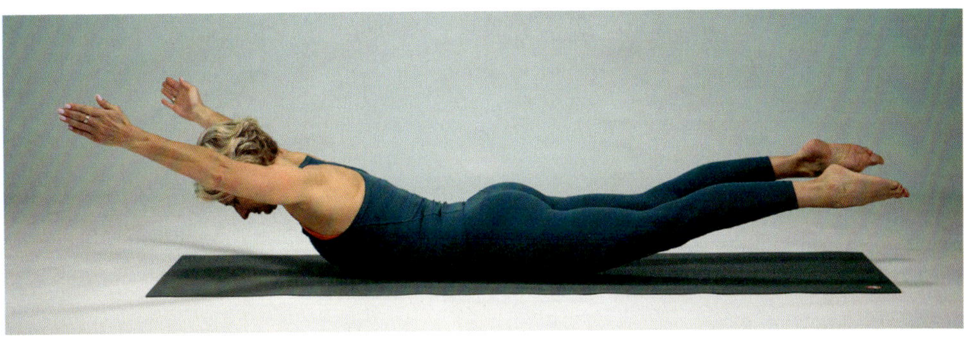

Fly in Bauchlage

Besonderer Hinweis:

Rumpfspannung halten. Den Bauchnabel während der Übungsausführung in Richtung der Wirbelsäule ziehen und die Lendenwirbelsäule längen.

2.5 Dreibeiniger herabschauender Hund/gestreckter Berg

Ausgangsposition
Bergposition (herabschauender Hund/umgekehrtes V)

Durchführung
Ein Bein zum Himmel strecken.
Das Becken bleibt parallel zum Boden ausgerichtet.
➡ ORL; fRL

Besonderer Hinweis:

Die optimale tensegrale Spannungskette baut sich bei guter Flexibilität auf, wenn die Arme, die Wirbelsäule und das himmelwärts gestreckte Bein eine Linie bilden.

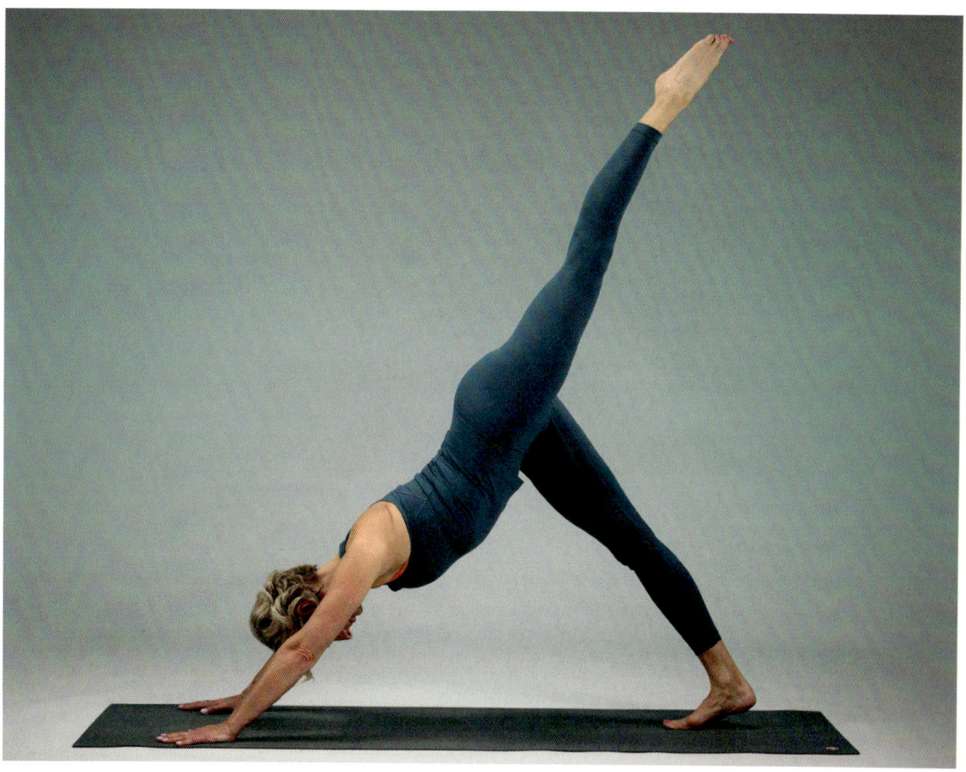

Dreibeiniger herabschauender Hund/gestreckter Berg

2.6 Standspagat

Ausgangsposition

Oberkörpervorneige/Full stretch
Die Hände berühren mit den Fingerkuppen (Kronenhände) den Boden.

Durchführung

Ein Bein in Richtung Himmel strecken.
➡ ORL; fRL

Besonderer Hinweis:

Die optimale tensegrale Spannungskette baut sich bei guter Flexibilität auf, wenn die Wirbelsäule und das himmelwärts gestreckte Bein eine Spannungslinie bilden.

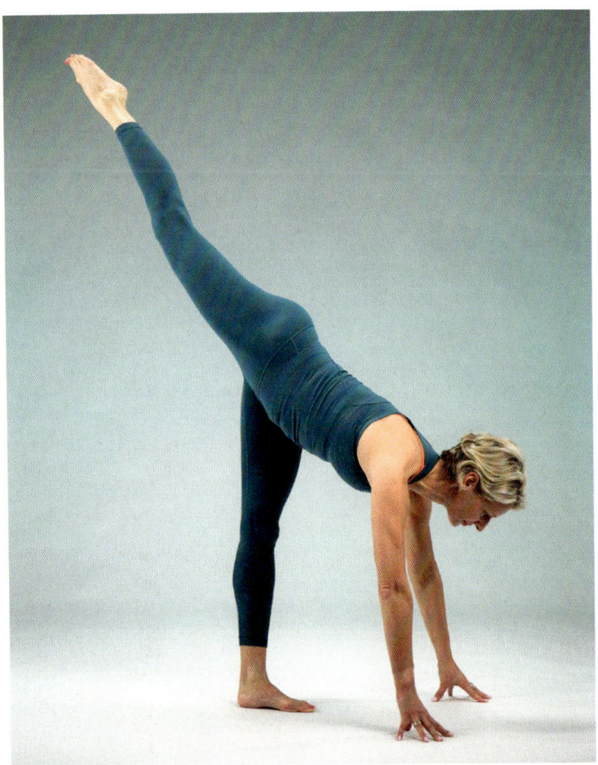

Standspagat

Übung 3
Tänzer mit Kraftschluss

Ausgangsposition
einbeiniger aufrechter Stand
Das freie Knie vor dem Körper eng zum Rumpf ziehen und mit der gleichseitigen Hand den Fußspann fassen.

Durchführung
Den Oberkörper nach vorne neigen.
Den Fußspann in die Hand pressen.
Die Hüfte nach vorne schieben und den Kniewinkel öffnen.
➡ OFL; fFL

Besonderer Hinweis:

Eine Bogenspannung im Rumpf aktiv unter Bauchmuskelkontrolle aufbauen. Eine passive Hyperextension ist zu vermeiden.

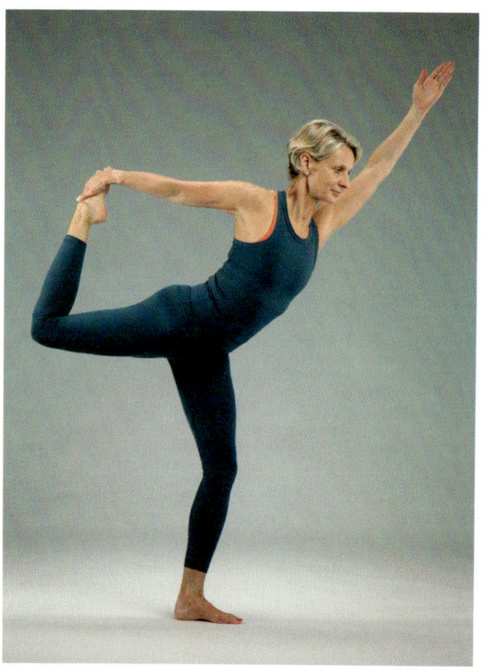

Tänzer mit Kraftschluss

Übung 4
Split squat mit Kraftschluss

Ausgangsposition
Ausfallschritt
Beide Knie sind gebeugt und das Gewicht ist gleichmäßig auf beide Beine verteilt. Der Oberkörper ist senkrecht ausgerichtet.

Durchführung
Der vordere Fuß zieht zum hinteren, der hintere zum vorderen Fuß – Kraftschluss. Die Spannungskette verbindet die Beine mit dem Beckenboden.
➡ OFL; fFL

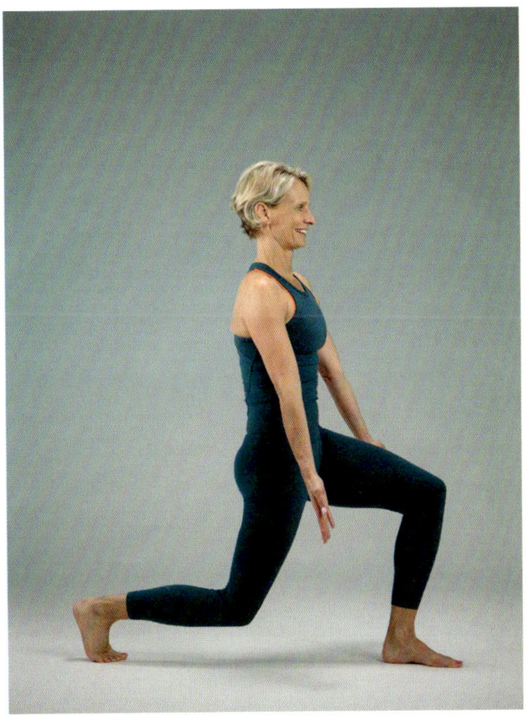

Split squat mit Kraftschluss

Übung 5
Freier tiefer Läufer mit Rotation

Ausgangsposition

tiefer Läufer

Arme sind horizontal seitlich ausgestreckt.

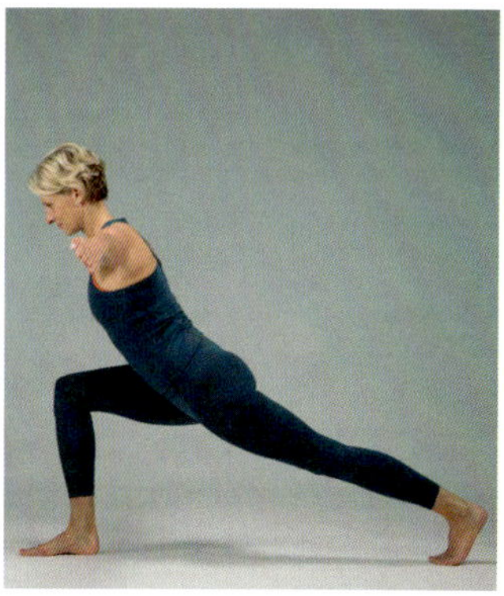

Freier tiefer Läufer mit ausgestreckten Armen

Durchführung

Die Schultergürtelachse rotieren.

Ein Arm zieht himmelwärts, der zweite schwebt kurz über dem Boden.

➡ SPL

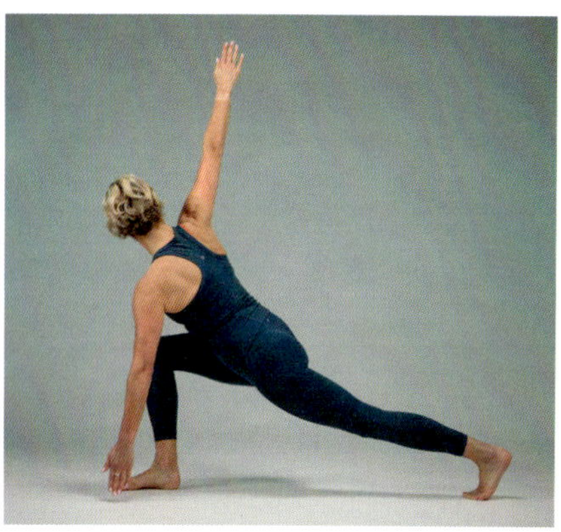

Freier tiefer Läufer mit Rotation

Besonderer Hinweis:

Der Oberkörper sollte aktiv in der Verlängerungslinie des hinteren ausgestreckten Beins gehalten werden und bildet so die Drehachse.

Übung 6
Baum mit Kraftschluss

Ausgangsposition

aufrechter Stand auf einem Bein

Das zweite Bein auf Waden- oder Oberschenkelhöhe bei außenrotierter Hüfte mit dem flachen Fuß innenseitig anlegen.

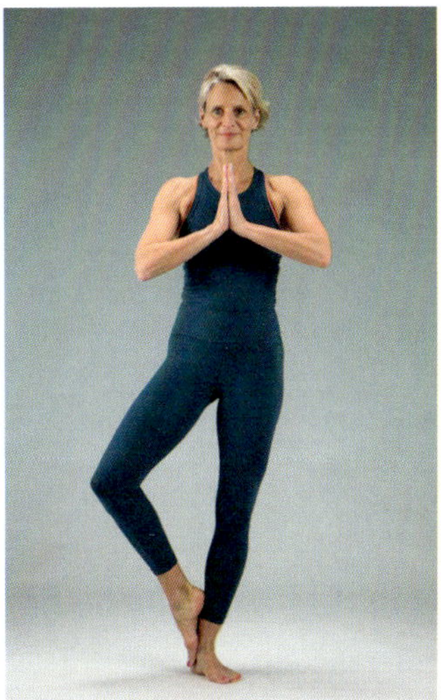

Baum mit Kraftschluss
Level 1 – tiefer Fuß

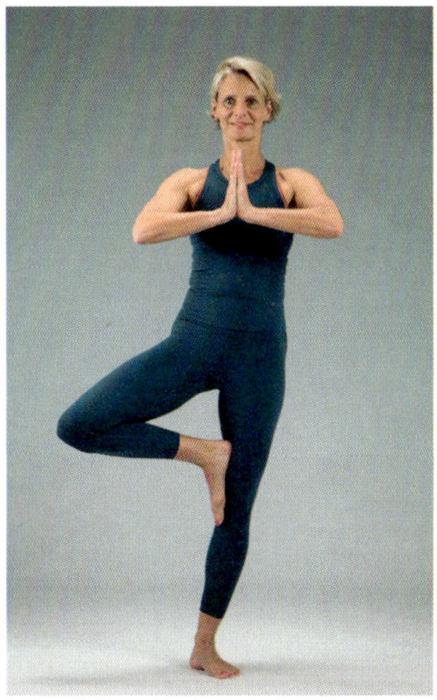

Baum mit Kraftschluss
Level 2 – mittelhoher Fuß

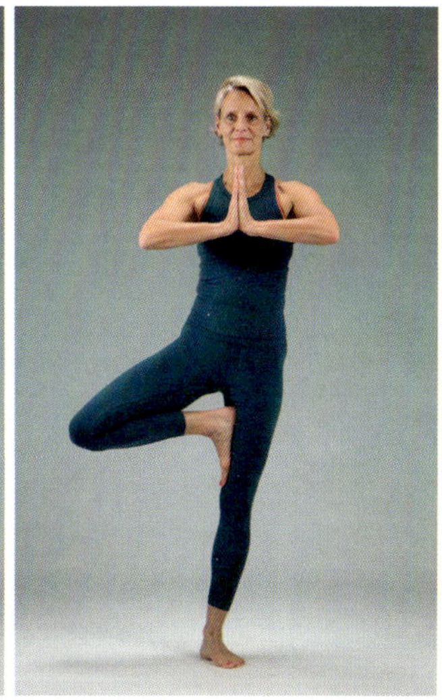

Baum mit Kraftschluss
Level 3 – hoher Fuß

Durchführung

Den angelegten Fuß aktiv gegen das Standbein pressen. Das Standbein hält dagegen (Kraftschluss).

Die Hände sind auf Brusthöhe aneinandergelegt oder werden gefaltet über dem Kopf getragen (Baum).

➠ tFL

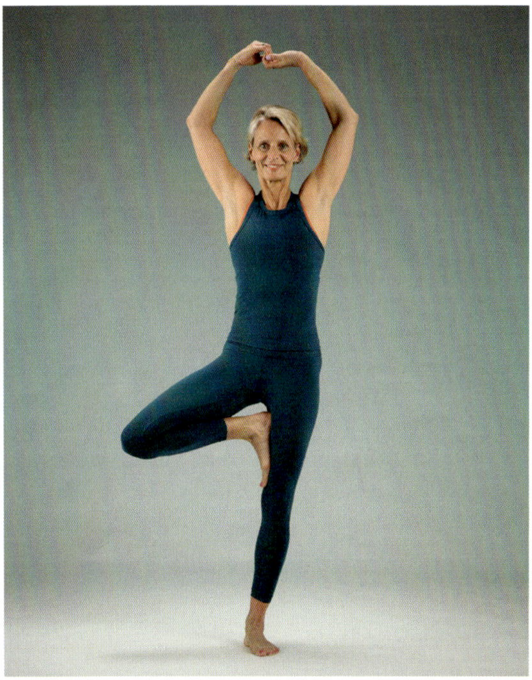

Baum mit Kraftschluss der Fingerkuppen mit Zugspannung

Besonderer Baum mit Kraftschluss der aneinandergelegten flachen Hände

Besonderer Hinweis:

Im Yoga ist die Übung als der „Baum" bekannt. Dabei liegt der Fokus auf der inneren Aufrichtung und der Balance. Unter funktionell tensegralen faszialen Gesichtspunkten muss der Fokus mehr auf den Gegendruck, den Spannungsaufbau und die Spannungsverteilung gelegt werden. Auch die Hände dürfen den Spannungstransport erweitern, indem sie vor dem Körper gegeneinandergepresst werden oder über dem Kopf eine Zugspannung aufbauen. Die unterschiedliche Fußstellung stellt nicht nur eine Levelveränderung dar, sondern verändert auch die Spannungswirkung (Übungsvariation).

Übung 7 Varianten der Bank

7.1 Knie-Zug einseitig

Ausgangsposition

Vierfüßlerposition
Die Hände und Knie stützen.
Ein Bein lang nach hinten ausstrecken.
Den Unterschenkel des zweiten Beins heben, sodass nur noch das Knie den Boden berührt.

Durchführung

Das Knie mit der Kraft der tiefen Bauch- und Beckenbodenmuskeln anheben und senken.
➠ tFL

Besonderer Hinweis:

Es ist darauf zu achten, dass das Becken nahezu in einer Position (eine Ebene mit dem Schultergürtel) bleibt und die Kraftentwicklung im Körperzentrum entsteht.

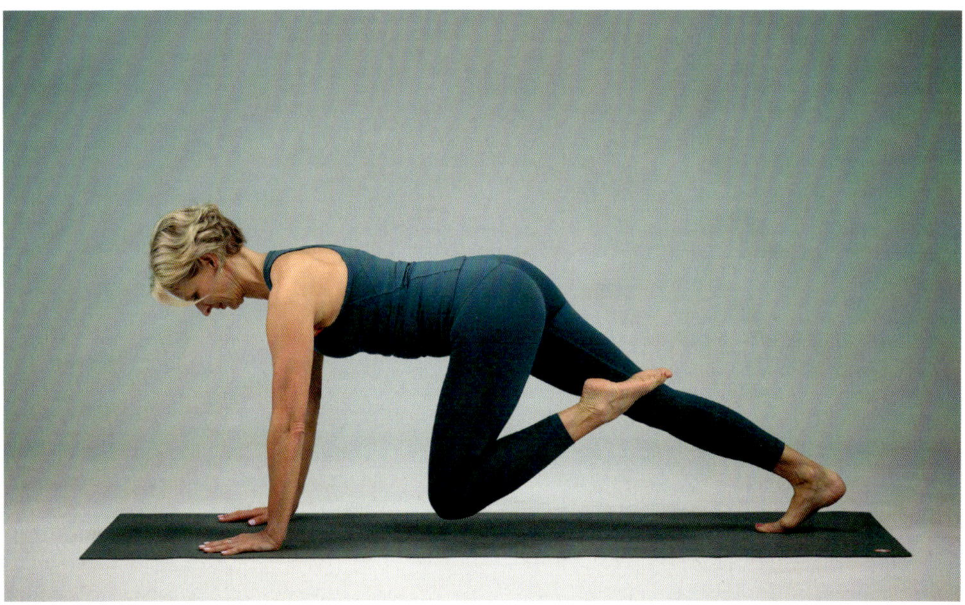

Einseitiger Knie-Zug

7.2 Bank – Kraftschluss

Ausgangsposition
Vierfüßlerposition
Auf Hände und Knie stützen.

Durchführung
Die Hände zu den Knien ziehen und die Knie zu den Händen – Kraftschluss.
➠ OFL

Besonderer Hinweis:

Bei der Kraftschluss-Entwicklung unter dem Körper ist darauf zu achten, dass die physiologische Wirbelsäulenstellung erhalten bleibt (Wirbelsäulenrundung vermeiden).

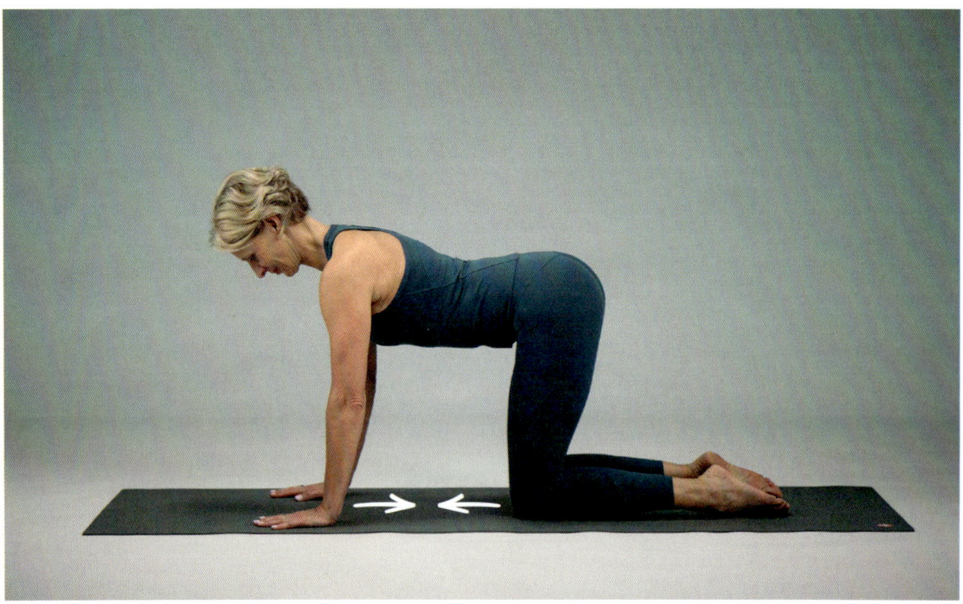

Bankstellung mit Kraftschluss

7.3 Bank – Kraftschluss diagonal

Ausgangsposition
Vierfüßlerposition
Auf Hände und Knie stützen.

Durchführung
Die rechte Hand zieht zum linken Knie. Anschließend umgekehrt.
➡ fFL

Besonderer Hinweis:

Bei der Kraftschluss-Entwicklung unter dem Körper ist darauf zu achten, dass die physiologische Wirbelsäulenstellung erhalten bleibt.

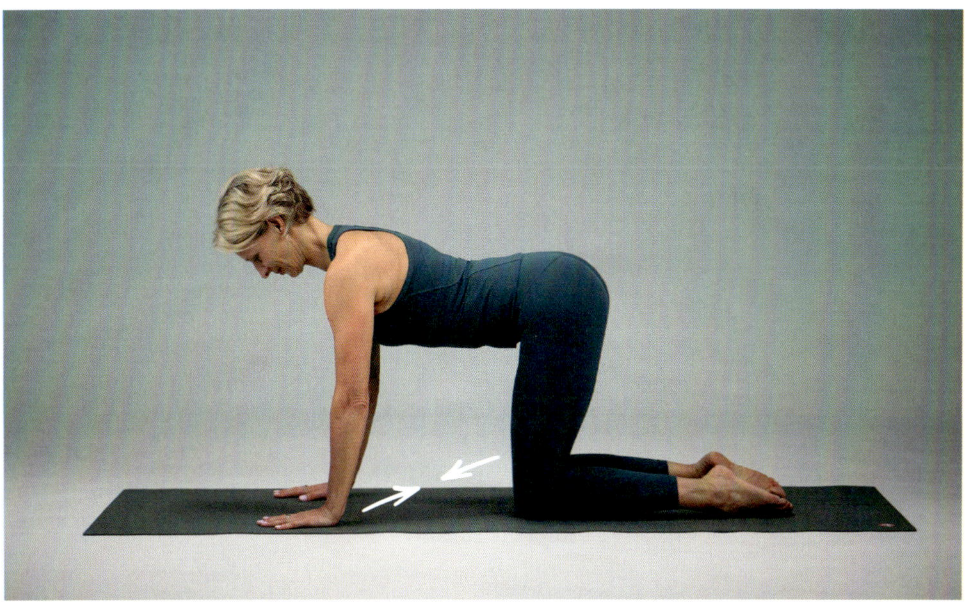

Bankstellung mit diagonalem Kraftschluss

7.4 Statischer Runner

Ausgangsposition

Vierfüßlerposition
Auf Hände und Knie stützen.
Ein Bein lang nach hinten ausstrecken.
Das zweite Bein heben, das Knie so weit wie möglich zum Brustbein nach vorne ziehen und die Wirbelsäule runden.

Durchführung

Das Knie weit vorne und eng am Rumpf halten.

➡ fFL

Besonderer Hinweis:

Die Wirbelsäule darf sich „ebenso" maximal runden, damit das Knie weit nach vorne in Richtung der Nasenspitze gezogen werden kann.

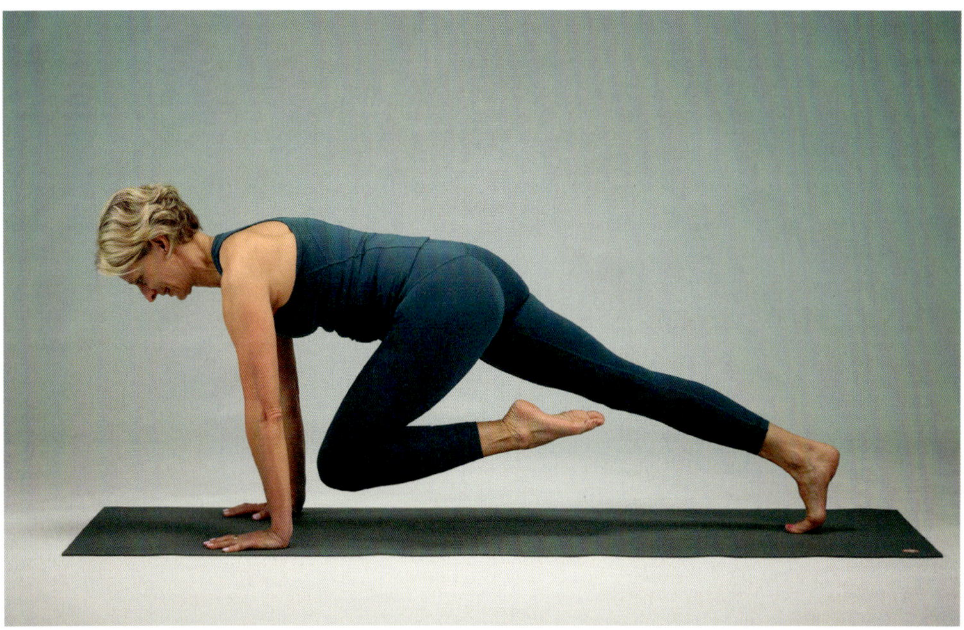

Statisch ausgeführter Runner

Übung 8
Varianten der Schulterbrücke

8.1 Schulterbrücke mit Latissimus-Spannung

Ausgangsposition
Beckenlift in Rückenlage
Die Arme liegen parallel zum Rumpf am Boden.

Durchführung
Über den Druck der Arme auf den Boden (Spannungsentwicklung M. latissimus dorsi) den Beckenschub zum Himmel verstärken.
➡ funktionelle Arm-Rumpf-Linie

Besonderer Hinweis:

Die auf Seite 355 vorgestellte Studie zeigt den hohen lumbalen Stabilisierungsanteil des M. latissimus dorsi. Der Spannungsübertrag wird hier trainiert.

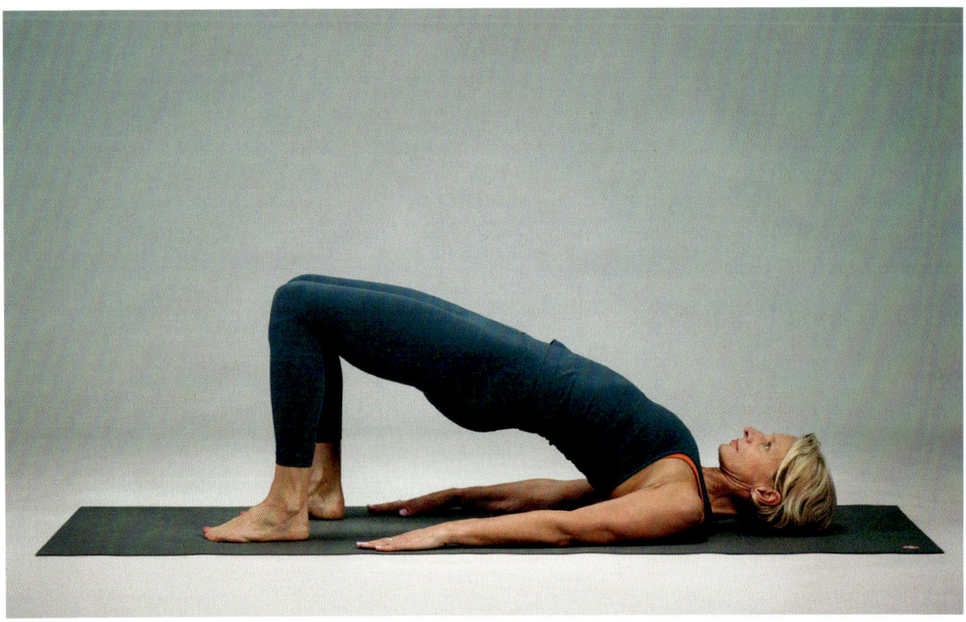

Schulterbrücke mit Anspannung des M. latissimus dorsi

8.2 Schulterbrücke mit Gegendruck

Ausgangsposition

Beckenlift in Rückenlage
Ein Knie rechtwinklig über die Hüfte stellen.
Die diagonale Hand legt sich auf den gehobenen Oberschenkel.

Durchführung

Das gehobene Bein übt Druck gegen die Hand aus. Die Hand erzeugt einen Gegendruck (Kraftschluss).

➡ fFL

Besonderer Hinweis:

Die Beckenposition soll waagerecht ausgerichtet bleiben.

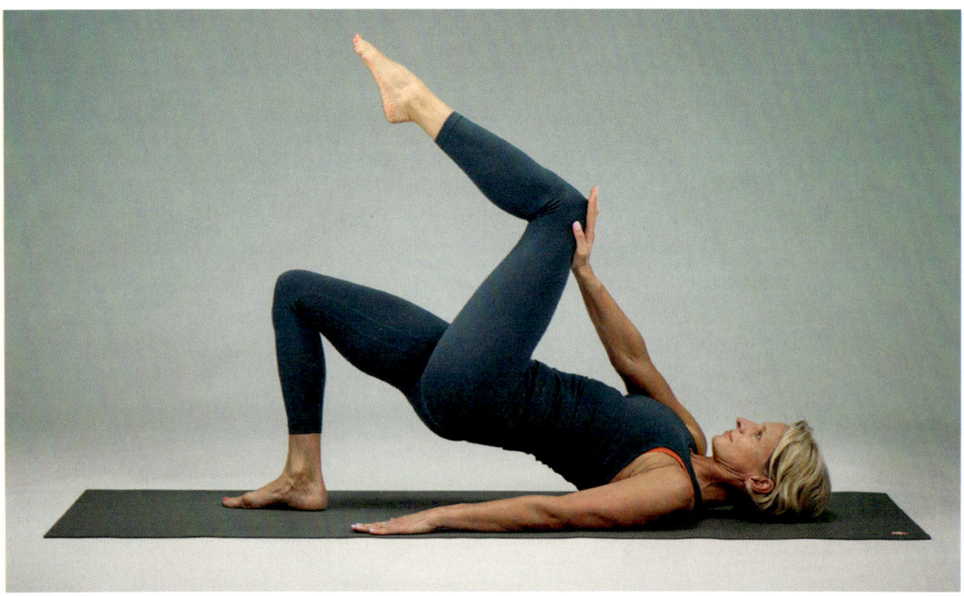

Schulterbrücke mit diagonalem Gegendruck der Hand

8.3 Schulterbrücke mit lang gestrecktem Bein

Ausgangsposition
Beckenlift in Rückenlage
Ein Bein in Körperlinienverlängerung ausstrecken.

Durchführung
Eine Längsspannung vom Schultergürtel bis in die Fußspitze des gehobenen Beins aufbauen.
➠ fRL

Besonderer Hinweis:

Die Beckenposition soll waagerecht ausgerichtet bleiben.

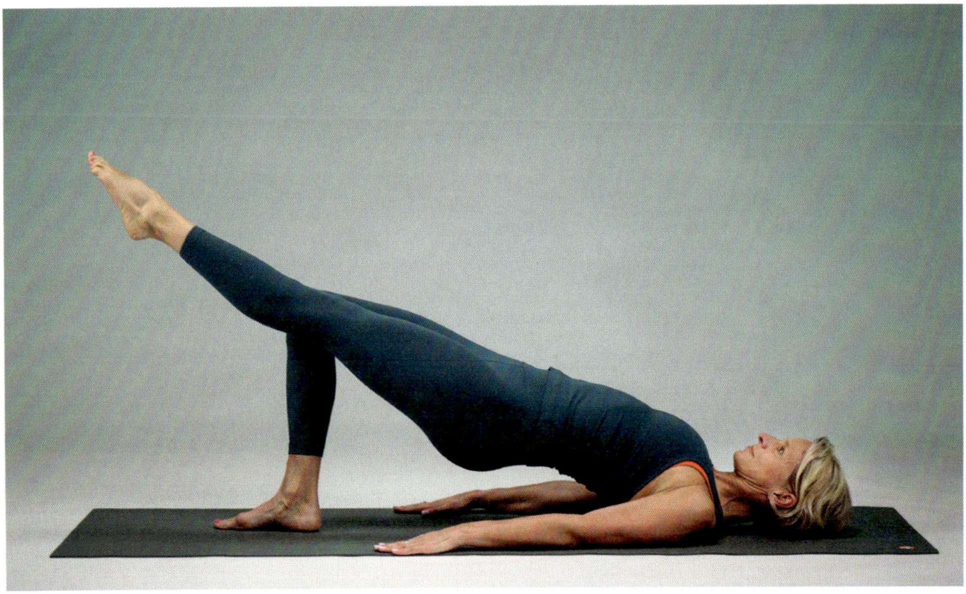

Schulterbrücke mit gestrecktem Bein

8.4 Schulterbrücke mit Dehnspannung

Ausgangsposition
Beckenlift in Rückenlage

Durchführung
Die Fersen heben und den Schub des Beckens zum Himmel verstärken.

➠ OFL

Besonderer Hinweis:

Die Wirbelsäule geht in eine leichte Bogenspannung, die eine tensegrale Dehnspannung der OFL bis in den Nacken (Ansatz über den M. sternocleidomastoideus hinter dem Ohr) provoziert.

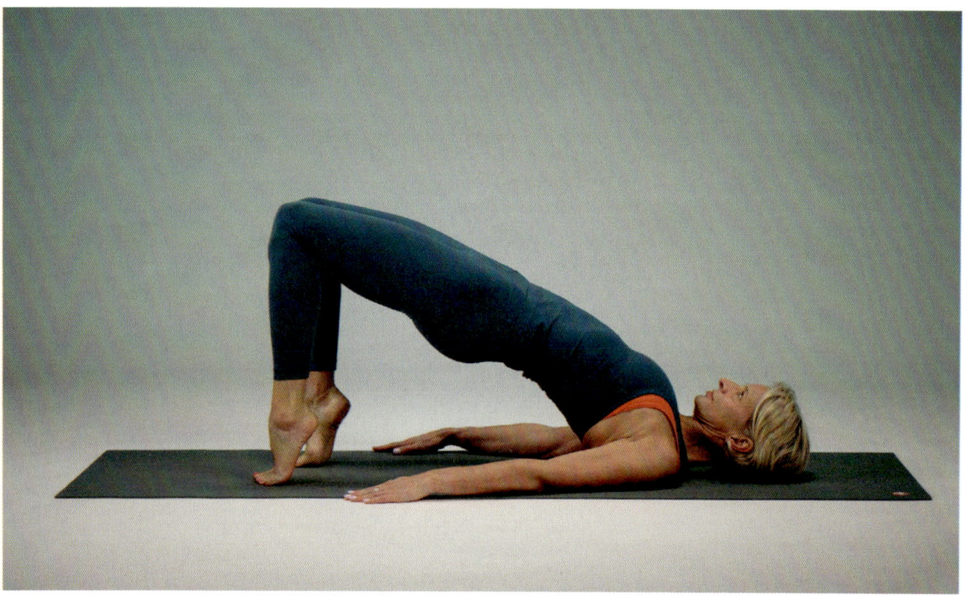

Schulterbrücke mit Dehnspannung

Übung 9
Varianten der Planke

9.1 Planke auf den Unterarmen

Ausgangsposition

Unterarmstütz
Der Körper schwebt und ist von den Armen zu den Fußspitzen gestreckt.

Durchführung

Ganzkörperstabilisation halten oder durch eine statische Kraftentwicklung (Schambein zum Brustbein ziehen) verstärken.

➡ OFL

Besonderer Hinweis:

Die physiologische Wirbelsäulenschwingung in der Position erhalten.
Die Übung ist auch im Stütz auf den Händen mit langen Armen möglich.

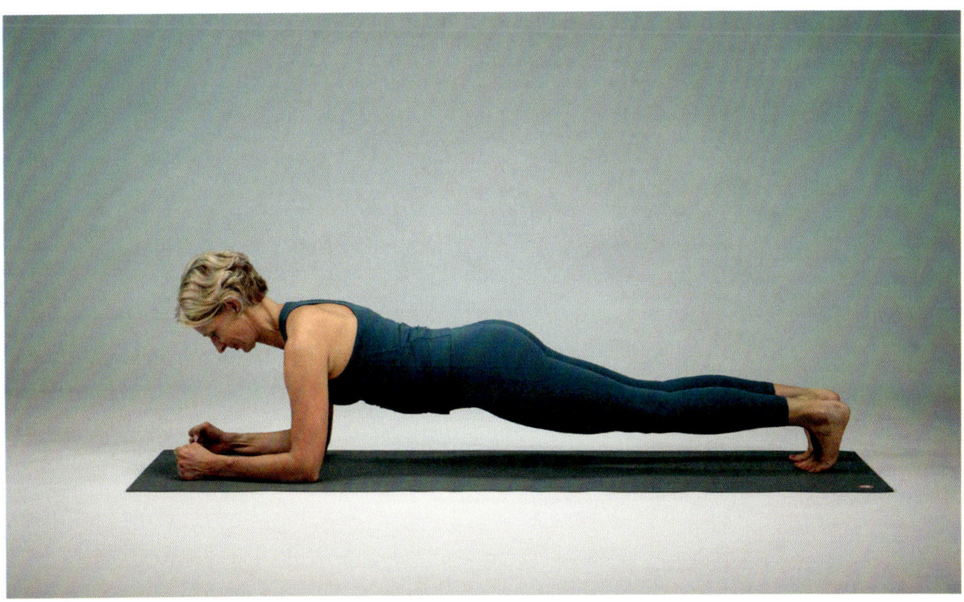

Plank-Position auf den Unterarmen

9.2 Hammoc

Ausgangsposition

Stütz in der Position der Planke (s. Übung 9.1) mit langen Armen

Durchführung

Das Becken senken und die Körpervorderseite aktiv aufspannen (Schambein und Brustbein voneinander entfernen).

➡ OFL

Besonderer Hinweis:

Erzeugung der myofaszialen Spannung über Dehnung.

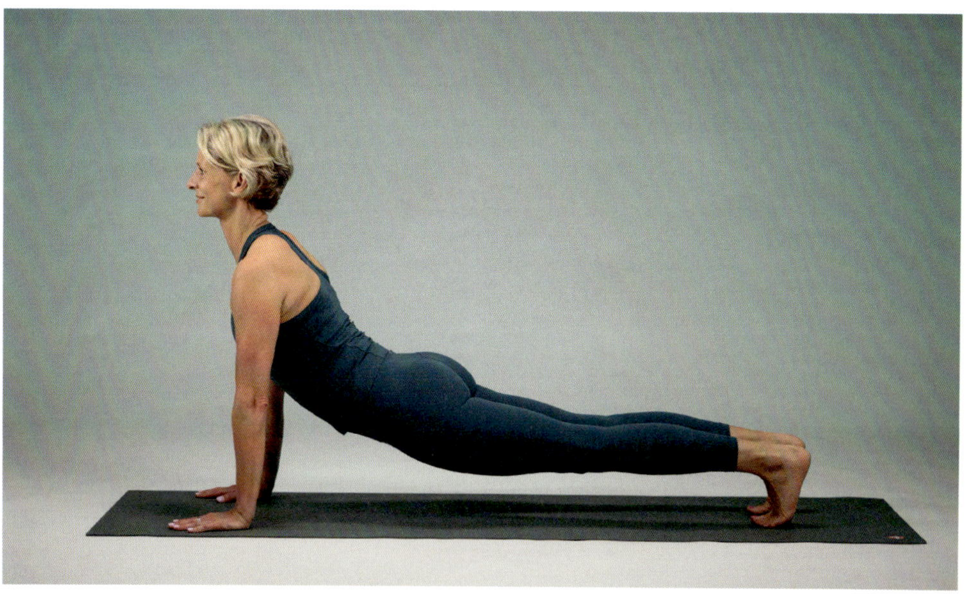

Hammoc

9.3 Side plank mit Kraftschluss

Ausgangsposition

Unterarmstütz seitlich

Das Ellenbogengelenk steht direkt unter der Schulter.

Die Knie anwinkeln oder das/die Bein/e lang ausstrecken (Level).

Durchführung

Den stützenden Ellenbogen statisch adduzieren (in Richtung Rumpf ziehen).

➡ Arm-Rumpf-Linie; LL

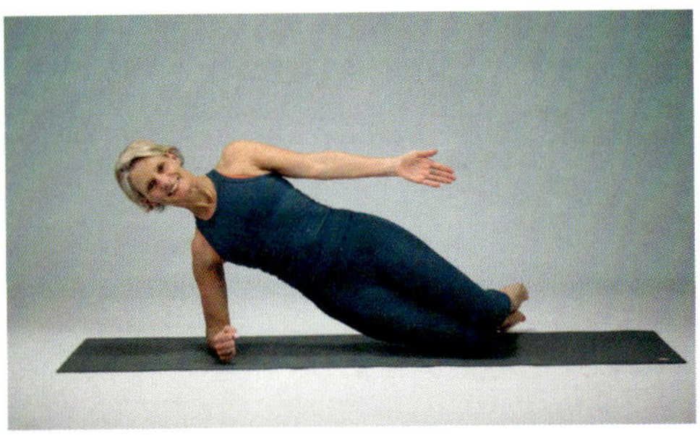

Side plank mit Kraftschluss – gewinkelte Beine (Einstiegs-Level)

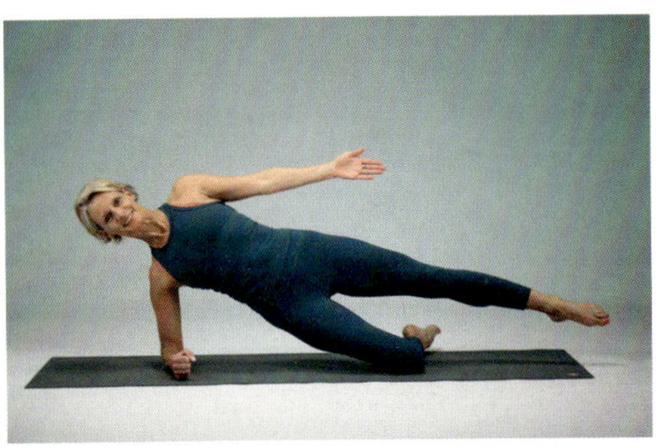

Side plank mit Kraftschluss – mit einem gestreckten und gehobenen Bein (Fortgeschrittenen-Level)

Besonderer Hinweis:

Im Fokus steht die Spannungslinie vom Arm zum Rumpf. Das Üben auf den angewinkelten Knien erleichtert die Übung für den Spannungsübertrag in der Rumpfseite (LL). Entsprechend intensiviert das Ausstrecken der Beine die Spannungswirkung auf die LL.

9.4 Side bench im Gerät

Ausgangsposition

seitliche Positionierung im Gerät
Das obere Bein ist im vorderen Polster fixiert.

Durchführung

Den Körper in der Verlängerungslinie der Beine ausstrecken und halten.
Die Spannungswirkung durch das Ausstrecken eines oder beider Arme intensivieren.
Den Oberkörper zur Seite neigen und eine Dehnspannung erzeugen.
➡ LL

Besonderer Hinweis:

Becken- und Schultergürtelachse sollten immer parallel ausgerichtet sein.

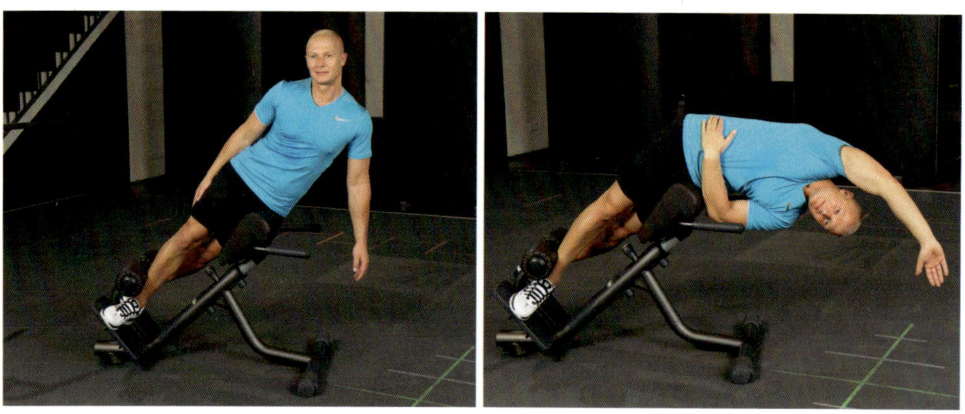

Side bench

Übung 10
Bauch – ventrale Kette

10.1 Boot frei

Ausgangsposition
Sitz mit gehobenen und angewinkelten Beinen
Den Oberkörper gestreckt nach hinten neigen (rückverlagern).

Durchführung
➠ OFL; fFL

Position Boot frei halten.

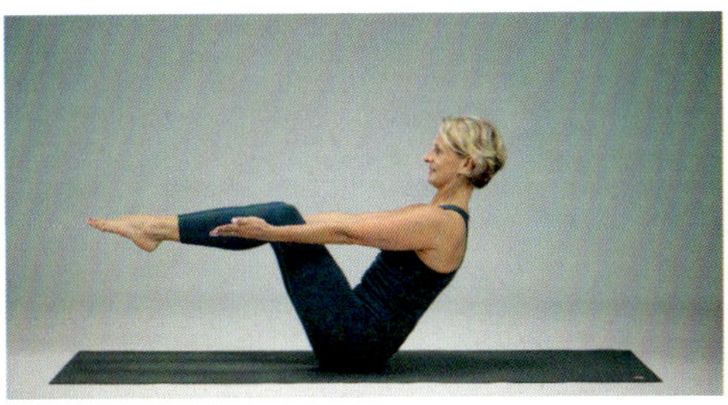

Boot-Position

Ein Bein ausstrecken und halten.

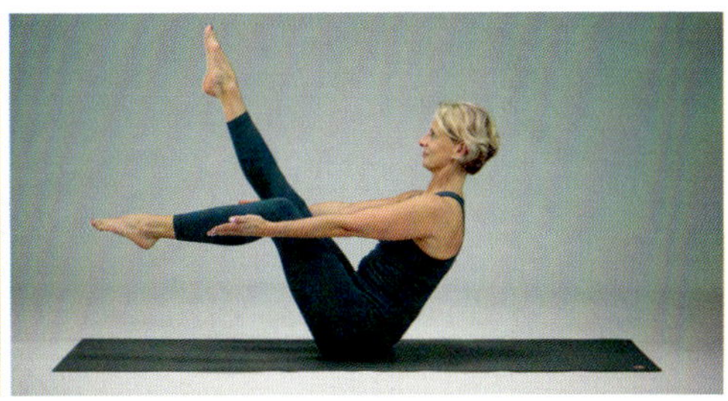

Boot-Position mit einem gestreckten Bein

Beide Beine ausstrecken und halten.

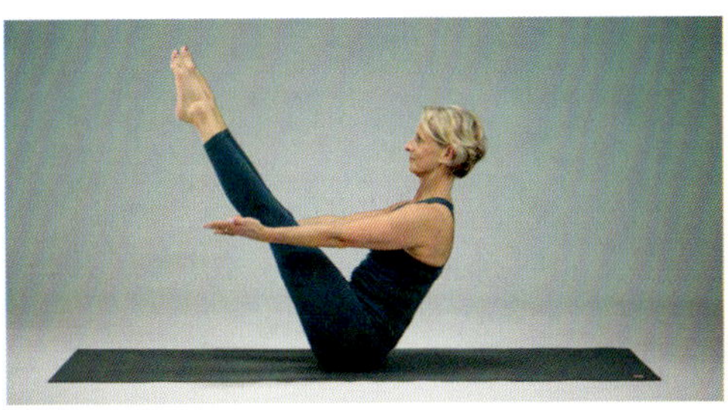

Boot-Position mit gestreckten Beinen

Besonderer Hinweis:

Die Wirbelsäule ist in Längsspannung zu halten. Den Brustkorb öffnen und das Becken nach Möglichkeit nach vorne kippen (Lendenlordose aufbauen).

10.2 Boot mit Kraftschluss

Ausgangsposition

Sitz mit gehobenen und angewinkelten Beinen
Oberkörper gestreckt nach hinten neigen (rückverlagern).
Die Hände liegen gleichseitig auf den Oberschenkeln.

Durchführung

Die Hände gegen die Oberschenkel pressen und mit den Beinen Gegendruck aufbauen (Kraftschluss).

➡ OFL; fFL

Besonderer Hinweis:

Die Wirbelsäule gestreckt halten. Den Brustkorb öffnen und das Becken nach Möglichkeit nach vorne kippen (Lendenlordose halten).

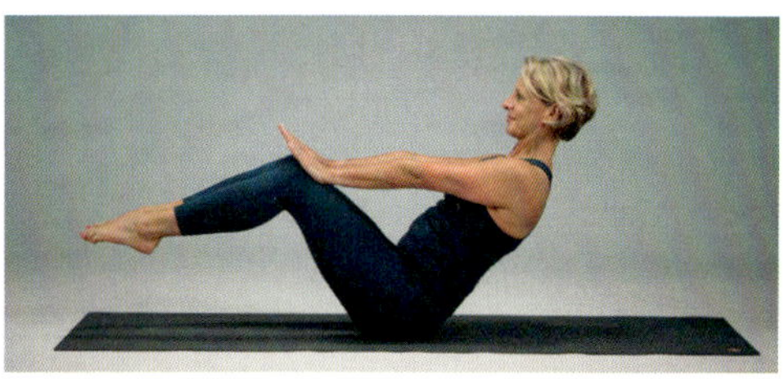

Boot-Position mit Kraftschluss

10.3 Plank reverse

Ausgangsposition

Rückenlage
Die Beine senkrecht zum Himmel strecken.

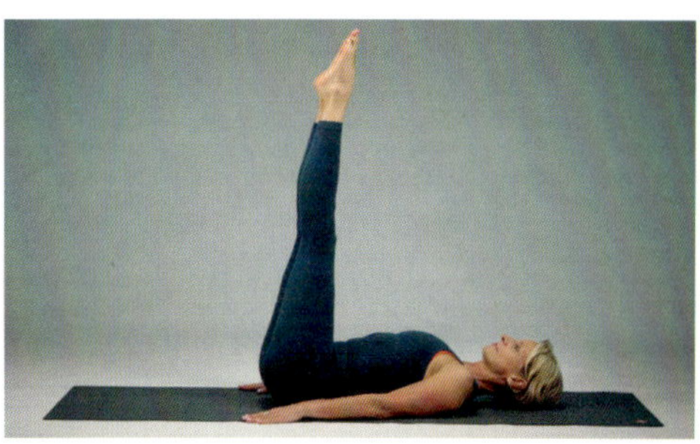

Plank reverse – Einstiegsposition

Durchführung

Die Beine langsam senken, mit dem Oberkörper „vergurten", sodass sich dieser bei einem Beinwinkel von ca. 45° vom Boden abhebt.
Den Körper in der Plank reverse halten.
➠ OFL

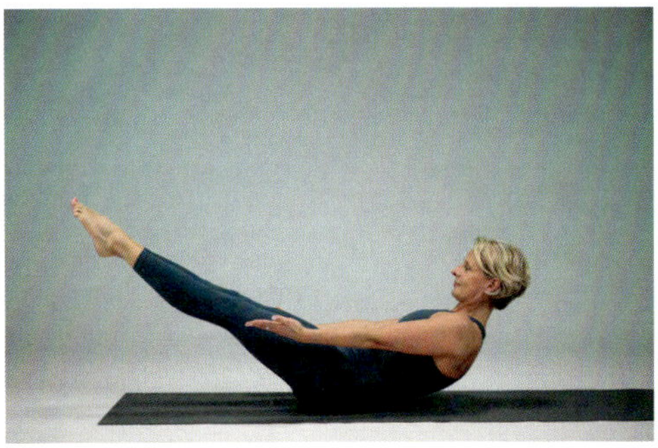
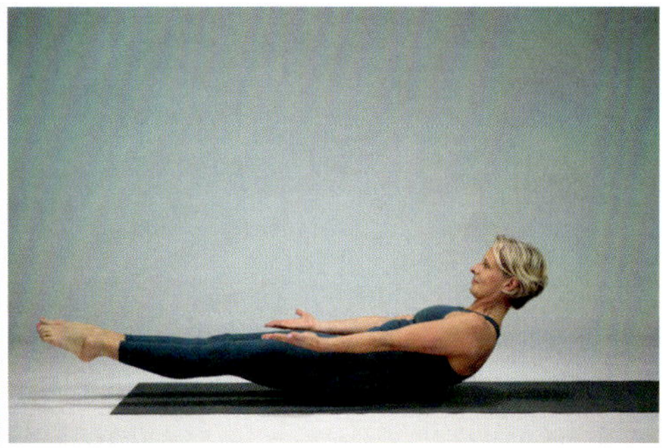

Plank reverse – mit unterschiedlichen Levels

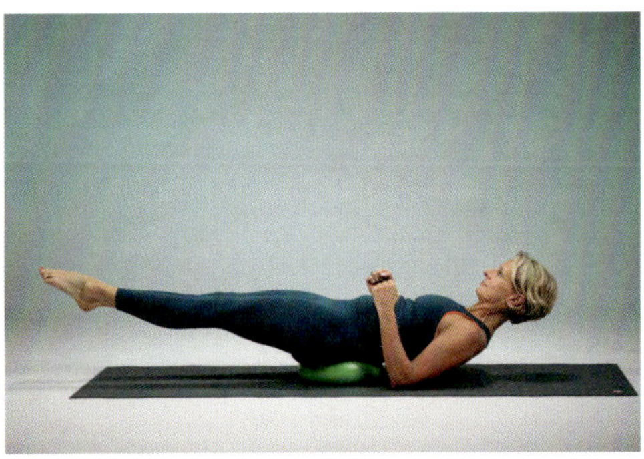

Plank reverse – mit Redondo® Ball

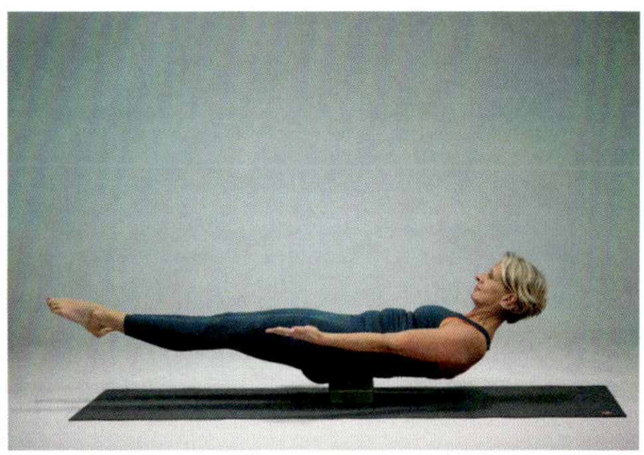

Plank reverse – mit Yoga-Block

Besonderer Hinweis:

Die Plank reverse ist eine Übung für Fortgeschrittene. Vorstufen können mit Redondo® Ball oder Yoga-Block geübt werden.

Übung 11
Crunch mit Kraftschluss

Ausgangsposition

Rückenlage
Die Knie rechtwinklig über die Hüfte führen.
Den Kopf und den Schultergürtel heben.
Die Hände an die Oberschenkel legen.

Durchführung

Die Hände gegen die Oberschenkel pressen und mit den Oberschenkeln Gegendruck ausüben (Kraftschluss).

➡ OFL

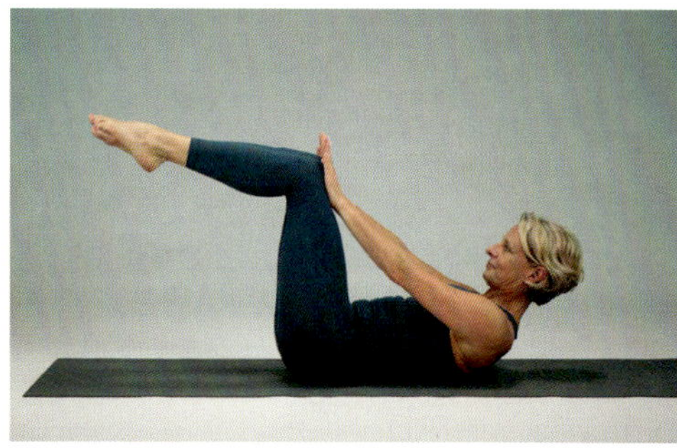

Crunch mit Kraftschluss

Besonderer Hinweis:

Die Lendenwirbelsäule darf bei der Übung mit physiologischer Lordose gehalten oder auf den Boden gepresst werden. Die Kombination beider Ausführungen führt zu einem variablen Spannungstransport.

Schon gewusst?

Der M. sternocleidomastoideus (Kopfwendemuskel) ist Teil der OFL. Spüren wir eine Überspannung in diesem Muskel beim Bauchmuskeltraining, kann dies ein Hinweis auf eine Störquelle des tensegralen Systems im Nacken sein.

Übung 12
Wild thing

Ausgangsposition

Strecksitz mit einem angewinkelten Bein
Gleichseitige Hand des langen Beins stützt hinter dem Körper.
Der zweite Arm wird zum Himmel gestreckt.

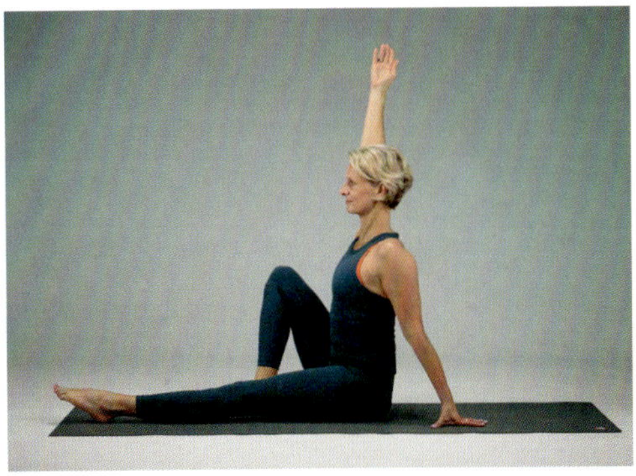

Einstiegsposition zum wild thing

Durchführung

Beckenschub zum Himmel zur einarmigen Brücke
→ OFL

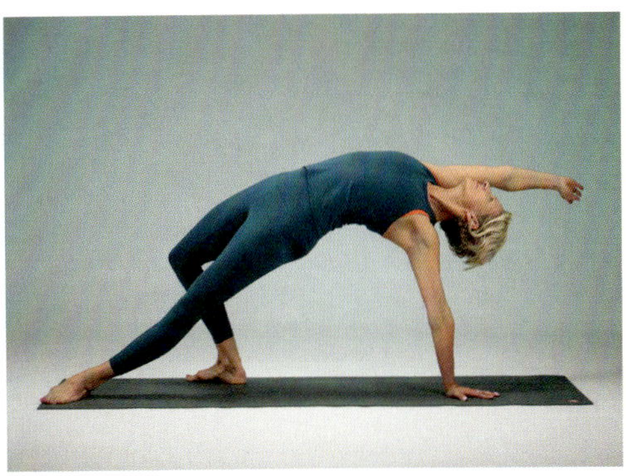

Wild thing

Besonderer Hinweis:

Erzeugung der myofaszialen Spannung über Dehnung.

Übung 13
Schulterstand – Kerze mit Support

Ausgangsposition
Rückenlage
Die Füße sind aufgestellt.
Die Arme seitlich neben dem Körper abgelegt.

Durchführung
Becken über den Schultergürtel anheben und die Beine senkrecht zum Himmel strecken.
Die Hände stützen von hinten das Becken.
➡ tFL; ORL

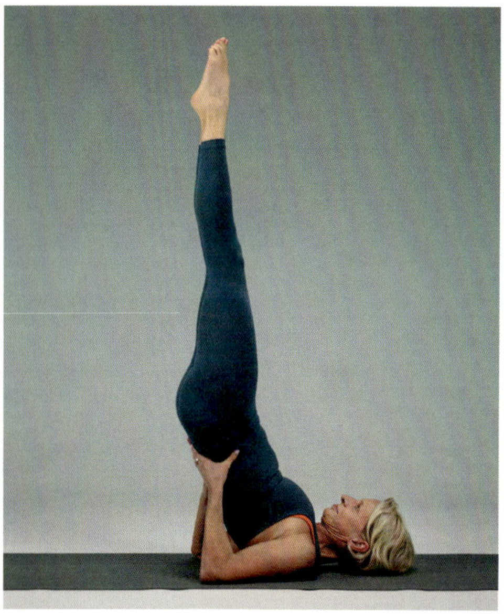

Schulterstand (Kerze) mit Support

Besonderer Hinweis:

Das Gewicht des Körpers ist unbedingt auf dem Schultergürtel zu tragen, um eine Halswirbelsäulenüberlastung zu vermeiden. Der Blick geht konsequent zu den Fußspitzen. Die Übung setzt eine gute Rumpfkraft und Mobilität voraus (Übung für Fortgeschrittene).

Übung 14
Pflug

Ausgangsposition
Schulterstand (s. Übung 13)

Durchführung
Die gestreckten Beine zum Körper führen.
14.1 Die Fußspitzen hinter dem Kopf zum Boden führen.

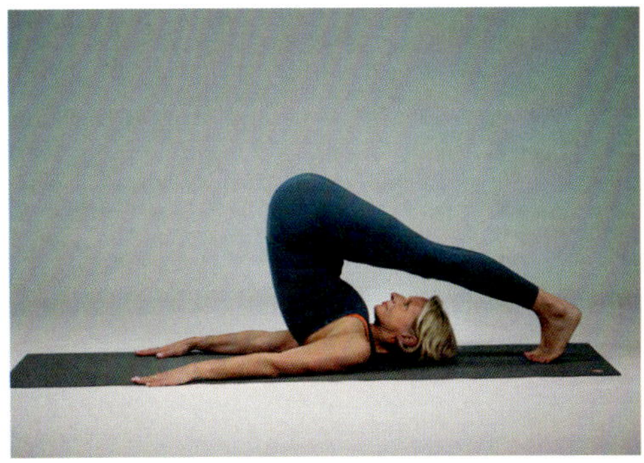

Pflug mit Füßen am Boden

14.2 Die Beine horizontal ausrichten. Die Hände stützen flach am Becken. Das Becken schiebt sich in die Hände.

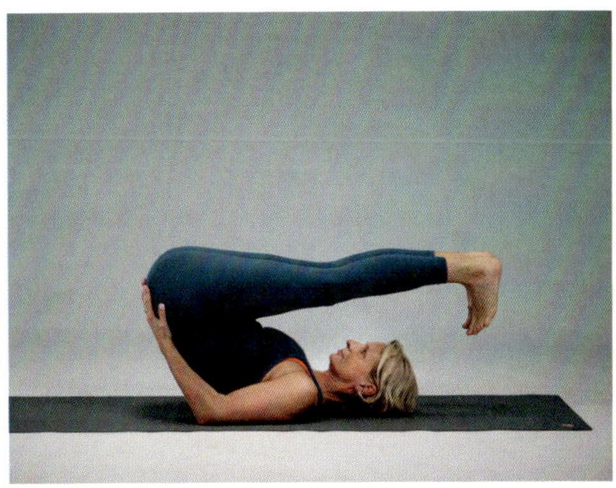

Pflug – Hände empfangen das Körpergewicht

➠ ORL; (14.2) Schwerpunkt thorakolumbale Faszie

Besonderer Hinweis:

Das Gewicht des Körpers ist unbedingt auf dem Schultergürtel zu tragen, um eine Halswirbelsäulenüberlastung zu vermeiden. Das Becken darf sich schwer in die Hände fallen lassen.

Tensegrale Übungen mit Partner

Partnerübung 1
Käfer in Rückenlage

Ausgangsposition

Partner A
Rückenlage
Die Knie über der Hüfte rechtwinklig halten.
Die Arme auf Schulterhöhe senkrecht zum Himmel strecken.

Partner B
stehend

Durchführung

Partner B irritiert Partner A an diversen Hartpoints (Knochen und Gelenke) und versucht das Gleichgewicht zu stören oder die Extremitäten zu bewegen.
Partner A spannt dagegen und bleibt in Position.
➡ OFL; fFL, Arm-Rumpf-Linie

Besonderer Hinweis:

Der Schultergürtel und der Kopf sind leicht angehoben.

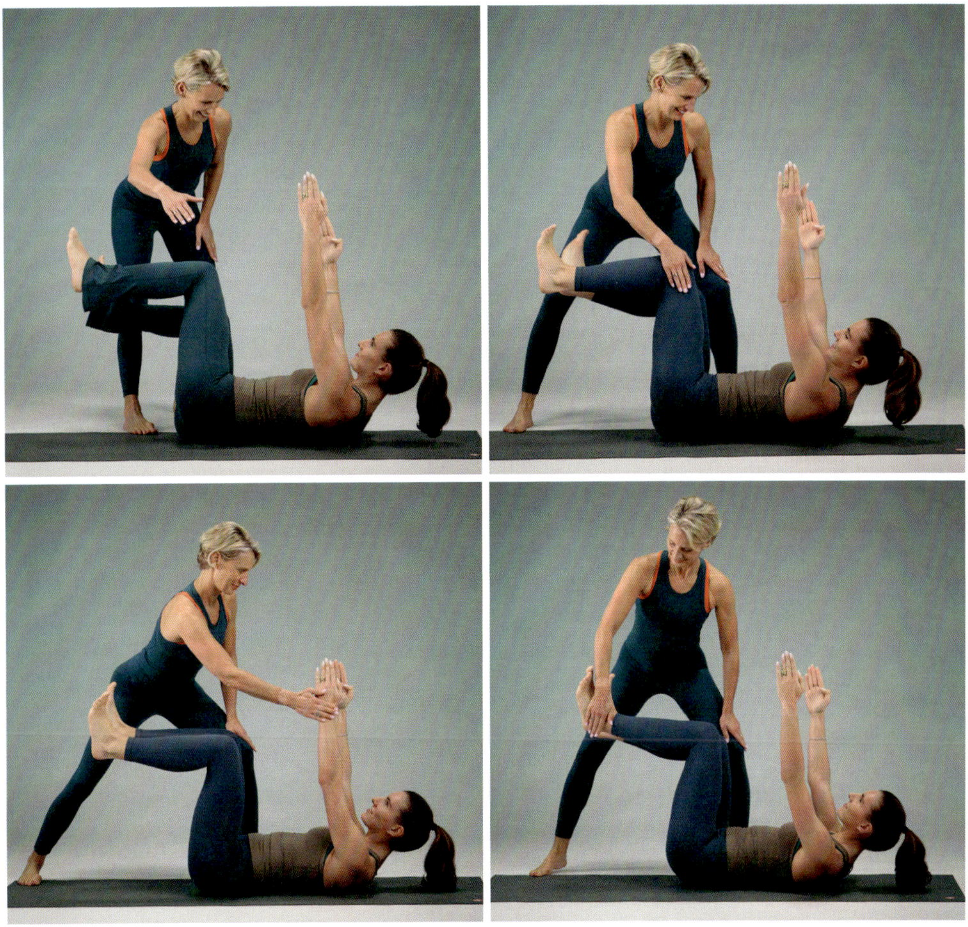

Käfer in Rückenlage – Partnerirritation an diversen Hartpoints

Käfer-Position in Rückenlage – Partnerirritationen zum Training der tensegralen Fähigkeiten

Hier geht es zum Video

Partnerübung 2
Rückenlage mit himmelwärts gestreckten Beinen

Ausgangsposition
Partner A
Rückenlage
Die Beine senkrecht ausgestreckt.
Die Hände fassen am Knöchel des Partners B.

Partner B
steht am Kopfende des Partners A.

Durchführung
Partner B gibt einen Schwungimpuls auf die Füße/Knöchel/Schienbeine des am Boden liegenden Partners und schubst sie in Richtung Boden.
Partner A spannt dagegen, gibt dem Impuls kontrolliert nach, senkt die Beine in Richtung Boden, um sie aus einer gut zu stabilisierenden Umkehrposition wieder zu heben.
➡ ORL; fRL, SPL, tFL

Besonderer Hinweis:

Übung für Fortgeschrittene. Eine gute Rumpfkraft ist notwendig, um die Lendenwirbelsäule während der Übung (mit Schwung und langem Hebel) zu stabilisieren.

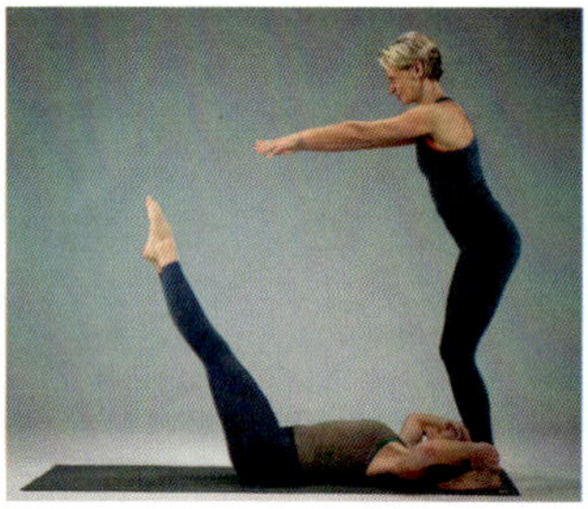

Käferposition – Schwungimpuls des Partners

Rückenlage mit himmelwärts gestreckten Beinen – tensegrales Spannungstraining gegen einen Schwungimpuls des Partners

Hier geht es zum Video

Partnerübung 3
Diagonal aufgespannte Bankstellung

Ausgangsposition

Partner A
Bankstellung
Ein Arm und ein Bein sind diagonal ausgestreckt.

Partner B
stehend

Durchführung

Partner B irritiert Partner A an diversen Hartpoints (Knochen und Gelenke) und versucht das Gleichgewicht zu stören oder die Extremitäten zu bewegen.
Partner A spannt dagegen und bleibt in Position.
➡ ORL; fRL, SPL, tFL

Besonderer Hinweis:

Schulter- und Beckenachse sind in horizontaler Ebene zu stabilisieren.

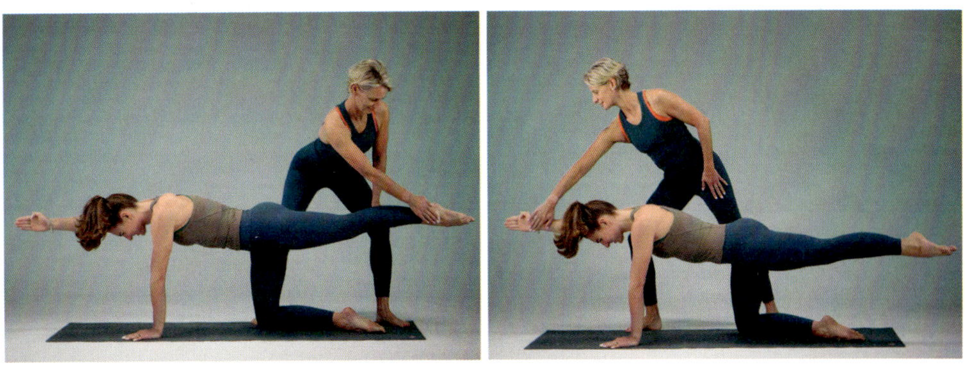

Diagonal aufgespannte Bankstellung mit Partnerirritation

Diagonal aufgespannte Bankstellung – Partnerirritation zum Training der tensegralen Fähigkeiten

Hier geht es zum Video

Partnerübung 4
Schubkarre/Planke

Ausgangsposition

Partner A
Planke mit ausgestreckten Armen

Partner B
steht am Fußende des Partners A.

Durchführungsvarianten

Partner B hebt die Beine des Partners A an. Handfassung an den Knöcheln oder am Oberschenkel (leichteres Level).
Partner A stabilisiert sich.
➠ OFL; fRL, SPL, tFL

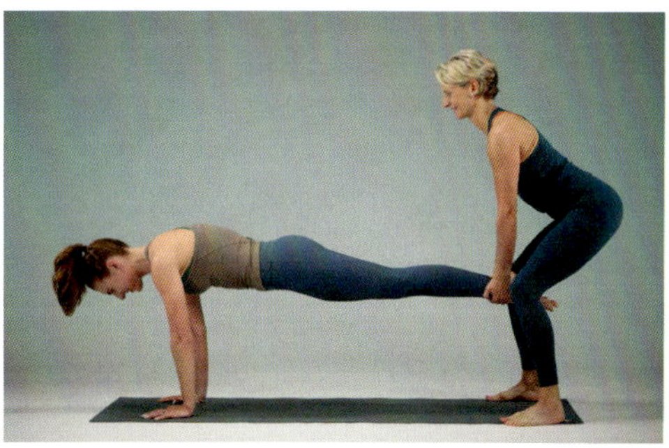

Schubkarre/Planke – Ausgangsposition

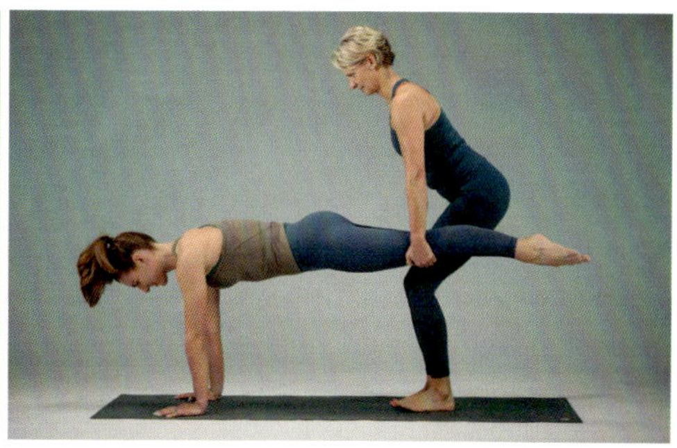

Schubkarre/Planke – Erleichterung der Übung durch Verkürzung des Hebels

Partner B hebt die Beine des Partners A an den Knöcheln an und verändert die Halteposition in der Ebene.
Partner A stabilisiert sich.

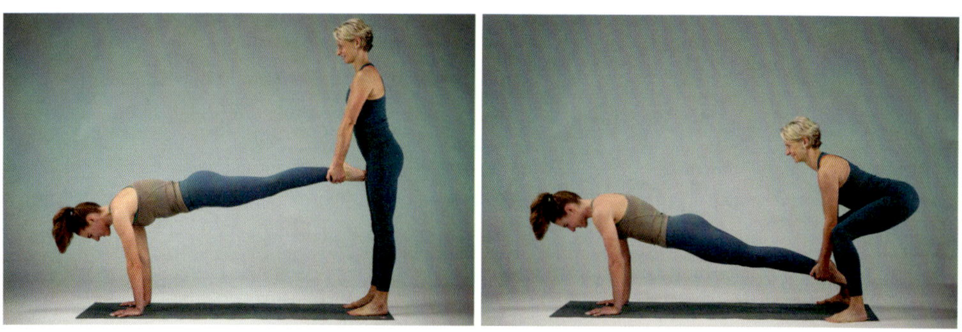

Schubkarre/Planke – Höhenveränderung durch den Partner

Partner B löst nach vorheriger Ankündigung ein Bein.
Partner A hält das freie Bein in der Position.

Partner B löst ohne vorherige Ankündigung ein Bein.
Partner A hält das freie Bein in der Position.

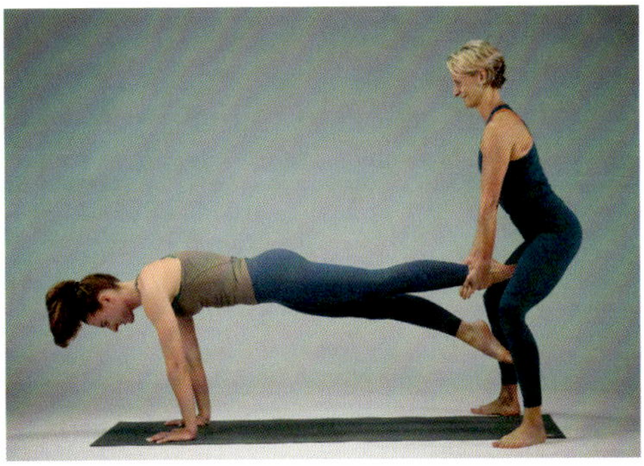

Schubkarre/Planke – eine Hand mit oder ohne vorherige Ankündigung lösen

Besonderer Hinweis:

Die Übung kann erleichtert werden, indem Partner B die Beine des Partners A am Oberschenkel knienah greift (Reduktion des Hebels).

Position der Schubkarre/Planke mit Variationen zur Stabilisation (tensegrale Spannkraft)

Hier geht es zum Video

Partnerübung 5
Side plank

Ausgangsposition

Partner A
Stütz auf dem Unterarm in der Side plank mit langen oder im Knie rechtwinklig abgelegten Beinen

Partner B
steht am Fußende des Partners A.

Durchführung

Partner B hebt das obere Bein des Partners A an.
5.1 Partner A reduziert das Gewicht auf dem am Boden verbliebenen Bein.
➡ tFL; LL

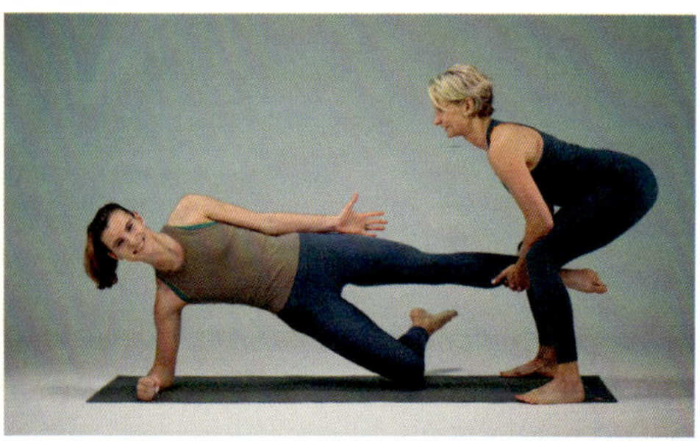

Side plank mit Partner – Einstiegs-Level

5.2 Partner A adduziert das untere Bein (zieht es zum oberen Bein heran).

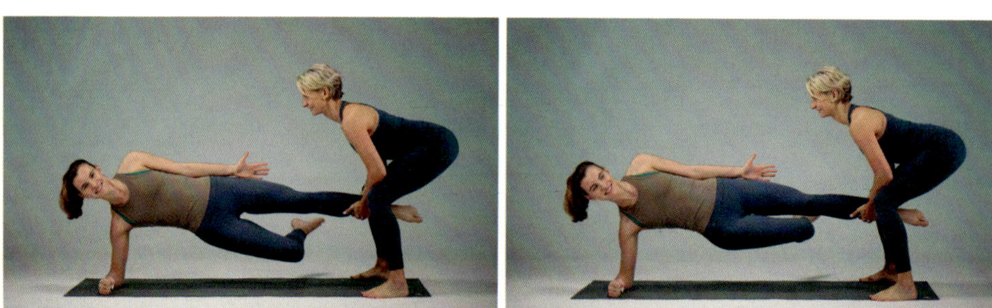

Side plank mit Partner – Fortgeschrittenen-Level

Side plank mit Adduktion und Partner

Hier geht es zum Video

Partnerübung 6
Plank reverse

Ausgangsposition

Partner A
Rückenlage mit vor der Brust gekreuzten Armen

Partner B
steht am Fußende des Partners A.

Durchführungsvarianten

➡ tFL; ORL, fRL

Partner B hebt die Beine des Partners A an.

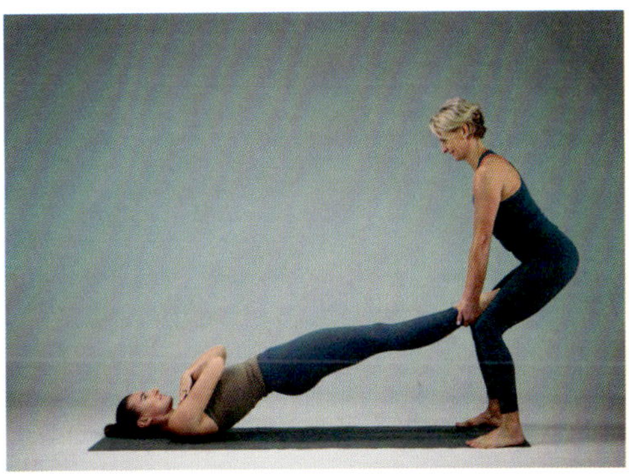

Plank reverse – Ausgangsposition

Partner A spannt den gesamten Körper an (Kraftschluss), sodass der Körper wie ein Brett gehoben werden kann.

Partner B hebt und senkt den Körper von Partner A.
Partner A ist im Kraftschluss.

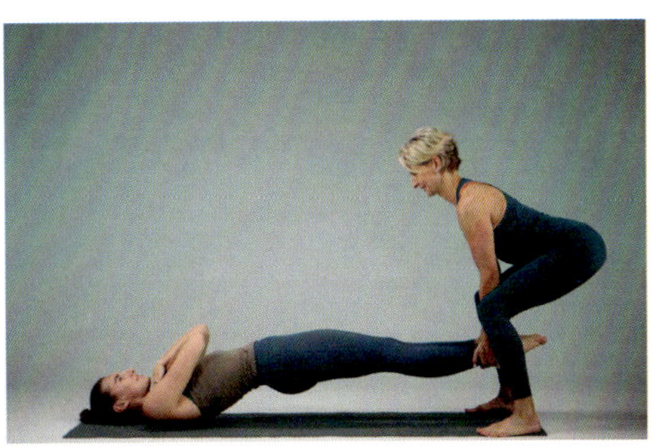

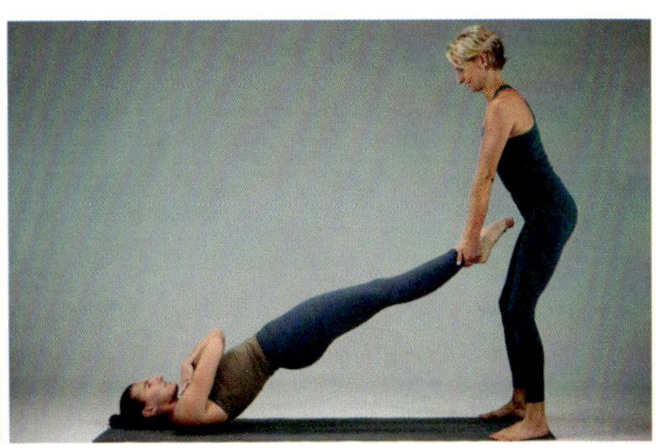

Plank reverse – Höhenveränderung durch den Partner

Partner B hebt den Körper von Partner A und lässt wechselseitig, zunächst mit vorheriger Ansage, später ohne Ansage, los.
Partner A ist im Kraftschluss und stabilisiert sich aus.

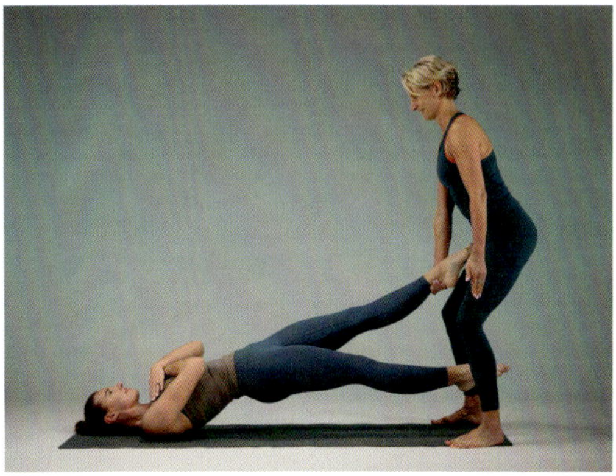

Plank reverse – eine Hand mit oder ohne vorherige Ankündigung lösen

Plank reverse mit Partner und Variationen zur Stabilisation (tensegrale Spannkraft)

Hier geht es zum Video

Partnerübung 7
MyBall – Partnerarbeit

Ausgangsposition

Partner A
Schultergürtel in Rückenlage oder bäuchlings auf dem Ball

Partner B
steht am Fußende des Partners A.

Durchführungsvarianten

Partner B hebt die Beine des Partners A an.
Partner A spannt den gesamten Körper an (Kraftschluss), sodass der Körper wie ein Brett stabilisiert ist und gegen die Labilität des Balls anarbeitet.

➟ tFL; ORL; OFL; fRL; fFL

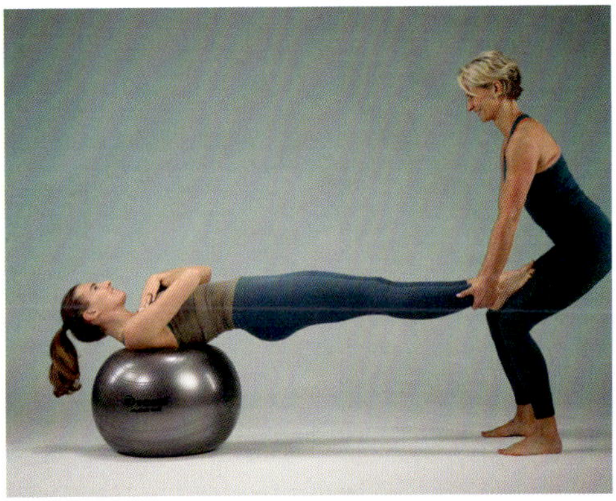

MyBall Partnerarbeit – rücklings

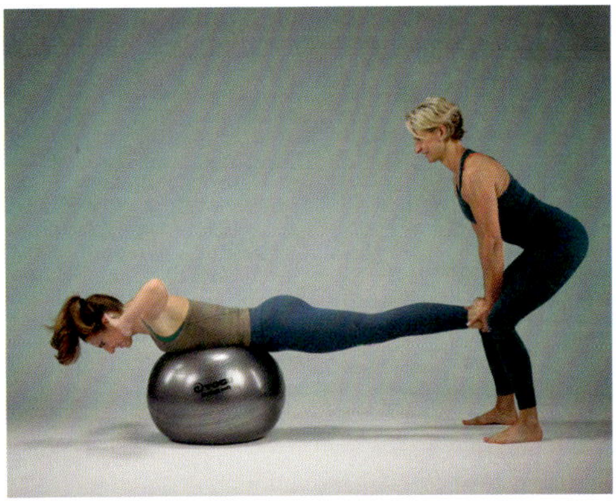

MyBall Partnerarbeit – bäuchlings

Tensegrale Übungen mit Gerät

Übung mit Gerät 1
Hip extension – mit Redondo® Ball

Ausgangsposition
stehend
Aufrecht auf einem Bein stehen.
Mit dem freien Bein einen Redondo® Ball zwischen Ober- und Unterschenkel fixieren.

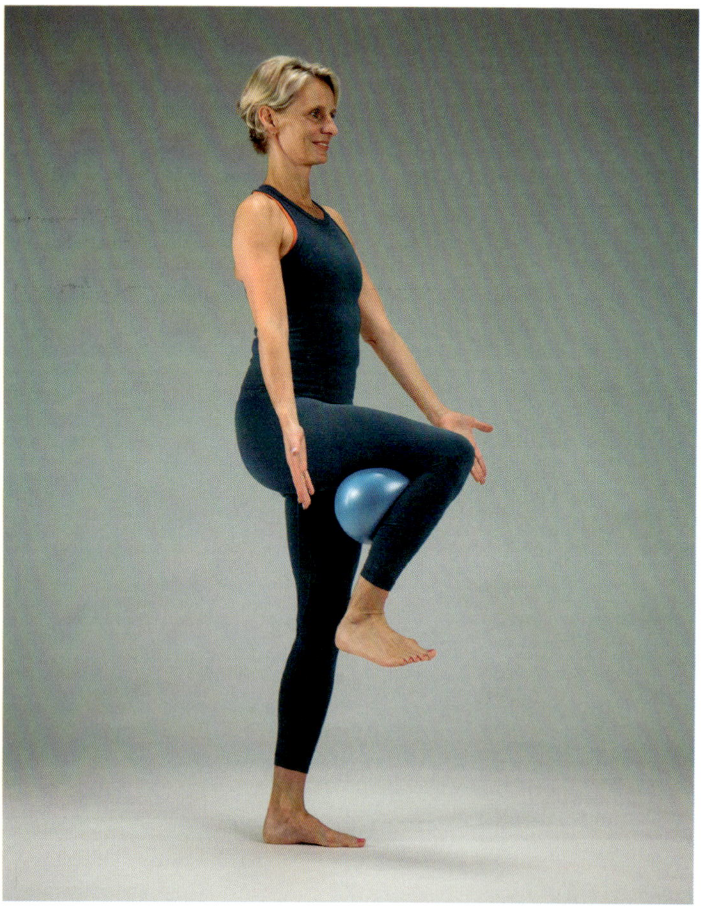

Hip extension – mit Redondo® Ball – Ausgangsposition

Durchführungsvarianten

Das freie Bein im aufrechten Stand vor und zurück führen.

Den Oberkörper nach vorne neigen und das freie Bein vor- und zurückführen.

➡ ORL; fRL; Schwerpunkt Beinrückseite im Spannungsübertrag zum Becken und Rücken

Besonderer Hinweis:

Der Unterschenkel muss stark in Richtung des Oberschenkels gezogen werden, er ist für die tensegrale Spannkraft in der Beinrückseite verantwortlich.

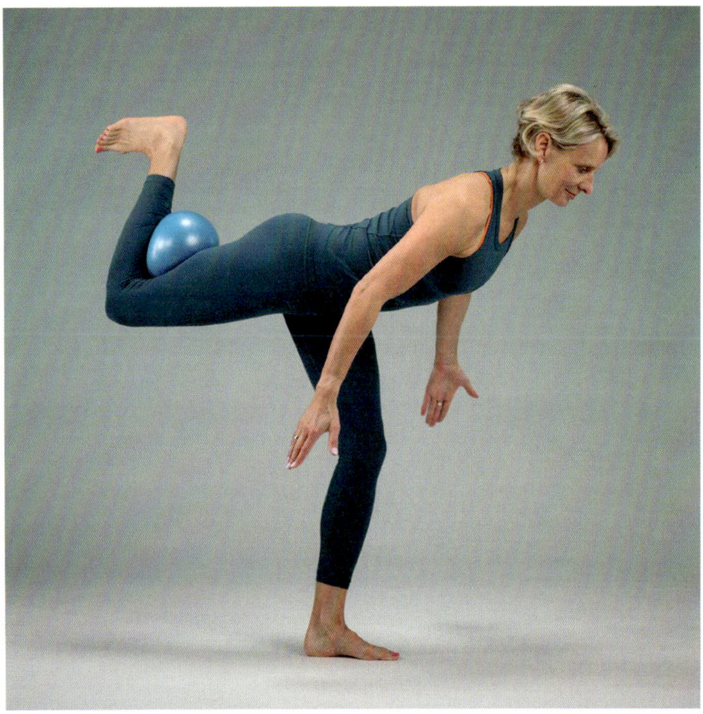

Hip extension - mit Redondo® Ball - Endposition

Übung mit Gerät 2
Plank reverse

Ausgangsposition

Rückenlage
Redondo® Ball (wahlweise Yoga-Block) unter dem Becken platzieren.
Die Beine senkrecht zum Himmel strecken.

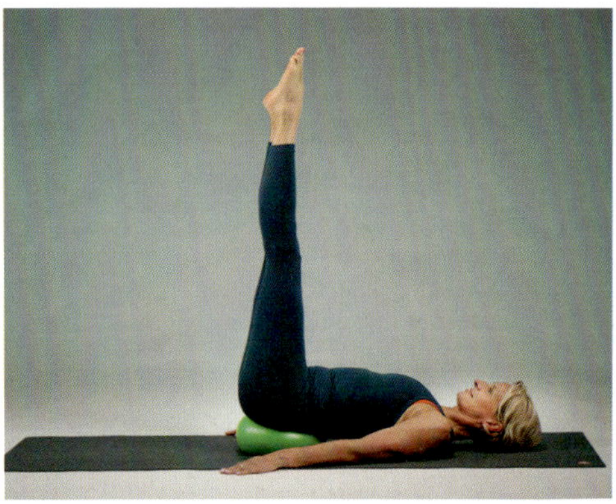

Plank reverse – Ausgangsposition mit Redondo® Ball

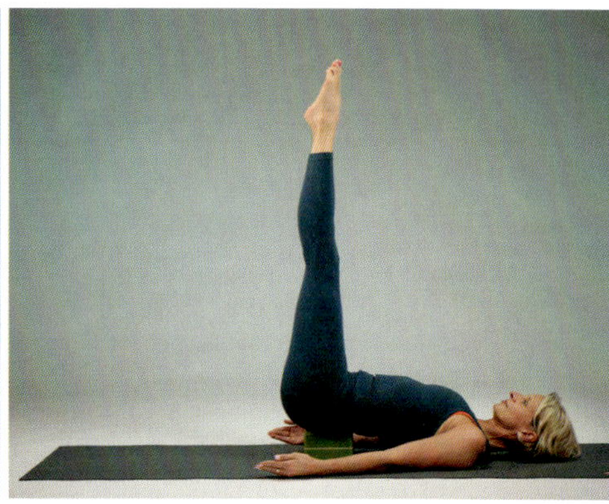

Plank reverse – Ausgangsposition mit Yoga-Block

Durchführungsvarianten

➠ OFL; fFL; tFL

Ein Bein in Körperverlängerung senken.
Seitenwechsel.
Die Beine scheren – während ein Bein aufsteigt, das zweite Bein senken.

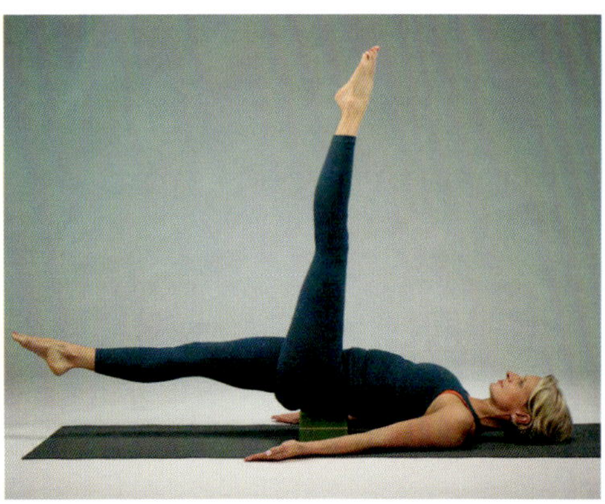

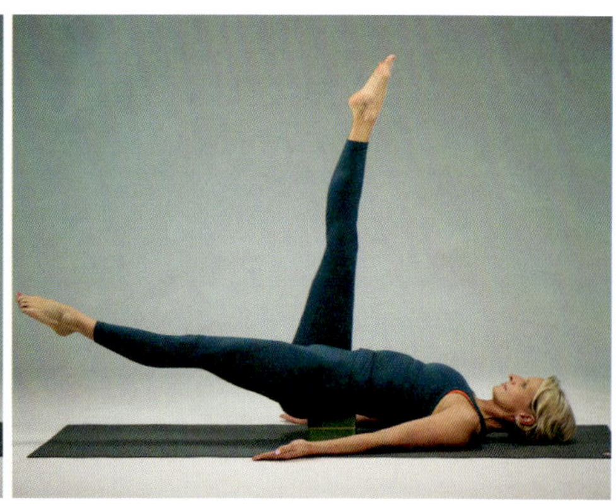

Plank reverse – wechselseitiges Senken der Beine

Beide Beine senken, mit dem Oberkörper „vergurten" und zur Plank reverse den Oberkörper anheben (vgl. Übung 9.3 tensegrales Training für die ventrale Kette).

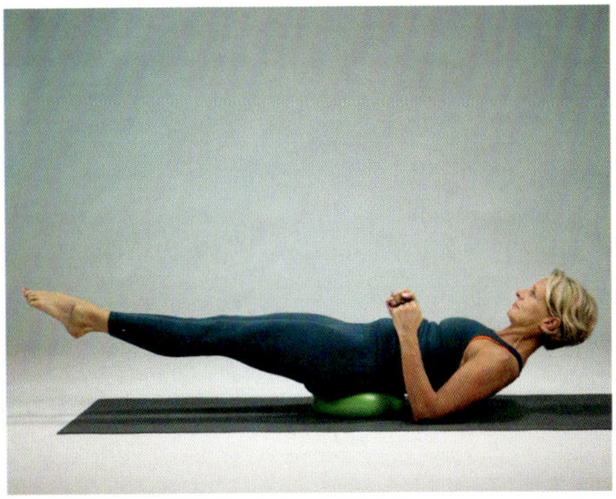

Plank reverse – Endposition mit Redondo® Ball

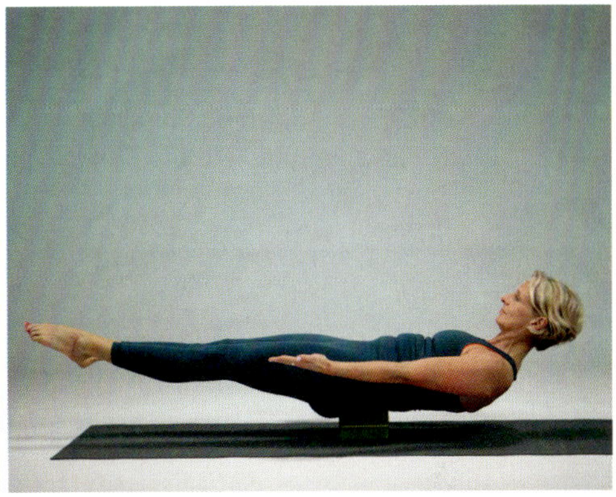

Plank reverse – Endposition mit Yoga-Block

Besonderer Hinweis:

Der Yoga-Block ist stabiler und erleichtert die Übung. Die Übung mit einem Bein ausgeführt stellt eine Hinführung (Level 1) zur Plank reverse (Level 2–3) dar. Eine gute Rumpfkontrolle zur Sicherung der Lendenwirbelsäule ist notwendig. Die Arme können das Anheben des Oberkörpers unterstützen, das Zusammenpressen der Beine integriert vermehrt die tiefe Frontallinie in die Übung.

Plank reverse mit erhobenem Becken (Yoga-Block) – Übungsvarianten und Levels

Hier geht es zum Video

Übung mit Gerät 3
Beckenlift mit Kraftschluss

Ausgangsposition

Rückenlage
Knie rechtwinklig über der Hüfte halten.
Eine Langhantelstange oder Vergleichbares hinter den Kopf, um sich mit den Händen daran zu fixieren (Kraftschluss).

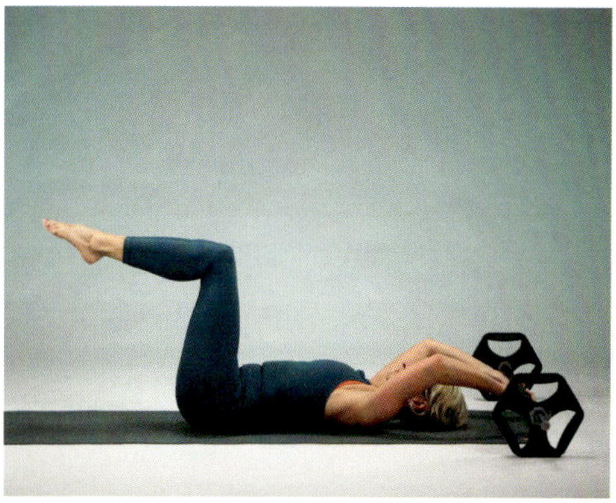

Beckenlift mit Kraftschluss – Hände fixiert – Ausgangsposition

Durchführung

Das Becken mit gebeugten Beinen heben, Wirbelsäule aufrollen und das Becken langsam wieder senken.
➠ OFL; fFL; tFL

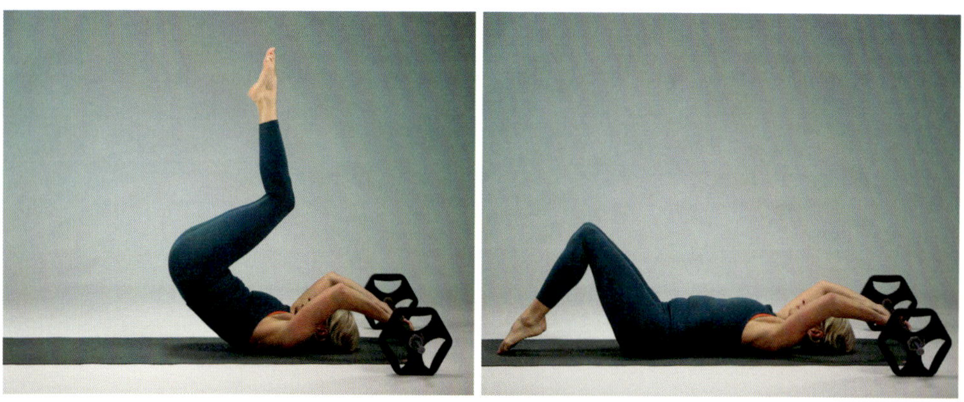

Beckenlift mit Kraftschluss – langsames Auf- und Abrollen

Die Beine gestreckt; das Becken zum Schulterstand auf- und wieder abrollen.

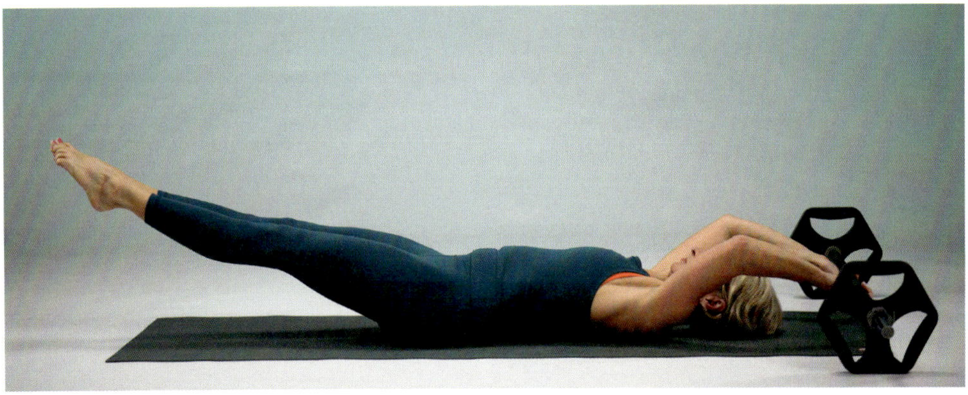

Beckenlift mit Kraftschluss – gestreckte Beine

Beim Senken des Beckens die Beine als Widerstand einsetzen (die Beine führen die Bewegung an, das Becken folgt).
Ggf. die Beine aus der Senkrechten, wenn das Becken am Boden angekommen ist, in Richtung Boden senken und wieder heben.

Besonderer Hinweis:

Gebeugte Beine und ein eingeschränkter Bewegungsradius erleichtern die Übung. Im Gegensatz dazu erhöhen die Streckung der Beine und die Erweiterung des ROM den Schwierigkeitsgrad der Übung. Das Fixieren der Arme an der Hantelstange o. Ä. sorgt für die tensegrale Spannungsübertragung und steigert die Spannkraft im gesamten Rumpf (Kraftschluss).

Übung mit Gerät 4
Sit-up mit Kraftschluss

Ausgangsposition

sitzend
Den Fußspann unter einer Langhantelstange oder ähnlichem fixiert, den Oberkörper in einer leichten Rückbeuge halten.

Durchführung

Die Wirbelsäule ab- und erneut aufrollen (Sit-up).
➡ OFL; fFL

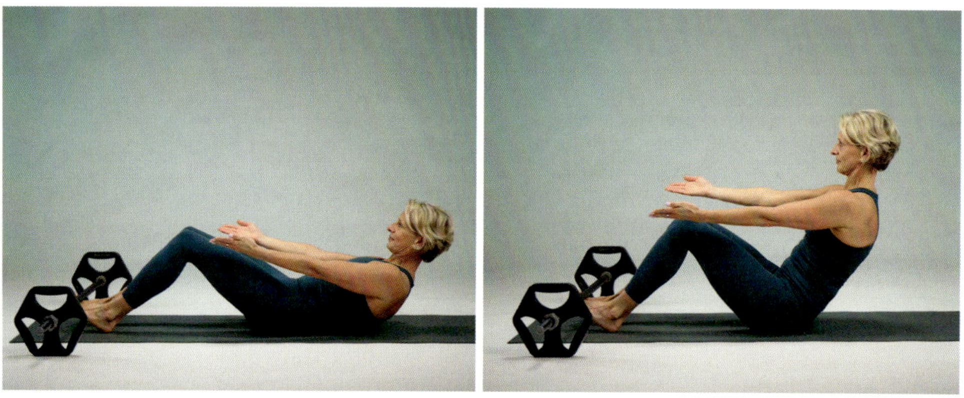

Sit-up mit Kraftschluss – Füße fixiert

Besonderer Hinweis:

Die Übung integriert bewusst den Spannungsübertrag von den Bauchmuskeln auf die hüftbeugenden Muskeln.

Übung mit Gerät 5 Ab-Roller

Ausgangsposition

kniend
Die Arme senkrecht unter den Schultern platzieren und das Becken über die Knie stellen.
Die Hände befinden sich an den Griffen des Wheels.

Durchführung

Zunächst das Becken nach vorne schieben, bis der Schultergürtel mit dem Becken und den Knien in einer geraden Linie steht,
dann mit den Händen weiter vorrollen, bis die maximal zu haltende Spannung erreicht ist.
➡ OFL; Arm-Rumpf-Linie

Besonderer Hinweis:

Eine Übung für Fortgeschrittene. Eine gute Rumpfkontrolle zur Sicherung der Lendenwirbelsäule ist notwendig.

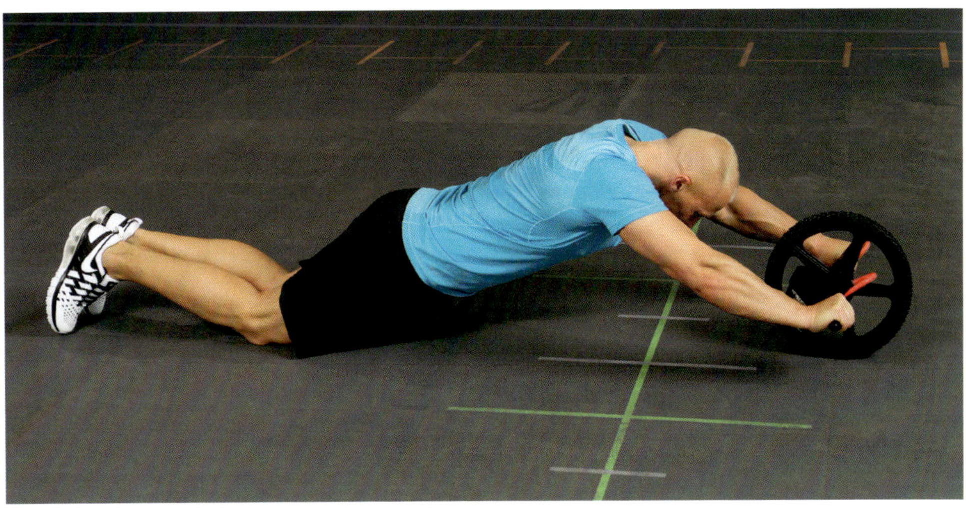

Training der ventralen Ketten mit dem Ab-Roller

Fascial Sense

Trainingsprinzipien – Fascial Sense

Wir haben verschiedene Möglichkeiten, den Körper, im Speziellen die Faszien, zum Entspannen einzuladen.

Das wohl Wichtigste ist eine entspannte und ruhige Atmosphäre, am besten gepaart mit dem intrinsischen Wunsch nach Entspannung.

Zu den myofascial Selfrelease-Techniken gehören:

1. Entspannung durch Druck
2. Entspannung durch Dehnung
3. Entspannung durch Scherung
4. Entspannung durch Schütteln
5. Entspannung durch Vibration
6. Entspannung durch Schaukeln und Schwingen
7. Entspannung durch Atmung

Übungs-Pool Fascial Sense

1 Entspannung durch Druck

1.1 Entspannung mit den Actiballs® Relax

Druck können wir auf unterschiedliche Art und Weise erzeugen. Das Programm „Faszien in Bewegung" favorisiert kleine Bälle, die sich mit Größenunterschieden (6, 8 und 12 cm Durchmesser) den Körperregionen anpassen und mittels einer Luftpumpe variabel im Härtegrad sind.

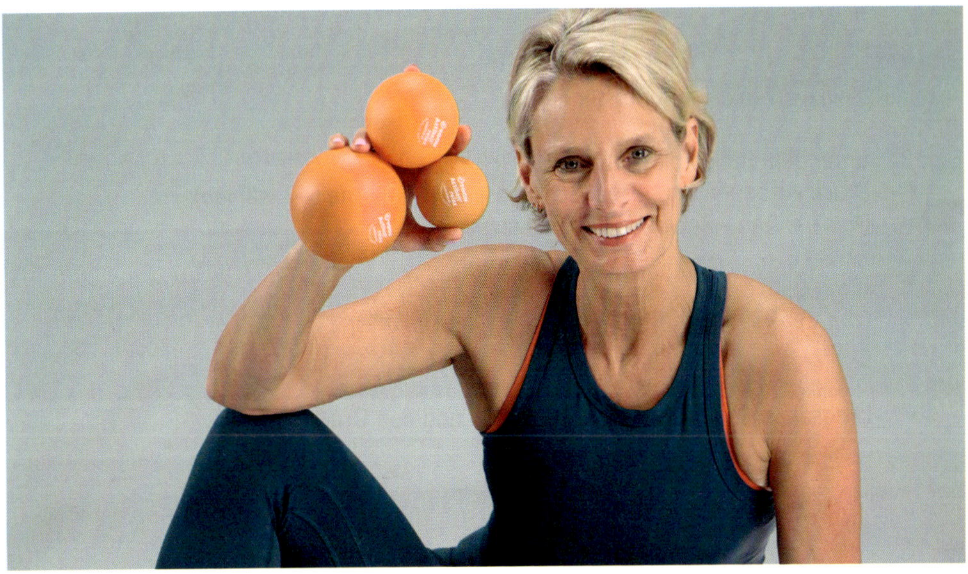

Abb. 101: Actiball® Relax Trio – S, M & L (www.togu.de/shop/faszien-training).
Die Bälle lassen sich mit einer handelsüblichen Ballpumpe im Härtegrad verändern. Die Bälle sind hygienisch, einfach zu reinigen und geruchsneutral.

Um eine Bewusstheit für den sich reflektorisch einstellenden Behandlungserfolg zu entwickeln, lohnt es sich, vor und nach jeder Release-Technik eine Statuserhebung in Form einer Wahrnehmungsübung zu praktizieren. Jede Wahrnehmungsübung begleiten Aufgaben für das „innere aufmerksame Auge":

Beispiele:

- Wie fühlen sich meine Hüften im Vergleich an?
- Wie viel Spannung hat meine Beinmuskulatur?
- Wie viel Abstand haben meine Knie/meine Hände zum Boden?

Übung 2
Gesäß

Wahrnehmungsübung vor dem Release

Schneidersitz (beidseitig – rechter Fuß vorne/linker Fuß vorne).

a. Den Abstand der Knie zum Boden registrieren.
b. Die Hüften wahrnehmen.

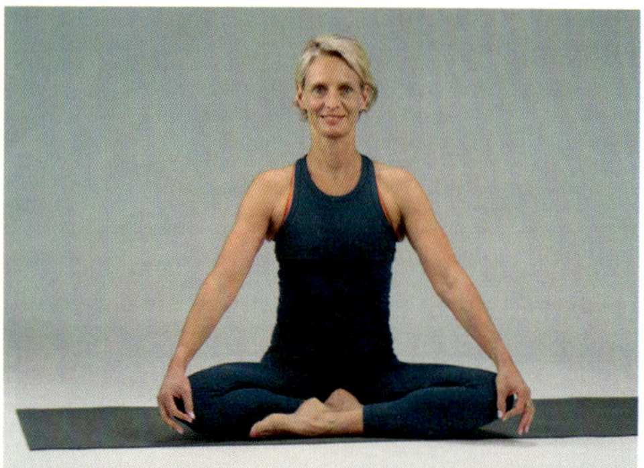

Schneidersitz/Lotussitz

Release

Actiball® Relax M oder L (zunächst nur eine Seite behandeln)
Den Ball neben dem Sitzbeinhöcker platzieren und diesen umkreisen.
Langsam den Ball vom Sitzbeinhöcker diagonal nach oben-außen zum Beckenkamm rollen.
Einen spannungsprominenten Punkt wählen,
den Druck halten, „schmelzen",
die Knie der behandelten Seite nach außen führen und wieder heben,
den Fuß der behandelten Seite auf den zweiten Oberschenkel legen (Knopfloch).

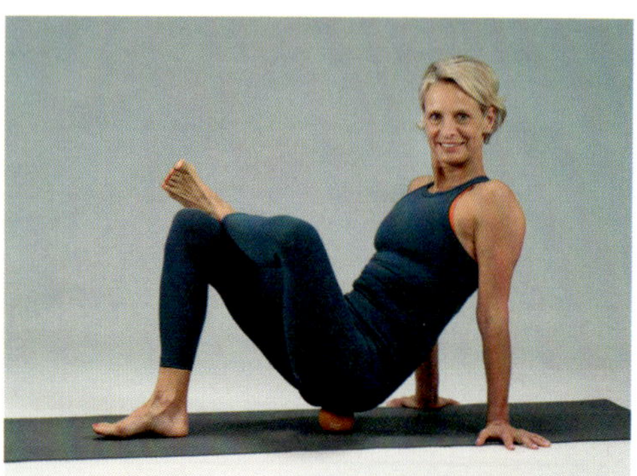

Actiball® Relax M oder L umkreist einen Sitzbeinhöcker

Wahrnehmungsübung nach dem Release

Schneidersitz (beidseitig – rechter Fuß vorne/linker Fuß vorne).
Den Knie-Boden-Abstand vergleichen (vorher/nachher).
Das Gefühl der Hüfte/Hüftbeweglichkeit vergleichen.

Die zweite Seite behandeln und erneut reflektieren.

Besonderer Hinweis:

Im Anschluss an die Release-Technik bietet sich eine Dehnung des behandelten Bereichs an. Durch die entspannende Wirkung der Drucktechnik können nun gut beweglichkeitssteigernde Reize an der Dehngrenze gesetzt werden.

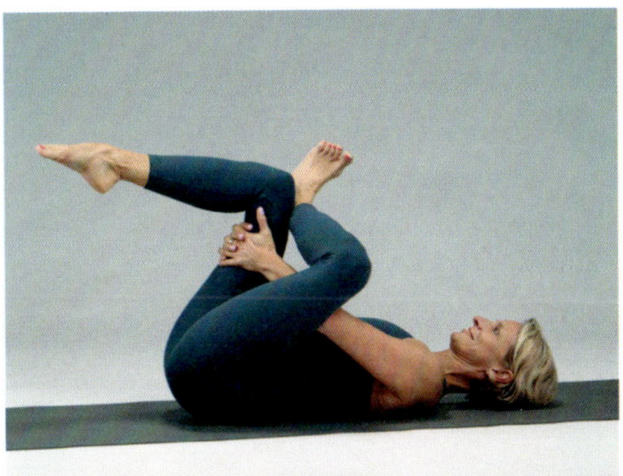

Dehnung der tiefen Gesäßmuskeln

Myofasziale Selbstbehandlung des Gesäßes mit dem Actiball® Relax M oder L

Hier geht es zum Video

Übung 3 Hüftbeuger

Wahrnehmungsübung vor dem Release

a. Die Position des tiefen Läufers ausführen und den ROM und das Spannungsgefühl in der gestreckten Hüfte wahrnehmen.

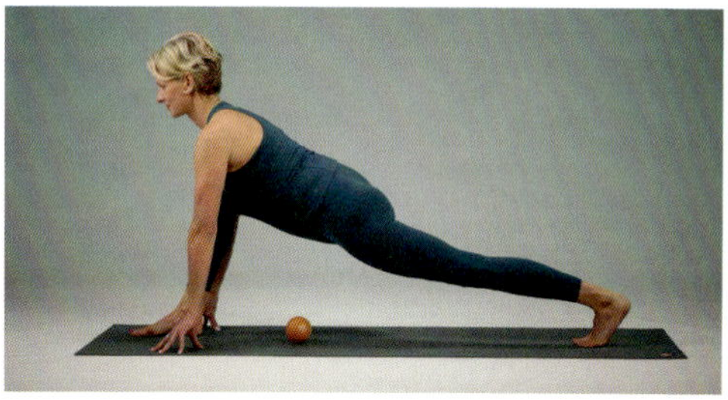

Tiefer Läufer

b. In Rückenlage ein Bein zum Himmel strecken (Leg stretch) und den ROM und das Spannungsgefühl in den Hüften wahrnehmen.

Release

Actiball® Relax M (zunächst nur eine Seite behandeln)
Bauchlage – auf den Unterarmen aufgestützt; ggf. später ganz ablegen
Ball neben den vorderen oberen Darmbeinstachel (Innenseite Beckenkamm) legen.

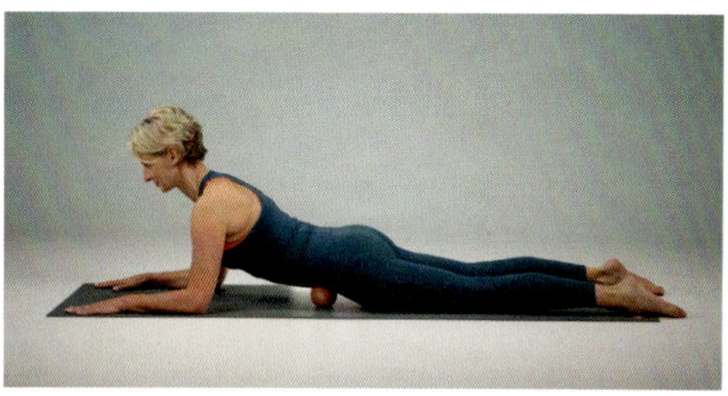

Bauchlage – Actiball® Relax M innenseitig neben dem vorderen oberen Darmbeinstachel – Einstieg in die Übung

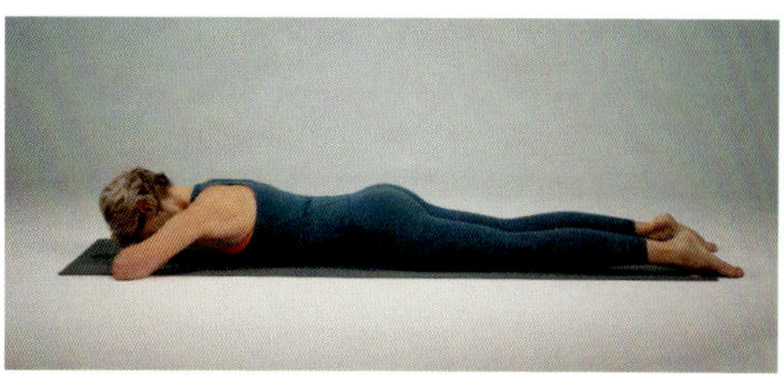

Bauchlage – Actiball® Relax M innenseitig neben dem vorderen oberen Darmbeinstachel – Endposition

Den Fuß der behandelten Seite aufstellen, Knie heben und senken.
Den Fuß strecken und das gestreckte Bein heben.

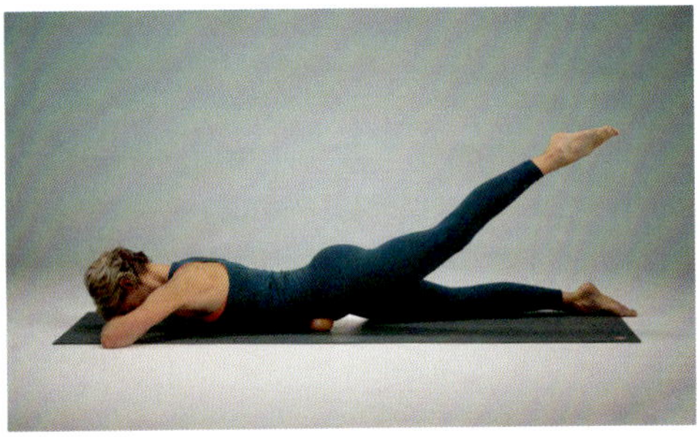

Bauchlage – Actiball® Relax M innenseitig neben dem vorderen oberen Darmbeinstachel – Variation mit einem gesteckt gehobenen Bein

Beide Übungen mit dem Bein der nicht behandelten Seite ausführen.

Wahrnehmungsübung nach dem Release

Die Position des tiefen Läufers reflektieren.
Den Leg stretch in Rückenlage reflektieren.

Besonderer Hinweis:

Über den Druckimpuls auf das Gewebe der Hüftbeugemuskeln erfolgt eine Entspannung der tiefen ventralen myofaszialen Bahn (Oberschenkel Hüfte bis hoch zum Kiefergelenk).

Myofasziale Selbstbehandlung der Hüftmuskeln mit dem Actiball® Relax M

Hier geht es zum Video

Übung 4
Schambein

Wahrnehmungsübung vor dem Release

Kobra

In Bauchlage der Oberkörper auf den Unterarmen abstützen und sanft in eine Rückneige führen.

Den Kopf nach rechts und links drehen (HWS-Rotation in der Kobra).

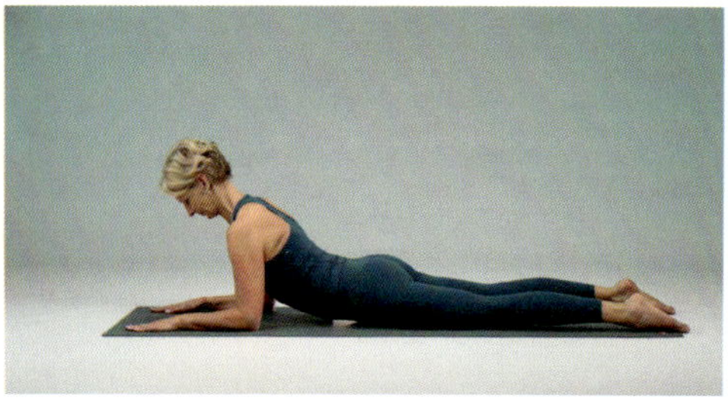

Kobra

Release

Actiball® Relax M direkt oberhalb des Schambeins platzieren.

Das Körpergewicht sukzessive auf den Ball abgeben.

Ggf. den Körper ganz ablegen.

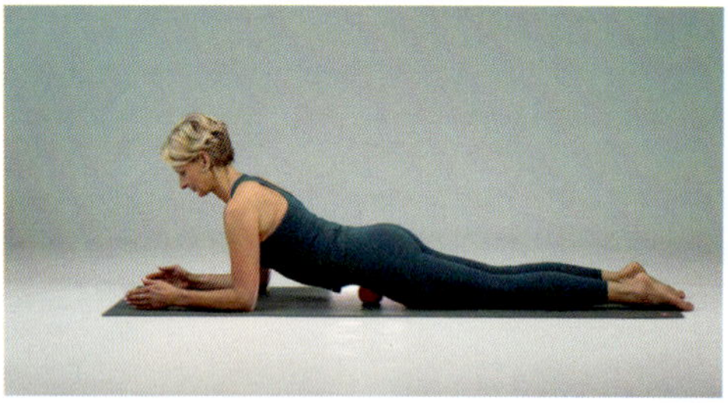

Bauchlage – Actiball® Relax M direkt vor dem Schambein – Einstiegsposition auf den Unterarmen

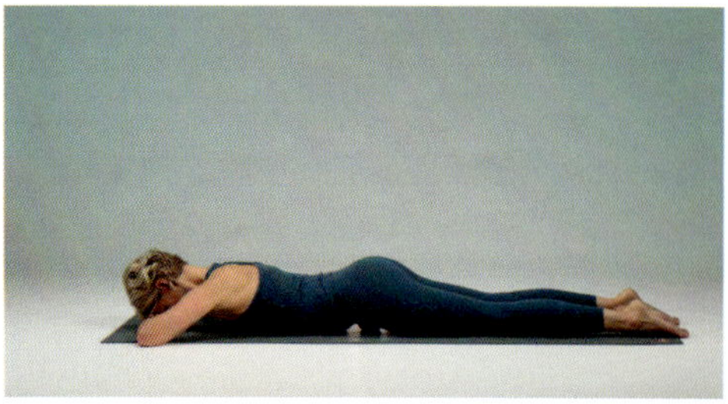

Bauchlage – Actiball® Relax M direkt vor dem Schambein – langsames Ablegen

In der individuellen Endposition erst einen Fuß flektieren und aufstellen, dann den zweiten dazunehmen.
Ein Bein heben, dann das zweite dazunehmen.

Wahrnehmungsübung nach dem Release

a. Bauchlage
b. HWS-Rotation in der Kobra

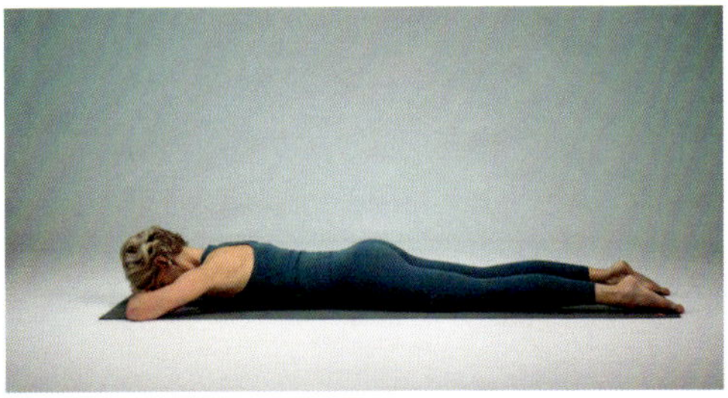

Bauchlage – Reflexionsübung

Besonderer Hinweis:

Der Druckimpuls auf das Gewebe nah am Schambein wirkt auf die ventrale myofasziale Leitbahn (OFL) und entspannt das Gewebe bis zur HWS/M. sternocleidomastoideus (Ferneffekt).

Myofasziale Selbstbehandlung mit Ferneffekt für den Nacken mit dem Actiball® Relax M

Hier geht es zum Video

Übung 5
Sternum (Brustbein)

Wahrnehmungsübung vor dem Release

a. sitzend – Kopfrotation nach rechts und links (HWS)
b. Bauchlage – HWS-Rotation in der Kobra

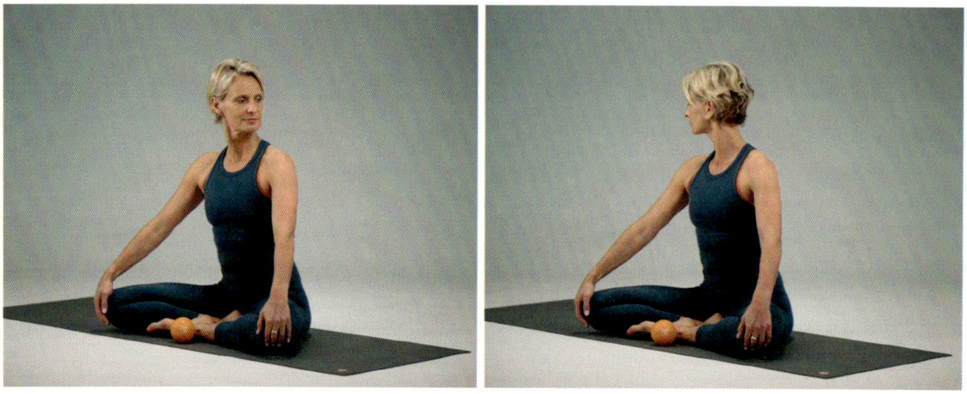

Rotation der Halswirbelsäule (HWS) sitzend

Release

Actiball® Relax M oder L
Bauchlage – auf den Unterarmen aufgestützt (Kobra)
Das Brustbein auf den Ball legen.
Mit dem Druck auf dem Ball „spielen".
Kleine Rollbewegung nach rechts und links ausführen.
Einen Arm in die Diagonale ausstrecken und den Ball ein wenig zu der Seite mitrollen lassen.
Die andere Seite üben.

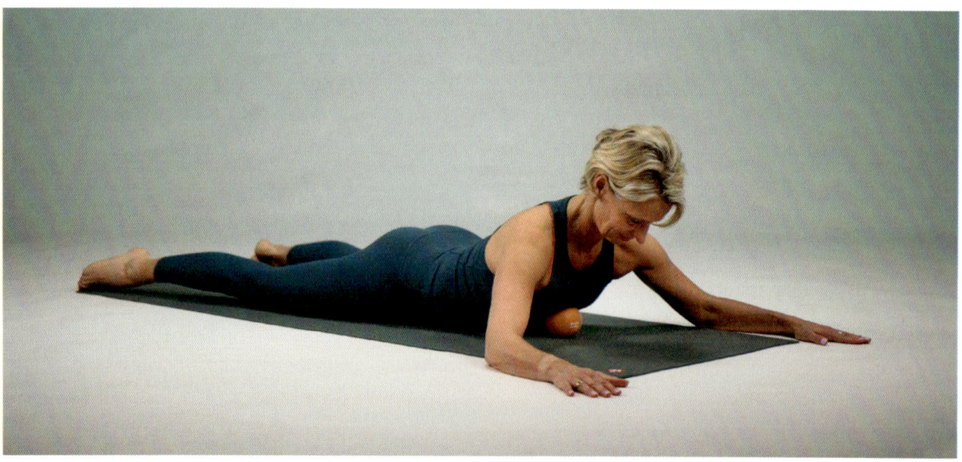

Bauchlage – Actiball® Relax M oder L unter dem Brustbein

Wahrnehmungsübung nach dem Release

a. sitzend – Kopfrotation nach rechts und links (HWS)
b. Bauchlage – Kopfrotation nach rechts und (HWS)

Besonderer Hinweis:

Über den Druckimpuls auf die Sensoren der Knochenhaut des Sternums (Brustbein), reflektorische Antwort des oberen Anteils der Frontallinie – Entspannung Nacken (M. sternocleidomastoideus, Trapezmuskel).

Myofasziale Selbstbehandlung mit Ferneffekt für den Nacken mit dem Actiball® Relax M

Hier geht es zum Video

Übung 6
Masseter (Kiefergelenk)

Wahrnehmungsübung vor dem Release

a. sitzend - Mund öffnen und schließen
b. sitzend - Kopfrotation nach rechts und links (HWS)

Release

Actiball® Relax S
Bauchlage - Kopf zu einer Seite gedreht
Die Kiefergelenksmuskeln auf den Ball legen und sanft massieren.
Den Druck auf den Ball verstärken.
Einen drucksensiblen prominenten Punkt auswählen - schmelzen.

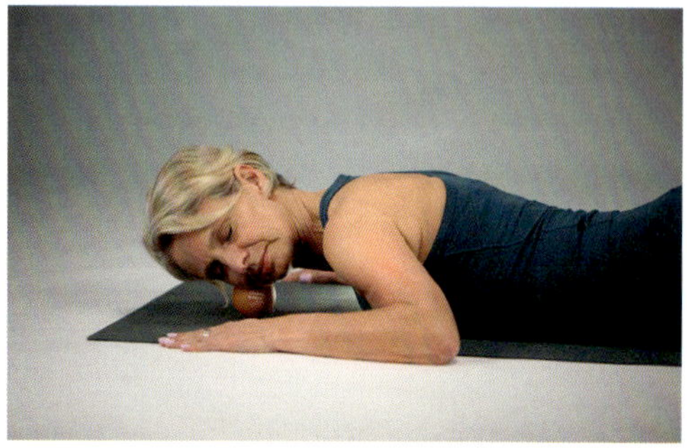

Bauchlage - Actiball® Relax S unter dem Kiefergelenksmuskel (M. masseter)

Druckpunkt halten und den Mund öffnen und schließen.

Den Mund leicht geöffnet halten und den Unterkiefer nach unten und oben verschieben.

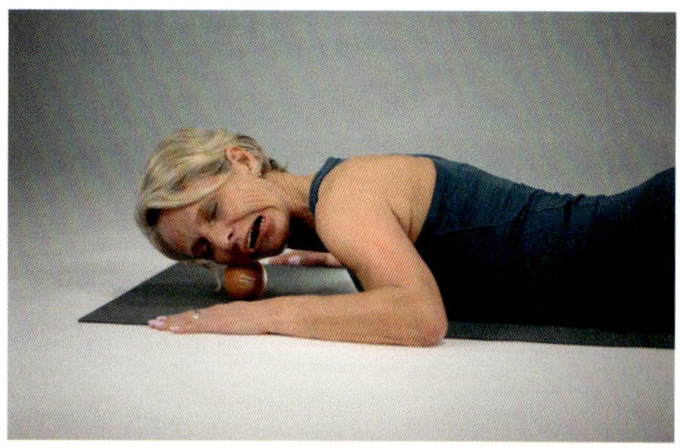

Kiefergelenk nach oben und unten verschieben

Den Mund öffnen und die Zunge weit herausstrecken.

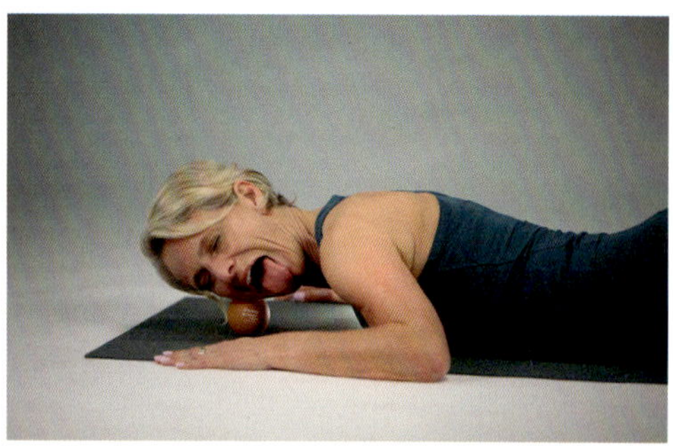

Kiefergelenk/Mund öffnen und die Zunge weit herausstrecken

Wahrnehmungsübung nach dem Release

sitzend - den Mund öffnen und schließen
sitzend - Kopfrotation nach rechts und links (HWS)

Die zweite Seite üben.

Besonderer Hinweis:

Über den Druckimpuls auf die Kiefergelenksmuskulatur entspannt sich dieser. Dies nimmt Einfluss auf die Entspannung der gesamten tiefen myofaszialen Frontallinie.

Myofasziale Selbstbehandlung für die Kiefergelenksmuskeln und den Nacken mit dem Actiball® Relax S

Hier geht es zum Video

Schon gewusst?

Nach dem Gesäßmuskel (M. glutaeus maximus) ist der Kiefergelenksmuskel M. masseter einer der stärksten Muskeln im Körper. Durch dauerhafte Arbeitsleistung und wenig gezielter Entspannung gerät er regelmäßig in eine Überspannung. Auch chronischer Stress spiegelt sich häufig durch hohe Spannung in der Kiefergelenksregion wider.

Übung 7
Sakrum (Kreuzdarmbein)

Wahrnehmungsübung vor dem Release

Rückenlage mit ausgestreckten Beinen – Hohlräume der Wirbelsäule in Rückenlage erspüren.

Release

Actiball® Relax L
Rückenlage
Aufgestellte Beine – Ball unter das Sakrum (Kreuzdarmbein) legen.
Das Sakrum (Kreuzdarmbein) massieren – Ball variantenreich rollen.

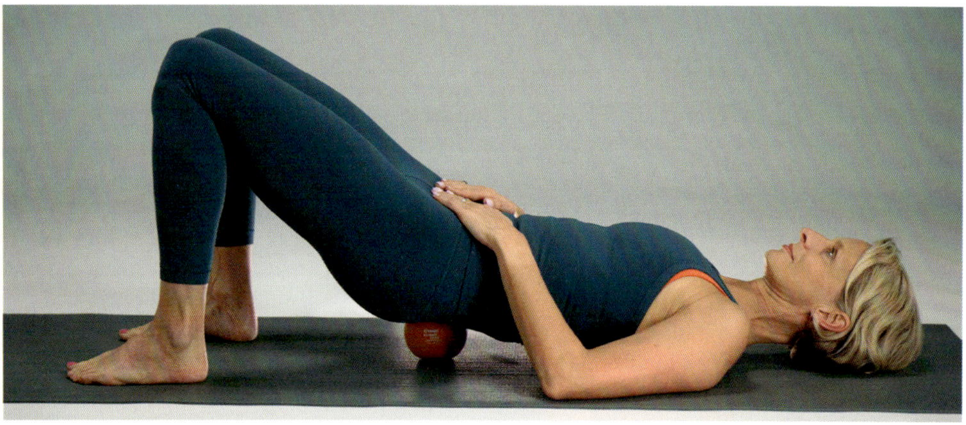

Rückenlage – Actiball® Relax L unter dem Sakrum

Beide Beine zum Körper heranziehen (die Schulterblätter liegen satt am Boden und sorgen für Stabilität).

Ein Bein am Rumpf mit den Händen fixieren. Das zweite Bein lang ausstrecken und über dem Boden schweben lassen.

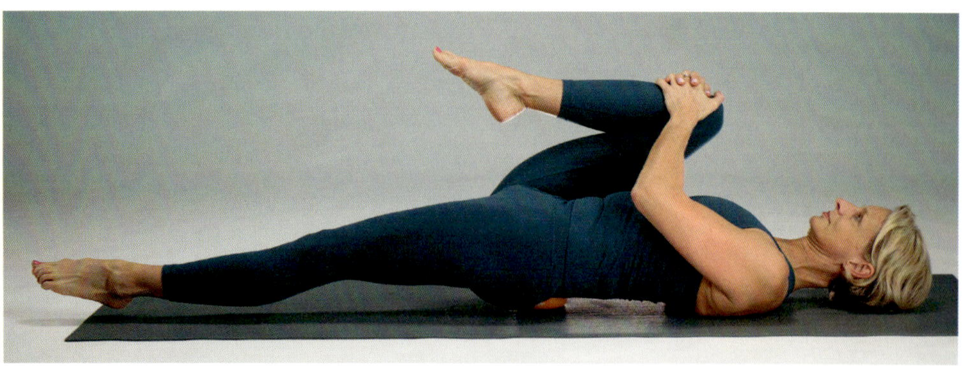

Rückenlage – Actiball® Relax L unter dem Sakrum und ein Bein zum Körper heranziehen.

Über den Impuls des herangezogenen Knies den Körper ins Federn bringen.

Wahrnehmungsübung nach dem Release
Rückenlage mit ausgestreckten Beinen – Hohlräume spüren.

Besonderer Hinweis:

Der Druckimpuls auf das Sakrum führt zu einer Entspannung der gesamten Kreuzdarmbein-Region.

Myofasziale Selbstbehandlung für das Becken (Kreuzdarmbeingelenk/ISG) und den unteren Rücken mit dem Actiball® Relax L

Hier geht es zum Video

Übung 8
Lende

Wahrnehmungsübung vor dem Release

Rückenlage mit ausgestreckten Beinen – Hohlräume der Wirbelsäule in Rückenlage erspüren.

Release

Actiball® Relax M
Rückenlage
Aufgestellte Beine – Ball rechts der Wirbelsäule oberhalb des Beckenkamms legen, sodass der Ball knöchernen Kontakt hat.

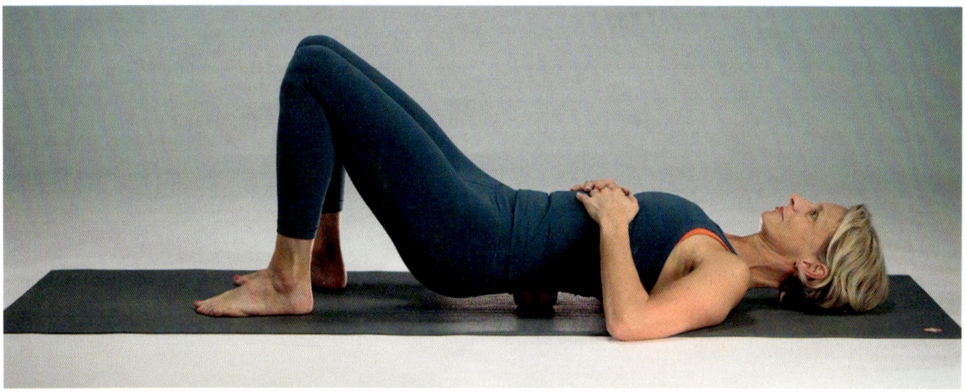

Rückenlage – Actiball® Relax M neben der Wirbelsäule, oberhalb des Beckenkamms

Das Körpergewicht langsam auf den Ball abgeben.
Den Ball sehr langsam am Beckenkamm entlang nach außen und wieder zurückrollen.
Den Ball 2–3 cm innenseitig der Wirbelsäule nach oben versetzen (Mitte zwischen Beckenkamm und unterer Rippe) – auf der Ebene von innen nach außen in Richtung der Taille rollen.
Einen druckprominenten Punkt suchen – schmelzen.

Wahrnehmungsübung nach dem Release

Rückenlage mit ausgestreckten Beinen
Seitenvergleich

Die zweite Seite behandeln.

Myofasziale Selbstbehandlung für den unteren Rücken (Lende/lumbal) mit dem Actiball® Relax M

Hier geht es zum Video

1.2 Entspannung mit Kompression Recovery Boots

Bereits in Teil II: Applied Science, Kap. Fascial Flow bei der Vorstellung der unterschiedlichen Hydrationstechniken lernten wir die Recovery Boots kennen. Diese Boots wirken nicht ausschließlich über ihren stoffwechselanregenden Effekt, sondern auch über Druck auf die Entspannung. Studien belegen die beruhigende Wirkung von Tiefendruck auf das Nervensystem (Case et al., 2021).

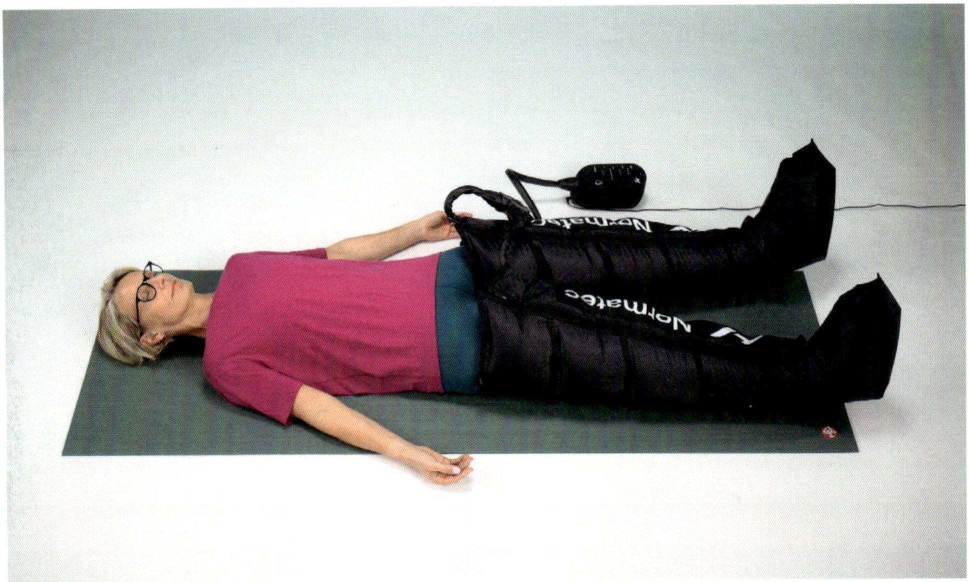

Entspannung mit Kompression Recovery Boots

1.3 Entspannung mit Eigendruck

Beckenkreisel in der Päckchenposition

Ausgangsposition

Rückenlage

Die Knie zum Rumpf herangezogen und die Hände auf die Knie gelegt.

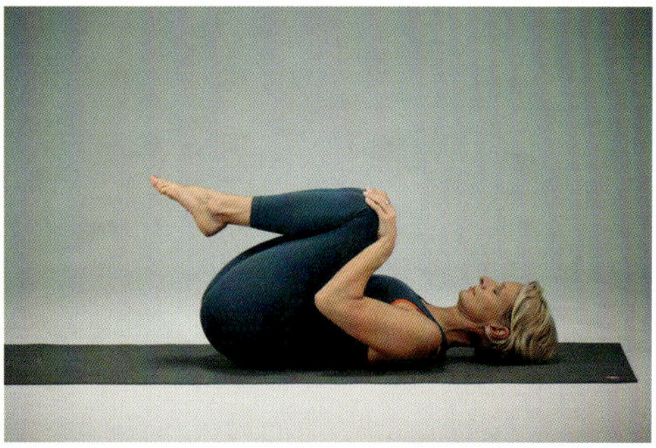

Beckenkreisel – Ausgangsposition

Durchführung

Die Hände bewegen die Knie kreisförmig erst in die eine, dann in die andere Richtung.

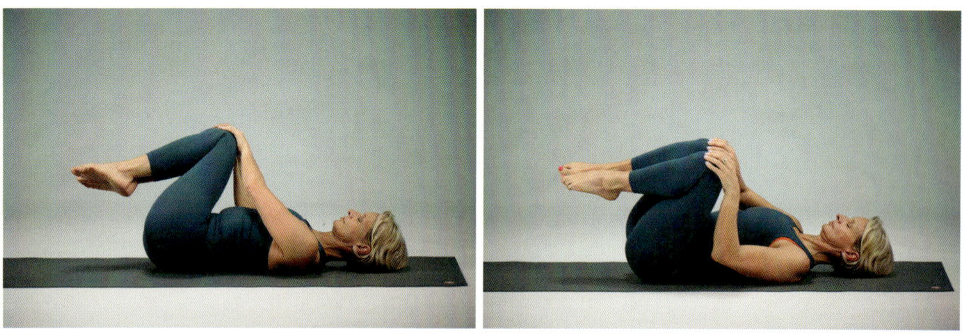

Beckenkreisel

Besonderer Hinweis:

Durch das Eigengewicht des Körpers wirken die variierenden Drücke auf die Kreuzdarmbein-Region entspannend.

2 Entspannung durch Dehnung

2.1 Entspannung durch Dehnübungen

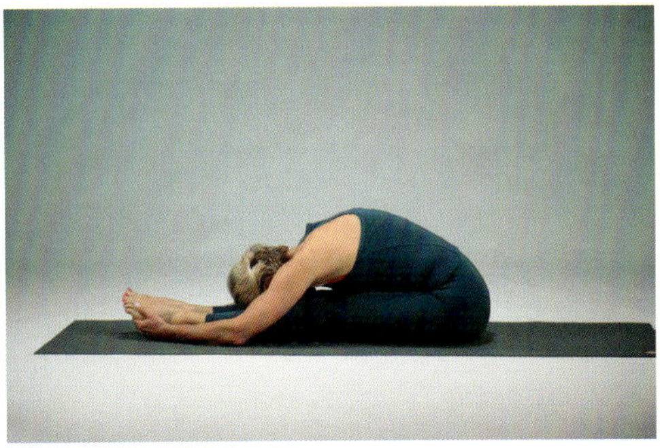

Dehnen zum Entspannen

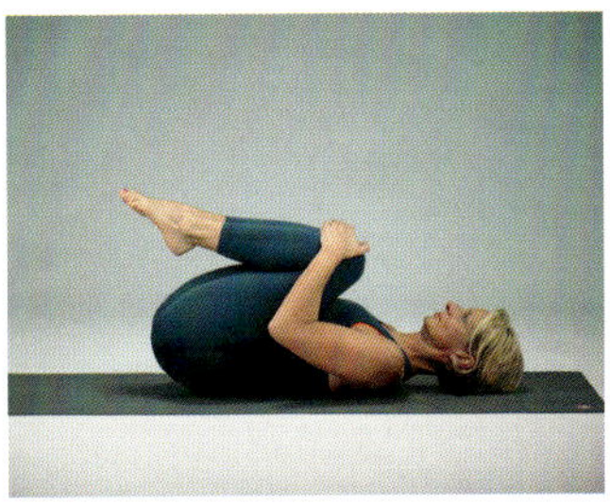

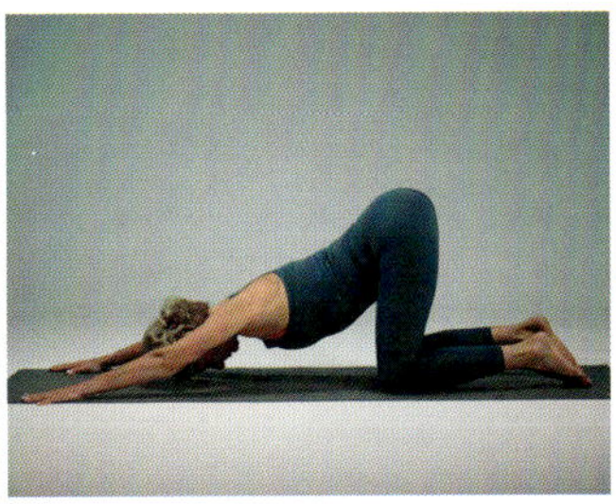

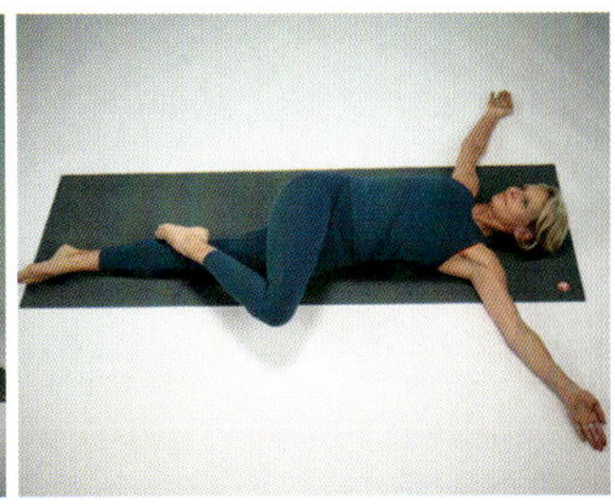

Nahezu alle Übungen aus dem Übungskatalog Fascial Stretch eignen sich zum Entspannen, solange sie gering intensiv, langsam und mit viel Innenschau geübt werden.

2.2 Entspannung durch Dehnung mit den BellaBambi®-Cups

Folgend soll noch einmal das Behandeln mit den BellaBambi® Cups in den Vordergrund rücken. Die Wirkung der Cups in Bezug auf Durchblutungssteigerung und Versorgung wurde bereits im Teil II: Applied Science, Kap. Fascial Flow besprochen. Ein Expertenbeitrag gab Zusatzinformationen zum Produkt (S. 163). Nun liegt der Fokus auf der Entspannung. Wir lernten, dass Zug (Dehnung), solange er gering intensiv und langsam erfolgt, auf das autonome Nervensystem wirkt und über das parasympathische System den Körper entspannt – die Faszienzellen, die Muskelzellen und das Nervensystem.

Cupping-Technik 1
Stretching-Technik mit zwei Cups (Partnerübung)

Ausgangsposition

Partner A liegt auf dem Bauch.

Partner B nimmt zwei Cups, presst sie mit zwei oder drei Fingern zusammen, platziert sie wirbelsäulennah rechts und links der Wirbelsäule und lässt los, um einen Unterduck zu erzeugen.

Durchführung

Partner B zieht die Cups in Richtung Taille, bis sie sich vom Rücken lösen.

Die Cups werden ein wenig höher oder tiefer der zunächst behandelten Region platziert und der Stretch wird wiederholt.

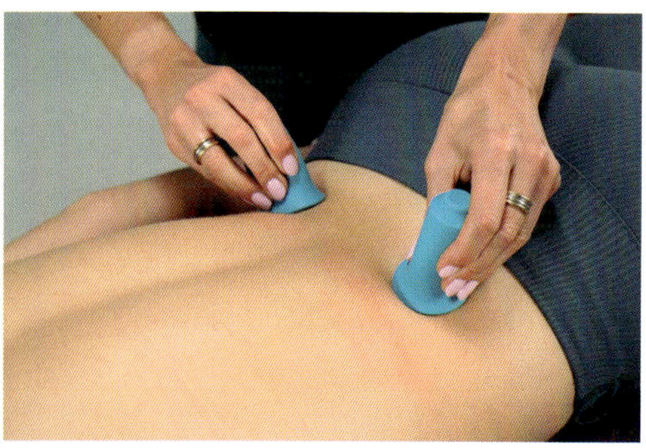

Stretching-Technik mit zwei Cups

Der Zug der Cups erzeugt eine sanfte Dehnung des Gewebes, die zunächst lokal und letztendlich über die Stimulation des parasympathischen Nervensystems auch global entspannend wirkt.

Besonderer Hinweis:

Für diese Behandlung eignen sich am besten die BellaBambi® original oder maxi. Die Wahl der Stärke der Cups liegt beim Behandelten.

Cupping-Technik 2
Sliding-Technik mit einem Cup (Partnerübung)

Ausgangsposition

Partner A liegt auf dem Bauch.
Partner B nimmt einen Cup, presst ihn mit zwei oder drei Fingern zusammen, platziert ihn wirbelsäulennah rechts oder links der Wirbelsäule so hoch wie möglich in der Hals-Nacken-Region.

Durchführung

Partner B zieht den Cup in parallelen Linien in Richtung Taille.
Der Zug eines Cups erzeugt einen Dehnimpuls für die subkutanen Rezeptoren.

Besonderer Hinweis:

Für diese Behandlung eignet sich am besten der BellaBambi® original oder maxi. Die Wahl der Stärke des Cups liegt beim Behandelten. Das Gleiten des Cups soll als angenehm empfunden werden. Neben der entspannenden Wirkung des Cuppings mit Bewegung stehen die bereits besprochenen versorgenden, lösenden und regenerierenden Wirkungen ebenso im Fokus der Anwendung.

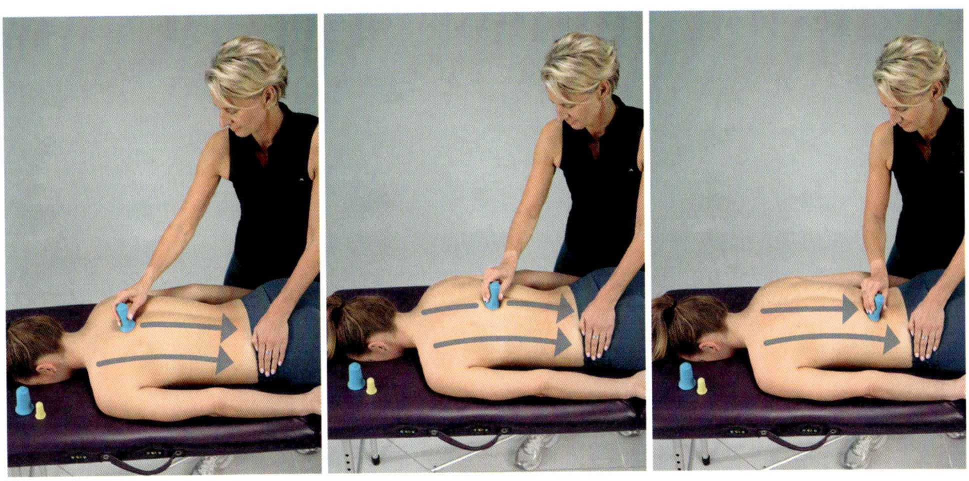

Sliding-Technik

Cupping-Technik 3
Sliding-Technik an der Wirbelsäule (Partnerübung)

Ausgangsposition

Partner A liegt auf dem Bauch.
Partner B nimmt einen Cup, presst ihn mit zwei oder drei Fingern zusammen, platziert ihn direkt mittig auf der Wirbelsäule.

Durchführung

Partner B platziert den Cup auf direkt dem höchsten (haarfreien) Wirbelkörper der Halswirbelsäule.
Es empfiehlt sich, von oben in Richtung des Beckens zu arbeiten. Ein Richtungswechsel ist möglich.
Mit dem Ausatmen (Lippenbremse) des Behandelten wird der Cup nach unten in Richtung der Lende gezogen und gemeinsam mit dem Einatmen wieder nach oben.

Besonderer Hinweis:

Für diese Behandlung eignet sich am besten der BellaBambi® mini mit weichster Intensität. Diese Technik verbindet die mechanischen Impulse zur Entspannung mit den Unterdruck-Mechanismen und den atemgeführten Entspannungstechniken (Entspannung durch Atmung).

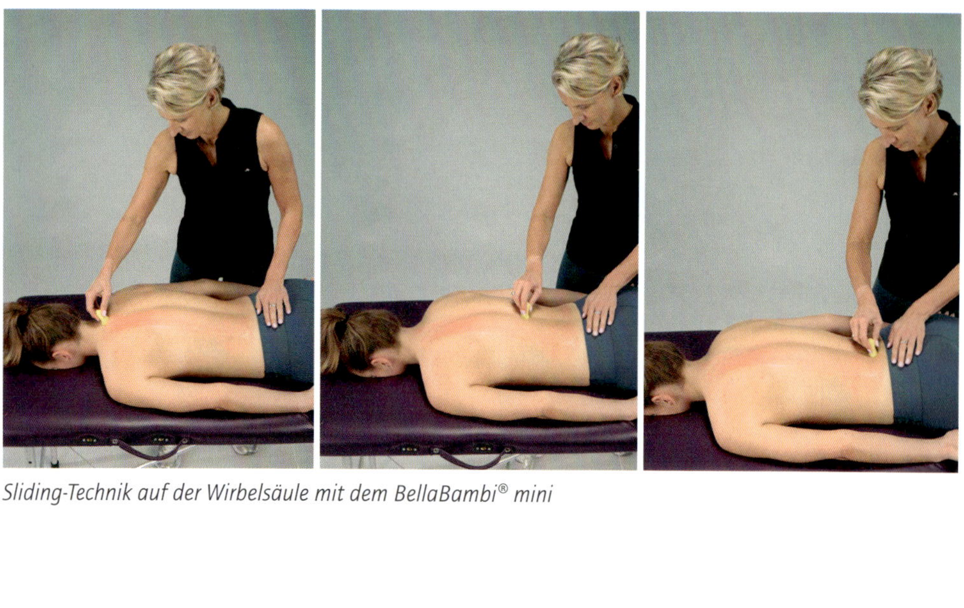

Sliding-Technik auf der Wirbelsäule mit dem BellaBambi® mini

Cupping für den gesamten Rücken – Technikvorstellung

Hier geht es zum Video

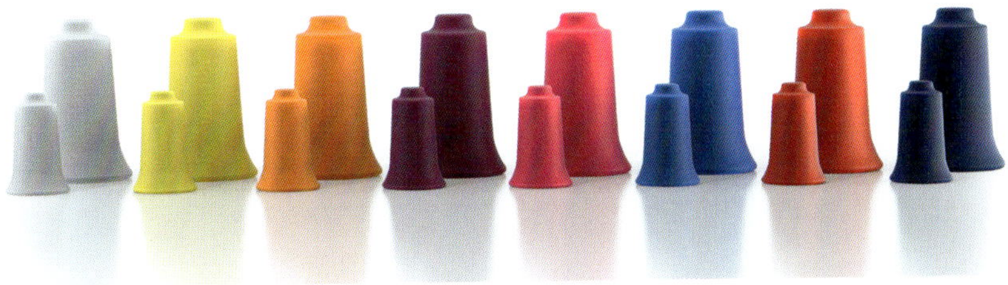

Varianten der BellaBambi®-Cups (BellaBambi®, mit freundlicher Genehmigung)

3 Entspannung durch Scherung

Es sind die wiederkehrenden, lockeren Rotations- und Schergleitbewegungen, die die Fluidität verändern und damit die Regeneration sowie die Entspannug fördern.

Übung 1
Rückenlage mit Becken-Twist

Ausgangsposition

Rückenlage mit aufgestellten Füßen
Die Arme liegen seitlich auf Schulterhöhe ausgestreckt und fixieren den Schultergürtel am Boden.

Durchführung

Die Knie pendeln langsam von der rechten zur linken Seite (ggf. bis zum Boden).

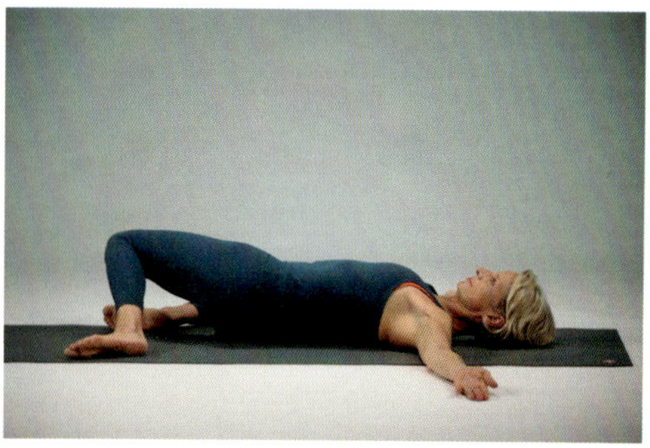

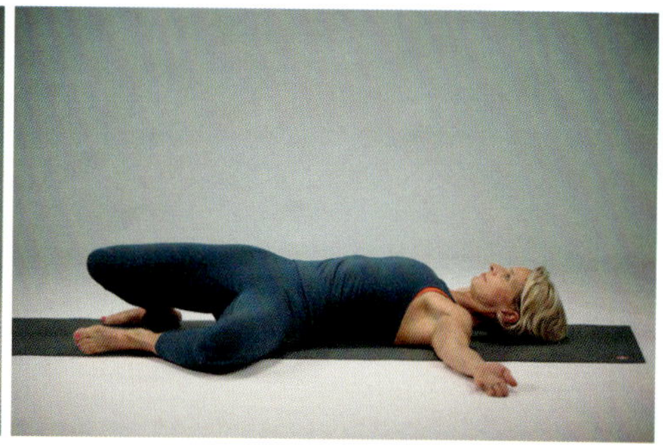

Becken-Twist

Besonderer Hinweis:

Verbesserung der Versorgungssituation im unteren Rücken (lumbal) – Wirbelsäule; Kreuzdarmbeingelenk, TLF

Übung 2
Achterschleife für die Hüfte

Übungsbeschreibung s. Fascial Flow – Seite 244

Übung 3
Achterschleife für den Schultergürtel

Übungsbeschreibung s. Fascial Flow – Seite 243

Übung 4
Dynamisches Bogenspannen

Übungsbeschreibung s. Fascial Flow – Seite 245

4 Entspannung durch Schüttelungen

Übung 1
Full body vibration/Ganzkörperschüttelungen

Ausgangsposition
aufrechter Stand

Durchführung
Den gesamten Körper durch eine Impulsgebung aus den Sprunggelenken oder Knien zum Vibrieren bringen.

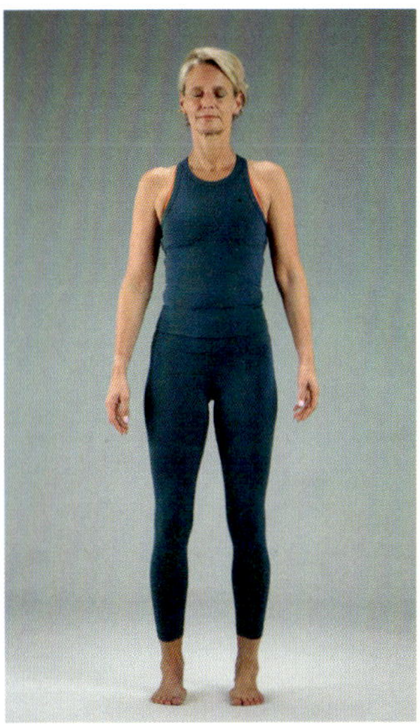

Full body vibration/Ganzkörperschüttelungen

Full body vibration

Hier geht es zum Video

Übung 2
Beine schütteln

Ausgangsposition
Rückenlage mit aufgestellten Füßen

Durchführung
Zunächst nur die Waden schütteln.
Oberschenkel, Gesäßmuskeln bis hin zum Rumpf sukzessive integrieren.

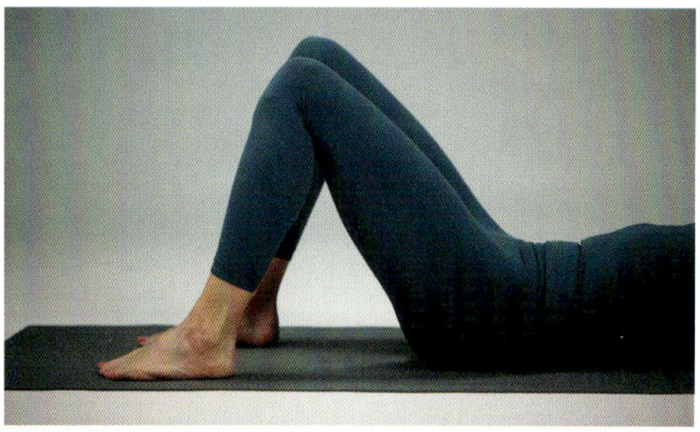

Waden schütteln

Ausgangsposition
Rückenlage mit zum Himmel gestreckten Beinen

Durchführung
Beine schütteln.

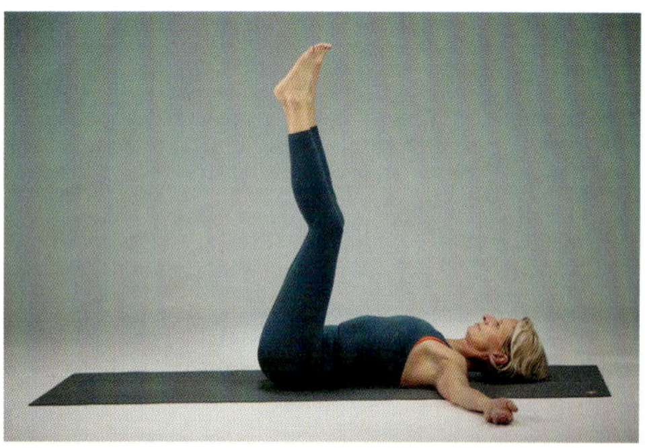

Beine schütteln

Beine schütteln

Hier geht es
zum Video

Übung 3
Rumpf schütteln

Ausgangsposition
Rumpfvorneige

Durchführung
Den Oberkörper rhythmisch mit Impuls nach unten federn.

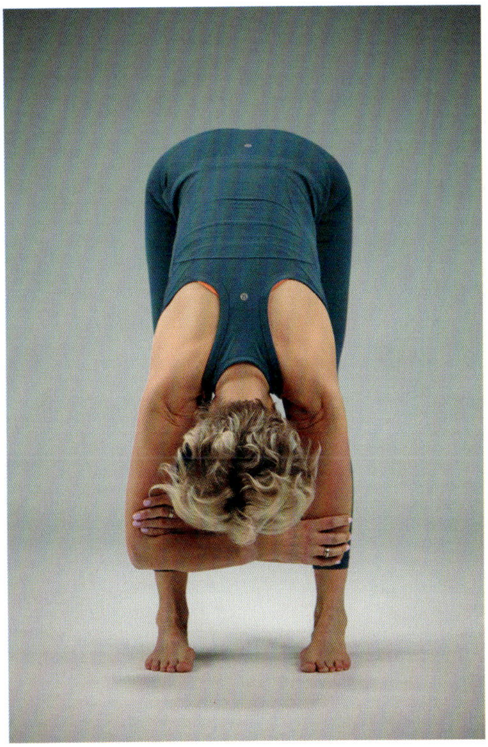

Rumpf schütteln

Rumpf schütteln

Hier geht es zum Video

Übung 4
als Partnerübung: Arme oder Beine schütteln

Ausgangsposition

Partner A liegt, Partner B sitzt bequem am Fußende und umfasst sicher ein Sprunggelenk des Partners A.

Durchführung

Partner B hebt ein Bein des Partners A minimal an und schüttelt es sanft.
Wenn sich die am Fuß initiierte Schwingung im gesamten Körper ausbreitet, ist die Technik wirkungsvoll.

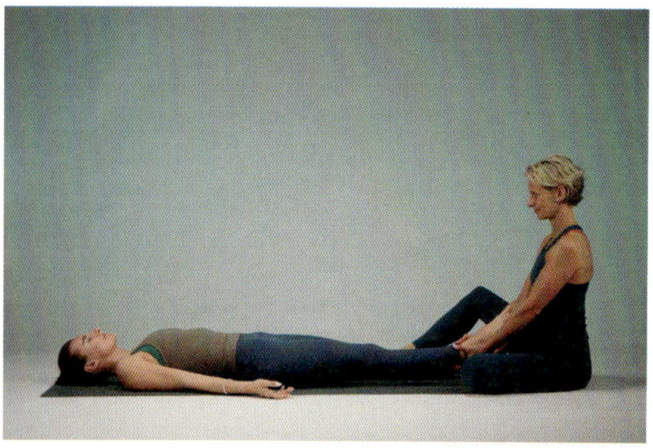

Partnerübung – Bein schütteln

Dieselbe Übung lässt sich an den Armen durchführen.

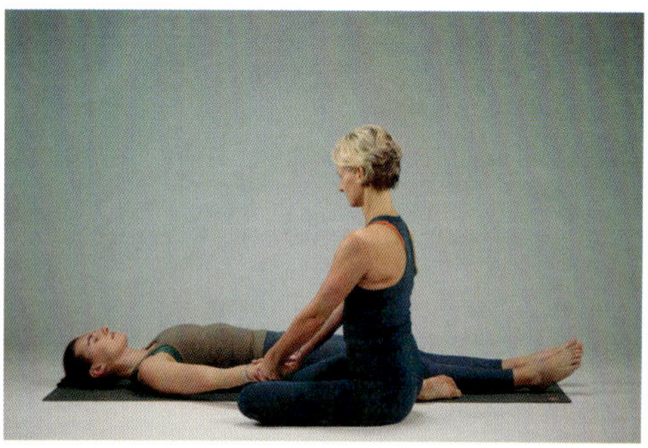

Partnerübung – Arm schütteln

Beine schütteln mit Partner

Hier geht es zum Video

5 Entspannung durch Vibration

Bei Vibrations-Entspannungstechniken wird der Vibrationsimpuls über ein externes Tool vorgenommen. Da Hochimpuls-Vibrationsgeräte (> 15 Hz) sowohl entspannend als auch aktivierend wirken können, entscheidet die individuelle Wahrnehmung. Der Vibrationsimpuls muss als entspannend wahrgenommen werden, dann wird das parasympathische System Hauptakteur sein und die Vibration zur Entspannung beitragen.

Vibration durch eine Vibrationspistole

Übung 1
Wadenentspannung

Ausgangsposition
sitzend oder kniend
Die Vibrationspistole am Übergang vom Muskelbauch zur Sehne platzieren.

Durchführung
Eine Vibrationsstufe wählen, die als angenehm empfunden wird.
Mit sanftem Druck die Vibration punktuell auf das Gewebe wirken lassen.
Die Vibrationspistole langsam abwärts und aufwärts bewegen.

Besonderer Hinweis:

Zu jedem Zeitpunkt muss die Vibration als angenehm empfunden werden. Sobald das Gewebe gegenspannt und die Vibrationspistole „zu springen" beginnt, das Gerät entfernen und ggf. neu beginnen und das Gewebe „zur Entspannung einladen".

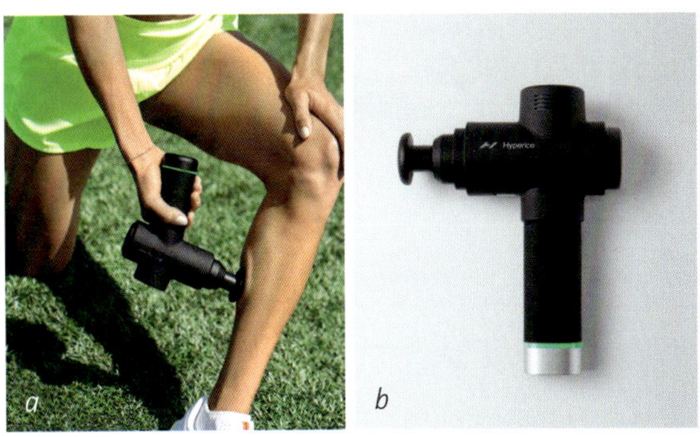

Abb. 102: Entspannungs-Vibrationsmassage (a) mit der Hypervolt-Vibrationspistole (b)

(Fotos mit freundlicher Freigabe der Firma Hyperice - https://hyperice.com)

Übung 2
Rückenentspannung mit Partner

Ausgangsposition

Partner A liegt bäuchlings am Boden.
Partner B platziert die Vibrationspistole auf dem Kreuzbein.

Durchführung

Eine Vibrationsstufe wählen, die als angenehm empfunden wird.
Ohne Druck die Vibration punktuell auf das Gewebe wirken lassen.
Die Vibrationspistole langsam in Richtung der paravertebralen (Wirbelsäulen-)Muskeln bewegen.
Den Raum zwischen dem Beckenkamm und der unteren Rippe (weiches Gewebe) ohne oder mit sanftem Druck massieren.
Bei etwas festeren Geweberegionen länger verweilen, bis das Gewebe nachgibt.

Besonderer Hinweis:

Zu jedem Zeitpunkt muss die Vibration als angenehm empfunden werden. Sobald das Gewebe gegenspannt und die Vibrationspistole „zu springen" beginnt, das Gerät entfernen und ggf. neu beginnen und das Gewebe „zur Entspannung einladen".

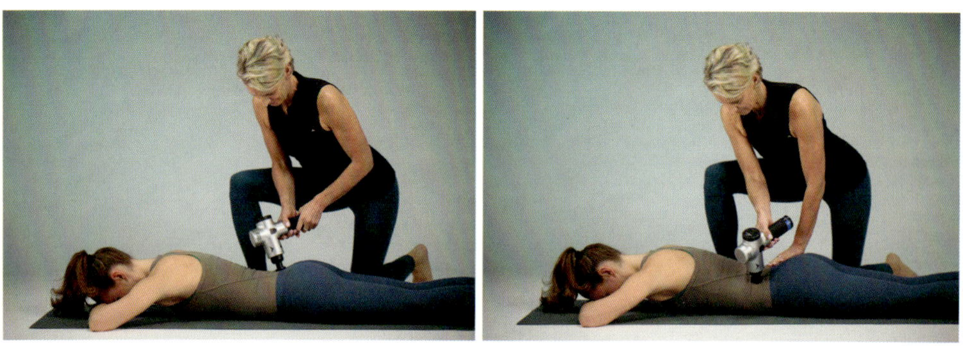

Rückenentspannung mit der Hypervolt-Vibrationspistole

Übung 3
Gesäß- und Oberschenkelentspannung mit Partner

Ausgangsposition

Partner A liegt bäuchlings am Boden.
Partner B platziert die Vibrationspistole mittig auf einer Seite der Gesäßmuskeln.

Durchführung

Eine Vibrationsstufe wählen, die als angenehm empfunden wird.
Ohne Druck die Vibration punktuell auf das Gewebe wirken lassen.
Die Vibrationspistole langsam über die Gesäßmuskeln und später die Beinrückseite hinab bewegen.
Bei etwas festeren Geweberegionen länger verweilen, bis das Gewebe nachgibt.

Besonderer Hinweis:

Zu jedem Zeitpunkt muss die Vibration als angenehm empfunden werden. Sobald das Gewebe gegenspannt und die Vibrationspistole „zu springen" beginnt, das Gerät entfernen und ggf. neu beginnen und das Gewebe „zur Entspannung einladen".

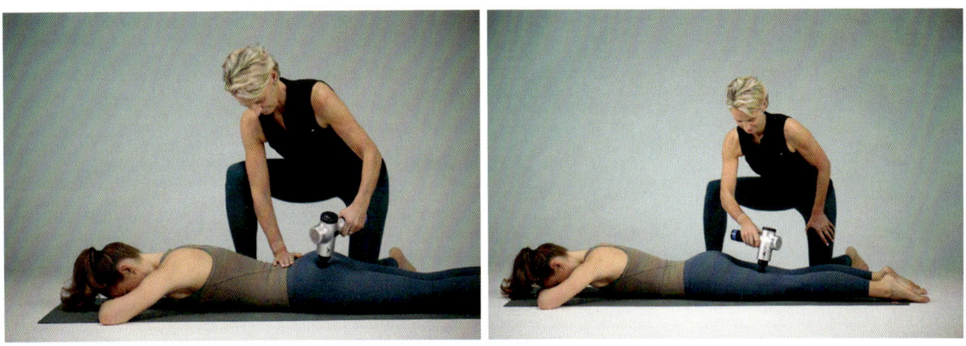

Gesäß- und Oberschenkelentspannung mit der Hypervolt-Vibrationspistole

Übung 4
Entspannen durch Vibration mit der inoroll®-Vibrationsrolle

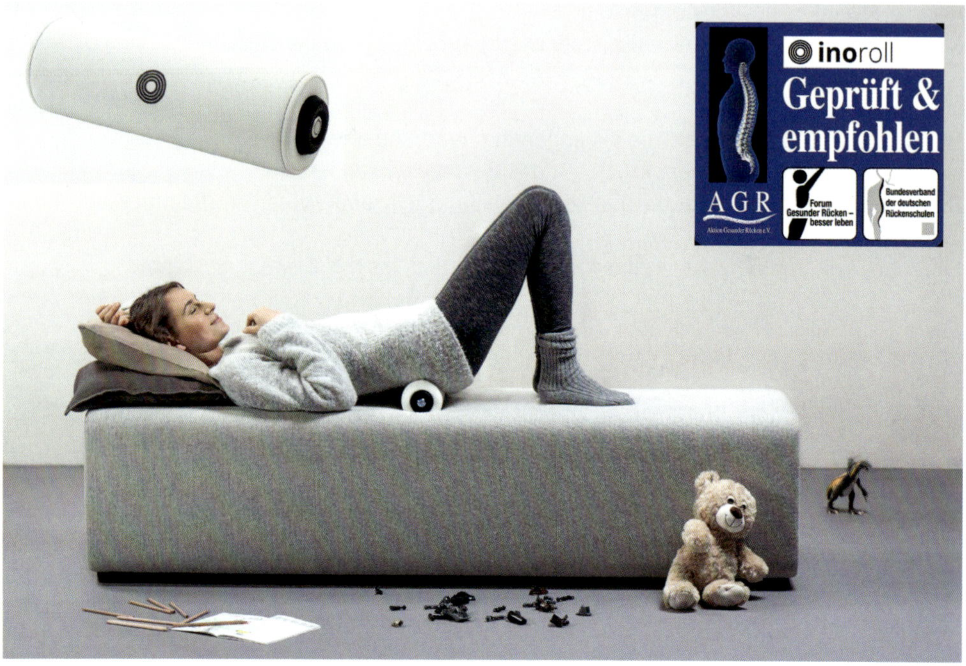

Abb. 103: Entspannen mit der inoroll®-Vibrationsrolle

In Zusammenarbeit mit Neurologen, Sportwissenschaftlern und Rückenschullehren wurde die inoroll®-Vibrationsrolle entwickelt. Es ist eine Massagerolle mit Tiefenvibration. Die Vibration steigert die Durchblutung und entspannt das Gewebe. (https://www.inoroll.de)

Die inoroll®-Vibrationsrolle ist hervorragend für die Entspannung nach anstrengenden Trainingseinheiten geeignet. Ein kleiner Film zeigt einige Variationen von Übungen, um gezielt verspannte Regionen zu lockern und in die Entspannung zu führen.

Entspannen mit der inoroll®-Vibrationsrolle

Hier geht es zum Video

Übung 5
Entspannen durch Vibration mit dem Fascia-ReleaZer® und Deep-ReleaZer® mit Partner

Ausgangsposition

Bauchlage Partner A
Behandlung Partner B – platziert den Fascia-ReleaZer® auf Höhe der letzten Halswirbelkörper mit dem Deep-ReleaZer® rechts und links der Wirbelsäule.

Durchführung

Durch einmaliges Drücken des seitlichen Knopfes die Dauervibrationsfunktion aktivieren. Mit sanftem Druck die paravertebralen Muskeln (wirbelsäulenbegleitenden Muskeln) behandeln, indem man das Gerät von der Halswirbelsäule abwärts zum Becken bewegt.

Besonderer Hinweis:

Durch ein Diagonalstellen des Fascia-ReleaZer® lässt sich der Abstand der Aufsätze des Deep-ReleaZer® variieren. Seitenwölbung, Kante und Vibration als Kernelemente der Fascia- und Deep-ReleaZer® -Behandlung sorgen für den einen Vibro-Shearing Effekt. Studienergebnisse wiesen eine Rezeptorenaktivierung sowie eine Rehydration des Gewebes nach (Gordon et al., 2018). Weitere Informationen zum Produkt: https://gordon-health.com/der-fascia-releazer-mit-deep-releazer/

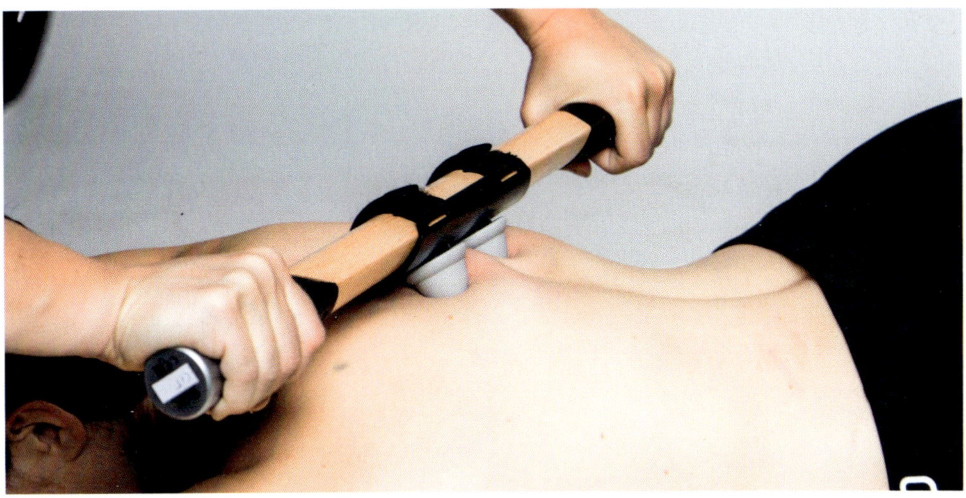

Abb. 104: Paravertebraler Einsatz (neben der Wirbelsäule) vom Fascia-ReleaZer® und Deep-ReleaZer®

6 Entspannung durch Schaukeln und Schwingen

Übung 1
Position des glücklichen Babys/Happy Baby Pose

Ausgangsposition

Rückenlage
Die Knie in Richtung des Rumpfes gezogen und mehr als beckenbreit geöffnet.
Die Unterschenkel stehen senkrecht.
Die Füße sind flektiert (Fußspitzen angezogen).
Die Arme strecken sich zwischen den Beinen mittig zum Himmel.
Die Hände greifen von innen den äußeren Fußrist, wahlweise den Knöchel.

Durchführung

Das Kreuzbein in Richtung Boden lenken.
Sanfte Pendelbewegung von der einen zur anderen Seite durchführen.

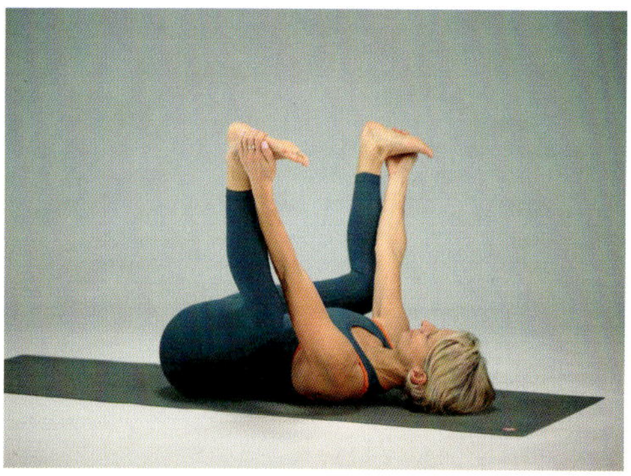

Einstiegsposition zur Pendelbewegung / Position des glücklichen Babys

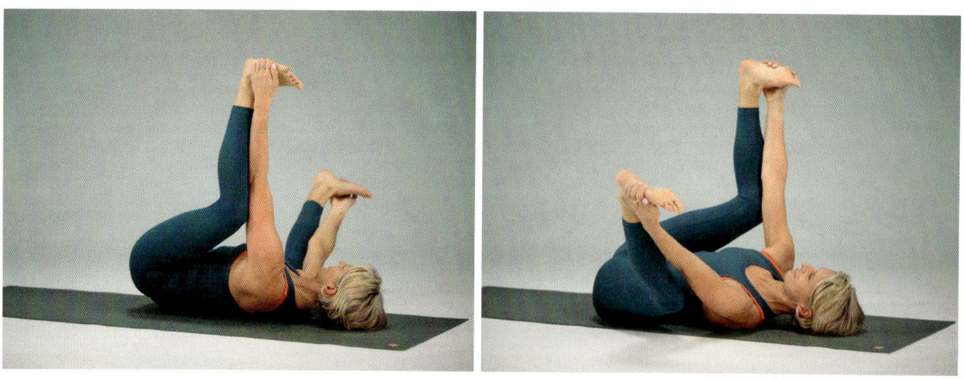

Schaukeln und Wiegen in der Position des glücklichen Babys

Übung 2
Päckchen

Ausgangsposition

Rückenlage
Die Knie eng zum Rumpf ziehen und mit den Händen die Knie ummanteln.

Durchführung

Sanfte Pendelbewegung von der einen zur anderen Seite.

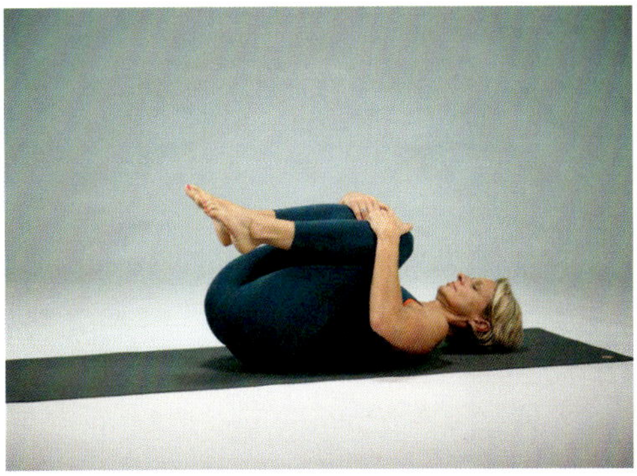

Päckchen

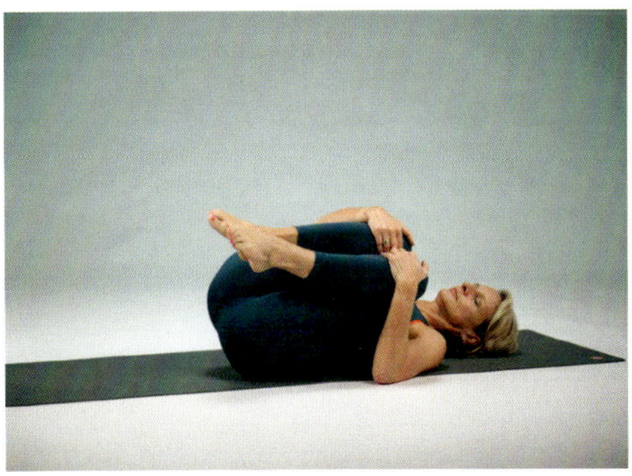

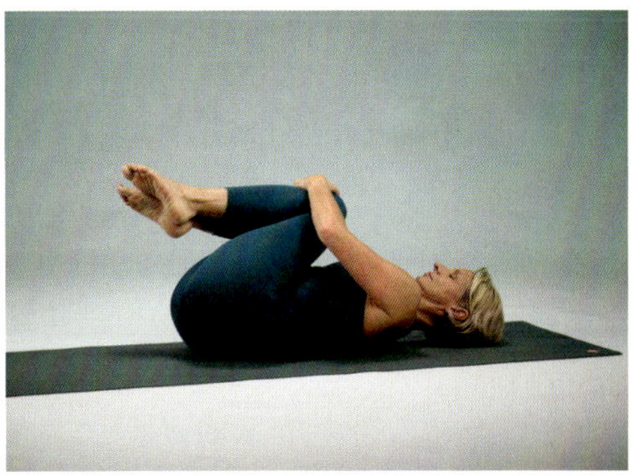

Schaukeln und Wiegen in der Position des Päckchens

Übung 3
Armpendel

Ausgangsposition
Schrittstellung
Den Oberkörper nach vorn neigen und einen Arm senkrecht zum Boden passiv hängen lassen.

Durchführung
Pendelbewegung des freien Arms.

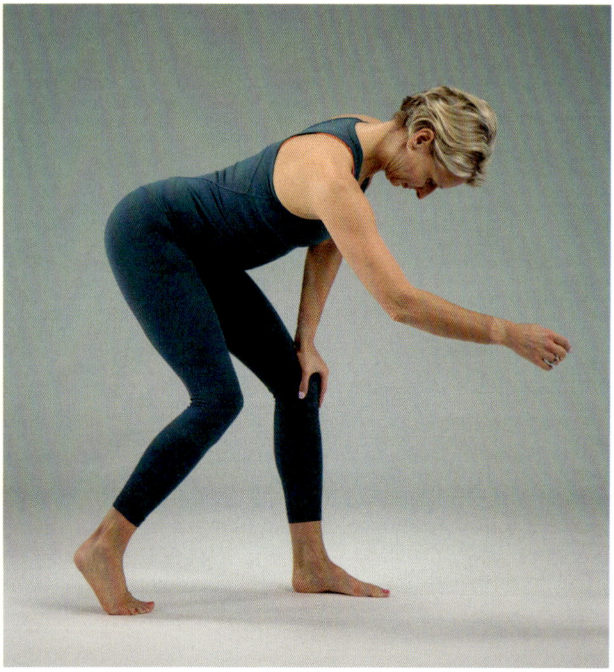

Armpendel

Übung 4
Wiegen (Partnerübung)

Ausgangsposition
Partner A liegt bäuchlings am Boden, Partner B legt die flache Hand auf das Kreuzbein des Partners A.

Durchführung
Partner B setzt Partner A mittels sanfter Handbewegung in Schwingung.

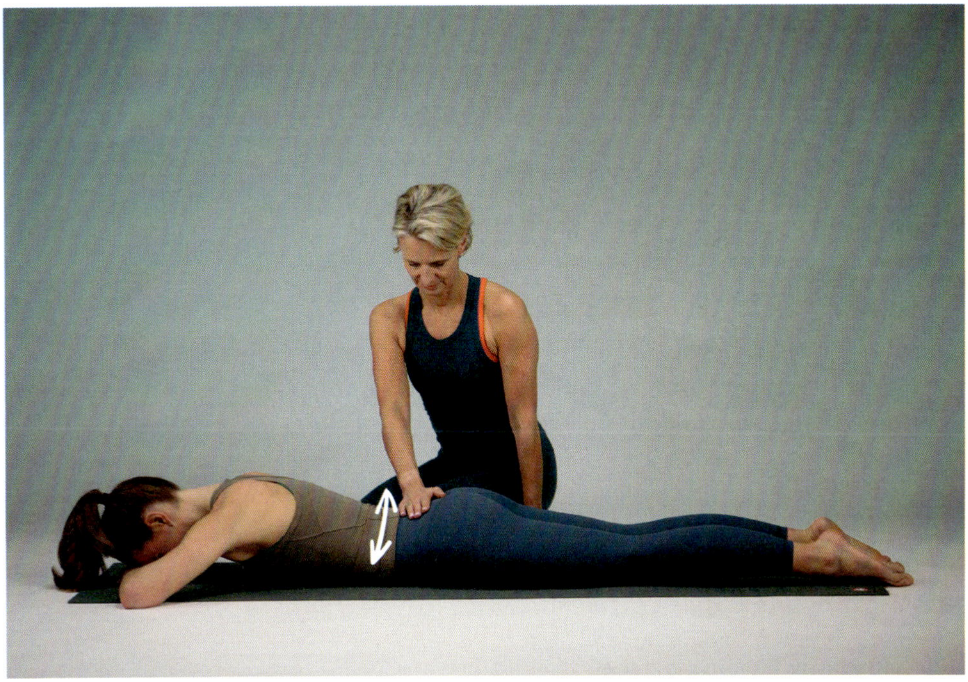

Wiegen eines Partners in Bauchlage

7 Entspannung durch Atmung

Übung 1
Friedvolle Haltung/Rückenlage

Ausgangsposition
Rückenlage
Die Füße aufstellen und die Beine lang ausstrecken.

Durchführung
tiefes gleichmäßiges Atmen
kohärentes Atmen – mit eigens definierter Zeit ein- und ausatmen
(beispielsweise 4 Zeiten ein, 4 Zeiten aus)

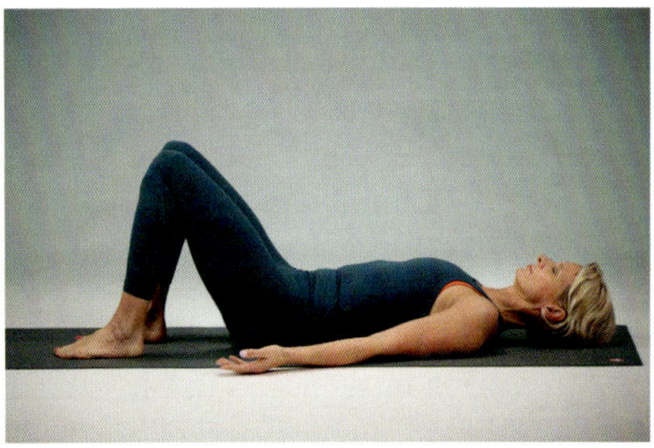

Rückenlage

Die Arme seitlich neben den Köper legen.
Nach Bedarf den Kopf oder die Knie unterlagern.

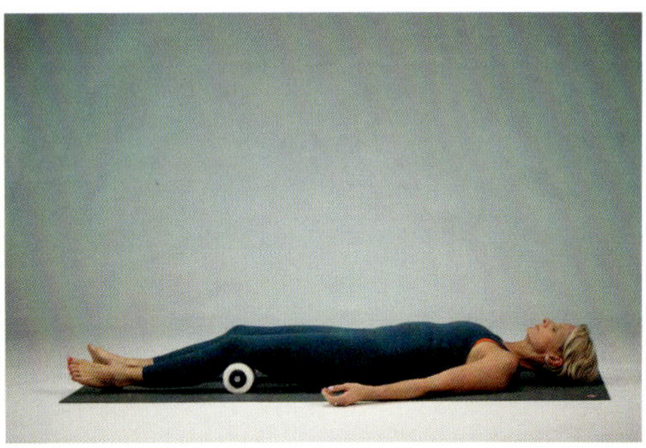

Rückenlage mit Unterlagerung

Übung 2 Atemlenkung

Ausgangsposition
Rückenlage

Durchführung
Beide Hände flach auf den Unterbauch zwischen beide Beckenkämme legen und den Atem bewusst in die Handflächen lenken.

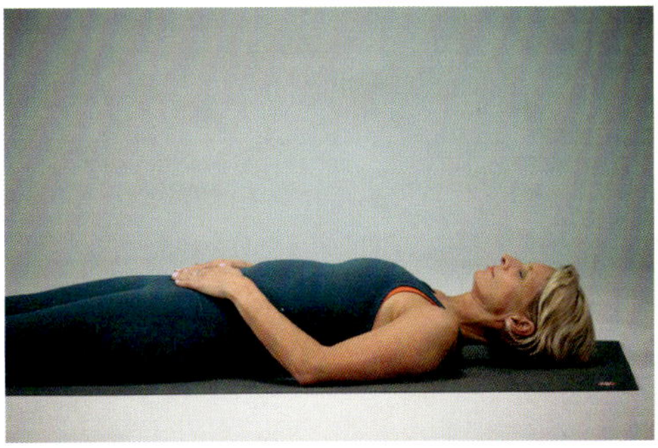

Rückenlage – Hände flach auf dem Unterbauch

Beide Hände seitlich auf den Brustkorb legen und den Atem bewusst in die Handflächen lenken, sodass sich der Brustkorb dreidimensional hebt, weitet, öffnet und wieder schließt.

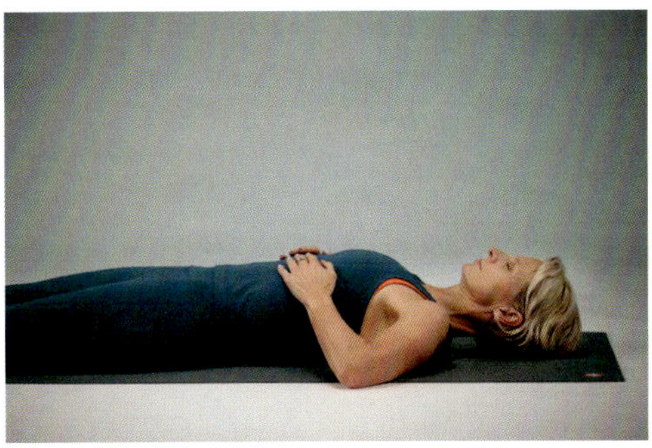

Rückenlage – Hände flach auf dem Brustkorb

Übung 3
Flankenatmung

Ausgangsposition
sitzend
Schneidersitz, Lotussitz oder Strecksitz einnehmen.
Den Rumpf mit einem Arm seitlich abstützen.
Den zweiten Arm gestreckt heben.

Durchführung
Den gehobenen Arm, am besten hinter der Ohr-Linie, weit in Richtung des Himmels recken.
Den Atem in die aufgedehnte Brustkorbseite, in den Rippenzwischenraum lenken.

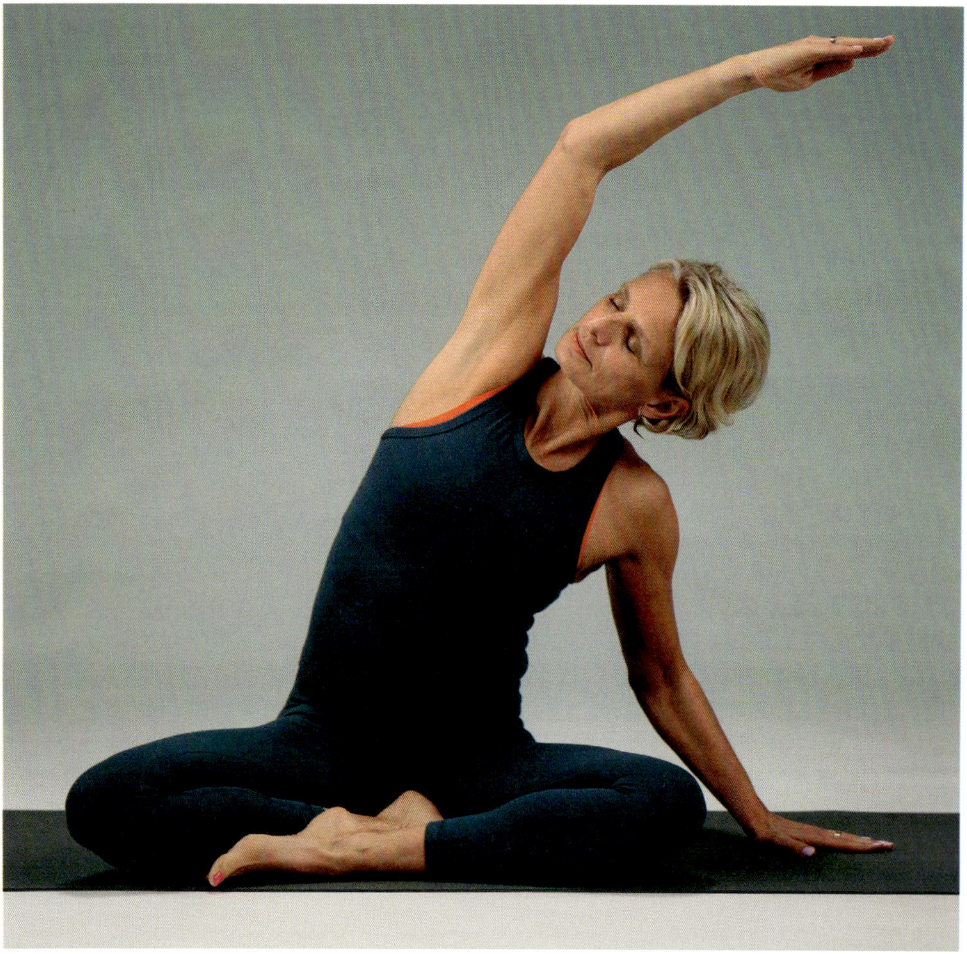

Flankenatmung

Übung 4
Atem in Bewegung

4.1 Langestreckter Kind-Berg-Flow

Ausgangsposition
langgestreckte Position des Kindes
Die Arme lang nach vorne ausstrecken.

Durchführung
Einen Atem-geführten Bewegungs-Flow entwickeln.
Einatmen – aufrollen aus der Position des langgestreckten Kindes in die Planke.
Ausatmen – aus der Planke in die Position des Berges/herabschauender Hund.
Einatmen – Fersen heben und vom Scheitel her den Körper ein- und nach vorne rollen.
Ausatmen – erneuter Rückzug in die Position des langgestreckten Kindes.
➡ mehrere Atem-geführte Durchläufe

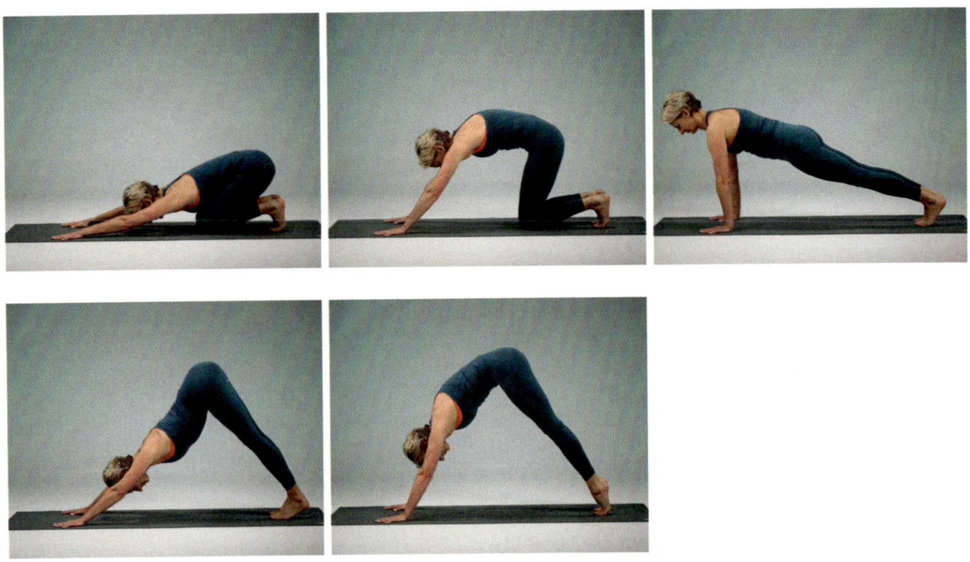

Langgestreckter Kind-Berg-Flow

Atem in Bewegung: langgestreckter Kind-Berg-Flow

Hier geht es zum Video

4.2 Palme im Wind

Ausgangsposition
aufrechter Stand
Die Arme sind seitlich auf Schulterhöhe ausgestreckt.

Durchführung
Einen Atem-geführten Bewegungs-Flow entwickeln.
Einatmen – rechten Arm heben und den Rumpf zur linken Seite neigen, den linken Arm senken.
Ausatmen – beide Arme zurück in die Waagerechte führen.
Einatmen – linken Arm heben und den Rumpf zur rechten Seite neigen, den rechten Arm senken.
Ausatmen – beide Arme zurück in die Waagerechte führen.

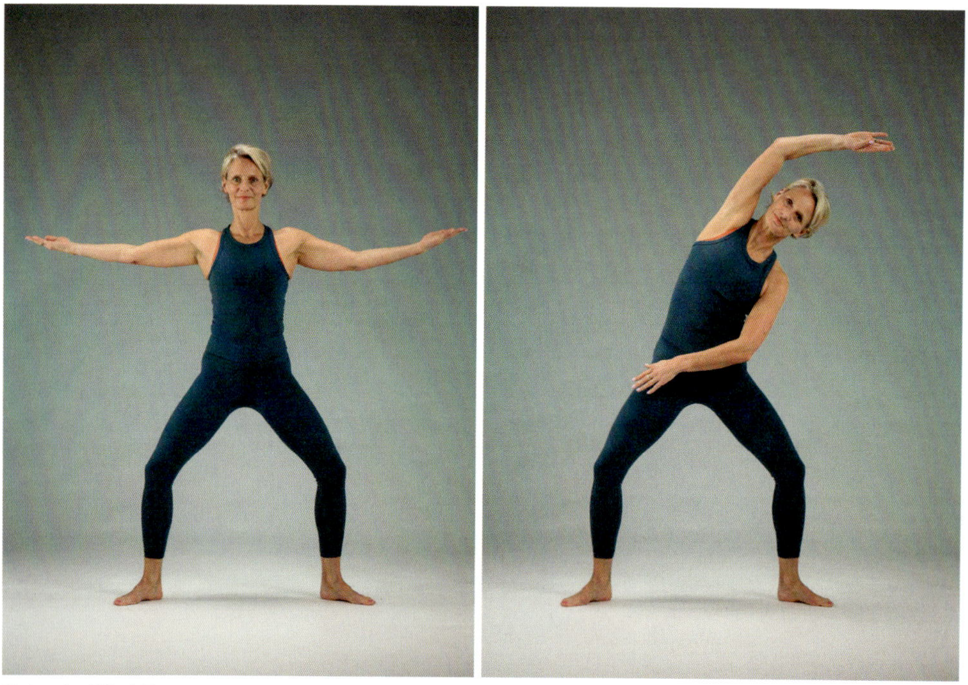

Palme im Wind-Flow

Atem in Bewegung: Palme im Wind-Flow

Hier geht es zum Video

Übung 5
Gerätegestütztes kohärentes Atmen

Einige Geräte oder auch Apps helfen dabei, einen regelmäßigen Atemrhythmus zu finden, der das parasympathische System aktiviert und die Entspannung fördert.

Eine kleine Auswahl soll hier vorgestellt werden:

5.1 Kohärentes Atmen mit dem Fascia-ReleaZer®

Ausgangsposition
Rückenlage
Den Fascia-ReleaZer® mit der weniger gewölbten Seite auf Höhe des Solarplexus legen und ggf. zwischen beiden Handgelenken fixieren. Hierfür zuvor Schmuck und Armbanduhr abnehmen.

Durchführung
Zwei Mal den Knopf am Ende des Gerätes drücken, damit die Vibrationswelle eingeschaltet ist. Das Instrument vibriert nun für 15 Minuten – in einem 5,5 Sekunden auf- und 5,5 Sekunden abschwellenden Rhythmus zwischen 30 und 50 Hz.
Die Atmung wird an die Vibrationswelle angepasst. Mit aufbauender Vibration wird langsam eingeatmet, mit abschwellender Vibration aus.
Für 15 Minuten dem Atemrhythmus folgen. Die Vibration endet automatisch nach Ablauf der Zeit.

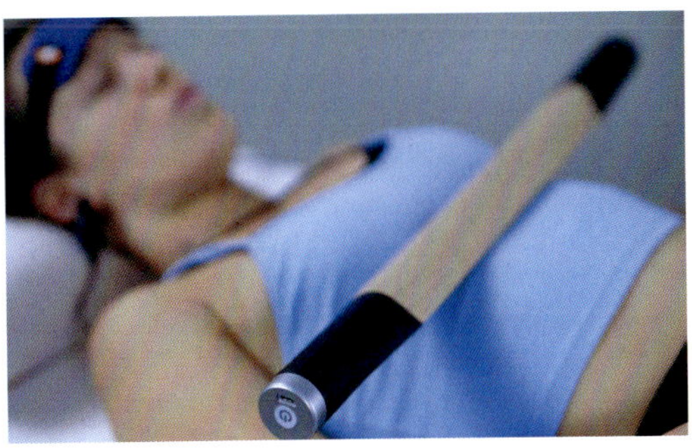

Abb. 105: Kohärentes Atmen mit dem Fascia-ReleaZer®

Besonderer Hinweis:

Atem-Gehirn-Training zur Förderung der Herzratenvariabilität (HRV). Eine gute HRV ist Ausdruck einer funktionierenden Anpassungsfähigkeit der Herzrate und lässt Rückschlüsse auf den globalen Gesundheitszustand eines Menschen zu. Eine Studie von Lin und Kollegen zum Vergleich verschiedener Atemfrequenzen zeigt, dass ein gleichmäßiger Atemrhythmus von 5,5 Sekunden Einatmen und 5,5 Sekunden Ausatmen die Herzratenvariabilität effektiv trainiert (Lin et al., 2014).

5.2 Atmen mit dem Stress-ReleaZer®

Ausgangsposition

Liegend oder nach hinten geneigt sitzend
Den Stress-ReleaZer® auf Höhe des Solarplexus legen.

Durchführung

Den Stress-ReleaZer® via Bluetooth mit der Beurer „Calm Down"-App verbinden und das Training über die App auf die individuellen Bedürfnisse einstellen (Atemzyklus, Zeitdauer des Trainings, Vibrationsintensität, Musik, binaurale Töne etc.)
Kopfhörer aufsetzen und das Training über die App starten.
Die Musik beginnt und fungiert als Taktgeber für die Atmung. Zusätzlich wird der Atemrhythmus visuell über die App abgebildet. Angepasst an die akustisch-visuelle Vorgabe atmet man ein und aus. Hat man in den Atemrhythmus gefunden, kann man die Augen schließen und nur noch dem akustischen Reiz der Musik folgen.
Für die in der App eingestellte Zeit (10, 15 oder 20 Minuten) dem Atemrhythmus folgen. Die Musik endet automatisch nach Ablauf der Zeit.

Besonderer Hinweis:

Der Stress-ReleaZer® nutzt das wissenschaftliche Know-how verschiedener Forschungsströme zur Förderung von Resilienz und Gelassenheit und setzt dieses in verschiedenen Funktionen um. Beispiele: Eine Vibrationswelle stimuliert das Zwerchfell, ein blauer Lichtring fördert Entspannung und Stressabbau. Die Auswahl verschiedener binauraler Töne sorgt für eine Förderung von Konzentration, Tiefenentspannung oder trainiert einen gelassenen Fokus.

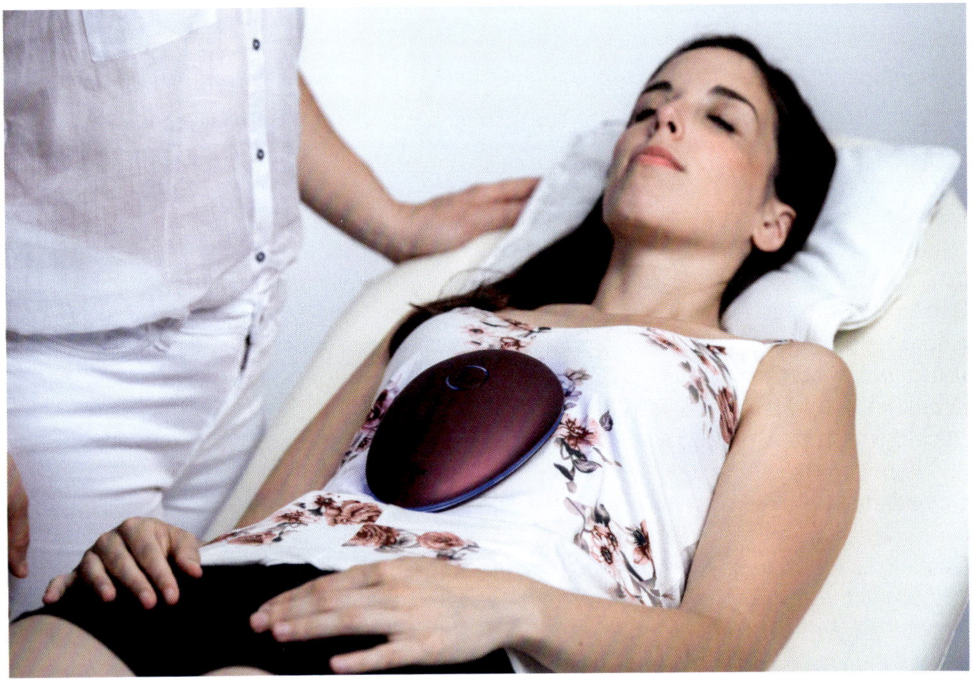

Abb. 106: Kohärentes Atmen mit dem Stress-ReleaZer®

Besonderer Hinweis:

Individualisiertes, funktionserweitertes Herzratenvariabilitätstraining
Einzelfallstudien zeigen, dass koffeininduzierter Bluthochdruck durch Einsatz des Stress-ReleaZer® gesenkt werden kann. Um seine volle Wirkung zu entfalten, sollte der Stress-ReleaZer® regelmäßig angewendet werden. Empfehlung: Zu Beginn 1–2 x täglich und langfristig 3–5 x pro Woche anwenden. Auch ein phasenweiser Einsatz von 6 bis 12 Wochen Anwendung und 4 bis 6 Wochen Pause ist möglich.

Empfehlung vom Therapeuten, Wissenschaftler und Erfinder Christopher-Marc Gordon, CIT Research Institute GmbH und GordonHealth Academy GmbH

Expertenbeitrag: Das Autonome Nervensystem von Christopher-Marc Gordon

Christopher-Marc Gordon ist Physiotherapeut, myofaszialer Osteopath, Heilpraktiker, psychologischer Coach, Ausbilder, Wissenschaftler und Fachbuchautor. Seit 1990 betreibt er ein Center für Integrative Therapie mit Fokus auf Stress- und Schmerzlösung in Stuttgart. Als Entwickler der Interdisziplinären Faszientherapie (IFT®) legt Christopher-Marc Gordon ein besonderes Augenmerk auf die Rolle des autonomen Nervensystems und dessen Intervention in der myofaszialen Therapie. Im Jahr 2020 gründete Christopher-Marc Gordon die GordonHealth Academy GmbH (www.gordon-health.com). Mit seinen dortigen Fortbildungsprogrammen richtet er sich u. a. an Fachberufe wie Therapeuten, Ärzte und Gesundheitstrainer und vermittelt neben der IFT® evidenzbasierte Selbsthilfe-Programme für Therapeut, Trainer und Patient.

Das autonome Nervensystem – ein stiller Helfer für die mentale und physische Gesundheit

Das autonome Nervensystem (ANS) reguliert ohne unser bewusstes Zutun lebenswichtige Körperfunktionen wie Herzschlag, Atmung, Verdauung und Stressreaktion. Untergliedert in Sympathikus und Parasympathikus ist das ANS zentrale Schaltstelle für die Aktivierungs- und Erholungsfähigkeit unseres Systems. Aktuell noch wenig bekannt, fungiert es dabei als Bindeglied zwischen unseren psychischen und physischen Prozessen und spielt damit eine entscheidende Rolle für die mentale und körperliche Gesundheit. Im Gegenzug kann eine Dysbalance des ANS zu einer Vielzahl von Gesundheitsproblemen führen, einschließl. myofaszialer Schmerzen, Herzerkrankungen, Depression und Angststörungen. [Ressourcen 1–4]

Obgleich der Name es anders vermuten lässt, können wir bewusst und einfach mittels Atmung und Vibration auf unser ANS Einfluss nehmen – unter Einsatz eines vibrationsgestützten Herzratenvariabilitätstrainings. Unter der Herzratenvariabilität (HRV) ist die Zeitvariation zwischen zwei Herzschlägen zu verstehen. Dabei verdeutlicht eine hohe HRV, dass das ANS effektiv zwischen Erholungs- und Aktivitätsphasen umschalten kann. [Ressource 5]

Atmung beim HRV-Training: Zahlreiche Forschungsergebnisse zeigen auf, dass systematisches Atemtraining die HRV erhöht. Demnach wird die HRV am besten trainiert, wenn wir in einem Rhythmus von 5,5 Sekunden ein- und 5,5 Sekunden ausatmen [6]. Die systematische Regulation unserer Atmung nimmt dabei Einfluss auf unser neurophysiologisches Gleichgewicht, indem es unser ANS-System harmonisiert und den Vagusnerv als zentrales Element unseres parasympathischen Systems aktiviert. Resultat ist eine Kettenreaktion an Vitalprozessen. Studien verweisen u. a. auf eine positive Wirkung der HRV-Atmung auf Muskel-, Immun-, Herz-Lunge-Kreislauf- und Hormonsystem. [Ressource 7]

Vibration beim HRV-Training: Forschung zeigt Vorteile in der Nutzung eines vibratorischen Taktgebers zur Anleitung des HRV-Trainings, wie es bspw. mit Einsatz des Fascia-ReleaZer® umgesetzt wird. Die Vibration stimuliert das Zwerchfell als physischer Motor der HRV. Zugleich hilft das taktile Feedback, Fokus und Achtsamkeit auf der Atemübung zu halten, indem es eine physische Sensation zur Verankerung bietet und eine Abschirmung von ablenkenden visuellen und auditiven Reizen ermöglicht. Zuletzt vereinfacht taktiles Feedback den Lernprozess und hilft dabei, das gewünschte Atemmuster zu verinnerlichen und ohne Feedback zu replizieren. [Ressourcen 8-9]

Mit systematischem Einsatz von Atmung und Vibration ist es also möglich, effektiv auf eines der zentralen Elemente unseres Gesundheitssystems einzuwirken und dabei Resilienz im Sinne einer mentalen und körperlichen Widerstandskraft aufzubauen.

Ressourcen

Bankenahally, R. & Krovvidi, H. (2016). Autonomic nervous system: anatomy, physiology, and relevance in anaesthesia and critical care medicine. *BJA Education*, *16*(10), 381-387.

Donkelaar, H. J. (2011). The Autonomic Nervous System. *Springer Berlin Heidelberg*.

Battipaglia, I. & Lanza, G. (2015). *The Autonomic Nervous System of the Heart*. Springer Berlin Heidelberg.

Badke, C., Marsillio, L. E., Weese-Mayer, D. E. & Sanchez-Pinto, L. N. (2018). *Autonomic Nervous System Dysfunction in Pediatric Sepsis*. Frontiers in Pediatrics.

van Dijk, A. E., van Lien, R., van Eijsden, M., Gemke, R., Vrijkotte, T. & de Geus, E. D. (2013). Measuring Cardiac Autonomic Nervous System (ANS) Activity in Children. *Journal of Visualized Experiments*: JoVE.

Lin, I., Tai, L. Y. & Fan, S. (2014). Breathing at a rate of 5.5 breaths per minute with equal inhalation-to-exhalation ratio increases heart rate variability. *International Journal of Psychophysiology*, *91*(3), 206-211.

Servant, D., Logier, R., Mouster, Y. & Goudemand, M. (2009). [Heart rate variability. Applications in psychiatry]. *L'Encephale*, *35*(5), 423-428.

Lee, W.-T. (1953). Anatomy of the Autonomic Nervous System. *Medical Journal of Australia*, 1.

Steffen, P. R., Austin, T., DeBarros, A. & Brown, T. (2017) The Impact of Resonance Frequency Breathing on Measures of Heart Rate Variability, Blood Pressure, and Mood. Front. Public Health 5:222. doi: 10.3389/fpubh.2017.00222

Anhang

1 Danksagung

In diesem Buch stecken über 35 Jahre Unterrichtserfahrung, das Wissen aus vielzähligen Aus- und Fortbildungen, wahnsinnig vielen Büchern und Artikeln von tollen Kollegen und vor allem, meiner jüngsten Leidenschaft folgend, die Ergebnisse aus 15 Jahren aktueller Faszienforschung.

Wie beginne ich mit dieser Danksagung? Ich könnte Seiten füllen mit Namen, denen ich gerne meinen Dank aussprechen würde, da sie bewusst oder auch unbewusst einen wertvollen Beitrag zu diesem Buch lieferten. Einige Wegbegleiter, Kollegen, Wissenschaftler ließ ich zu Wort kommen oder verwies auf ihre wunderbaren Quellen. Wenn jedoch in eine Richtung ein Dank fließen soll, dann gilt dieser der Fascia Research Group. In meinen vielen Jahren der sportwissenschaftlichen Lehre durfte ich dieses Netzwerk als etwas sehr Besonderes erfahren. Ich erlebte gegenseitigen Support, ein sich gemeinsames Weiterentwickeln und begeistertes Fragenstellen zum Durchdringen dieses unfassbar komplexen Netzwerks unseres Körpers. Jeder Einzelne trug mit seinen Forschungsergebnissen zu dem Wissen bei, dass wir heute haben. Ich hoffe sehr, dass wir in diesem internationalen Verbund auch in der Zukunft immer wieder mit kleinen Puzzleteilen spannende Beiträge für die Entwicklung der Gesundheit und das zielgerichtete Training präsentieren können.

Darüber hinaus geht an dieser Stelle natürlich, und von Herzen, ein Dank in mein privates Umfeld - meine Familie, Freunde, TrainerkollegInnen. Ich erlebe Toleranz und erhalte stolze Blicke von meiner Familie, wenn ich immer wieder für Stunden in die Tiefen meines Computers abtauche, ernte Interesse von meinen Freunden und mit Freude und Dankbarkeit konnte ich bei diesem Projekt einige meiner ausgebildeten „Faszien in Bewegung Master-TrainerInnen" einbinden, die mit kritischem Blick jedes Kapitel inhaltlich unter die Lupe nahmen und mit durchaus unangenehmen Fragen das Buch besser machten.

DANKE!

Widmen möchte ich das Buch meiner verstorbenen Mutter. Es ist das erste Buch, das ich ohne sie als Lektorin, Förderin und wohlwollende Kritikerin schrieb. R. I. P.

2 Glossar

Abduktion - vom Körper abspreizen
Adduktion - zum Körper heranziehen
Adhäsion - Anheftung, Verwachsung
Aktin - Protein in Muskel und auch Faszienzellen; ist u. a. für die Zellbewegung, Zellteilung und Muskelkontraktion verantwortlich
Autonomes Nervensystem - auch vegetatives Nervensystem; ein Teil des peripheren Nervensystems; reguliert die unbewussten lebenswichtigen Funktionen des Körpers wie Herzschlag, Atmung, Verdauung, Stoffwechsel
Beckenaufrichtung - das Becken kippt nach hinten; die Lendenlordose wird kleiner
Beckenkippung - das Becken kippt nach vorne; die Lendenlordose wird größer
Bradytroph - ernährungsarm
Crosslinks - Verbindungen zwischen faszialen Fasern; sie dienen der Stabilisation des Fasernetzwerks; tragen zur Festigkeit und Belastbarkeit der Faszien bei; unphysiologische Crosslinks (Zunahme der Verbindungen) versteifen das Gewebe und stören die Versorgung
Degeneration - Rückbildung, Zerfall von Zellen, Geweben und Organen
Densifikation - Verdichtung eines Systems; hier Verdichtung der Grundsubstanz
Detonisieren - Spannung nehmen
Endokrin - „nach innen abgebend"; Drüsensystem
Endrange - Ende der (Bewegungs-)Reichweite, des Bewegungsumfangs
Epigenetik - Forschungsfeld der Genetik, das sich mit Veränderungen in der Genaktivität befasst, die durch Veränderungen der DNA-Sequenz verursacht werden
Epi-, Peri-, Endomysium - fasziales Muskelgewebe
Epi-, Peri-, Endoneurium - fasziales Nervengewebe
Extension - Streckung
EZM - extrazelluläre Matrix; der Raum außerhalb der Zellen
Faszikel - Bündel
Fibrose - Überproduktion von Kollagen, das chaotisch und narbenartig in das Körpersystem eingebaut wird
Filament(e) - Faser(n)
fFL - funktionelle Frontallinie
Flexion - Beugung
Fluid Channels - „Kanäle"; ein Wegenetz innerhalb der EZM, zwischen den Zellen, mit geringerer Viskosität und erhöhter Stoffwechselrate
Freie Radikale (ROS) - hochreaktive Moleküle, mit einem oder mehreren ungepaarten Elektronen auf der äußeren Schale, die dazu neigen, Elektronen von anderen Molekülen zu stehlen, was zu oxidativem Stress und Zellschäden führten kann
fRL - funktionelle (myofasziale) Rückenlinie
Frontalebene - die Ebene teilt den Körper in eine vordere und hintere Hälfte; Bewegung in der Frontalebene erfolgt nach rechts oder links.
FR - Foam Rolling
GAG - Glykosaminoglykan; lange lineare Polysaccharide (Zucker-Verbindungen), die als Makromolekül in der Grundsubstanz vorliegen; sie haben eine hohe Wasserbindungsfähigkeit; das prominenteste GAG ist Hyaluronan oder auch Heparin

Herzratenvariabilität (HRV) - HRV bezieht sich auf die Variation der Zeitintervalle zwischen zwei aufeinanderfolgenden Herzschlägen, die als Maß für die Anpassungsfähigkeit des Herzrhythmus dient. Je höher der Wert, desto gesünder und entsprechend anpassungsfähiger agiert das Herz-Kreislauf-System. Niedrige HRV-Werte stehen für Stress oder Krankheit

Hyperextension - eine übermäßige Streckung oder Gelenkbewegung über ihre normale anatomische Position hinaus

Immobilisierung - Ruhigstellung eines Körperteils

Inflammation - Entzündung

Inhibieren - Hemmen

Interleukine - Signalmoleküle des Immunsystems; agieren als Botenstoffe (vgl. Zytokine)

Interstitium - flüssigkeitsreicher Raum zwischen den Zellen, nach heutiger Definition mit der EZM (extrazellulären Matrix) gleichzusetzen

In-vivo Studien - Studien am lebenden Organismus

IZM - intrazelluläre Matrix; der Raum innerhalb einer Zelle

Kontraindikatoren - Nichteignung eines Verfahrens oder Behandlung, basierend auf potenziellen Risiken oder einer möglichen Verschlechterung des Zustands oder dem Auftreten von unerwünschten Nebenwirkungen

kontraktil - die Fähigkeit von Muskel- oder auch Faszienzellen, sich zusammenzuziehen

Kontraktion - Verkürzung oder Zusammenziehen einer Muskel- oder Faszienzelle

Lamina - dünne Platte oder Schicht

LL - Laterallinie; Seitenlinie

longitudinal - Ausrichtung entlang der Längsachse

mechano- - ein Präfix, dass sich auf Mechanik oder mechanische Kräfte bezieht

Mechano-metabolisch - Prozesse, die sowohl mechanische als auch metabolische Aspekte umfassen

Mechanotransduktion - Koffer-Wort aus Mechanik und Transduktion; mechanische Kräfte werden in zelluläre oder biochemische Signale umgewandelt

Metabolismus - Stoffwechsel; die Gesamtheit aller chemischer Prozesse, die in einem Körper stattfinden, um Energie und Baustoffe aufzunehmen, umzuwandeln und zu nutzen. Auch der Abbau von Abfallprodukten zählt dazu

Motilität - die Fähigkeit von Zellen und Organen, sich zu bewegen

Myokine - eine Gruppe von Botenstoffen, Peptidhormonen, die bei Muskelarbeit produziert werden und vielfältig dem Gesunderhalt des Körpers dienen

Myosin - ein Hauptbestandteil des Muskels, der gemeinsam mit Aktin zur Muskelkontraktion führt

Ödem - Flüssigkeitsansammlung im Gewebe

OFL - oberflächliche Frontallinie

ORL - oberflächliche Rückenlinie

oxidativer Stress - Ungleichgewicht zwischen freien Radikalen und Antioxidantien; freie Radikale sind im Übermaß vorhanden und wirken zellschädigend

Parasympathikus - Teil des autonomen Nervensystems, das die Körperfunktionen reguliert, die im entspannten Zustand auftreten

pathologisch - krankhafte oder abnorme Veränderungen des Körpers oder der Psyche

PG - Proteoglykan; Makromolekülverbindungen aus Proteinen und zuckergebundenen Seitenketten

Perception - Informationsverarbeitung aus der Umwelt; es umfasst Wahrnehmungen wie sehen, hören, riechen, schmecken, tasten und die Interpretation dieser Eindrücke vom Gehirn

piezoelektrisch - die Fähigkeit elektrische Ladung durch Verformung zu erzeugen

postmitotisch - Zustand von Zellen nach der Zellteilung (Mitose); in diesem Zustand ist sie nicht mehr aktiv (teilungsunfähig)
polymerisieren - kleine Moleküle (Monomere) verbinden sich zu langen Ketten (Polymere)
prämitotisch - Zustand von Zellen vor der Zellteilung (Mitose); in diesem Zustand ist die Zelle aktiv (teilungsfähig)
Profliferation - Wachstum oder Vermehrung von Zellen oder Strukturen
Sagittalebene - eine imaginäre Ebene, die den Körper in eine rechte und linke Körperhälfte teilt
Sarkomer - kleinste kontraktile Einheit des Muskels aus den Myofilamenten Myosin und Aktin sowie Titin
SPL - Spirallinie
Satellitenzellen - sog. Stammzellen; noch nicht differenzierte Zellen, teilungsfähig; differenzieren sich bei entsprechendem Trainingsreiz zu Muskelzellen aus
Sulfatierung - chemischer Prozess, bei dem Schwefelsäure oder ein damit verwandtes Sulfat in eine chemische Verbindung eingeführt wird
Telomere - DNA-Sequenzen an den Enden von Chromosomen, die sich bei jeder Zellteilung verkürzen, was zum natürlichen Alterungsprozess führt
tFL - tiefe Frontallinie
TGF ß-1 - Transforming growth factor-ß - transformiertender Wachstumsfaktor; ein zu den Zytokinen gehörendes Signalmolekül
TIT - tractus iliotibialis - Schenkelbindenspanner der Beinaußenseite; feste sehnige Faszienstruktur, die das Becken mit dem Unterschenkel verbindet
TLF - fascia thoracolumbalis (Brust-Lenden-Faszie); große rautenförmige Bindegewebsfläche im unteren Rücken; gebildet von drei Lamina (übereinander liegenden Schichten)
Titin - Eiweißmakromolekül des Muskels; verbindet die Z-Scheibe mit der M-Bande
Tonus - Spannungszustand von Geweben; meist in Zusammenhang mit Muskeln (Muskeltonus) verwendet
Tripelhelix - dreifache Windung (Spiralisierung dreier Moleküle) - hier in Zusammenhang mit der tripelhelialen Anordnung einer Kollagenfaser genannt
Synthese - die Verbindung oder das Zusammensetzen mehrerer Einzelbestandteile/Vorläufermaterialien - hier als Ergebnis der Zellaktivität genannt
Sympathikus - ein Teil des autonomen Nervensystems; übernimmt aktivierende Aufgaben - Fight-or-Flight-Modus
radial - im Kontext dieses Buches: den Querschnitt betreffend
remodeling - Prozess der Umgestaltung, Veränderung
reziproke Hemmung - Neurophysiologisches Phänomen, bei dem die Aktivität des einen Neurons die Aktivität eines anderen Neurons hemmt
ROM - range of motion - Bewegungsumfang
unmyelinisiert - Nervenfasern ohne isolierende Schicht (Myelinscheide), oft langsamere Signalübertragung als myelinisierte Nervenfasern
Viskosität - Zähigkeit einer Flüssigkeit, genauer: die Widerstandskraft, die ein Fluid (Flüssigkeit) gegen eine Deformation aufweist - die Fähigkeit eines Fluids zu fließen
viszeral/viszeraler Raum - Eingeweide; der Raum um die Eingeweide (Organe)
ZNS - zentrales Nervensystem - besteht aus Gehirn und Rückenmark
Zytokine - Proteine oder kleine Peptide; Signalmoleküle/Botenstoffe des Immunsystems
Zytoskelett - dynamisches Netzwerk aus Proteinen, das die Struktur und Form von Zellen aufrechterhält und verschiedene zelluläre Prozesse reguliert

3 Quellennachweis

Abdel-Sayed, P., Moghadam, M. N., Salomir, R., Tchernin, D. & Pioletti, D. P. (2014). Intrinsic viscoelasticity increases temperature in knee cartilage under physiological loading. *J Mech Behav Biomed Mater, 30*, 123-130. doi:10.1016/j.jmbbm.2013.10.025

Adstrum, S., Hedley, G., Schleip, R., Stecco, C. & Yucesoy, C. A. (2017). Defining the fascial system. *J Bodyw Mov Ther, 21*(1), 173-177. doi:10.1016/j.jbmt.2016.11.003

Al-Subahi, M., Alayat, M., Alshehri, M. A., Helal, O., Alhasan, H., Alalawi, A., Alfaqeh, A. (2017). The effectiveness of physiotherapy interventions for sacroiliac joint dysfunction: a systematic review. *J Phys Ther Sci, 29*(9), 1689-1694. doi:10.1589/jpts.29.1689

Balazs, E. A., Laurent, T. C., Howe, A. F. & Varga, L. (1959). Irradiation of mucopolysaccharides with ultraviolet light and electrons. *Radiat Res, 11,* 149-164.

Barr, A. E. & Barbe, M. F. (2004). Inflammation reduces physiological tissue tolerance in the development of work-related musculoskeletal disorders. *J Electromyogr Kinesiol, 14*(1), 77-85. doi:10.1016/j.jelekin.2003.09.008

Barry, C. M., Kestell, G., Gillan, M., Haberberger, R. V. & Gibbins, I. L. (2015). Sensory nerve fibers containing calcitonin gene-related peptide in gastrocnemius, latissimus dorsi and erector spinae muscles and thoracolumbar fascia in mice. *Neuroscience, 291*, 106-117. doi:10.1016/j.neuroscience.2015.01.062

Bartsch, K. M., Baumgart, C., Freiwald, J., Wilke, J., Slomka, G., Turnhöfer, S., Schleip, R. (2021). Expert Consensus on the Contraindications and Cautions of Foam Rolling—An International Delphi Study. *Journal of Clinical Medicine, 10*(22), 5360. Retrieved from https://www.mdpi.com/2077-0383/10/22/5360

Bauermeister, W., Pesavento, A. (2000). *Real Time Elastographie of Fascia and Myofascial Trigger Points.* Seminar Series Triggerpoint-Shockwave Therapy. Sportschule Hennef Germany.

Berrueta, L., Bergholz, J., Munoz, D., Muskaj, I., J. Badger, G., Shukla, A., M. Langevin, H. (2018). *Stretching Reduces Tumor Growth in a Mouse Breast Cancer Model* (Vol. 8).

Berrueta, L., Muskaj, I., Olenich, S., Butler, T., Badger, G. J., Colas, R. A., Langevin, H. M. (2016). Stretching Impacts Inflammation Resolution in Connective Tissue. *J Cell Physiol, 231*(7), 1621-1627. doi:10.1002/jcp.25263

Bizzini, M. & Dvorak, J. (2015). FIFA 11+: an effective programme to prevent football injuries in various player groups worldwide-a narrative review. *Br J Sports Med, 49*(9), 577-579. doi:10.1136/bjsports-2015-094765

Bojairami, I. E. & Driscoll, M. (2022). Coordination Between Trunk Muscles, Thoracolumbar Fascia, and Intra-Abdominal Pressure Toward Static Spine Stability. *Spine (Phila Pa 1976), 47*(9), E423-E431. doi:10.1097/brs.0000000000004223

Bordoni, B., Escher, A. R., Tobbi, F., Ducoux, B. & Paoletti, S. (2021). Fascial Nomenclature: Update 2021, Part 2. *Cureus, 13*(2), e13279. doi:10.7759/cureus.13279

Bordoni, B., Escher, A. R., Tobbi, F., Pranzitelli, A. & Pianese, L. (2021). Fascial Nomenclature: Update 2021, Part 1. *Cureus, 13*(2), e13339. doi:10.7759/cureus.13339

Bordoni, B., Mahabadi, N. & Varacallo, M. (2022). Anatomy, Fascia. In *StatPearls*. Treasure Island (FL): StatPearls Publishing

Bordoni, B. & Myers, T. (2020). A Review of the Theoretical Fascial Models: Biotensegrity, Fascintegrity, and Myofascial Chains. *Cureus, 12*(2), e7092. doi:10.7759/cureus.7092

Bouffard, N. A., Cutroneo, K. R., Badger, G. J., White, S. L., Buttolph, T. R., Ehrlich, H. P., Langevin, H. M. (2008). Tissue stretch decreases soluble TGF-beta1 and type-1 procollagen in mouse subcutaneous connective tissue: evidence from ex vivo and in vivo models. *J Cell Physiol, 214*(2), 389-395. doi:10.1002/jcp.21209

Bracht, P. Liebscher-Bracht, R. (2010). *Der Schmerzcode. Ihr Schlüssel zur Schmerzfreiheit.* Druckerei Mack, Mellrichstadt.

Buck, M. Beckers, D. (2019). *PNF in der Praxis. 8. Aufl.* (8 ed.). Heidelberg: Springer Verlag.

Case, L. K., Liljencrantz, J., McCall, M. V., Bradson, M., Necaise, A., Tubbs, J., Bushnell, M. C. (2021). Pleasant Deep Pressure: Expanding the Social Touch Hypothesis. *Neuroscience, 464,* 3-11. doi:10.1016/j.neuroscience.2020.07.050

Ceballos-Laita, L., Jiménez-Del-Barrio, S., Marín-Zurdo, J., Moreno-Calvo, A., Marín-Boné, J., Albarova-Corral, M. I. & Estébanez-de-Miguel, E. (2019). Effects of dry needling in HIP muscles in patients with HIP osteoarthritis: A randomized controlled trial. *Musculoskelet Sci Pract, 43,* 76-82. doi:10.1016/j.msksp.2019.07.006

Cheatham, S. W., Kolber, M. J., Mokha, M. & Hanney, W. J. (2018). Concurrent validity of pain scales in individuals with myofascial pain and fibromyalgia. *J Bodyw Mov Ther, 22*(2), 355-360. doi:10.1016/j.jbmt.2017.04.009

Cheung, W. K., Cheung, J. P. Y. & Lee, W. N. (2020). Role of Ultrasound in Low Back Pain: A Review. *Ultrasound Med Biol.* doi:10.1016/j.ultrasmedbio.2020.02.004

Chuang, L. L., Wu, C. Y., Lin, K. C. & Hsieh, C. J. (2014). Relative and absolute reliability of a vertical numerical pain rating scale supplemented with a faces pain scale after stroke. *Phys Ther, 94*(1), 129-138. doi:10.2522/ptj.20120422

Corey, S. M., Vizzard, M. A., Badger, G. J. & Langevin, H. M. (2011). Sensory innervation of the nonspecialized connective tissues in the low back of the rat. *Cells Tissues Organs, 194*(6), 521-530. doi:10.1159/000323875

Corey, S. M., Vizzard, M. A., Bouffard, N. A., Badger, G. J. & Langevin, H. M. (2012). Stretching of the back improves gait, mechanical sensitivity and connective tissue inflammation in a rodent model. *PLoS One, 7*(1), e29831. doi:10.1371/journal.pone.0029831

Creze, M., Nordez, A., Soubeyrand, M., Rocher, L., Maitre, X. & Bellin, M. F. (2018). Shear wave sonoelastography of skeletal muscle: basic principles, biomechanical concepts, clinical applications, and future perspectives. *Skeletal Radiol, 47*(4), 457-471. doi:10.1007/s00256-017-2843-y

de Marées, H. (1981). Medizin von heute. *Sportphysiologie.* (Vol. 3): Tropon.

de Morree, J. J. (2013). *Dynamik des menschlichen Bindegewebes. Funktion, Schädigung und Wiederherstellung.* Elsevier. Urban und Fischer.

Drakonaki, E. E., Allen, G. M. & Wilson, D. J. (2012). Ultrasound elastography for musculoskeletal applications. *Br J Radiol, 85*(1019), 1435-1445. doi:10.1259/bjr/93042867

Elhadj, S., Mousa, S. A. & Forsten-Williams, K. (2002). Chronic pulsatile shear stress impacts synthesis of proteoglycans by endothelial cells: effect on platelet aggregation and coagulation. *J Cell Biochem, 86*(2), 239-250. doi:10.1002/jcb.10226

Fede, C., Angelini, A., Stern, R., Macchi, V., Porzionato, A., Ruggieri, P., Stecco, C. (2018). Quantification of hyaluronan in human fasciae: variations with function and anatomical site. *J Anat, 233*(4), 552-556. doi:10.1111/joa.12866

Fede, C., Petrelli, L., Pirri, C., Neuhuber, W., Tiengo, C., Biz, C., Stecco, C. (2022). Innervation of human superficial fascia. *Front Neuroanat, 16,* 981426. doi:10.3389/fnana.2022.981426

Fede, C., Pirri, C., Fan, C., Petrelli, L., Guidolin, D., De Caro, R. & Stecco, C. (2021). A Closer Look at the Cellular and Molecular Components of the Deep/Muscular Fasciae. *Int J Mol Sci, 22*(3). doi:10.3390/ijms22031411

Findley, T., Chaudhry, H. & Dhar, S. (2015). Transmission of muscle force to fascia during exercise. *J Bodyw Mov Ther, 19*(1), 119–123. doi:10.1016/j.jbmt.2014.08.010

Franceschi, C. & Campisi, J. (2014). Chronic inflammation (inflammaging) and its potential contribution to age-associated diseases. *J Gerontol A Biol Sci Med Sci, 69 Suppl 1*, 4–9. doi:10.1093/gerona/glu057

Frara, N., Fisher, P. W., Zhao, Y., Tarr, J. T., Amin, M., Popoff, S. N. & Barbe, M. F. (2018). Substance P increases CCN2 dependent on TGF-beta yet Collagen Type I via TGF-beta1 dependent and independent pathways in tenocytes. *Connect Tissue Res, 59*(1), 30–44. doi:10.1080/03008207.2017.1297809

Freiwald, J., Magni, A., Fanlo-Mazas, P., Paulino, E., Sequeira de Medeiros, L., Moretti, B., Solarino, G. (2021). A Role for Superficial Heat Therapy in the Management of Non-Specific, Mild-to-Moderate Low Back Pain in Current Clinical Practice: A Narrative Review. *Life (Basel), 11*(8). doi:10.3390/life11080780

Fukaya, T., Kiyono, R., Sato, S., Yahata, K., Yasaka, K., Onuma, R. & Nakamura, M. (2020). Effects of Static Stretching With High-Intensity and Short-Duration or Low-Intensity and Long-Duration on Range of Motion and Muscle Stiffness. *Frontiers in Physiology, 11*(1535). doi:10.3389/fphys.2020.601912

Galli, C., Guizzardi, S., Passeri, G., Macaluso, G. M. & Scandroglio, R. (2005). Life on the wire: on tensegrity and force balance in cells. *Acta Biomed, 76*(1), 5–12.

Gatej, I., Popa, M. & Rinaudo, M. (2005). Role of the pH on hyaluronan behavior in aqueous solution. *Biomacromolecules, 6(*1), 61–67. doi:10.1021/bm040050m

Glick, J. M. (1980). Muscle strains: prevention and treatment. *The Physician and sportsmedicine, 8*(11), 73–77.

Gordon, C.-M., Schleip, R., Montoya, P., Andrasik, F. & Schweisthal, M. (2018). Vibration based shearing technique (vibro-shearing) versus rolling technique in terms of tissue hydration, stiffness, elasticity, and thermography: A double controlled, standardized study. *J. Bodyw. Mov. Ther, 22*, 854.

Grunwald, M. (2017). *Homo hapticus: Warum wir ohne Tastsinn nicht leben können. München: Droemer Knaur.*

Haverich, A. (2017). A Surgeon's View on the Pathogenesis of Atherosclerosis. *Circulation, 135*(3), 205–207. doi:10.1161/circulationaha.116.025407

Heine, H. (2015). *Lehrbuch der biologischen Medizin. Grundregulation und Extrazelluläre Matrix.* Haug Verlag.

Helmer, K. G., Nair, G., Cannella, M. & Grigg, P. (2006). Water movement in tendon in response to a repeated static tensile load using one-dimensional magnetic resonance imaging. *J Biomech Eng, 128*(5), 733–741. doi:10.1115/1.2244573

Hinz, B. (2016). Myofibroblasts. *Exp Eye Res, 142*, 56–70. doi:10.1016/j.exer.2015.07.009

Hoheisel, U., Vogt, M. A., Palme, R., Gass, P. & Mense, S. (2015). Immobilization stress sensitizes rat dorsal horn neurons having input from the low back. *Eur J Pain, 19*(6), 861–870. doi:10.1002/ejp.682

Hughes, E. J., McDermott, K. & Funk, M. F. (2019). Evaluation of hyaluronan content in areas of densification compared to adjacent areas of fascia. *J Bodyw Mov Ther, 23*(2), 324–328. doi:10.1016/j.jbmt.2019.01.017

Isherwood, I., Prendergast, D. J., Hickey, D. S. & Jenkins, J. P. (1986). Quantitative analysis of intervertebral disc structure. *Acta Radiol Suppl, 369*, 492–495.

Kato, M., Nihei Green, F., Hotta, K., Tsukamoto, T., Kurita, Y., Kubo, A. & Takagi, H. (2020). The Efficacy of Stretching Exercises on Arterial Stiffness in Middle-Aged and Older Adults: A Meta-Analysis of Randomized and Non-Randomized Controlled Trials. *Int J Environ Res Public Health, 17*(16). doi:10.3390/ijerph17165643

Klauser, A. S., Faschingbauer, R. & Jaschke, W. R. (2010). Is sonoelastography of value in assessing tendons? *Semin Musculoskelet Radiol, 14*(3), 323–333. doi:10.1055/s-0030-1254521

Klingler, W. (2020). Temperatureffekte auf Faszien. Retrieved from https://youtu.be/K-4fSEYuLrk

Krause, F., Wilke, J., Vogt, L. & Banzer, W. (2016). Intermuscular force transmission along myofascial chains: a systematic review. *J Anat, 228*(6), 910–918. doi:10.1111/joa.12464

Langevin, H. M., Bouffard, N. A., Fox, J. R., Palmer, B. M., Wu, J., Iatridis, J. C. Howe, A. K. (2009). *Fibroblast cytoskeletal remodeling contributes to viscoelastic response of alveolar connective Tisssue under uniaxial tension. In: Huijing, P. A., Hollander, P.; Findley, T. W., Schleip, R.(eds). Fascia Research II: Basic Science and implications for conventional and complementary health care.* München: Elsevier.

Langevin, H. M., Bishop, J., Maple, R., Badger, G. J. & Fox, J. R. (2018). Effect of Stretching on Thoracolumbar Fascia Injury and Movement Restriction in a Porcine Model. *Am J Phys Med Rehabil, 97*(3), 187–191. doi:10.1097/phm.0000000000000824

Langevin, H. M., Bouffard, N. A., Badger, G. J., Iatridis, J. C. & Howe, A. K. (2005). Dynamic fibroblast cytoskeletal response to subcutaneous tissue stretch ex vivo and in vivo. *Am J Physiol Cell Physiol, 288*(3), C747–756. doi:10.1152/ajpcell.00420.2004

Langevin, H. M., Fox, J. R., Koptiuch, C., Badger, G. J., Greenan-Naumann, A. C., Bouffard, N. A., Henry, S. M. (2011). Reduced thoracolumbar fascia shear strain in human chronic low back pain. *BMC Musculoskelet Disord, 12,* 203. doi:10.1186/1471-2474-12-203

Langevin, H. M. & Sherman, K. J. (2007). Pathophysiological model for chronic low back pain integrating connective tissue and nervous system mechanisms. *Med Hypotheses, 68*(1), 74–80. doi:10.1016/j.mehy.2006.06.033

LaStayo, P. C., Woolf, J. M., Lewek, M. D., Snyder-Mackler, L., Reich, T. & Lindstedt, S. L. (2003). Eccentric muscle contractions: their contribution to injury, prevention, rehabilitation, and sport. *J Orthop Sports Phys Ther, 33*(10), 557–571. doi:10.2519/jospt.2003.33.10.557

Lesondak, D., Akey, A. M. (2020). *Fascia, Function, and Medical Applications. Innervation of Fascia* (1 ed.).

Li, H., Wang, Z., Sun, X., Pan, C., Gao, X. & Liu, W. (2019). Chemical and rheological properties of proteoglycans from Sarcandra glabra (Thunb.) Nakai. *Int J Biol Macromol, 132,* 641–650. doi:10.1016/j.ijbiomac.2019.03.228

Lin, I. M., Tai, L. Y. & Fan, S. Y. (2014). Breathing at a rate of 5.5 breaths per minute with equal inhalation-to-exhalation ratio increases heart rate variability. *Int J Psychophysiol, 91*(3), 206–211. doi:10.1016/j.ijpsycho.2013.12.006

Maas, H. & Sandercock, T. G. (2010). Force transmission between synergistic skeletal muscles through connective tissue linkages. *J Biomed Biotechnol, 2010,* 575672. doi:10.1155/2010/575672

Marcucci, L. & Reggiani, C. (2020). Increase of resting muscle stiffness, a less considered component of age-related skeletal muscle impairment. *Eur J Transl Myol, 30*(2), 8982. doi:10.4081/ejtm.2019.8982

Matsuda, M., Huh, Y. & Ji, R. R. (2019). Roles of inflammation, neurogenic inflammation, and neuroinflammation in pain. *J Anesth, 33*(1), 131–139. doi:10.1007/s00540-018-2579-4

Meert, G. F. (2014). Strömungsdynamic im Fasziengewebe. In: Schleip, R. (Hrsg.) *Lehrbuch Faszien. Grundlagen. Forschung. Behandlung.*: Urban und Fischer.

Mense, S. (2021). *Muskeln, Faszien und Schmerz*: Thieme Verlag.

Mense, S. & Hoheisel, U. (2016). Evidence for the existence of nociceptors in rat thoracolumbar fascia. J Bodyw Mov Ther, 20(3), 623–628. doi:10.1016/j.jbmt.2016.01.006

Mezian, K., Coffey, R. & Chang, K. V. (2021). Frozen Shoulder. In *StatPearls*. Treasure Island (FL): StatPearls Publishing

Miller, B. F., Olesen, J. L., Hansen, M., Døssing, S., Crameri, R. M., Welling, R. J., Rennie, M. J. (2005). Coordinated collagen and muscle protein synthesis in human patella tendon and quadriceps muscle after exercise. *J Physiol, 567*(Pt 3), 1021–1033. doi:10.1113/jphysiol.2005.093690

Myers, T. (2014). *Kraftübertragung über Anatomische Zuglinien.* In: Schleip, R. (Hrsg.) *Lehrbuch Faszien. Grundlagen. Forschung. Behandlung*: Urban und Fischer.
Myers, T. W. (2011). *Anatomy Trains.* London: Urban & Fischer.
Ouellet, P., Lafrance, S., Pizzi, A., Roy, J. S., Lewis, J., Christiansen, D. H., Desmeules, F. (2021). Region-specific Exercises vs General Exercises in the Management of Spinal and Peripheral Musculoskeletal Disorders: A Systematic Review With Meta-analyses of Randomized Controlled Trials. *Arch Phys Med Rehabil, 102*(11), 2201-2218. doi:10.1016/j.apmr.2021.01.093
Owoeye, O. B. A., Akinbo, S. R. A., Tella, B. A. & Olawale, O. A. (2014). Efficacy of the FIFA 11+ Warm-Up Programme in Male Youth Football: A Cluster Randomised Controlled Trial. *Journal of Sports Science & Medicine, 13*(2), 321-328. Retrieved from http://www.ncbi.nlm.nih.gov/pmc/articles/PMC3990886/
JOSPT: Exercise Can Reduce Pain and Improve Mobility and Function. (2020). *J Orthop Sports Phys Ther, 50*(3), 142. doi:10.2519/jospt.2020.0501
Paoletti, S. (2011). *Faszien. Anatomie, Strukturen, Techniken. Spezielle osteopathie.* elsevier. Urban & Fischer.
Pavan, P. G., Stecco, A., Stern, R. & Stecco, C. (2014). Painful connections: densification versus fibrosis of fascia. *Current pain and headache reports, 18*(8), 441.
Pérès, K., Jagger, C. & Matthews, F. E. (2008). Impact of late-life self-reported emotional problems on Disability-Free Life Expectancy: results from the MRC Cognitive Function and Ageing Study. *Int J Geriatr Psychiatry, 23*(6), 643-649. doi:10.1002/gps.1955
Pierrynowski, M., McPhee, C., Mehta, S. P., MacDermid, J. C. & Gross, A. (2016). Intra and Inter-Rater Reliability and Convergent Validity of FIT-HaNSA in Individuals with Grade ∏ Whiplash Associated Disorder. *Open Orthop J, 10,* 179-189. doi:10.2174/1874325001610010179
Pipelzadeh, M. H. & Naylor, I. L. (1998). The in vitro enhancement on rat myofibroblasts contractility by alterations of the pH of the physiological solution. *Eur J Pharmacol.*
Pischinger, A. (2010). *Das System der Grundregulation. Grundlagen einer ganzheitlichen Medizin.* Haug Verlag.
Radovanović, G., Bohm, S., Peper, K. K., Arampatzis, A. & Legerlotz, K. (2022). Evidence-Based High-Loading Tendon Exercise for 12 Weeks Leads to Increased Tendon Stiffness and Cross-Sectional Area in Achilles Tendinopathy: A Controlled Clinical Trial. *Sports Med Open, 8*(1), 149. doi:10.1186/s40798-022-00545-5
Ramaswamy, K. S., Palmer, M. L., van der Meulen, J. H., Renoux, A., Kostrominova, T. Y., Michele, D. E. & Faulkner, J. A. (2011). Lateral transmission of force is impaired in skeletal muscles of dystrophic mice and very old rats. *J Physiol, 589*(Pt 5), 1195-1208. doi:10.1113/jphysiol.2010.201921
Richardson, D. W. & Clark, C. C. (1991). Proteoglycan synthesis and content in articular cartilage and cartilage repair tissue in horses. *Am J Vet Res, 52*(7), 1004-1009.
Sapin-de Brosses, E., Gennisson, J. L., Pernot, M., Fink, M. & Tanter, M. (2010). Temperature dependence of the shear modulus of soft tissues assessed by ultrasound. *Physics in Medicine and Biology, 55*(6), 1701-1718. doi:10.1088/0031-9155/55/6/011
Schleip, R., Duerselen, L., Vleeming, A., Naylor, I. L., Lehmann-Horn, F., Zorn, A., Klingler, W. (2012). Strain hardening of fascia: static stretching of dense fibrous connective tissues can induce a temporary stiffness increase accompanied by enhanced matrix hydration. *J Bodyw Mov Ther, 16*(1), 94-100. doi:10.1016/j.jbmt.2011.09.003
Schleip, R., Hedley, G. & Yucesoy, C. A. (2019). Fascial nomenclature: Update on related consensus process. *Clin Anat, 32*(7), 929-933. doi:10.1002/ca.23423
Schleip, R. & Klingler, W. (2019). Active contractile properties of fascia. *Clin Anat, 32*(7), 891-895. doi:10.1002/ca.23391
Schleip, R. & Baker, A. (2016). *Faszien in Sport und Alltag.* München: riva Verlag.

Schleip, R. (Hrsg.) (2014). *Lehrbuch Faszien. Grundlagen, Forschung, Behandlung*. Elsevier. Urban&Fischer.

Schleip, R., Wilke, J. & Baker, A. (2021). *Fascia in Sport and Movement*: Handspring.

Schwind, P. (2014). *Faszien. Gewebe des Lebens.*: IRISIANA.

Shah, J. P., Danoff, J. V., Desai, M. J., Parikh, S., Nakamura, L. Y., Phillips, T. M. & Gerber, L. H. (2008). Biochemicals associated with pain and inflammation are elevated in sites near to and remote from active myofascial trigger points. *Arch Phys Med Rehabil, 89*(1), 16-23. doi:10.1016/j.apmr.2007.10.018

Shah, J. P. & Gilliams, E. A. (2008). Uncovering the biochemical milieu of myofascial trigger points using in vivo microdialysis: an application of muscle pain concepts to myofascial pain syndrome. *J Bodyw Mov Ther, 12*(4), 371-384. doi:10.1016/j.jbmt.2008.06.006

Shah, J. P., Phillips, T. M., Danoff, J. V. & Gerber, L. H. (2005). An in vivo microanalytical technique for measuring the local biochemical milieu of human skeletal muscle. *J Appl Physiol (1985)*, 99(5), 1977-1984. doi:10.1152/japplphysiol.00419.2005

Silvers-Granelli, H., Mandelbaum, B., Adeniji, O., Insler, S., Bizzini, M., Pohlig, R., Dvorak, J. (2015). Efficacy of the FIFA 11+ Injury Prevention Program in the Collegiate Male Soccer Player. *The American Journal of Sports Medicine, 43*(11), 2628-2637. doi:10.1177/0363546515602009

Simons, D. G. & Stolov, W. C. (1976). Microscopic features and transient contraction of palpable bands in canine muscle. *Am J Phys Med, 55*(2), 65-88.

Slomka, Gunda (2014). *Faszien in Bewegung. Bedeutung der Faszien in Training und Alltag*. Aachen: Meyer & Meyer Verlag.

Slomka, G., Schleip, R., Frei, P., Kurpiers, N., Krämer, M., Bauermeister, K. & Bauermeister, W. (2024). The Influence of Mobility Training on the Myofascial Structures of the Back and Extremities. *J. Clin. Med. 2024, 13*, 329. doi:https://doi.org/10.3390/jcm13020329

Stecco, C. (2016). *Atlas des menschlichen Fasziensystems*: Urban & Fischer Elsevier.

Stecco, C., Fede, C., Macchi, V., Porzionato, A., Petrelli, L., Biz, C., De Caro, R. (2018). The fasciacytes: A new cell devoted to fascial gliding regulation. *Clin Anat, 31*(5), 667-676. doi:10.1002/ca.23072

Su, H., Chang, N. J., Wu, W. L., Guo, L. Y. & Chu, I. H. (2017). Acute Effects of Foam Rolling, Static Stretching, and Dynamic Stretching During Warm-ups on Muscular Flexibility and Strength in Young Adults. *J Sport Rehabil, 26*(6), 469-477. doi:10.1123/jsr.2016-0102

Tesarz, J., Hoheisel, U., Wiedenhofer, B. & Mense, S. (2011). Sensory innervation of the thoracolumbar fascia in rats and humans. *Neuroscience, 194*, 302-308. doi:10.1016/j.neuroscience.2011.07.066

Thomas, E., Bianco, A., Paoli, A. & Palma, A. (2018). The Relation Between Stretching Typology and Stretching Duration: The Effects on Range of Motion. *Int J Sports Med, 39*(4), 243-254. doi:10.1055/s-0044-101146

Tittel, K. (1985). *Beschreibende und funktionelle Anazomie des Menschen.* Gustav Fischer Verlag

Travell J. R., Rinzler, S. & Herman, M. (1942). Pain and disability of shoulder and arm: treatment by intramuscular infiltration with procaine hydrochloride. *JAMA, 120,* 417-422.

Van den Berg, F. (2011). *Angewandte Physiologie. Band 1- Das Bindegewebe des Bewegungsapparates verstehen und beeinflussen.* Thieme Verlag.

Weigelin, B., Bakker, G. J. & Friedl, P. (2012). Intravital third harmonic generation microscopy of collective melanoma cell invasion: Principles of interface guidance and microvesicle dynamics. *Intravital, 1*(1), 32-43. doi:10.4161/intv.21223

Wengenmayr, R. (2002). Superrechner spielt mit Perlenketten und flüssigen Kristallen. *MaxPlanckForschung - Das Wissenschaftsmagazin, 1.*

Whittaker, J. L., Teyhen, D. S., Elliott, J. M., Cook, K., Langevin, H. M., Dahl, H. H. & Stokes, M. (2007). Rehabilitative ultrasound imaging: understanding the technology and its applications. *J Orthop Sports Phys Ther, 37*(8), 434-449. doi:10.2519/jospt.2007.2350

Wiewelhove, T., Döweling, A., Schneider, C., Hottenrott, L., Meyer, T., Kellmann, M., Ferrauti, A. (2019). A Meta-Analysis of the Effects of Foam Rolling on Performance and Recovery. *Front Physiol, 10,* 376. doi:10.3389/fphys.2019.00376

Wilke, J., Debelle, H., Tenberg, S., Dilley, A. & Maganaris, C. (2020). Ankle Motion Is Associated With Soft Tissue Displacement in the Dorsal Thigh: An in vivo Investigation Suggesting Myofascial Force Transmission Across the Knee Joint. *Front Physiol, 11,* 180. doi:10.3389/fphys.2020.00180

Wilke, J., Krause, F., Vogt, L. & Banzer, W. (2016). What Is Evidence-Based About Myofascial Chains: A Systematic Review. *Arch Phys Med Rehabil, 97*(3), 454–461. doi:10.1016/j.apmr.2015.07.023

Wilke, J., Macchi, V., De Caro, R. & Stecco, C. (2019). Fascia thickness, aging and flexibility: is there an association? *J Anat, 234*(1), 43-49. doi:10.1111/joa.12902

Wilke, J., Müller, A. L., Giesche, F., Power, G., Ahmedi, H. & Behm, D. G. (2020). Acute Effects of Foam Rolling on Range of Motion in Healthy Adults: A Systematic Review with Multilevel Meta-analysis. *Sports Med, 50*(2), 387–402. doi:10.1007/s40279-019-01205-7

Wilke, J., Niederer, D., Fleckenstein, J., Vogt, L. & Banzer, W. (2016). Range of motion and cervical myofascial pain. *J Bodyw Mov Ther, 20*(1), 52–55. doi:10.1016/j.jbmt.2015.04.003

Wilke, J., Niederer, D., Vogt, L. & Banzer, W. (2016). Remote effects of lower limb stretching: preliminary evidence for myofascial connectivity? *J Sports Sci, 34*(22), 2145–2148. doi:10.1080/02640414.2016.1179776

Wilke, J., Vogt, L., Niederer, D. & Banzer, W. (2017). Is remote stretching based on myofascial chains as effective as local exercise? A randomised-controlled trial. *J Sports Sci, 35*(20), 2021–2027. doi:10.1080/02640414.2016.1251606

Williams, W. & Selkow, N. M. (2019). Self-Myofascial Release of the Superficial Back Line Improves Sit-and-Reach Distance. *J Sport Rehabil*, 1-19. doi:10.1123/jsr.2018-0306

Witvrouw, E., Danneels, L., Asselman, P., D'Have, T. & Cambier, D. (2003). Muscle Flexibility as a Risk Factor for Developing Muscle Injuries in Male Professional Soccer Players:A Prospective Study. The American *Journal of Sports Medicine, 31*(1), 41–46. doi:10.1177/03635465030310011801

Yahia, L., Rhalmi, S., Newman, N. & Isler, M. (1992). Sensory innervation of human thoracolumbar fascia. An immunohistochemical study. *Acta Orthop Scand, 63*(2), 195–197. doi:10.3109/17453679209154822

Yahia, L. H., Pigeon, P. & DesRosiers, E. A. (1993). Viscoelastic properties of the human lumbodorsal fascia. *J Biomed Eng, 15*(5), 425–429. doi:10.1016/0141-5425(93)90081-9

Yao, M., Xu, B. P., Li, Z. J., Zhu, S., Tian, Z. R., Li, D. H., Cui, X. J. (2020). A comparison between the low back pain scales for patients with lumbar disc herniation: validity, reliability, and responsiveness. *Health Qual Life Outcomes, 18*(1), 175. doi:10.1186/s12955-020-01403-2

Zhang, Z. & Christopher, G. F. (2015). The nonlinear viscoelasticity of hyaluronic acid and its role in joint lubrication. *Soft Matter, 11*(13), 2596–2603. doi:10.1039/c5sm00131e

Zügel, M., Maganaris, C. N., Wilke, J., Jurkatt-Rott, K, Klingler, W., Wearing, S. C., Findley, T., Barbe, J., Steinacker, J. M., Vleeming, A., Bloch, W., Schleip, R. & Hodges, P. W. (2018). Fascial tissue research in sports medicine: from molecules to tissue adaptation, injury and diagnostics: consensus statement. *Open Access Journal of Sports Medicine.*

4 Bildnachweis

Covermotiv: Minkus Images, Volker Minkus

Covergestaltung: Isabella Frangenberg

Korrektorat Manuskript: Sonja Rose; info@rose-skript.de

Korrektorat Satzfahne: Erika Möstl, https://writerslair.de/

Innenlayout: Isabella Frangenberg

Satz: Guido Maetzing, www.mmedia-agentur.de

Bilder und Videos Innenteil: Minkus Images, Volker Minkus

Hyperice: S. 214, 437

Deuser / inoroll®: S. 440

BellaBambi®: S. 163

Adobe Stock: S. 46, 53, 75, 90, 104, 105, 106, 108, 109, 141, 146, 153, 160, 170, 181, 182, 189, 199, 200, 202, 204, 208, 209, 263

Grafiken Innenteil: Sonja Kirsch

Grafiken Faszien S. 64, 66, 68, 70, 71, 72, 73: © mit freundlicher Genehmigung der Firma Rüdiger-Anatomie-Gesellschaft mbH, Leipziger Str. 60, 14612 Falkensee/www.ruediger-anatomie.de

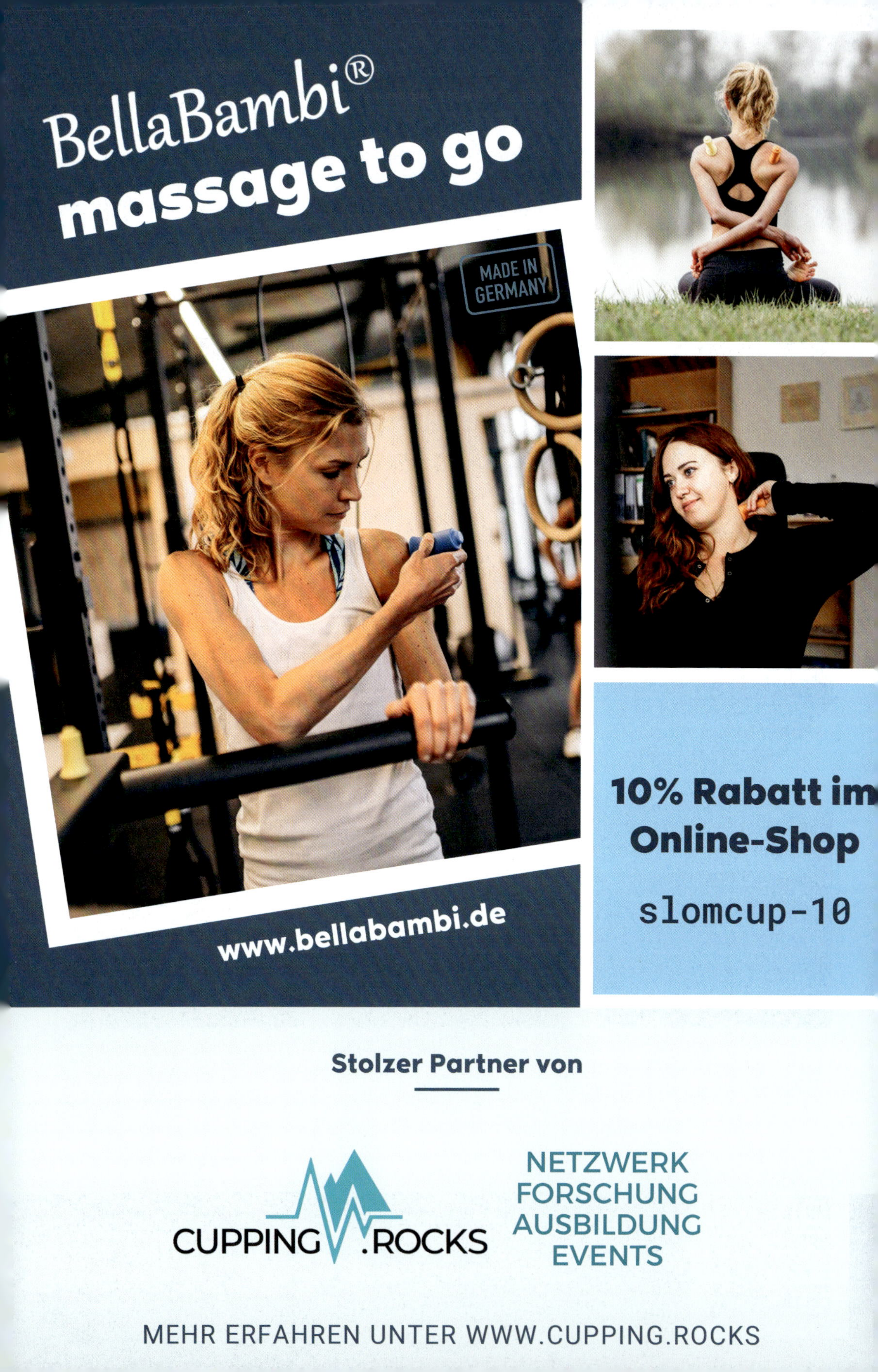
BellaBambi®
massage to go
MADE IN GERMANY
www.bellabambi.de
10% Rabatt im Online-Shop
slomcup-10
Stolzer Partner von
CUPPING.ROCKS
NETZWERK
FORSCHUNG
AUSBILDUNG
EVENTS
MEHR ERFAHREN UNTER WWW.CUPPING.ROCKS